KB157199

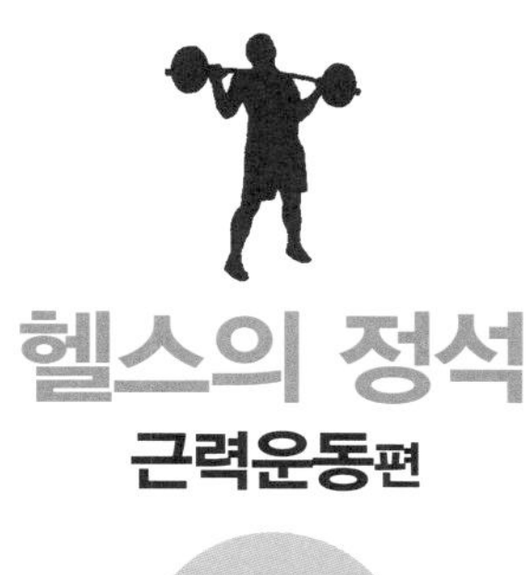

# 헬스의 정석

## 근력운동편

개정증보판

# 헬스의 정석

## 근력운동편

# WEIGHT TRAINING

수피 지음

개정증보판

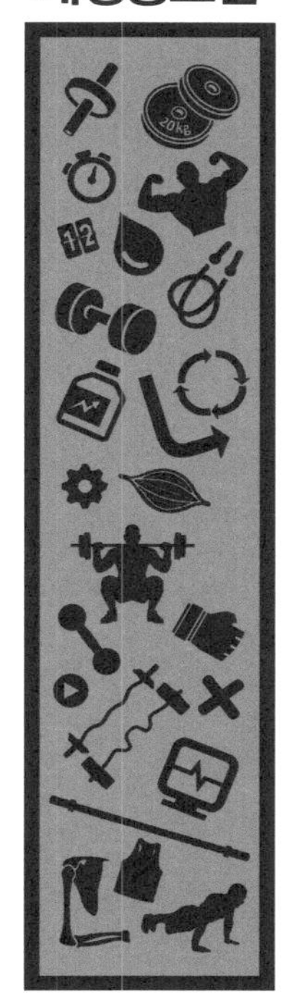

한문화

개정증보판 머리말

# 7년간 변한 것들, 변하지 않은 것들

《헬스의 정석-근력운동편》 초판이 나온 2016년 이후 7년이 흘렀습니다. 지난 책은 '헬스'의 주요 종목 실전을 총정리한 대표 도서로 그간 큰 사랑을 받았습니다.

대개의 분야가 그렇듯, 피트니스 영역에서도 매년 새 이론과 트렌드가 등장합니다. 특히 식이요법, 각종 보조제 등은 새로운 연구가 등장하면 바로바로 반영되어 변화가 빠릅니다. 그에 비해 운동 종목이나 수행 방법은 거의 변하지 않거나, 변하더라도 속도가 더딥니다. 운동의 수행은 이론보다는 실전의 영역이고, 수십 년 이상의 경험치가 확립되어 약간의 트렌드만 있을 뿐 크게 바뀌는 일은 드뭅니다. 지금과 같은 랙과 바벨이 등장한 20세기 초의 스쿼트 자료를 보아도 지금의 스쿼트와 자세나 방법에서 눈에 띄는 차이는 없습니다. 그래서 7년 전《헬스의 정석-근력운동편》을 낼 당시, '다른 책은 몰라도 이 책은 개정판 낼 일은 없겠다'라는, 참 바보 같은 생각을 했습니다.

제 착각이 무색하게, 초판 이후 7년간 근육의 부피 성장에 관한 새 이론이 많이 등장했습니다. 그러면서 '기존 운동을 어떤 방식으로 해야 근육이 더 빨리 커질까'에 변화가 일고 있습니다. 특히 어떤 범위에서 운동해야 성장 자극을 더 많이 받을지 관점이 달라지고 있죠.

또 하나는 머신의 발전입니다. 머신운동은 프리웨이트에 비해 역사가 훨씬 짧다보니 개선의 여지도 많습니다. 새로운 머신이 속속 등장하면서 초기에는 '실제 동작과 다르고 몸에 잘 맞지 않는다'는 악평도 점점 사라지고 있죠. 그래서 7년 전 헬스장의 머신 존과 지금의 머신 존 풍경은 차이가 납니다.

이번 개정증보판에서는 그간의 변화를 반영하고, 새로 등장한 기구나 종목도 추가했습니다. 기존 내용도 중요도가 높은 부분을 보완하고, 설명도 더 이해하기 쉽게 전면 수정했습니다. 안 그래도 '들고만 다녀도 운동이 된다(?)'고까지 했던 책인데 더 두꺼워져 버렸습니다. 웃어야 할지 울어야 할지 모르겠네요.

하지만 7년 전 책을 썼을 때나 지금이나 대전제는 여전합니다. 운동은 머리가 아닌 몸으로 하는 것이고, 기본이 변한 건 아닙니다. 새로운 걸 알기만 하는 사람보다는 몰라도 일단 부딪쳐보는 사람이 훨씬 좋은 몸을 갖게 되리라는, 변함없는 진실 말입니다.

2023년 여름

수피

초판 머리말

# 운동은 머리가 아닌 몸이 기억해야 완성된다!

《헬스의 정석》 첫 책이 나오고 2년 가까이 흘렀습니다. 이번 책이 실전 근력운동편으로 구성되면서 전작은 자연스럽게 이론편이 되었습니다. 첫 책인 이론편을 쓰면서 생각했던 기본 콘셉트는 '모두가 쉽게 읽을 수 있는 운동의 기본 이론'이었습니다. 그래서 운동과 영양을 통해 몸이 만들어지는 원리, 운동의 원리를 주로 다뤘습니다. 이런 두꺼운 운동 이론서가 일반인에게 어필할 수 있을까 걱정했는데 다행히 독자들의 반응이 좋았습니다. 보건복지부 우수 건강도서에 선정되기도 했고요.

전작을 쓸 당시에도 이론과 실전을 모두 다루는 책을 내고 싶었지만 지면 관계상 한 권의 책에 다 싣기에는 무리였습니다. 그래서 그때 이미 실전운동을 다루는 다음 책을 염두에 두고 있었습니다. 《헬스의 정석-이론편》을 읽은 독자들도 실전운동 특히 근력운동을 다룬 책이 나오면 좋겠다, 실전편은 언제 나오느냐며 블로그를 통해 적극적으로 요청해왔고, 그 결과가 이 책입니다.

왜 근력운동이냐고요? 유산소운동은 초보자도 접근이 쉬운 반면, 근력운동은 경험이 전혀 없는 사람은 선뜻 시도하기 어려워합니다. 헤아릴 수 없이 동작이 많고, 목적에 따라 동작을 구성하는 방법도 제각각이니까요. 큰맘 먹고 헬스를 시작해도 생소한 기구들 앞에서 뭘 어떻게 해야 할지 대개 난감해 합니다. 대부분의 초보자는 만만한 러닝머신이나 고정 자전거만 타거나, 이전에 해본 운동만 주야장천 반복하곤 합니다. PT를 받지 않는 이상 오며가며 어깨 너머로 배운 운동법으로 제자리걸음입니다. 근력이 붙기는 하는 것인지, 근육이 생기기는 하는 것인지 답답해 하다 흥미를 잃곤 합니다. 물론 실전운동을 책으로 익히는 데는 한계가 있습니다. 그럼에도 불구하고 근력운동을 파기로 마음먹었습니다.

시중에는 실전운동을 다룬 피트니스 관련 서적이 매우 많습니다. 수많은 사진을 싣고 '이대로 따라만 하세요'를 표방하는 화보집 스타일의 책도 있고, 바이오메카닉이나 기능해부학의 원리를 물리적으로 해석해 놓은 난해한 전문서도 있습니다. 이런 책들과 어떻게 차별화할까 고민하며 찾은 답은 전작과 같은 맥락의 '원리를 쉽게 이해하고 몸으로 실행하는 운동'입니다.

실전운동을 책으로 설명한다는 게 쉽지는 않습니다. 원리야 글로 설명하기 쉽지만 실제 동작을 제대로 전달하기에는 제약이 많으니까요. 그래서 주로 사진이나 그림, 동영상 같은 이미지로 동작을 설명하지만 이 역시 완벽하지는 않습니다. 사람마다 체형이 다르고, 사진이나 동영상을 보고 제대로 따라하는 능력도 제각각이기 때문입니다. 언제 힘을 줘야 하는지, 어디에 더 중점을 둬야 하는지 같은 세부적인 것들을 그림이나 사진으로 표현할 수는 없으니까요. 그래서 가능한 한 쉬운 설명과 그림을 병용해서 복잡한 수식은 빼고 일반인이 직관으로 이해할 수 있는 쉬운 역학과 상식적인 수준의 인체 지식으로 개별 운동과 운동 프로그램을 설명했습니다. 사진은 촬영 각도나 거리에 따른 왜곡으로 오해가 생길 수 있기 때문에 구체적인 운동 동작도 그림으로 표현했습니다.

《헬스의 정석-근력운동편》에서는 대중에게 잘 알려진 보디빌딩 방식의 근력운동에 한정하지 않았습니다. 스트렝스 트레이닝, 역도, 경기종목 같은 다양한 근력운동법과 프로그램을 폭넓게 구성했습니다. 단순히 동작을 설명하는 차원을 넘어 횟수와 중량을 어떻게 잡는지, 운동 종목을 어떻게 엮어 내 몸에 최적화한 프로그램을 만들지, 더 나아가 장기적으로 프로그램을 어떻게 개선해나갈지를 망라하고 있습니다.

《헬스의 정석-근력운동편》은 3부로 구성했습니다.

1부는 근력운동을 이해하려면 반드시 알아야 하는 근육, 골격, 체형과 그 움직임에 관해 상식선에서 다룹니다. 근력운동의 이론편인 셈이죠. 전작에 비해 실전적인 측면에 초점을 맞췄습니다.

2부는 개별종목을 구체적으로 다룹니다. 몸의 각 부위별 구조부터 종목별 기본동작과 변형 동작을 기본적으로 설명합니다. 그런데 운동을 제대로 경험하려면 기본적인 동작 설명만으로는 부족합니다. 막상 운동을 해보면 생각처럼 되지 않는 경우가 많으니까요. 초보자든 중·상급자든 운동을 할수록 점점 의문이 많아집니다. 이건 왜 안 되는 건지, 그럴 땐 어떻게 해야 하는지, 내가 제대로 하고 있는 건지 막막해 합니다. 많은 사람이 실수하는 지점에 초점을 맞춰 문제점을 스스로 찾을 수 있도록 개별 동작에 관한 구체적인 기술과 실전 팁을 설명했습니다. 이게 맞니 저게 맞니 논쟁이 되는 것들도 다뤘습니다.

3부는 운동 프로그램을 다룹니다. 운동을 지속적으로 해나가려면 개별 동작을 익히는 것만으로는 부족합니다. 어떤 운동을, 어떤 순서로, 얼마나 해야 할지에 따라 발달 속도와 방향이 결정되기 때문입니다. 사람마다 운동하는 목적이나 몸 상태가 다르기 때문에 자신에게 맞는 프로그램을 스스로 구성할 수 있어야 합니다. 그래서 운동 프로그램을 짜는 원리와 구성하는 방법을 우선 다루고, 운동경력이나 목적(피트니스, 스트렝스, 다이어트, 하이브리드 프로그램)에 따른 구체적인 프로그램 예제도 담았습니다. 꾸준히 운동해온 분들이라면 3부를 가장 반길 듯합니다.

운동은 머리가 아닌 몸으로 해야 합니다. 책을 읽을 때는 대뇌 피질의 인지영역을 주로 사용하지만 운동을 실질적으로 제어하는 부위는 훨씬 심층의 영역입니다. 이 책을 백 번 읽어 달달 외워도 한 번 몸으로 해 보는 것만 못할 수도 있습니다. 머릿속에 운동에 관한 수많은 지식을 담고 있어도 몸이, 즉 운동신경이 기억하지 못한다면 의미가 없습니다. 책을 볼 때 이해가 안 되었던 부분이 막상 실행해 보면 바로 이해될 수도 있습니다. 이 책이 기구 이름조차 모르는 초보자부터 '하기는 하는데 맞게 하는지 도무지 모르겠다는' 중급자 이상에게까지 몸으로 '체득'하는 시작점이 되었으면 하는 바람입니다.

올해는 블로그 '수피의 건강한 운동 이야기'를 개설한 지 딱 10년째 되는 해입니다. 그동안 수많은 분이 블로그를 방문해서 제 이야기에 귀 기울여주셨습니다. 글을 올릴 때마다 격려와 응원도 많이 보내

주셨지만 운동에 대한 궁금증과 고민을 보내는 분들도 많았습니다. 수많은 댓글과 구체적인 질문들 속에서 운동을 하면서 어느 부분을 가장 어려워하는지, 어떤 속설에 속고 있는지, 실수와 오해가 어디에서 비롯하는지를 알 수 있었습니다.

저 역시 운동선수 출신도 아니고, 타고나길 운동신경이 좋은 몸도 아니었지만, 지난 20여 년간 비슷한 시행착오를 고스란히 겪으면서 운동을 해왔습니다. 그래서 다른 분들의 호기심과 고민에 더 공감할 수 있었고, 이론이든 실전이든 죽어라 공부하면서 얻은 지식과 정보를 나누며 도움을 드리고 싶었습니다. 그런 시간이 있었기에《헬스의 정석》시리즈가 나올 수 있었다고 생각합니다. 이론편이 출간되었을 때도 블로그를 통해 가장 많은 호응과 격려를 받았습니다. 블로그에 글을 남겨주신 분들은 물론 조용히 '눈팅'만 하고 가시는 분들, 그리고 서점에 갔다가 우연히 책을 집어 들었던 더 많은 분께 이 책으로 감사를 표하고 싶습니다.

*2016년 여름*

*수피*

CONTENTS

# 02 부위별 트레이닝 해부

## Chapter 03 오리엔테이션



## Chapter 04 가슴운동과 어깨운동

## Chapter 05 등운동



## Chapter 06 팔운동



## Chapter 07 허리운동과 복근운동

# 03 운동 프로그램

## Chapter 09 운동 프로그램 짜는 법



## Chapter 10 실전 프로그램

## 03 스트렝스 프로그램 457



## 04 하이브리드 프로그램 478



---

쉬어가기



---

더 생각해보기



---

# 01

# 근육과

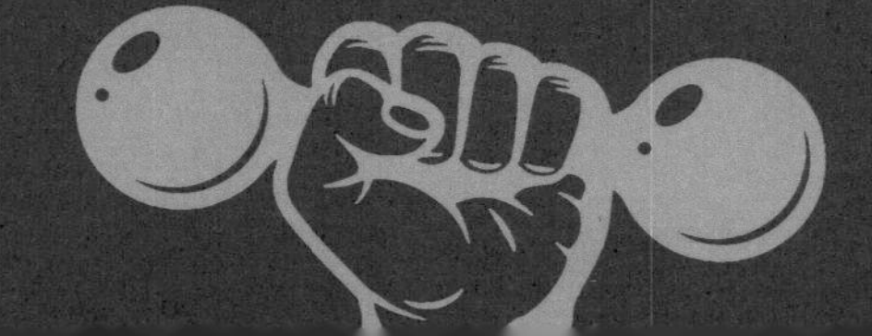

# WEIGHT TRAINING

# 힘

《헬스의 정석-근력운동편》은 근력운동에 대한, 근력운동을 위한 책입니다. 개별 운동을 이해하려면 근육과 근력운동의 메커니즘을 어느 정도 이해해야 합니다. 1부에서는 근력운동을 제대로 하기 위해 꼭 알아야 하는 우리 몸의 근육에 관한 기본적인 내용들을 살펴보겠습니다.

'내 근력은 대체 어느 정도일까?' 다이어트에 돌입하기 전에 체중부터 알아야 하는 것처럼, 근력운동을 시작하기 전에는 내가 얼마나 힘이 센지부터 알아야 합니다. 근력, 정확히 말해 단순 근력은 기준이 명확합니다. 데드리프트 100㎏을 드는 사람은 50㎏을 드는 사람보다 분명 힘이 세니까요. 그런데 힘을 그저 몇 킬로그램을 드느냐로 따지는 건 합리적이지 않습니다. 예컨대 체중 50㎏과 150㎏인 사람의 리프팅 중량을 비교하는 건 말이 안 되겠죠. 데드리프트 90㎏을 드는 여성과 100㎏을 드는 남성을 비교해도 사실상 여성 쪽이 훨씬 강한 셈입니다. 이 여성이 비슷한 신체 준위의 남성으로 태어나 비슷한 노력을 했다면 150㎏ 이상을 들었을 테니까요.

따라서 '근력 등수 매기기'는 체중과 성별을 고려해야 합니다. 론 킬고어Lon Kilgore 박사가 2005년 〈브리티시 메디컬 저널〉에 제시한 스트렝스 기준표가 가장 널리 쓰입니다. 한 번 들 수 있는 최대중량(1RM)을 기준으로(자세한 측정법은 397쪽 참고) 우리나라 젊은이의 평균 체중(남성 68㎏/여성 54㎏)을 적용하면 다음과 같습니다.

| | 무경력자 (Untrained) | 초급자 (Novice) | 중급자 (Intermediate) | 상급자 (Advanced) | 선수급 (Elite) |
|---|---|---|---|---|---|
| 스쿼트 | 45kg/25kg | 85kg/45kg | 105kg/52kg | 142kg/67kg | 185kg/87kg |
| 데드리프트 | 57kg/30kg | 107kg/55kg | 122kg/62kg | 172kg/90kg | 217kg/115kg |
| 벤치프레스 | 50kg/27kg | 65kg/35kg | 77kg/37kg | 107kg/50kg | 132kg/62kg |
| 오버헤드 프레스 | 30kg/17kg | 42kg/22kg | 55kg/27kg | 62kg/36kg | 77kg/46kg |

출처 : http://lonkilgore.com/freebies/freebies.html(종목별, 연령별, 성별 전체 기준표 제시)

18~39세의 건강한 성인이 탄력수트나 스트랩 같은 보조도구 없이 잰 기준 수치입니다. 40세부터 10세 간격으로 7%씩 뺍니다. 즉 40~49세까지는 7%를, 50~59세까지는 14%를 뺍니다. 근력운동을 하는 사람을 대상으로 한 것이니 한국인 대부분은 무경력자에 속할 테고, 취미로 운동하는 사람들은 대개 초급자나 중급자에 속할 겁니다.

우리나라에서 일반인의 근력운동은 살을 빼거나 보기 좋은 근육을 만드는 미용 운동의 개념이 아직도 강합니다. 높은 중량으로 운동하는 사람이 소수이다 보니 이 중량이 다소 높아 보일 수 있지만, 아시아인의 근력이 약하다는 의미는 아닙니다. 스트렝스 트레이닝에서도 과거에는 동구권의 거대한 장사들이 인기를 끌었다면, 최근에는 '실력도 좋고 몸도 보기 좋은' 중국 역도선수들이 서구권에서도 부쩍 인기가 높아져 롤 모델이 되는 일이 많습니다. 일본의 벤치프레스 팀은 이미 몇 번이나 세계대회를 석권했죠.

한국에서의 경험적인 기준을 적용한다면, 남성 기준 벤치프레스는 자신의 체중 이상, 스쿼트와 데드리프트는 체중의 1.5배 이상을 든다면 '운동 좀 했네!'라는 소리를 들을 겁니다. 벤치프레스를 체중의 1.5배, 스쿼트와 데드리프트를 체중의 2배 이상 든다면 힘이 매우 좋다고 할 수 있고요. 여성의 경우 벤치프레스는 같은 체중 남성의 50%, 스쿼트와 데드리프트는 60~70% 정도를 기준으로 보면 됩니다.

전작인 《헬스의 정석-이론편》에서 언급했듯 근력은 운동을 시작한 처음 몇 달간은 굉장히 빨리 발달합니다. 아직 시작한 지 얼마 안 되었다면 근력이 제대로 발현되지 않았을 테니 기죽을 필요는 없습니다. 운동을 오래 해왔다면 특정 종목의 중량보다 종목간 불균형이 더 문제가 됩니다. 스쿼트는 초보자, 데드리프트는 중급자인데 벤치프레스만 고급자라면 상태가 심각하다고 할 수 있겠죠. 지금 이 책을 보고 있는 당신은 어디에 속하나요?

# Chapter 01 운동과 근육

근육 자체의 정적인 구조에 관해서는 《헬스의 정석-이론편》에서 이미 자세히 다뤘습니다. 《헬스의 정석-근력운동편》에서는 운동을 할 때 근육이 움직이는 메커니즘과 운동 후 근육의 변화라는 면에 좀더 초점을 맞춥니다. 막 운동을 시작한 초보자라면 이 장이 조금은 어렵게 느껴질 수도 있습니다. 이걸 알아야만 운동할 수 있는 것도 아닙니다. 하지만 경력이 쌓여갈수록 '원리'를 알아야 운동을 제대로 구현할 수 있다는 사실을 실감할 겁니다. 그러니 이해가 되지 않거나 모르는 내용은 일단 넘어가세요. 몇 달 더 운동을 하고 되돌아와 읽어보면 그때는 그 의미를 알 수 있을 테니까요.

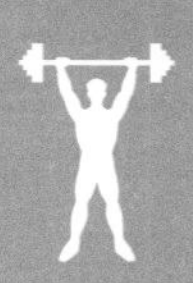

## 01
# 근육의 구조

우리가 키우려는 것은 기본적으로는 근육, 그중에서도 몸을 움직이는 골격근입니다. 해부학적인 관점에서 근육을 최소 단위까지 파헤쳐보면 순서는 다음과 같습니다.

개별 근육 〉 근섬유 〉 근원섬유 〉 근원세사(액틴, 미오신)

골격근의 핵심 단위는 머리카락 굵기 정도 되는 근섬유(muscle fiber)입니다. 근섬유는 세포 개념으로 수축 · 이완 · 회복 · 에너지대사까지 할 수 있는 독립적인 최소 단위입니다.

근육은 전기 자극을 받아서 수축하는데, 당기기만 할 뿐 미는 힘은

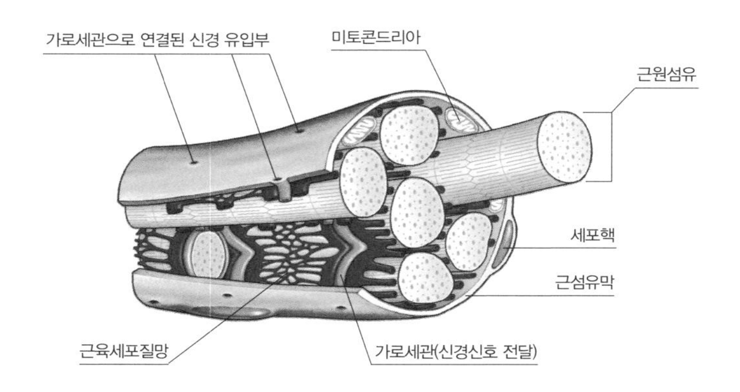


근섬유의 구조

내지 못합니다. 근섬유에서 동작을 담당하는 중추인 근원섬유는 미오신myosin이라는 단백질 섬유다발 사이사이에 액틴actin이라는 가는 단백질 섬유가 촘촘히 박혀 있습니다. 평상시에는 이 둘이 분리되어 있다가 신경을 통해 전기 자극이 들어오면 액틴과 미오신이 순간적으로 이어져 수축을 시작합니다. 근섬유는 이 근원섬유 다발을 근형질이 그물처럼 감싸고 있는 구조입니다. 근형질에는 근육세포질망, 에너지를 내는 미토콘드리아, 세포핵, 신경신호를 전달하는 가로세관 등이 있어 근원섬유의 수축을 돕습니다.

근섬유는 크게 지근과 속근으로 나뉩니다. 근육 내에는 이들이 섞여 있는데, 지근 섬유는 느리고 힘이 약한 대신 지구력이 강하고, 속근 섬유는 빠르고 힘이 강한 대신 금세 지칩니다. 마라톤처럼 장시간 지속

| | 지근 섬유 | 속근 섬유 |
|---|---|---|
| 분류 | 1형(Type I ) | 2a형(Type II a), 2x형(Type II x) |
| 수축 속도 | 느리다 | 빠르다 |
| 파워 | 약하다 | 강하다 |
| 미토콘드리아 | 많다 | 적다 |
| 크레아틴 | 적다 | 많다 |
| 지구력 | 높다 | 낮다 |
| 에너지대사 | 유산소성 | 무산소성 |
| 근섬유 굵기 | 가늘다 | 굵다 |
| 운동 시 변화 | 미토콘드리아가 늘지만<br>부피 성장은 느리다 | 부피 위주 성장, 운동 성격에 따라<br>2a와 2x로 분화된다 |
| 역할 | 장시간 느린 운동<br>(지속적인 동작) | 단시간 빠른 운동<br>(큰 힘이 필요한 동작) |

지근과 속근의 특성

적인 동작에서는 지근이, 역도나 전력달리기처럼 순간적으로 큰 힘을 내는 동작에서는 속근이 주된 역할을 맡지만, 어느 특정 근섬유'만' 쓰이는 건 아닙니다.

과거에는 지근과 속근이 태어날 때부터 결정되어 변하지 않는다고 생각했지만, 최근에는 중간 형태 근섬유들이 그 사람의 생활 방식에 따라 '지근 성향이나 속근 성향으로' 전환할 수도 있다고 밝혀졌습니다. 단, 변화의 범위 자체는 선천적인 제약을 받습니다.

근육 중에도 삼두근, 대흉근, 비복근처럼 강한 힘이 필요한 근육은 속근의 비중이 크고, 전완근이나 가자미근처럼 안정성을 담당하는 근육은 지근의 비중이 대체로 큽니다. 속근 성향이 큰 근육은 높은 중량의 운동이 잘 통하면서 부피 성장도 빠르고, 지근 성향이 큰 근육은 높은 반복수의 운동이 잘 통하지만 전반적으로는 부피 성장이 더딥니다.

## 모터유닛, 신경의 운동단위

근섬유를 제어하는 운동신경의 전기신호는 '켜기/끄기' 두 가지 선택밖에 없습니다. 그런데 '수축'하라는 신호에 모든 근섬유가 일제히 수축한다면 다정하게 연인의 손을 잡아주려다가 뼈를 으스러뜨려 귀싸대기를 맞을지도 모릅니다. 그렇다면 어떻게 해결해야 할까요?

다행히 근신경은 '모터유닛'이라는 단위로 한 번 더 쪼개져서 각각의 근섬유에 연결됩니다. 모터유닛은 적게는 수십 개, 많게는 수천 개의 근섬유를 통제합니다. 근섬유가 각각의 병사라면 모터유닛은 중대, 근육은 사단 격입니다. 우리 몸은 몇 개의 모터유닛(중대)을 동원할지 판단해 필요한 만큼의 모터유닛에만 명령을 내립니다. 그래서 연인의 손

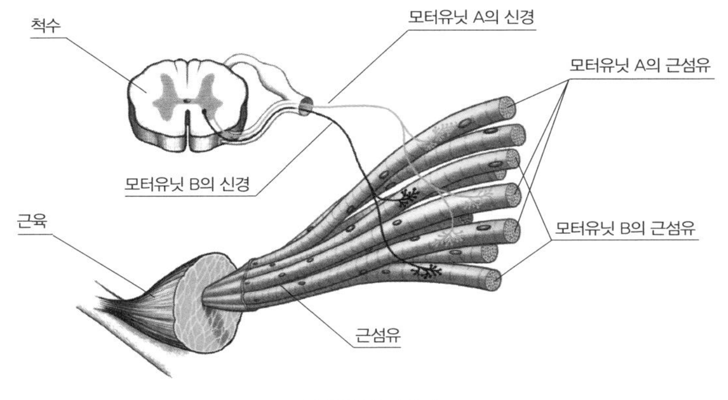


신경의 운동 단위

을 잡을 때나 달걀을 집을 때는 10%만 동원하지만, 나쁜 놈을 만났을 때는 전 부대를 총동원해 손모가지를 비틀어버릴 수 있는 것이죠.

이때 지근은 지근끼리, 속근은 속근끼리 같은 모터유닛을 이룹니다. 즉 지근과 속근은 모터유닛 단위에서도 구분이 됩니다. 적은 힘만 필요하면 지근 모터유닛이 우선 동원되는데, 동작이 반복되어 피로해지면 다른 지근 모터유닛으로 교대합니다. 지근 모터유닛이 모두 피로해지면 속근 모터유닛도 투입됩니다. 한편, 일시에 큰 힘이 필요하면 지근과 속근 가릴 것 없이 모든 모터유닛이 총동원됩니다.

이 때문에 가벼운 무게로 운동한다면 지근이 모두 항복하고 속근까지 무릎 꿇게 할 만큼 많은 횟수를 반복해야 모든 근섬유를 자극할 수 있습니다. 한편, 높은 강도와 무거운 무게로 운동한다면 횟수가 많지 않아도 모든 근섬유를 자극하게 됩니다.

## 근육과 결합조직

각각의 모터유닛이 신경과 연결되면 일단 근육의 구동부는 완성됩니다. 하지만 이것만으로는 근육이 기능을 할 수가 없습니다. 자동차를 생각해보면 엔진 말고도 차축과 베어링, 타이어를 달아야 굴러갈 수 있죠. 마찬가지로 근육이 제 기능을 하려면 근섬유가 낸 힘을 뼈나 관절, 다른 근육에 전달하고 근육 자체의 형태와 위치를 잡아주는 외피가 필요합니다. 이런 보조 조직을 결합조직이라고 하는데, 결합조직에는 근육과 뼈를 잇는 건이나 근육의 표면을 덮는 근막이 있습니다. 뼈와 뼈를 잇는 인대, 연골, 관절주머니 등도 움직임을 돕습니다.

결합조직은 '섬유단백질 다발+바탕질'로 이루어져 나일론보다 강합니다. 운동을 하면 근육과 함께 강해지죠. 흔히 '삐끗했다'라고 하는 대부분이 이런 결합조직의 손상(염좌)으로, 겉 부분은 주변 조직을 통해 영양소를 공급받기 때문에 간단한 염좌는 휴식만으로도 회복됩니다. 하지만 내부는 혈관이 지나지 않아 반복된 손상이나 큰 부상은 자연적으로 회복되지 않습니다. 발목의 아킬레스건이나 무릎의 십자인대, 척추 디스크처럼 중요한 결합조직은 심하게 손상되면 수술이 필요한 경우도 많습니다.

관절의 연골도 뼈와 맞닿는 부분은 뼈를 통해 영양을 공급받아 회복되지만, 정작 마찰면을 이루는 연골 표면은 뼈와 멀어서 일단 마모되면 회복이 어렵습니다. 결합조직은 이렇게 회복력이 제한적인지라 평생 써야 하는 소모품이라 생각하고 조심조심 사용하기 바랍니다.

## 어떻게 해야 근육이 강해질까?

근육이 강해지는 방법에는 다음의 네 가지가 있습니다.

① **더 많은 모터유닛을 동원한다** 가장 기본적인 방법입니다. 문제는 동원할 수 있는 모터유닛 개수가 한정되어 있다는 점이죠. 운동 경험이 없는 일반인은 있는 모터유닛도 다 못 쓰지만, 운동을 시작한 초기에는 신경이 집중적으로 발달해서 모터유닛의 동원율도 높아집니다. 그런데 동원할 만큼 동원하고 나면 그땐 어떻게 해야 할까요?

② **신경신호가 강해진다** 신경신호는 빠른 전기 파동으로 전달됩니다. 근육의 수축은 여러 번의 작은 수축이 빠르게 반복되면서 이루어지는데, 근육이 단련될수록 짧고 빠른 파동으로 강한 힘을 냅니다. ①과 ②를 합쳐 근신경이 강해졌다고 말합니다.

③ **근섬유 자체를 굵고 강하게 만든다** 근섬유는 근섬유 내의 미세근섬유가 발달하면서 굵고 강해집니다. 그런데 몸의 입장에서는 근육의 덩어리를 키우는 게 부담이 큽니다. 신경 발달보다 시간도 오래 걸리고, 만든 후에는 에너지를 더 먹고, 몸을 무겁게 하니까요. 그래서 우선 신경부터 발달시키고 난 후순위인 경우가 많습니다.

④ **근육의 부피 성장** 근육의 부피도 근력에 영향을 줍니다. 이두근

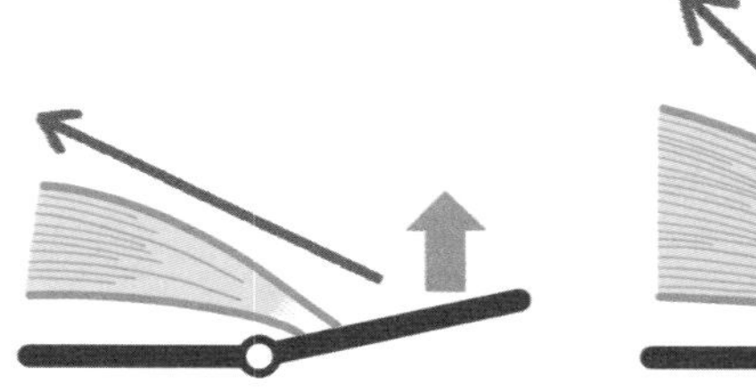
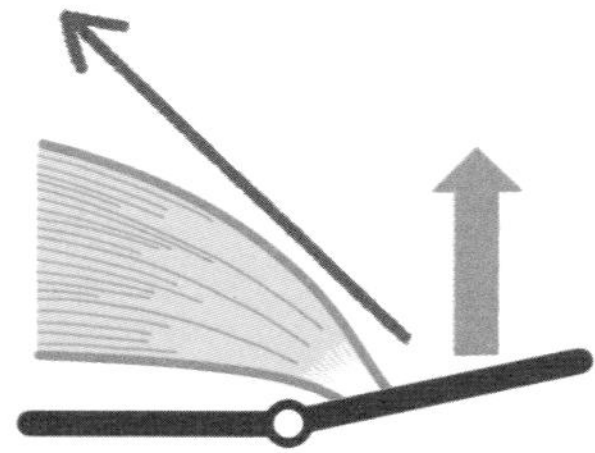

근육의 부피와 힘

이나 삼두근처럼 뼈와 같은 방향으로 부착된 근육의 경우는 뼈와 수직 방향으로 관절을 움직이게 합니다. 이때는 근육의 단면적이 커질수록 당기는 힘의 각도가 관절의 구동 각도에 가까워져 더 강한 힘을 냅니다. 한 연구에 따르면, 삼두근의 단면적이 약 30% 늘어나면 근력 향상이 없이도 관절을 펴는 힘이 약 5.5% 강해지는 것으로 밝혀졌습니다.[1] 한편, 이와는 반대로 부피가 커질수록 역학적으로 불리해지는 근육도 있으니 모든 경우에 해당하지는 않습니다.

## 02
## 운동 후 근육의 변화

1시간 동안 땀 흘려 근력운동을 했습니다. 목욕탕에서 거울을 보니 평소보다 훨씬 근육질이 된 내 몸이 보입니다. '와, 1시간 만에 이런 변신이 가능하다니!'라고 생각했다면 당연히 착각입니다. 운동 후 몸이 땡땡해진 건 펌핑으로 근육에 물이 차 일시적으로 커 보이는 것일 뿐, 한두 시간 내로 빠질 테니까요.(《헬스의 정석-이론편》 참고)

그렇다면 착각이 아닌 진짜 근육이 생기는 건 언제쯤일까요? 근육도 운동과 동시에, 혹은 직후에 생긴다고 착각하기 쉽지만, 사실 운동은 근육을 만들라고 몸에 주는 첫 신호에 불과합니다. 실제 근육이 만들어지는 건 장시간에 걸쳐 이루어지는 대공사입니다.

운동을 하면 신경계가 먼저 발달해 근력을 키웁니다. 부피는 그 뒤에 커지고, 일종의 예비군인 위성세포가 세포핵으로 변신해 정착하며 새로운 근육 단백질의 생성을 돕습니다. 한 번 운동으로 단련된 세포는 구조 자체가 이전과 달라지기 때문에 운동을 전혀 안 한 사람보다 회복이 더 빠릅니다.(《헬스의 정석-이론편》 참고)

이때 체성분 검사에 과민할 필요는 없습니다. 흔히 쓰는 전기저항식 체성분 검사기는 체내 수분량을 추정해서 체지방량과 근육량을 추정합니다. 운동 시작이나 중단은 체내 수분을 일시적으로 크게 변화시켜 체성분 검사에서도 오차의 여지가 커집니다. 잘 먹고 근력운동을 하면 며칠 만에 근육량이 몇 킬로그램 늘어서 나오기도 하고, 식사를 줄이고 유산소 운동을 하면 확 줄어서 나오기도 합니다. '첫 주에 근육량이 확 늘더니 그 뒤로 안 늘어요!'라고 호소하는데, 실제로는 일주일 만에 근육이 생기지도 않을뿐더러 전기저항식 검사의 오차 범위는 3%나 됩니다. 체성분 검사는 '운동 시작 1달 후 vs 3달 후'처럼 긴 간격으로 비교해야 그나마 정확도가 높습니다.

## 운동은 어떤 원리로 근육을 늘릴까?

운동이 몸에 어떤 효과를 줘 근육을 늘리는지 살펴보기 위해 잠시 고등학교 생물시간으로 돌아가보겠습니다. 운동을 하면 '전사 활성화 인자'라는 것이 생겨나 세포핵으로 들어갑니다. 이 인자는 운동 종류에 따라 어떤 것은 근섬유를, 어떤 것은 미토콘드리아의 발생을 자극하는 식으로 제각각입니다. 전사 활성화 인자는 '지금부터 근육과 그 부품을 만들라'는 명령을 핵에 전합니다. 그러면 핵은 DNA 데이터 중에서 해당 부분을 만드는 데 필요한 부분만 복사해 전령(mRNA)을 만듭니다.(핵은 폐쇄형 도서관이라 DNA 자체는 외부 반출이 안 되거든요!) mRNA는 일종의 단백질 설계도면이라고 보면 됩니다.

핵을 빠져나온 mRNA는 이제 세포 내 단백질 조립공장인 리보솜으로 갑니다. 리보솜은 평상시에도 신체의 유지·보수를 위해 단백질을 조금씩 생산하는데, 핵에서 추가 주문이 들어오면 평소보다 많은 단백질을 만들어냅니다. 하지만 벽돌을 다 구웠다고 집이 완성되는 게 아니듯 이 단백질이 필요한 곳에 가서 달라붙고, 그 주변에 신경이나 혈관 같은 사회간접시설까지 완성하려면 훨씬 오랜 시간이 걸립니다. 요약하면 다음과 같습니다.

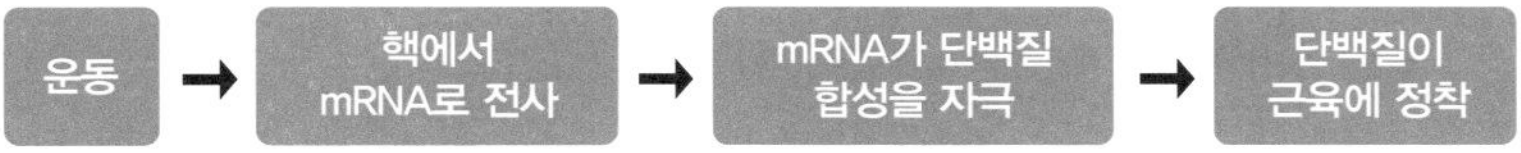

운동 → 핵에서 mRNA로 전사 → mRNA가 단백질 합성을 자극 → 단백질이 근육에 정착

이 과정을 거치는 데 얼마나 걸릴까요? 연구 결과, mRNA는 운동 직후부터 증가하기 시작해 4~10시간 사이에 가장 높은 수치를 기록했고, 하루가 지난 후에는 이전 상태로 돌아갔습니다. 운동을 하고 '근육 만들어!'라는 전령이 파견될 때까지 족히 반나절은 걸린다는 의미죠. 게다가 전령이 늘어난다고 해서 바로 근육이 늘지도 않는다는 게 함정입니다. 어쩌다 한 번 하는 운동으로는 리보솜의 근단백질 생산은 거의 늘지 않습니다. 어쩌다 하루 주문량이 많다고 공장 라인을 증설하지 않는 것처럼요. 그런데 운동을 지속해 주문(mRNA)이 계속 폭주하면 상황이 달라집니다. 1주일 운동하면 새로운 근단백질 생성이 20% 정도 늘고, 1개월 정도면 100%까지도 늘어납니다.(물론 근육이 100% 늘어난다는 말은 아닙니다!)

마라토너들의 하체 근육을 추적해 새 단백질이 근육으로 정착해서 적응까지 끝내는 과정을 살펴봤더니, 최소 1~3개월이 걸렸습니다. 내가 지금 죽어라 벤치프레스를 해서 가슴 근육에 준 자극은 적어도 한 달 후에나 근육이라는 모습으로 나타난다는 얘깁니다. 온라인에는 '2주 몸짱'이니 하는 쓰레기 사진들이 넘쳐나지만, 실상 체지방이 좀 줄고 물로 근육이 약간 부푼 상태일 뿐 첫날 운동한 것이 아직 근육으로 자리 잡지도 않은 상태입니다. 그런 사람들이 운동을 중단하면 바로 3주 전 상태로 되돌아가는 것은 불 보듯 뻔합니다.

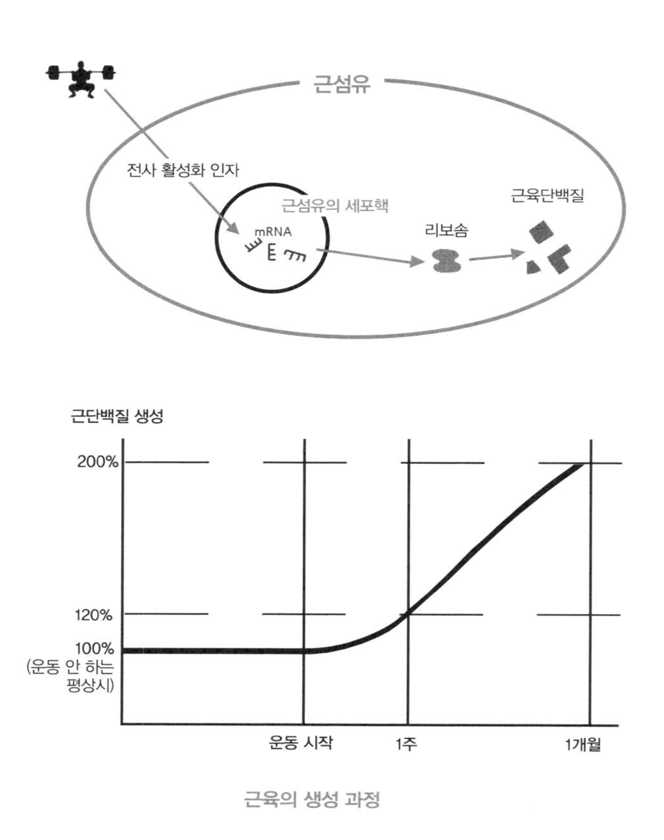


근육의 생성 과정

## 운동을 중단하면 근육은 얼마나 빨리 줄어들까?

근육이 생기는 걸 봤으니 근육이 없어지는 과정도 봐야겠죠? 제 블로그에 종종 난감한 글이 올라옵니다. 팔을 다쳐 쉬라는 진단을 받은 분이 하체운동은 해도 괜찮냐고 묻는 정도는 양반이고, 심지어 한 팔을 다친 후 나머지 한 팔이라도 운동하면 안 되겠냐는 글도 있습니다. 이 모두가 '근육이 없어지면 어쩌나' 하는 강박 때문이죠. 이분들의 걱정처럼 근육을 안 쓰면 분명 퇴보는 합니다. 그런데 이렇게까지 걱정해야 할 만큼 빨리 퇴보할까요?

• **단기간 중단한 경우** 운동을 장기간 해오다가 갑작스레 중단하면 겉으로 보이는 근육이 며칠 만에 줄어 보일 수 있습니다. 지속적으로 운동하는 근육은 수분을 많이 품고 있는데, 운동을 쉬면 그 수분이 빠지기 때문이죠. 물이 빠졌을 뿐 근육은 멀쩡히 잘 있고, 근력도 그대로입니다. 운동을 중단해도 2주 정도는 이전 근력과 근육량을 유지합니다. 이 정도 쉬는 건 신경 쓸 이유가 없습니다. 장기간 트레이닝 루틴에서는 한두 주쯤 푹 쉬어 컨디션을 되찾는 '디로딩deloading 기간'을 일부러 두기도 합니다.

• **장기간 중단한 경우** 장기간 쉬었을 때는 어떨까요? 운동으로 다져진 근사한 근육을 자랑하던 철수 씨가 아빠가 되면서 5개월쯤(20주) 운동을 접고 육아에 전념하기로 했습니다. 근육보다야 당연히 가정이 중요하니 현명한 선택이긴 한데, 그동안 철수 씨의 근육은 어떻게 변할까요? 운동을 처음 시작한 사람은 신경계가 먼저 발달해 근력부터 강해지듯이, 장기간 쉴 때도 신경계 때문에 근력부터 떨어집니다. 운동으로 근육을 발달시킨 후 20주간 운동을 중단한 실제 실험[2]에 따르면, 근력은 약 30% 감소했습니다. 반면, 근육량은 10%밖에 줄지 않았습니다. 지근의 감소(2%)는 미미한 반면 속근의 감소(14%)는 두드러졌습니다.

• **운동 재개 후 회복** 5개월 동안 육아에만 집중했던 좋은 아빠 철수 씨가 다시 운동을 시작합니다. 회복하는 데는 얼마나 걸릴까요?

위 실험에서 이전과 비슷한 강도로 재훈련을 했더니 6주 만에 근육량은 이전 수준을 완벽히 회복했습니다.(실제 실험에선 오히려 이전 근육량을 약간 추월했습니다.) 근력도 이전의 95% 이상 회복했습니다.

혹시 본인이, 혹은 아내가 출산을 앞두고 있다고요? 두고두고 후회할 일 만들지 말고 가정에 집중하세요. 그래도 근육이 사라질까 걱정되면 1~2주에 한 번씩만 운동 나가세요. 그 정도로도 근육 감소는 확 줄일 수 있고, 근력도 충분히 유지할 수 있습니다.

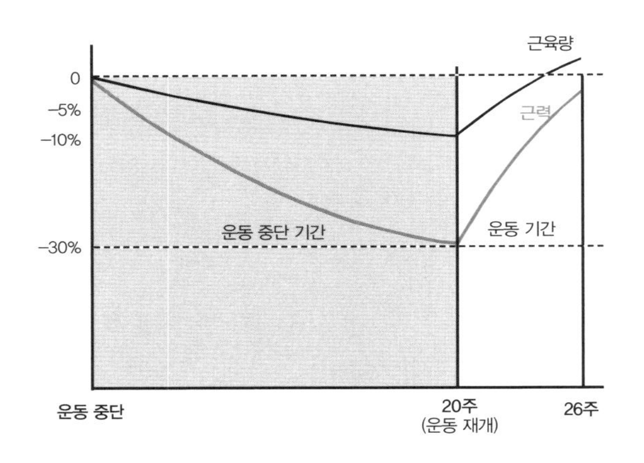


근육의 쇠퇴와 회복

Chapter

# 02
# 강해지는 법

'강하다'는 이미지는 사람마다 제각각입니다. 수백 킬로그램을 거뜬히 드는 파워리프터의 근력이나 마라톤 풀코스를 완주하는 마라토너의 지구력을 떠올릴 수 있습니다. 또는 빈틈을 번개같이 파고들어 훅을 날리는 복서의 민첩함을 연상할 수도 있습니다.
이렇듯 신체능력을 어느 한 요소로 정의하기는 어렵습니다. 지구력, 민첩성, 근력, 근신경, 균형감각, …… 기타 등등 수많은 요소가 한데 합쳐진 결과이기 때문입니다. 파워리프터는 근력도 좋아야 하지만 근신경이나 균형감각이 없다면 자세가 불안정할 테고, 복서가 아무리 민첩해도 파워가 부족해 물주먹만 날리면 삼류를 못 면할 테고, 마라토너가 아무리 지구력이 좋아도 결정적인 순간에 치고 나가는 스피드가 없다면 남의 등만 보고 달려야 할 테니까요.
지금부터 '강함'을 정의하는 수많은 요소, 근육과 신경을 단련하는 훈련법의 기본 개념에 대해 짚어보겠습니다.

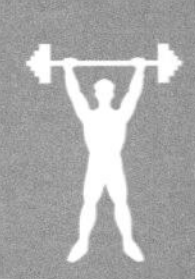

## 01
## 강해지기 위해 필요한 것

운동 관련 자료에는 신체 능력을 나타내는 수많은 용어가 등장합니다. 힘, 파워, 엔듀어런스, 민첩성, 스트렝스, 어질리티……. 그 말이 그 말인 것도 같고, 골 아픈 말장난 같기도 한데 대체 무슨 의미일까요?

여기서 가장 많이 보게 될 단어는 스트렝스Strength(힘)-파워Power(일률)-순발력과 스피드입니다. 일반적인 근력운동으로 한정해 보면 '기초체력-스트렝스-파워'가 필수이고, 최종적으로 순발력과 스피드가 더해지기도 합니다.

### 기초체력, 스트렝스, 파워

기초체력은 건강 상태, 심폐 능력, 유연성, 균형감 등 가장 밑바탕이 되는 능력입니다. 힘이나 근육량은 나중 문제입니다. 운동을 시작한다면 말랐거나 뚱뚱하거나 거미체형이거나 상관없이 달리기(혹은 빨리 걷기), 스트레칭, 맨손체조부터 시작하는 것도 이 때문입니다.

스트렝스는 단순 근력을 말합니다. 우리말로 굳이 옮기면 '힘'이라 할 수 있는데, 힘의 의미가 워낙 광범위해서 실무에서는 스트렝스라는 용어를 많이 씁니다. 근력운동에서는 다루는 중량이 스트렝스의 기준이 됩니다. 100㎏의 바벨로 스쿼트를 할 수 있다면 그만큼의 스트렝스를 가졌다고 할 수 있죠. 스트렝스 훈련은 단순 근력 훈련을 말하니까

민첩성, 스피드 등은 고려 대상이 아닙니다. 이 때문에 오직 근력에만 올인하는 건 크게 볼 때 밸런스를 무너뜨릴 수도 있습니다.

다음 단계는 파워, 즉 일률입니다. 물리적으로는 일률一率(단위 시간에 이루어지는 일의 양)이지만 스포츠 실무에서는 '파워'라고 표현합니다. 파워는 '스트렝스×속도', 좀더 직관적으로 표현하면 '폭발적인 스트렝스를 내는 능력'입니다. 불도저처럼 느려도 괴력을 발휘하는 건 스트렝스, 정지 상태에서 2~3초 만에 시속 100㎞로 가속하는 스포츠카는 파워의 영역입니다.

예를 들어, 스쿼트 최고 기록이 120㎏인 태호는 100㎏을 드는 데 1.5초가 걸리는 반면, 최고 기록이 110㎏인 태수는 100㎏을 1.2초에 듭니다. 둘을 비교하면 스트렝스는 태호가 우세하고, 100㎏을 드는 파워에서는 태수가 우세합니다. 근력이 좋으면 대개 파워도 좋지만 유연성이나 순발력이 심각하게 부족하거나, 심한 비만 등에서 이런 예외적인 상황이 생깁니다.

## 스트렝스 훈련 vs 파워 훈련

스트렝스가 파워의 핵심 요소지만 그것만으로는 커버할 수 없는 영역인 '속도'가 있습니다. 일부에서는 순발력과 민첩성을 운동능력을 최종 완성하는 4단계로 정의하기도 합니다.

스트렝스 종목인 '데드리프트'와 파워 종목인 '파워클린'을 비교해 봅시다. 데드리프트는 느리든 빠르든 상관없고, 온몸을 사시나무처럼 떨어도 상관없으니 바벨을 쥐고 일어서면 됩니다. 중간에 자세나 속도가 약간 흐트러져도 만회할 수 있습니다. 그에 비해 파워클린은 바

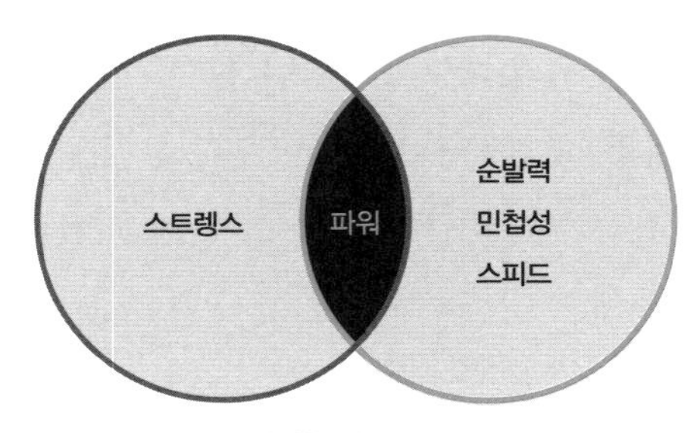

체력을 이루는 요소

닥에 놓인 바벨을 어깨까지 단숨에 올려야 합니다. '으쌰!' 하고 당기는 첫 순간에 폭발적인 힘과 속도를 못 내면 게임 끝입니다. 만회할 기회는 없습니다.

근력운동도 스트렝스 위주의 운동과 파워 위주의 운동으로 나뉩니다. 유사한 범주의 동작에서 성향을 나눠 보면 다음과 같습니다.

| 스트렝스 | 파워 |
|---|---|
| 밀리터리 프레스 | 저크, 푸시 프레스 |
| 중량 스쿼트 | 점프 스쿼트 |
| 데드리프트 | 파워클린 |
| 시티드 로우 | 로잉머신 |
| 파워리프팅* | 역도 |

* 파워리프팅은 파워라는 접두어가 있지만 역학적인 속성은 스트렝스 트레이닝입니다.

## 파워리프팅, 역도, 단거리 달리기

파워를 올리는 가장 빠르고 간단한 방법은 스트렝스를 키우는 것입니다. 스트렝스를 키우려면 몸이 커져야 하는데, 모든 사람이 큰 몸을 원하는 것도 아니고, 경기종목의 상당수는 몸이 비대하면 경기력에서 오히려 손해입니다. 덤프트럭 외양을 한 스포츠카가 없는 것처럼 순발력과 민첩성, 유연성은 때로는 스트렝스를 희생해야 얻는다는 딜레마가 있습니다. 물론 체전이나 올림픽에 출전할 게 아니라면 대다수 일반인에게는 문제가 되지 않습니다.

스트렝스나 파워와 관련해 가장 쉽게 비교할 수 있는 종목이 파워리프팅, 역도, 단거리 달리기입니다. 셋 다 스트렝스가 일정 수준 필요한 종목이지만 후자로 갈수록 스피드와 순발력의 비중이 높아집니다.

3대 운동(스쿼트, 데드리프트, 벤치프레스)의 합계 기록을 따지는 파워리프팅은 거의 순수한 스트렝스 트레이닝입니다. 한편 역도의 인상과 용상은 강한 스트렝스와 고도의 순발력이 모두 필요합니다. 마지막으로 단거리 육상은 순발력과 스피드를 가장 중시하는 종목입니다. 스쿼트 같은 스트렝스 훈련이 필수지만 주인공이라기보다 추가로 도움을 주는 주조연일 뿐이죠.

여기에는 받아들이기 다소 불편한 진실도 있습니다. 스트렝스는 후천적인 노력만으로도 발달이 쉽습니다. 그에 비해 순발력과 민첩성은

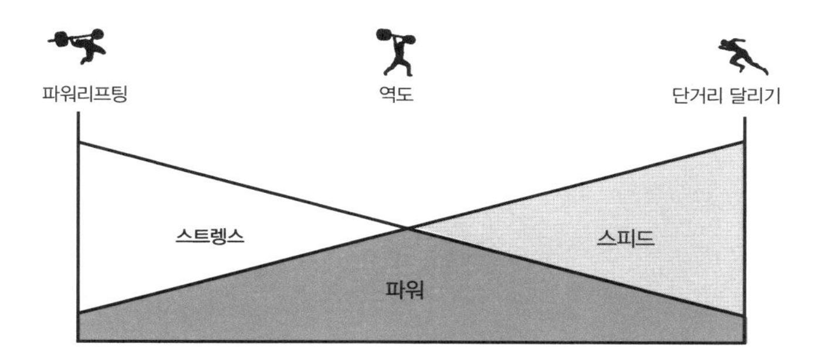

타고나는 면이 크죠. 때문에 나쁜 신체조건을 극복하고 일류 파워리프터가 된 사례는 가끔 볼 수 있지만, 일류 스프린터는 애당초 타고나지 않으면 어렵습니다.

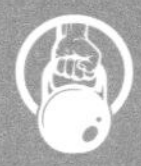

쉬어가기

## 달리기를 잘하고 싶어요!

수많은 운동종목 중에도 단거리 육상선수들의 탄탄한 몸은 남녀를 불문하고 밸런스가 좋아 일반인들의 워너비입니다.
그렇게 몸이 좋은 이유는 첫째, 원래 그렇게 생겨먹어서입니다. 맥 빠지는 대답인가요? 스프린터들은 대개 평균 이상의 키에 팔다리가 깁니다. 그런 몸이 아니었다면 애당초 스프린터가 될 수도 없었겠죠. 굳이 스프린터가 되지 않았어도 타고난 몸짱입니다. 이건 노력으로는 해결할 수 없는 문제죠. 둘째, 단거리 달리기가 전신운동이기 때문입니다. 허리도 강해야 하고, 상하체가 밸런스를 맞춰 힘차게 움직여야 속도가 붙기 때문에 상체 파워도 강해야 합니다. 세계적인 스프린터들은 우람한 어깨와 탄탄한 등, 가슴을 자랑합니다. 셋째, 가속도를 높이기 위해 시합을 앞두고 체중, 정확히는 체지방을 확 줄이다 보니 대회 무렵에는 평상시보다 근육이 훨씬 선명해집니다. 세 가지 이유를 합쳐놓으니 결국 몸짱이라는 답이 나오는군요.
어떻게 해야 100m나 1,000m를 잘 달릴 수 있느냐는 질문을 자주 받습니다. 이때 바로 떠오르는 건 민첩성과 순발력인데, 앞서 적었듯 선천적인 요소가 커서 훈련으로 단기간에 큰 효과를 보기는 어렵습니다. 차선책으로, 정상급 스프린터들이 높은 중량으로 스쿼트 훈련을 한다니 우리도 스쿼트 수백 킬로그램을 들면 잘 달릴까요? 글쎄요, 종잇장만 한 차이로 승부가 갈리는 그들의 리그면 몰라도 일반인에게 하체 근력은 달리기 기록에 큰 변수가 되지는 않습니다.
그럼 평범한 일반인이 경찰이나 소방관 체력시험에 도전할 때는 어떡하냐고요? 그럼 달리는 테크닉부터 연습하세요. 스타팅과 주법을 고치면 기록이 일취월장합니다. 체력검정 학원에서 스쿼트가 아닌 스타트만 지겹게 연습시키는 것도 효과가 빠르기 때문입니다. 스타트 훈련 자체가 순발력과 근력도 단련하니 쉬운 길 두고 먼 길 돌아갈 이유가 없습니다. 그 외에 지구력도 훈련하는 만큼 정직하고 빠르게 발달합니다.
정리하자면, '달리는 기술 〉 전력으로 완주할 지구력 〉 스트렝스 〉 민첩성과 순발력' 순으로 투자의 가성비가 높습니다. 세간에는 비쩍 마른 마라토너와 근육질 스프린터를 비교하며 마라토너는 근력이 약하고 느리다는 식으로 말하지만, 큰 착각입니다. 세계적인 마라토너들의 100미터 기록은 웬만한 일반인은 꿈도 꾸기 어려운 11~12초입니다. 마라토너든 스프린터든 태생적으로 잘 뛰는 사람들입니다. 그런 이들 중 신체조건과 훈련에 따라 누군가는 탑클래스 마라토너가, 누군가는 탑클래스 스프린터가 됩니다. 그 모두를 갖춘 선수들끼리의 경쟁에서는 스트렝스가 승부를 가를 수 있지만, 일반인 리그에서는 '원래 빠르거나 많이 뛰어봤거나'에서 사실상 승부가 납니다.

## 02
# 가동범위와 힘

근력운동, 즉 웨이트 트레이닝은 이름 그대로 중량으로 운동하는 것입니다. 여기서의 중량은 바벨(역기)이나 덤벨(아령) 같은 기구일 수도 있고, 맨몸운동에선 자신의 체중을 말합니다. 보통은 근력이 강할수록 무거운 것을 들지만 실상 몇 킬로그램을 들었느냐 외에도 변수가 많습니다. 그 변수 중 가장 영향이 큰 것이 가동범위(ROM : Range Of Movement) 입니다.

### 근육은 언제 가장 강할까?

근육의 수축력은 팔 근육을 기준으로 단면(㎠)당 4~8㎏의 힘을 낸다고 알려져 있는데, 근육의 상태에 따라 차이는 있습니다. 근육이 얼마나 이완되었느냐에 따라 근력이 크게 달라지니까요.

근섬유가 뇌의 지시를 받아 능동적으로 수축하는 '능동 장력'에 한정해서 보면, 완전히 늘어났거나 완전히 수축한 양극단 상태에서는 가장 약하고, 약간만 수축한 중간 상태에서 가장 힘이 강합니다. 예를 들어, 깔짝대는 자세(부분반복)로 40㎏ 벤치프레스를 하는 건 근육이 가장 강한 타이밍만 활용하는 건데, 이 사람이 바벨을 가슴까지 내렸다가 꼭대기까지 올리는 최대가동범위로는 20㎏밖에 못 들 수도 있습니다. 그렇다면 이 사람의 벤치프레스 기록은 40㎏이 아니라 20㎏입니다.

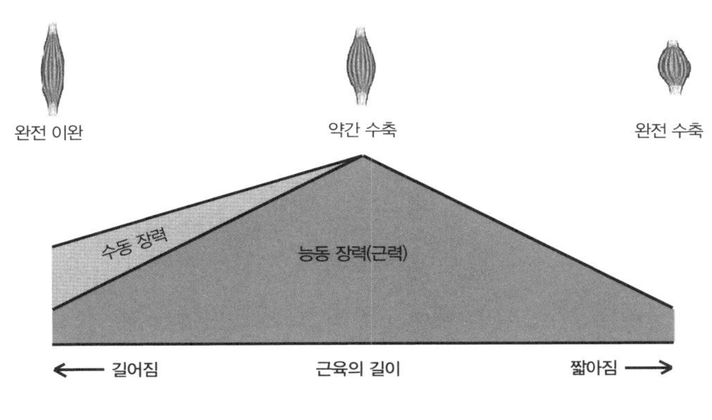


근육 길이와 근력 변화

그런데 근육이 당기는 힘에는 능동 장력 말고도 '수동 장력'이 더해집니다. 수동 장력은 늘어난 고무줄처럼 그 자체의 물리적인 탄성을 말하죠. 고무줄을 당길수록 반발력이 강해지는 것처럼 근육도 길게 늘어나면 원래 길이로 돌아가려는 힘이 발동합니다. 여기에 근신경도 '신장반사'라고 해서 평소보다 강한 수축 신호를 전달합니다. 이 모두가 합쳐지면 이완 상태에서 부족한 능동 장력을 상당 부분 만회합니다. 단, 신장반사는 이완되자마자 되받아 수축하지 않으면 효과가 사라집니다.

중량을 내렸다가 바로 올리기 > 내렸다가 한 호흡 쉬고 올리기 > 처음부터 내린 상태에서 들기

예를 들어, 바벨 벤치프레스도 상단에서 시작해 내렸다가 올리는 방식이 밑에서 시작할 때보다 많이 들 수 있고, 스쿼트도 선 자세에서 시작해 앉았다 일어나는 방식이 처음부터 앉아서 시작할 때보다 쉽게 느껴

집니다.

## 근육의 팀플레이

근력이 이렇게 상태에 따라 들쭉날쭉한 건 문제가 됩니다. 강할 때 50kg을 당긴다 해도 약할 때 5kg밖에 못 당긴다면 결과적으로 그 근육은 5kg짜리가 됩니다. 그럼 5kg 이상의 힘이 필요한 동작은 어떡할까요? 다행히 우리 몸은 여러 근육이 서로 보완하는 협력체계로 설계되어 있습니다. 예를 들어, 앉아 있다가 일어서는 단순한 동작도 무릎, 고관절, 발목이 동시에 움직이는 복합동작입니다. 무릎을 펴는 주된 근육은 허벅지 앞쪽 대퇴사두근인데, 쪼그려 앉은 자세에서는 이완되어 힘이 약합니다. 이때는 엉덩이의 둔근이 고관절을 뒤에서 당겨 무릎관절을 펴는 동작을 돕습니다. 그렇게 가장 힘든 고비를 넘긴 대퇴사두근은 약간 수축해서 최고의 힘을 내는 단계가 되고, 비로소 무릎

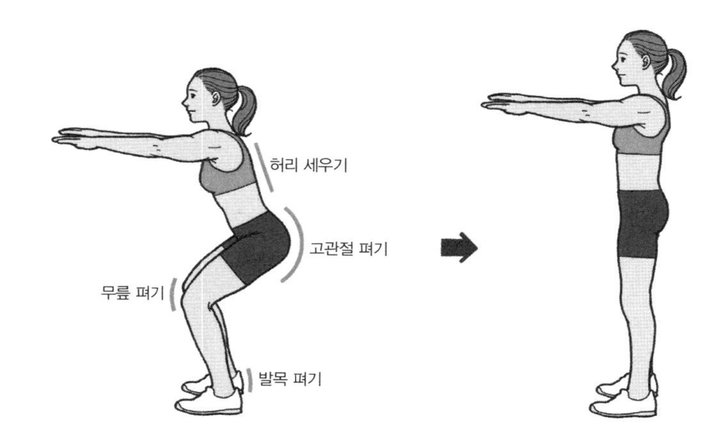

을 힘차게 펴면서 일어나게 됩니다. 이렇게 여러 근육을 유기적으로 동원하는 능력도 훈련을 통해 발달합니다.

## 최대가동범위 vs 부분반복

근육 내에서 근섬유는 다양한 방식으로 배치되어 있습니다. 큰 근육들은 대개 짤막한 근섬유들이 깃털 모양으로 비스듬히 붙어 있거나 그물처럼 연속으로 이어져 있습니다. 그렇다 보니 근육이 어디서, 얼마나 수축하느냐에 따라 특정 부위의 근섬유가 더 혹은 덜 쓰이기도 합니다. 근막, 힘줄 같은 결합조직도 힘을 많이 쓰는 부분에서 더 굵고 강해지죠. 이 말은 근육이 움직일 수 있는 범위 전체에 걸쳐 폭넓게 수축-이완해야 모든 부위가 발달한다는 의미가 됩니다.

때로는 이를 역이용해 의도적인 부분반복도 합니다. 특정 근육, 부위만 집중적으로 훈련하거나, 신장반사를 배제하고 능동 장력만 훈련하는 변칙입니다. 대표적인 것이 하프 스쿼트로, 둔근이 관여하는 하단 동작을 빼고 대퇴사두근이 주로 힘을 쓰는 부분만 운동합니다. 경기종목 선수들도 각자 종목에 맞춰 운동하곤 합니다. 앞서 말한 하프 스쿼트는 미식축구에서 상대 선수를 밀어붙일 때의 자세와 유사해서 라인맨들이 애용하는 운동으로 알려져 있죠.

## 근육이 길어진 상태가 근성장의 핵심이다

근육은 최대 이완부터 최대 수축까지 동작범위가 깁니다. 이 중 어느 단계가 근성장의 핵심일까요? 이 문제는 2020년 이후 이슈가 되고 있는데, 근육이 최대 이완된 상태에서 초반 수축하는 단계가 근성장에 가장 큰 영향을 준다는 사실이 밝혀졌기 때문입니다.(Stretch mediated hypertrophy)

2022년의 한 연구[3]에서는 무릎을 펴는 대퇴사두근 운동(레그 익스텐션)을 실시했는데, 무릎을 최대로 굽힌 상태, 즉 대퇴사두근이 최대 이완된 상태로 시작해 무릎을 절반까지만 폈어도(구간1) 꼭대기까지 쭉 폈을 때(구간3)와 거의 같은 정도로(때로는 더 많이) 근육이 성장했습니다. 그에 비해 대퇴사두근이 절반 수축한 상태로 시작해 최대로 수축한 때(구간2)는 근육의 시작 부분만 성장하고 말단은 거의 자라지 않아 전체적으로는 낮은 근성장을 보였습니다. 유사한 연구 결과들이 확인되면서 최근에는 근육이 최대로 이완된 단계를 강조하는 운동법이 속속 등장하고 있습니다.

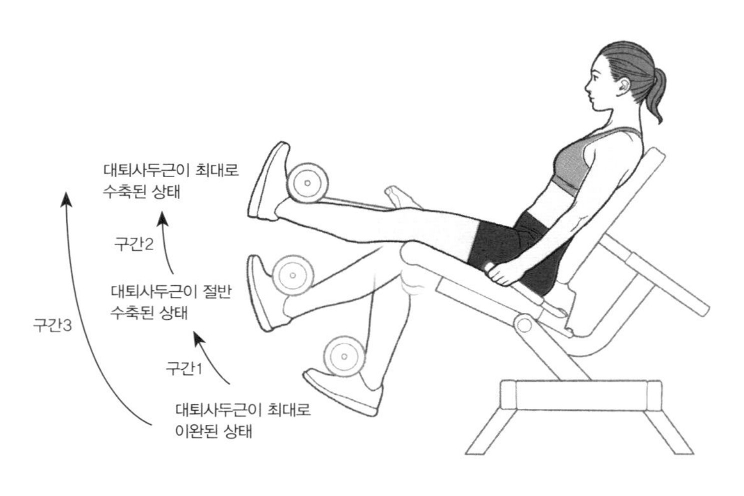


근육이 이완된 단계의 운동 실험

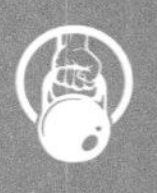

쉬어가기

## 체지방이 많으면 힘이 셀까?

골격근 40㎏에 체지방 5㎏, 체중 75㎏의 근육질 철수가 외나무다리에서 원수를 만났습니다. 상대는 골격근 40㎏, 체지방 30㎏, 체중 100㎏의 영수입니다. 둘의 근육량은 같지만 체지방 때문에 영수가 더 무겁습니다. 둘의 힘과 기량이 같다면, 싸웠을 때 누가 이길까요? 언뜻 생각하면 체지방은 근력에 도움도 안 되고 몸만 무겁게 해서 금세 지치고 둔하게 만들 것 같습니다. 그럼 영수가 불리할까요?

크레인이 무거운 것을 들려면 엔진과 붐(크레인의 팔)이 강해야 하지만 중심축인 차체가 무거워야 합니다. 가벼운 크레인이 무거운 것을 들려다가는 지렛대 효과로 홀랑 전복되기 십상이라 콘크리트나 쇳덩이 등을 차체에 얹곤 합니다.

다시 철수와 영수를 보죠. 팔을 지렛대라고 하면, 중심축인 몸이 무거울수록 펀치에 힘이 많이 실립니다. 속된 말로 '체중빨'이죠. 둘이 "이 원수!"라며 동시에 서로에게 펀치를 작렬한다면 체중빨이 있는 영수의 펀치가 더 위력적일 겁니다. 설상가상, 영수의 피하지방은 완충까지 해줍니다. 멱살잡이나 밀치기도 몸이 가벼운 철수가 밀려 나뒹굴 공산이 큽니다. 철수가 이기려면 몸이 무거워 지구력이 떨어지는 영수가 지칠 때까지 시간을 끌거나, 가벼운 몸을 이용해 치고 빠지는 수밖에 없지만 외나무다리에서 둘의 기량이 비슷하면 성공할지는 '글쎄요'입니다.

스포츠에는 몸이 무거울수록 유리한 종목과 포지션이 있습니다. 야구의 타자나 골프선수는 몸통과 하체가 무거워야 장타를 치기 유리하고, 미식축구의 라인맨, 레슬러, 씨름이나 스모선수도 상대에게 밀리지 않습니다. 체중을 늘리면 지구력과 순발력이 떨어지는 대신 힘을 얻습니다. 관건은 둘 중 어느 쪽이 더 중요한지입니다.

이렇게 체중을 늘려야 할 때 근육만으로 늘리는 건 생물학적으로 한계가 있습니다. 그럴 때는 차라리 체지방을 함께 늘리는 쪽이 경기력 면에서 더 유리할 수도 있습니다. 언뜻 '뚱뚱해 보이는 운동선수(?)'들이 그럴 수밖에 없는 이유가 여기에 있죠.

## 03
## '몸치'의 과학, 신경과 근육의 조화

학창시절을 돌이켜보면, 유난히 운동 잘하는 친구가 반에 한둘은 있었을 겁니다. 콩만 한 녀석인데 달리기는 엄청 빠르다거나 비쩍 말랐는데 힘이 센 친구들 말이죠. 물론 그 반대도 있습니다. 덩치값도 못 하는 힘이 약한 친구, 노인처럼 구부정한 자세로 간단한 체조도 따라 하지 못하는 친구들 말이죠. 흔한 말로 몸치라고 하죠.

왜 누구는 몸치가 되고 누구는 운동을 잘하는 걸까요? 딱 떠오르는 원흉은 근육이지만 솔직히 억울한 누명입니다. 근육은 시키는 대로 움직이는 멍텅구리에 불과하거든요. 많이 쓰면 부피가 커지거나 지구력이 강해지는 등 기능이 향상될 수는 있지만 '수축과 이완'이라는 기본 기능에는 차이가 없습니다. 힘이 약한 건 몰라도 남들 다 하는 자세도 따라 하지 못하는 건 설명이 되지 않습니다.

흔히 타고난 운동능력을 '운동신경이 좋다(혹은 나쁘다)'라고 표현하는데, 정말 정확한 표현입니다. 몸치가 되느냐 마느냐를 결정하는 건 주로 신경계니까요. 몸치는 자기 몸을 자신이 효율적으로 제어하지 못하는 겁니다. 젊고 멀쩡해 보이는 사람이 윗몸일으키기를 한 개도 못 하거나, 바닥을 안 짚고는 못 일어나는 것처럼 말이죠. 이 사람들이 그만큼의 근력조차 없어서 동작을 못 하는 건 아닙니다. 그렇다면 왜 자신의 몸을 스스로 통제하지 못하는 걸까요? 지금부터 몸치가 되는 데 영향을 미치는 요인을 살펴보겠습니다.

## 거울신경

동물의 신경계에는 다른 개체의 행동을 흉내 내는 '거울신경(미러뉴런)'이 있습니다. 아기가 엄마아빠를 흉내 내는 것도, 어른이 동영상이나 책을 보며 벤치프레스를 따라하는 것도 거울신경의 역할입니다. 시각이나 텍스트로 입력된 동작을 3차원 모션 캡처처럼 분석하고, 그걸 내 몸에서 재생하는 컴퓨터 프로그램을 만든다고 상상해보면 정말 놀라운 능력입니다.

그런데 이 능력은 사람마다 제각각이라 누군가는 어려운 동작도 한 번에 척척 따라 하는가 하면 열 번, 백 번을 보고 또 봐도 따라 하지 못하는 사람도 있습니다. 보는 사람도 답답하지만 본인은 더 답답하죠. 거울신경도 훈련을 통해 향상되긴 하지만 나이나 선천적인 요소가 더 크게 작용합니다. 보통 어릴수록 이 기능이 우수한데, 어린 시절에 운동이나 놀이 활동을 많이 했다면 성인이 된 후에도 좋은 운동능력을 지닐 가능성이 큽니다.

## 고유수용감각

스쿼트 동영상을 수십 번 보고 또 봐서 손으로 그릴 수 있을 만큼 정확하게 압니다. 남들이 하는 스쿼트를 보고 '에이, 저건 아니지~'라고 지적해줄 정도니까요. 그런데 정작 내가 스쿼트를 하면 다들 틀렸다고 합니다. 대체 뭐가 문제일까요?

흔히 오감이라고 하면 외부 자극을 감지하는 후각, 시각, 청각, 미각, 촉각을 의미합니다. 그런데 몸이라는 복잡한 기계를 운용하려면 내부

감각도 중요합니다. 자동차 광고에서 '각 바퀴에 가해지는 압력을 감지해 균형을……' 어쩌고 하는 문구를 볼 수 있는데, 같은 원리입니다. 험한 산을 오를 때, 발바닥으로 바닥 상태에 따라 적절히 체중을 분배하고 누군가와 부딪히면 순간적으로 발을 옮겨 중심을 바로잡기도 합니다. 우리 몸의 근육과 관절 사이사이나 귀의 평형기관 등에 내부 센서인 고유수용기(proprioceptor)가 있기 때문이죠. 여기서 보내는 데이터를 근거로 뇌가 지금의 상태를 파악해 실시간으로 피드백하기 때문에 울퉁불퉁한 바위 위에 서 있을 수도, 넘어지지 않고 자전거를 탈 수도 있습니다.

고유수용감각의 특징은 계속 업데이트된다는 점입니다. 반복 사용하면 예민해지고, 보정하기도 하고, 때로는 잘못 세팅되기도 합니다. 예를 들어, 머리가 한쪽으로 기울면 몸은 균형을 맞추기 위해 반대편 어깨를 내리는데, 정상인은 목과 어깨가 기운 것을 스스로 감지합니다. 그런데 고개가 기우뚱한 자세로 굳어진 사람들은 그에 맞춰 세팅된 고유수용기가 '넌 지금 정상'이라는 잘못된 신호를 보내서 누군가 지적하기 전에는 모릅니다. 팔을 60도쯤 어설프게 올린 상태가 수평이라고 세팅된 신병은 '앞으로나란히!'를 외치는 교관의 명령에 엉거주춤 나란히만 거듭하다 얼차려를 받으며 억울해 합니다. 본인은 팔을 제대로 뻗었다고 생각하니까요.

한편 고유수용기는 부상으로 손상되기도 합니다. 쉬운 예가 발목을 크게 다친 후 같은 부위를 계속 삐는 발목 불안정증(CAI : chronic ankle instability)입니다. 다양한 원인이 있지만 첫 부상에서 발목 관절 내의 고유수용기가 손상을 입는 것이 큰 원인이라고 추정합니다.

고유수용기가 가장 흔히 왜곡된 곳은 얄궂게도 허리나 무릎, 어깨,

목처럼 큰 관절입니다. 손끝처럼 말단 가까운 곳은 평상시에도 끊임없이 눈으로 보지만 큰 관절은 대개 감으로 움직이기 때문에 실제로는 머릿속 상상과는 전혀 다른 모양새로 움직이고 있을 공산이 큽니다. '눈 감고 코끝을 손으로 찍어봐'라고 하면 술에 취하지 않은 한 대부분 잘하는데, 허리를 90도 굽히라는 말에는 대개 70도쯤 굽히고 다 굽혔다고 생각합니다. 이때 사진이나 동영상을 찍어서 보여주면 본인이 더 당황합니다. 그러니 선천적으로 운동신경이 좋은 일부를 빼면 초보 일반인의 고유수용감각은 믿을 게 못 됩니다.

고유수용기가 왜곡될 수 있다면 잘못된 것을 고칠 수도 있다는 거겠죠? 초보자는 왜곡된 신체감각부터 바로잡아야 하는데, 몸치라면 더더욱 그렇습니다. 가벼운 중량으로 지겹게 반복하며 교정 훈련부터 해야 합니다. 트레이너가 있다면 가장 좋겠지만 그게 어렵다면 거울이나 동영상 등으로 확인하는 방법뿐입니다.

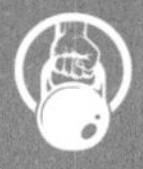

쉬어가기

### 거울의 마법

거울에 비치는 자신의 모습이 실제와 뭔가 다르다고 생각한 적이 있습니까? 거울 앞에서는, 특히나 큰 전신거울은 가까이 다가갈수록 몸이 멋져 보입니다. 믿기지 않으면 실제 사진과 비교해 보세요. 십중팔구 거울에 비친 모습이 어깨도 넓고 더 근육질일 겁니다.

가장 큰 원인은 시점입니다. 위에서 내려다보게 되니 눈과 가까운 어깨는 넓게, 눈과 먼 다리는 날씬해 보입니다. 게다가 헬스장이나 화장실의 큰 거울 위에는 대개 휘도가 높은 조명이 있어 근육의 미세한 윤곽까지 선명하게 두드러집니다. 사진도 정면에 삼각대를 놓고 솔직하게(?) 찍기보다 거울 앞에서, 그것도 되도록 높이 들고 찍는 편이 훨씬 멋져 보이죠.

물론 헬스장의 거울은 멋진 셀프샷을 찍으라고 둔 게 아니라 자세를 보면서 운동하는 용도입니다. 그런데 팔운동이나 어깨운동처럼 동작이 눈높이와 비슷하면 몰라도 하체운동이나 데드리프트처럼 동작이 큰 운동에서는 눈과 피사체의 높이 차이 때문에 거울로 보는 자세가 정확하지 않습니다. 무릎은 실제보다 많이 굽어 보이고, 허리도 실제보다 더 숙인 것처럼 보입니다. 하프 스쿼트는 풀 스쿼트처럼 보이고, 허리가 굽은 것도 제대로 파악이 안 됩니다. 그렇다고 측면 거울을 보겠다며 운동 도중에 고개를 돌리는 건 최악의 자세입니다. 사진이나 동영상도 피사체 각도와 거리에 따라 원근감 때문에 옳은 동작이 잘못된 동작으로 보이기도 하고, 그 반대 상황도 일어납니다. 그래서 정확한 운동 동작을 묘사할 때는 사진보다 2차원의 그림이 더 유용합니다.

일반인이 자신의 자세를 그때그때 확인하는 그나마 가장 현실적인 방법은 허리 높이에서 동영상을 찍는 것입니다. 요즘 스마트폰 정도는 누구나 다 갖고 있죠. 운동 도중에 채팅은 최악의 습관이지만 스마트폰도 잘만 쓰면 훌륭한 보조도구가 됩니다.

## 협응력

자세도 배웠고, 내 몸을 파악하는 '감'도 갖췄습니다. 이제 뭐가 더 필요할까요? 혹시 학창시절에 나보다 힘이 약한 친구가 신기하게도 턱걸이만은 더 잘하는 모습을 보고 속상했던 적이 있나요?

앞에서 다뤘듯, 동작은 여러 근육이 동시에 또는 순차적으로 관여하며 이루어집니다. 근육 자체는 명령에 따라 수축하는 기계에 불과해서 누군가 이 모두를 지휘 통제해야 합니다. 앉았다 일어나는 일상의 동작도 '허리에 힘을 주고, 발목을 고정하고, 엉덩이를 당기고, 무릎을 펴는' 수많은 개별 동작이 정확한 타이밍과 강도로 결합해야 합니다. 신경계는 시행착오를 통해 이 모두를 세트로 묶어 '하나의 패턴'으로 기억합니다. 이를 엔그램engram(기억흔적)이 만들어졌다고 합니다. 쉬운 말로 '요령을 터득했다'라고 할 수 있죠. 걷기, 달리기, 눕기, 일어나기 모두가 수많은 개별 근육의 움직임이 합쳐진 엔그램입니다. 걷기 습관을 쉽게 고치지 못하는 것도 엔그램이 굳어져 있기 때문입니다.

비만한 것도 아니고 힘도 센데 턱걸이만 못한다면 이유는 간단합니다. 안 해봤기 때문입니다. 하드웨어 성능은 충분하지만 턱걸이 소프트웨어가 없는 것이죠. 그래서 처음 철봉에 매달리면 아등바등할 뿐 못 오릅니다. 언제 이두근을 쓰고, 언제 광배근과 대원근을 동원하는지 뇌가 전혀 모르니까요. 인지기능을 담당하는 대뇌피질은 '에이, 진짜 더럽게 안 되네!' 하며 욕을 퍼붓겠지만 뇌의 또 한편에서는 이런 시행착오를 분석해 엔그램을 만들어갑니다.

여차저차 해서 엔그램이 완성되었습니다. 기본적인 하드웨어인 근력을 이미 갖췄다면 턱걸이는 바로 됩니다. 어느 순간 '짠!' 하고 됩니다. 자세가 좋고 나쁘고는 별개로 치고, 어제까지 한 개도 못 하던 사람이 갑자기 열 개를 할 수도 있습니다. 일단 만들어진 엔그램은 뇌에 반영구적으로 기록되고, 반복할수록 익숙해집니다. 그래서 자전거 타기 엔그램을 보유했다면 수십 년 만에 안장에 올라도 넘어지지 않고 탈 수 있습니다.

엔그램을 만드는 것처럼 여러 근육이 복합적인 동작을 이뤄내는 능력을 '협응력'이라고 합니다. 협응력을 발달시키려면 가능한 한 여러 근육과 관절을 동시에 쓰는 동작이 필요합니다. 기계체조, 댄스, 피겨스케이팅처럼 다양한 동작을 연출하는 종목일수록 협응력이 절대적입니다. 기존에 엔그램을 다양하게 보유했을수록 그걸 조합해 새로운 패턴도 빠르게 익힙니다.[4] 무용수는 생전 해 본 적이 없는 축구를 비교적 빨리 배우고, 턱걸이를 잘하는 사람이 데드리프트도 금세 배웁니다.

근력운동으로 범위를 좁히면 스쿼트, 데드리프트, 역도처럼 전신을 쓰는 동작일수록 패턴이 복잡해 협응력이 많이 단련됩니다. 반면, 덤벨 컬이나 레그 익스텐션 같은 고립운동은 특정 근육의 근력이나 부피에는 도움이 되겠지만 협응력을 키우는 면에서는 낙제입니다. 강한 몸은 크고 힘센 근육만으로 되는 게 아닙니다. 그 근육을 제대로 쓸 수 있는 신경과 소프트웨어를 겸비해야 합니다. 힘만 세고 제대로 다루지 못한다면 그 역시 몸치의 한 종류에 불과하니까요.

## 반응속도

단거리 달리기에는 '0.1초 룰'이 있습니다. 출발신호가 떨어지고 0.1초 이내에 출발하면 부정출발로 간주하는 것이죠. 소리를 감지하고(0.08초), 뇌가 출발을 명령(0.02초)하는 데 이론적으로 최소 0.1초는 걸리기 때문에 소리를 들은 후 출발했다면 결코 0.1초 이내에 움직일 수 없습니다. 세계적인 스프린터들의 스타팅 반응속도는 0.12~0.20초 사이로 이 이론과 거의 일치합니다.

반응속도에서도 관건은 중추신경계, 즉 뇌입니다. 신호가 뇌까지 도달하는 시간은 일반인이나 스프린터나 같습니다. 그런데도 선수의 반응이 훨씬 빠른 건 신호를 받은 뇌가 '뛰어!'하고 근육에 지시하기까지의 시간이 짧기 때문입니다. 뇌는 같은 활동을 반복할수록 연관된 신경 신호체계를 강화합니다. 영어를 막 배운 한국인은 갖은 심사숙고를 통해 끙끙대며 문장을 만들지만 영어가 모국어인 영국인은 무의식적으로 말이 나오는 것처럼, 반복훈련이 충분히 된 뇌는 복잡한 단계 없이 바로 적합한 반응이 나옵니다. 이런 반응속도 역시 운동신경의 한 면모입니다.

•

지금까지 몸치가 되는 여러 원인을 짚어봤습니다. 모든 사람은 몸치로 태어납니다. 아기들은 고유수용기도 세팅이 안 돼 손발을 휘젓는 게 전부지만 바닥을 기고, 걸음마를 배우고, 친구와 씨름을 하고 구르며 스스로 패턴을 완성하고 협응력과 민첩성을 기릅니다. 누구는 그 과정이 빠르고, 누구는 조금 느릴 뿐입니다.

이 글을 쓰는 저도 고등학교 시절까지 국민체조 동작도 엉거주춤했던 전형적인 몸치였습니다. 이십 대에 운동을 시작해 삼십 년이 다 되어가지만 운동신경이 좋은 사람에 비하면 새 동작을 배우는 능력은 여전히 떨어집니다. 하지만 이런 선천적인 능력과 상관없이 취미로 즐길 만큼의 운동능력은 누구나 기를 수 있습니다. 스스로 몸치라고 생각하는 대부분은 환경 때문이든 게을러서든 몸으로 부딪쳐보는 과정이 부족했기 때문입니다. 그러니 지금 당장, 거울신경이 둔해지고 배우는 능력을 조금씩 잃기 전에, 한 살이라도 젊을 때 뭐든 몸으로 부딪쳐보세요.

## 04
# 근력운동에서 대응 개념

다른 모든 분야가 그렇듯, 근력운동의 세계에도 서로 대응하는 개념들이 있습니다. 동시에 여러 근육을 쓰는 운동과 제한된 근육만 쓰는 운동이 있고, 드는 것 자체가 목적인 운동 한편에는 드는 과정을 더 중시하는 운동도 있습니다. 이들 중 무엇이 더 좋고 나쁜지에 답은 없습니다. 대부분은 그저 용도가 다른 것에 불과합니다. 이런 개념들을 하나씩 비교해 보겠습니다.

### 복합운동이냐 고립운동이냐

복합운동(Compound exercise)은 한 동작으로 여러 관절과 연관된 근육을 포괄적으로 단련하는 것을 말합니다. 앞에서 언급한 앉았다 일어나는 동작(스쿼트)도 전신을 동원하는 복합 동작입니다. 바닥에서 쌀가마를 번쩍 들어 어깨에 지는 것도 근력운동으로 치면 '파워클린'이라는 전신 복합운동에 가깝습니다. 물론 '주먹 쥐기'도 손목부터 다섯 손가락 각각의 수많은 관절이 동시에 움직이는 것이지만, 트레이닝에서의 복합운동은 팔꿈치, 어깨, 허리, 고관절, 무릎과 같은 큰 관절을 2개 이상 동시에 움직이는 것을 말합니다. 움직이는 관절이 많을수록 동원하는 근육도 많고, 그만큼 중량이나 강도도 높아져 같은 시간, 같은 노력으로 더 많은 운동 효과를 얻습니다.

여러 근육을 쓴다는 건 여러 신경을 쓴다는 의미도 됩니다. 초보자에게 처음 스쿼트를 시키면 (힘이 얼마나 센지와 전혀 무관하게) 꼬부랑 할머니가 끙끙대며 일어나는 것 같은 엉거주춤한 자세밖에 못 잡습니다. 그 뒤 신경이 패턴을 완성해 동작을 터득하면 그제야 전신의 근육을 멋지게 통제하면서 힘차게 일어납니다.

스쿼트, 데드리프트, 벤치프레스, 역도의 인상(스내치)과 용상(클린&저크), 풀업(턱걸이), 푸시업(팔굽혀펴기) 등 잘 알려진 운동이 대개 복합운동에 속합니다. 가장 원칙적인 운동이고, 모든 운동의 기본이면서 끝판왕입니다.

고립운동(Isolated Exercise)은 제한된 관절, 근육만 사용하는 운동입니다. 복합운동으로 기본을 쌓은 후 부족한 부분을 메우는 방편으로 쓰죠. 혼자 운동을 시작하는 분들은 왠지 익숙한 '아령 들기'로 근력운동을 시작하는데, 이 동작(덤벨 컬)은 팔꿈치 관절만 사용하는 고립운동입니다. 진짜 중요한 운동은 제쳐두고 이것부터 하는 건 앞뒤가 뒤바뀐 셈입니다.

이쯤에서 의문이 생깁니다. 특정 근육이나 관절만 완벽하게 고립해서 훈련하는 게 가능할까요? 결론부터 말하자면 복합과 고립을 딱 잘라 구분하기는 어렵습니다. 팔로 무게를 들면 그 하중이 어깨를 거쳐 척추, 다리를 거쳐 지면에 전달되는 셈이니 전신이 어느 정도는 동원됩니다. 복합과 고립은 '정도의 문제' 즉, 상대적인 개념입니다. 스쿼트, 데드리프트가 복합운동의 끝이라면 머신 컬은 고립운동의 끝이라고 보면 되겠습니다.

## 치팅으로 볼까, 기능성으로 볼까?

덤벨 컬을 할 때는 팔꿈치가 몸통 옆에서 움직이지 않아야 합니다. 그래야 팔꿈치를 굽히는 이두근, 상완근, 완요골근 등이 고립되는데, 실제로 헬스장에서 보면 태반이 팔꿈치와 허리를 앞뒤로 흔들흔들 튕기는 덤벨 댄스(?)를 합니다. 어깨와 허리로 팔을 튕겨 올리며 반동으로 드는 것인데, 흔히 '치팅cheating(속임수)'이라 하죠.

모든 동작은 발동을 걸 때 가장 큰 힘이 필요한데, 이 발동을 다른 근육이나 물리법칙이 도와주는 것이 대표적인 치팅입니다. 덤벨 컬은 팔을 늘어뜨린 정지 상태에서 당겨 올려야 정석인데, 덤벨 댄스는 팔꿈치를 뒤로 보냈다가 진자운동으로 내려오는 힘을 받아 휙 채서 올리기 때문에 정자세보다 훨씬 무거운 중량도 들 수 있습니다. 또 다른 형태의 치팅으로는 앞서 말한 부분반복이 있습니다. 또 다른 형태의 치팅으로는 부분반복, 쉽게 말해 '깔짝대기'가 있습니다. 이것도 더 무거운 것을 들었다는 자기만족을 위한 치팅일 뿐이죠.

치팅으로 컬을 했다면 팔 앞쪽 근육 대신 어깨와 팔 뒤쪽에 알이 배길 수 있습니다. 길게 보면 허구한 날 운동해도 팔이 그대로일 수 있죠. 벤치프레스 후에 엉뚱하게도 등에 알이 배기는 것도 마찬가지입니다. 치팅이 버릇되면 무리한 중량 때문에 부상의 위험도 높아집니다. 그래서 효율적인 자극을 중시하는 보디빌딩 영역에서는 원칙적으로 치팅을 배제합니다.

그런데 이렇게 반동을 배제하는 건 기능의 관점에서는 비효율적입니다. 복서는 팔을 뒤로 당겼다가 앞으로 내질러야 더 강한 펀치를 날릴 수 있고, 야구의 타자는 한 발을 들며 상체를 당긴 후 체중을 실은 최대 반동으로 배트를 휘둘러야 타구가 멀리 날아갑니다. 이건 기능 측면에서는 제한된 근력으로 최대의 결과를 내는 '기량'이기도 합니다.

양측은 목적이 다를 뿐 좋다 나쁘다의 이슈가 아닙니다. 보디빌딩은 근육의 크기를 키워 보기에 멋진 몸을 얻는 게 목표이고, 기능은 주된 관심사가 아닙니다. 반면, 여타 경기 스포츠에서는 상대를 이기거나 좋은 기록을 낼 수 있다면 반동이든 치팅이든 규칙에 어긋나지 않는 한 최대한 활용해야 합니다. 몸이 보기 좋은지 아닌지는 관심사가 아닙니다.

## 프리웨이트 운동? 머신운동? 맨몸운동?

프리웨이트 운동은 바벨이나 덤벨, 케틀벨 같은 중량물을 자유로운 궤적으로 움직이는 운동법으로 근력운동의 기본입니다. 프리웨이트 중에는 스쿼트, 데드리프트 같은 대표적인 복합운동도 있고, 컨센트레이션 컬 같은 고립운동도 있습니다. 근부피, 근력, 파워를 향상시키는 데 모두 활용할 수 있어 범위가 가장 넓습니다.

머신운동은 내 몸을 기구에 고정하고 정해진 궤적에 맞춰 움직이는 동작입니다. 배우기 쉽고 표적 근육에 집중하기 쉬워서 많은 헬스장에서 주인공 자리를 차지하고 있습니다. 과거에는 머신의 중량 상한도 낮고, 동작의 궤적이 인체공학적이지 못하다는 지적에 보조운동으로 주로 쓰였습니다. 최근에는 개량된 머신이 여럿 등장해 메인 운동으로도 활용할 수 있는 기구가 많아졌습니다.

케이블 머신은 무게추와 연결된 금속 케이블을 당겨 수행하는 운동입니다. 원리는 머신과 비슷하지만 줄을 당기기 때문에 궤적 자체는 본인이 제어해야 합니다. 그래서 머신과 프리웨이트의 중간 성격입니다. 동작 전체에 걸쳐 고르게 하중이 분포하는 장점이 있지만 때때로 케이블이 동작에 방해가 되고, 중량에도 한계가 있습니다.

맨몸운동은 자신의 체중을 중량물로 이용하는 근력운동입니다. 대표적인 맨몸운동으로는 푸시업과 풀업이 있고, 튼튼한 줄에 체중을 실어서 하는 링이나 서스펜션 케이블 운동도 있습니다. 맨몸운동에서 체중을 사용한다는 점은 양날의 칼입니다. 뚱뚱한 사람은 근력 대비 체중이 많이 나가서 너무 힘들고, 반대로 마른 사람은 몸이 가벼운 만큼 자극이 충분치 않을 수도 있습니다. 이런 이유로 몸에 중량을 매달거나 밴드나 줄 같은 보조 용구를 써서 운동 강도를 조절하지만 이것도 한계는 있죠. 그래서 일정 수준 이상의 중상급자가 되면 맨몸운동만으로 전신의 근육을 크게 기르는 건 노력 대비 효율성이 떨어지는 문제가 생깁니다.

### 머신운동에서 중량의 의미

경력자들 사이에서 머신은 초보자나 하는 비실용적이고 쓸모없는 기계로 치부되곤 하지만 나름의 장점도 분명 있습니다. 프리웨이트는 동작의 특정 지점에 부하가 집중되는 반면, 머신이나 케이블은 동작 전반에 걸쳐 부하가 고르게 분산됩니다. 최고 강도를 낮춘다는 단점이 있지만 한편으로는 근육의 자극을 장시간 유지하고 충격을 줄일 수 있습니다. 이 덕분에 재활운동이나 서킷 트레이닝에서도 유용하게 쓰입니다. 애당초 근력운동용 머신이라는 개념을 시장에 처음 소개한 미국의 노틸러스 사社에서도 자신들의 기계를 재활 서킷용 머신으로 광고했거든요.

머신의 강도는 기계에 달린 쇳덩이 블록 개수를 바꾸거나 원판을 걸어 조절합니다. 그런데 프리웨이트로 벤치프레스 100㎏은 전 세계 어디를 가도 벤치프레스 100㎏이지만, 머신은 메커니즘이 제각각이라 중량 자체는 별 의미가 없습니다. A사와 B사의 가슴운동 기구가 같은 무게추를 달았어도 느껴지는 강도가 다르고, 심지어 같은 모델도 관리 상태나 세팅에 따라 체감 중량이 다릅니다. 그러니 내가 다니는 헬스장 머신에서 맞는 중량을 찾아내야 합니다.

한편, 거의 같은 동작도 머신에서의 중량은 거품이 있습니다. 프리웨이트는 현실에서 물건을 들고 나르듯 균형을 잡고 운동 궤적을 만들어야 하지만 머신은 정해진 코스에 따라 그저 힘만 주면 되기 때문에 더 큰 중량을 들 수 있습니다. 예를 들어, 바벨이 위아래로만 움직이는 스미스머신에서 스쿼트를 하면 등에 직접 바벨을 지고 스쿼트를 할 때보다 평균 30~40%쯤 더 들 수 있습니다. 한편, 레그 프레스 머신은 거품 정도가 아니라 열기구 수준의 중량 뻥튀기가 됩니다. 그래서 리프팅 중량을 말할 때는 반드시 프리웨이트로, 그것도 스트랩 같은 보조용구를 쓰지 않은 상태가 기준입니다.

## 05
# 트레이닝의 역학

개인적인 이야기를 잠시 하자면, 제 첫 전공은 건축공학입니다. 그중에도 건물의 하중과 뼈대를 연구하는 구조역학이었죠. 어쩌다 보니 완전히 다른 학문 분야로 진로를 바꾸게 되었지만, 당시 저를 머리 싸매게 했던 구조역학의 개념을 운동학에서 또 만나게 되더군요. 스쿼트에서 몸의 어느 부위에 가장 큰 힘이 실릴지의 문제는 건물 옥상에 물탱크를 놓을 때 어디를 보강할지와 원리가 같습니다.

그래서 이 기회에 무게를 다루는 원리를 잠시 짚어보겠습니다. 99%의 사람들이 '골치 아픈데, 이런 거 좀 안 하고 넘어갈 수 없나요?'라고 할 만한 주제이긴 하지만 모든 근력운동은 기본적으로 내 몸과 중량물, 중력 사이의 힘 싸움입니다. 기본적인 힘의 전달 원리를 알아야 더 효율적으로 중력을 이기고, 내 근육을 자극할 수 있습니다.

## 모멘트와 지렛대의 원리

우리 몸은 '근육의 수축과 이완+뼈의 지렛대 기능'을 이용해 움직입니다. 지레의 원리는 대부분 직관적으로 아는 만큼 복잡한 도해나 수식 없이도 이해는 할 수 있습니다.

다음 그림은 사람의 팔을 3종 지레(작용점과 받침점 사이에 힘점이 존재)와 대비시킨 것입니다. A와 B는 같은 무게의 바벨을 쥐고 있지만, A의 전

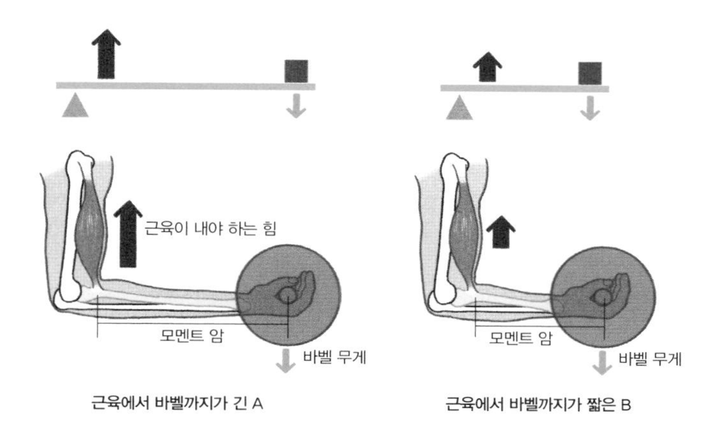

근육과 지렛대의 원리

완이 B보다 훨씬 깁니다. 누구의 팔이 더 무거운 것을 들 수 있는지는 굳이 역학을 들먹이지 않아도 감으로 아시겠죠?

여기서 바벨이 중력을 받아 이두근을 밑으로 끌어내리는 힘(1차 모멘트)은 '바벨 무게×거리'입니다. 거리가 멀수록 바벨은 더 강하게 이두근을 잡아당깁니다. 반대로 이두근 입장에서는 바벨이 멀수록 들기 힘들고, 가까울수록 쉽습니다. 바벨이 멀리 있는 A의 근육은 훨씬 더 많은 힘을 내야 같은 무게를 들 수 있죠. 이렇게 힘의 중심점과 중량 사이에 거리가 있을 때는 필연적으로 '모멘트moment'라는 게 발생합니다. 이 거리를 모멘트 암moment arm(MA)이라 하는데, 지레로 치면 길이에 해당합니다.

이런 효과 때문에 손잡이가 긴 프라이팬을 들고 있기가 더 힘들고, 상자를 가슴에 안고 있는 것보다는 앞으로나란히 자세로 들고 있기가 훨씬 힘듭니다.

## 몸의 중심축은 어디일까?

몸 전체로 볼 때, 물건을 들거나 밀 때의 모멘트 암은 '내 몸의 무게중심선-물체의 무게중심' 사이의 거리입니다. 몸은 3차원 물체이니까 각 차원에 따른 무게중심선이 각각 따로 있습니다. 대부분은 좌우가 거의 대칭이므로 좌우 무게중심점은 중간입니다. 상하 무게중심점은 대개 배꼽 부근이지만, 성별이나 체형에 따라 차이는 있습니다. 여담이지만 무게중심이 높을수록 빨리 달리는 데 유리한 대신 안정성이 떨어져 리프팅에는 불리합니다.

운동학에서 가장 중요하게 생각하는 중심선은 앞뒤 중심선입니다. 인간이 네발 동물에서 두 발 동물로 진화하면서 맞닥뜨린 가장 큰 문제가 전후 균형이기 때문이죠. 똑바로 섰을 때 무게중심선은 발바닥의

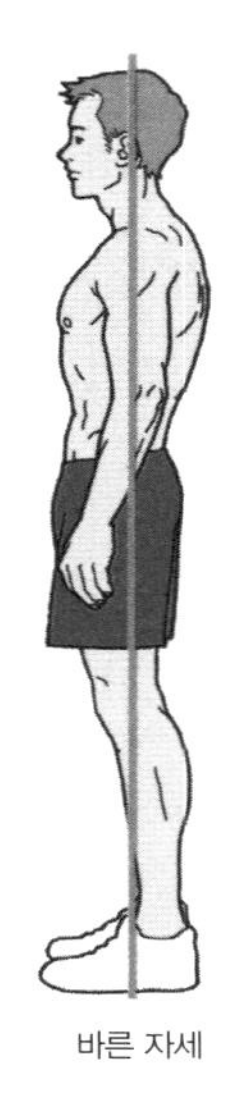

바른 자세

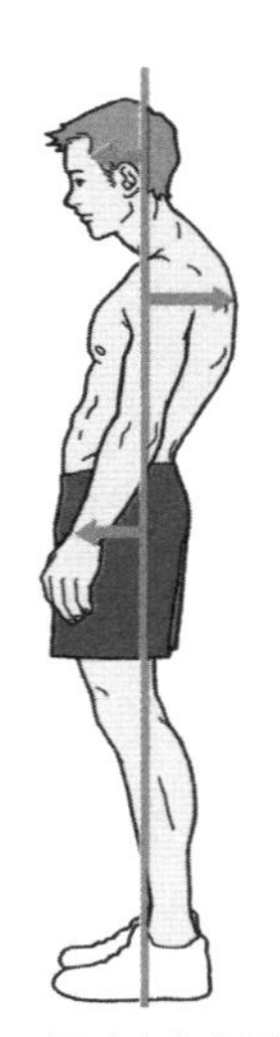

잘못된 자세(거북목)

몸의 무게중심선

우묵한 아치 약간 뒤쪽에서 시작하지만 편의상 아치라고 하겠습니다. 우리 뇌는 아치에서의 수직면을 기준으로 앞뒤로 같은 무게가 되도록 자세를 실시간으로 정렬합니다.

예를 들어, 머리를 앞으로 내밀면 등은 무의식중에 뒤로 빠지고, 등의 밸런스를 맞추기 위해 배가 앞으로 나오죠. 잘 알려진 '거북목'입니다. 고개 하나 내민 것뿐인데 결과적으로는 몸 전체의 무게 배분이 달라집니다. 이렇게 실시간으로 순간순간 이루어지는 체중 재배치 덕분에 인간은 서 있는 상태로 끊임없이 자세를 바꾸면서도 넘어지지 않고 서 있을 수 있습니다.

## 근력운동과 몸의 중심, 모멘트

대표적인 하체운동인 스쿼트는 바벨을 지고 자리에 앉았다가 일어나는 동작입니다. 바벨을 좌우 짝짝이로 잡는 일은 드무니까 접어두고, 관건은 '앞뒤 균형을 유지하며 하중을 분산시키는 것'입니다. 이때 바벨이 몸의 전후 무게중심선상에 있다면 전후로는 모멘트가 발생하지 않아 쉬울 테고, 무게중심선에서 앞이나 뒤로 벗어나면 모멘트가 생겨 더 들기 힘들어지거나 심하면 중심을 잃고 넘어지겠죠.

스쿼트와 비슷하게 바벨을 어깨에 지고 시작하는 '굿모닝'이라는 운동이 있습니다. 허리를 의도적으로 굽혀 바벨을 무게중심선보다 앞으로 보내서 모멘트를 버티도록 허리를 단련하는 게 목적이죠. 이처럼 모멘트는 운동에서 피할 수도 있고, 활용할 수도 있습니다.

대부분의 근력운동은 크게 미는 운동, 당기는 운동, 굽히는 운동으로 나눕니다. 일부에서는 '스쿼트 - 당기는 운동(데드리프트) - 미는 운동(프레

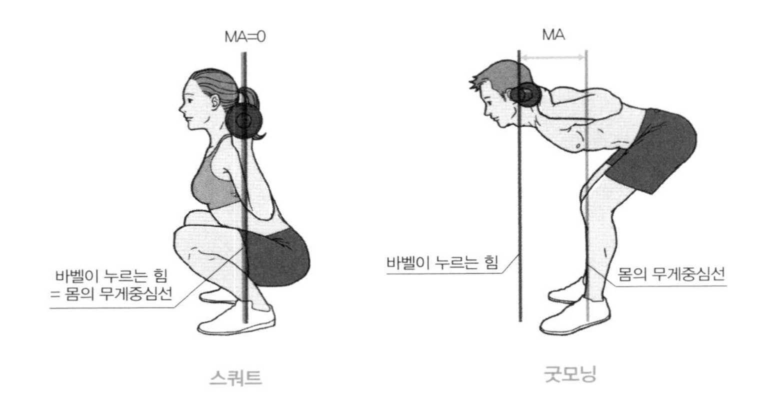


스쿼트 굿모닝

스)' 셋으로 분류하기도 합니다. 이 중에서 미는 운동과 당기는 운동에서의 중량은 무게중심선을 따라 혹은 최대한 가깝게 움직이기 때문에 모멘트는 이론적으로는 0에 가깝습니다. 모멘트가 커진다면 잘못하고 있는 겁니다. 미는 운동에는 벤치프레스, 오버헤드 프레스, 스쿼트 등이 있고, 당기는 운동에는 데드리프트, 바벨 로우, 클린 등이 있습니다. 두 범주는 몸 전체를 한 덩어리로 운동하기 때문에 대개 전신을 자극하는 다관절 복합운동입니다. 미는 운동과 당기는 운동에서는 옳은 자세에서 모멘트가 줄어들고, 난이도는 사실상 중량이 좌우합니다. 더 큰 중량을 들수록 힘이 강하다는 의미도 됩니다.

세 번째 부류인 굽히는 운동(모멘트성 운동)에서는 의도적으로 모멘트를 활용합니다. 바벨 컬, 체스트 플라이, 레그 익스텐션, 래터럴 레이즈처럼 몸을 고정하고 특정 관절만 굽히거나 펴는 운동으로 대개 단관절 고립운동입니다. 이때는 중량의 무게뿐 아니라 모멘트 암의 길이도 강도를 결정합니다.

예를 들어, 덤벨 래터럴 레이즈에서는 어깨에서 덤벨까지의 수평거리가 모멘트 암이 됩니다. 팔을 완전히 늘어뜨렸을 때는 모멘트 암이

0으로 자극도 거의 없지만, 팔꿈치가 어깨와 수평이 되면 모멘트 암도 최대가 되어 자극도 가장 큽니다. 이때 만약 치팅을 써서 팔꿈치를 앞으로 잔뜩 굽혔다면 수평거리가 짧아지니 자극도 적어지겠죠. 이렇게 모멘트성 운동에서는 중량 말고도 어떤 자세로 했느냐가 운동 강도를 좌우합니다.

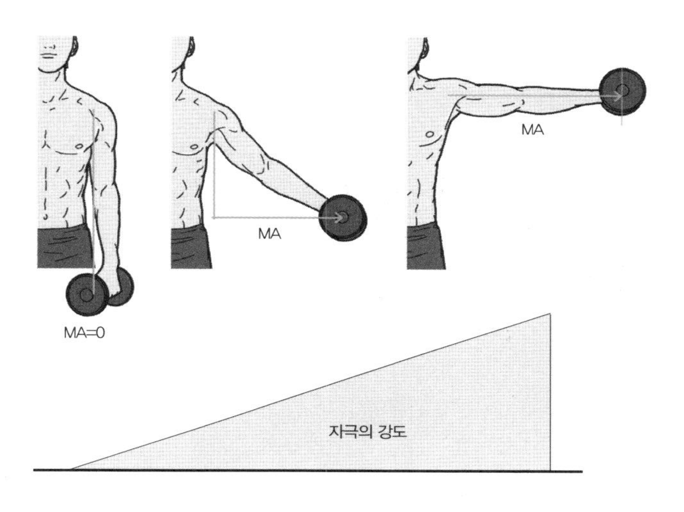


덤벨 래터럴 레이즈 운동의 자극 분포

# 02

# 부위별 트레이닝

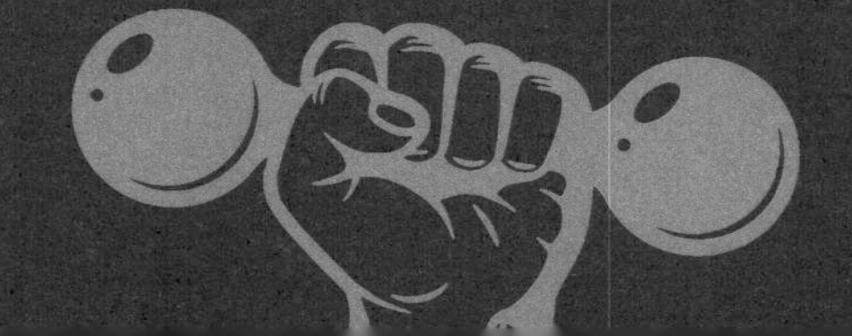

WEIGHT
TRAINING

# 해부

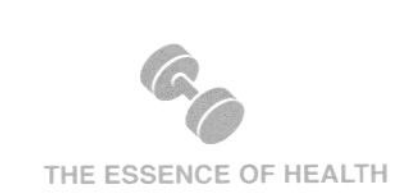



본격적으로 부위별 근력운동에 관해 설명하겠습니다. 상체 전면(가슴·어깨운동), 상체 후면(등운동), 팔, 몸의 중심부인 코어(허리·복근운동), 하체(엉덩이·허벅지·종아리운동) 순서로 다룹니다. 근력운동의 종목은 사실상 그렇게 많지 않습니다. 부위별로 대표동작이 몇 가지 있고, 파생한 변형동작이 있을 뿐입니다. 때로는 변형동작이 더 유명하고 널리 실시되는 경우도 있죠. 부위별 대표운동의 메커니즘과 기본동작을 자세히 살펴보고, 거기서 파생한 운동을 짚어보겠습니다.

검증되지 않은 신종 운동이나 일반인이 따라 하기 어려운 고난이도 운동은 다루지 않았습니다. 대신 초보자부터 최상급자까지 두루 실시할 수 있는 운동과 함께 최근 새로이 각광받고 있는 운동을 다루겠습니다.

## Chapter 03
# 오리엔테이션

헬스장에 가면 첫날에는 오리엔테이션(OT)이라는 것을 합니다. 일부에서 개인 트레이닝(PT) 영업으로 이미지가 변질되기는 했지만 원래 의도는 기구를 다룰 줄도, 바벨을 잡는 법도 모르는 초보자에게 최소한의 기본지식을 알려주는 시간입니다. 그런 과정조차 없다면 낯선 근력운동 기구들 사이에서 난감해 하고 눈치만 보다가 결국 만만한 러닝머신, 고정 사이클만 실컷 타고 오기 십상입니다. 근력운동 전반이 낯선 분들을 위해 최소한의 오리엔테이션을 하려고 합니다. 물론 저는 현직 트레이너가 아니기에 PT영업은 없습니다.

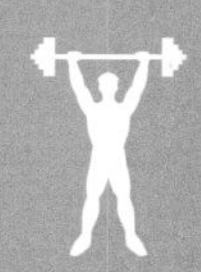

## 바벨과 덤벨

흔히 역기라고 부르는 바벨은 모든 근력운동 기구의 큰형님에 해당하는 대표 기구입니다. 국제규격의 남성용 바벨봉은 길이 2.2m, 직경 28㎜, 무게 20㎏입니다. 여성용도 길이 2m, 직경 25㎜, 무게 15㎏이니까 봉 하나만으로도 크기와 무게가 상당합니다. 협소한 국내 헬스장에서는 이보다 작은 봉도 많이 쓰고 있으니 리프팅 중량을 제대로 알려면 바벨봉 무게도 확인해야 합니다. 무게는 대개 측면에 적혀 있지만, 찾을 수 없다면 손에 들고 체중계에 올라가 잴 수도 있습니다.

대중 헬스장에서 소위 '막봉'을 주로 썼던 옛날에는 일반인이 중량을 따질 때 원판 무게만 치기도 했지만 이제는 중량봉이 대중화되어 봉과 원판을 합친 총 무게를 따져야 합니다. 봉은 귀신이 들어주는 게 아니니까요. 단, 스미스머신에서는 봉이 움직이는 저항과 메커니즘이 바벨과는 사뭇 달라 원판 무게만 말하기도 합니다.

바벨봉에는 손과의 마찰을 높이기 위해 표면에 요철을 새긴 부분이 있는데, '널링knurling'이라고 합니다. 규격 봉은 널링의 간격이 일정하기 때문에 바벨을 잡는 기준점 역할을 합니다. 바벨 양쪽에 길게 새겨진 널링 중간쯤에 손으로 잡을 때 가이드라인 역할을 하는 가느다란 줄이 하나씩 있습니다. 그 줄 사이의 간격이 파워리프팅용은 81㎝, 역도용은 91㎝입니다. 최근에는 둘 다 표시된 하이브리드 봉도 있습니다.

모든 바벨봉이 곧은 모양은 아닙니다. 육각형인 '트랩바'는 뉴트럴그립(84쪽 참고)으로 바벨운동을 할 수 있게 도와주는 기구로 데드리프트나 파머스 워크 등에 쓰입니다.

W모양으로 구부러진 컬바(이지바)는 주로 팔운동을 할 때 손목과 전

완(손목과 팔꿈치 사이의 아래팔)의 부담을 덜어주는 용도로 사용합니다. 이외에도 곡선으로 구부러진 버팔로 바, ㅛ자 모양의 세이프티 바 등도 있습니다.

바벨봉에 끼우는 원판은 금속으로만 된 제품이 있고, 완충재를 씌워 바닥에 떨어뜨렸을 때 충격과 소음이 덜한 범퍼플레이트가 있습니다. 국제 공인 규격 원판은 지름 45㎝의 범퍼플레이트로, 이걸 끼운 바벨봉은 지면에서 21㎝ 높이가 됩니다. 색깔에 따라 중량을 구분하는데 적색 25㎏(55lb), 청색 20㎏(45lb), 황색 15㎏(35lb), 녹색 10㎏(25lb), 백색 5㎏을 뜻합니다. 적은 무게를 추가할 때 쓰는 손바닥만 한 소형 원판(마이크로 플레이트)은 같은 색 규격원판 무게의 1/10입니다. 즉 청색은 2㎏, 녹색은 1㎏이죠. 원판은 바벨봉에 끼는 용도 외에도 파워레그프

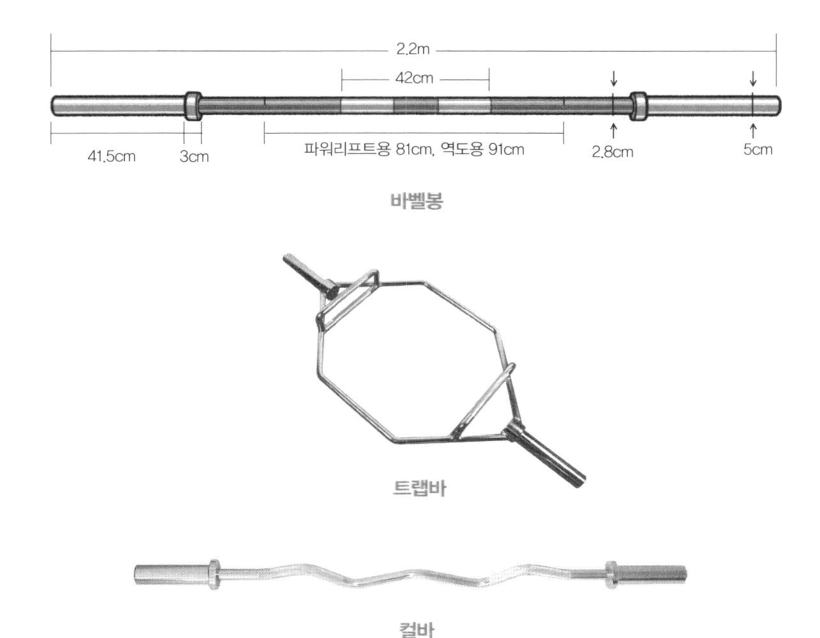

바벨봉

트랩바

컬바

레스 등 원판 적재형(Plate-Loaded) 머신에도 중량을 늘리는 데에 사용합니다.

헬스장에는 규격 원판보다 작은 것들도 흔한데, 스쿼트나 벤치프레스처럼 바벨을 랙에 걸어 쓴다면 큰 문제는 없습니다. 하지만 데드리프트처럼 바벨을 바닥부터 드는 종목에서 원판이 작으면 바벨봉을 들 때 몸을 많이 숙여야 합니다. 그러니 같은 무게도 더 힘들게 느끼고 허리를 다치기도 쉽죠. 일부 헬스장에는 바벨봉을 21㎝ 높이에 걸 수 있는 거치대가 있지만, 그런 장치가 없다면 원판 밑에 다른 원판 등 물건을 놓아 잡는 위치를 높여줍니다.

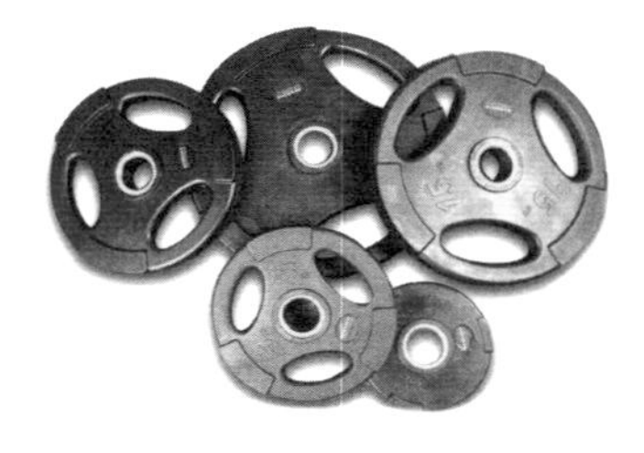

비규격 원판

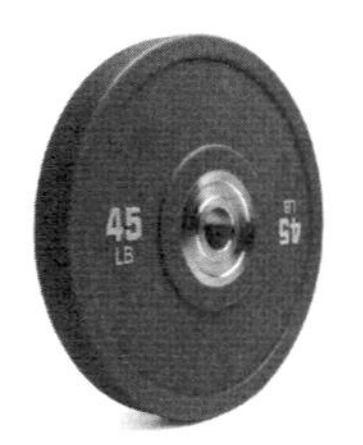


규격 원판

원판을 고정하는 조임쇠를 흔히 마구리(collar)라고 하는데, 나사나 스프링 형태, 자물쇠처럼 꽉 조이는 락조lock jaw 등이 있습니다. 대회용 규격품은 한쪽 무게가 2.5㎏이나 되기 때문에 리프팅 중량을 산출할 때 함께 고려합니다. 하지만 이런 규격품은 끼우기 까다롭고 가격도 비싸 일반 헬스장에서는 스프링식이나 락조를 많이 씁니다.

바벨이 고중량을 다루는 기구라면 덤벨(아령)은 세밀한 컨트롤을 위한 기구입니다. 주물 덤벨, 완충재를 씌운 코팅 덤벨 등이 있는데, 같은

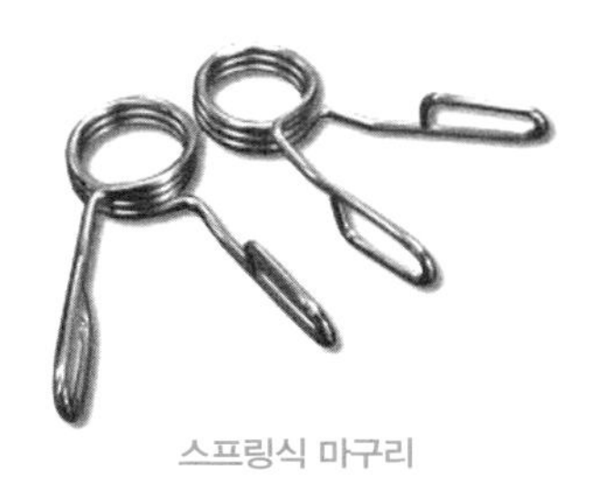
스프링식 마구리

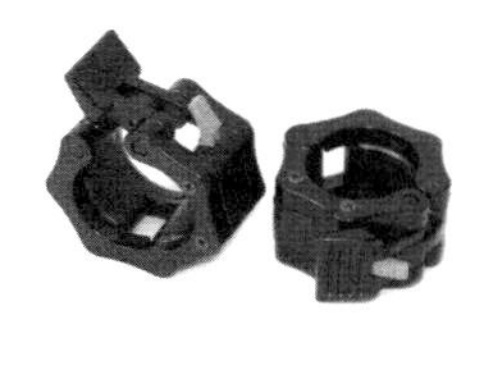
락조

중량이라면 크기가 작을수록 안정적이고 동작을 방해하지 않습니다. 최근에는 무게를 조절할 수 있는 조립식 덤벨도 주로 홈트레이닝용으로 많이 쓰는데, 무게에 비해 부피가 커서 동작에 제약이 있는 경우가 많습니다. 이런 제품을 쓴다면 되도록 크기가 작은 것을 선택합니다.

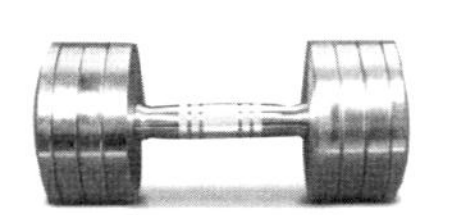
주물 덤벨

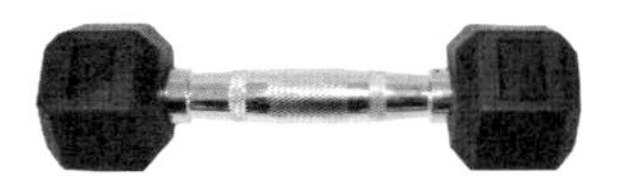
코팅 덤벨

바벨과 덤벨은 무게중심이 손 안에 있어 안정적인 리프팅을 추구하는 기구입니다. 반면에 역동적인 동작을 추구하는 프리웨이트 운동기구가 케틀벨입니다. 케틀벨kettlebell은 러시안 덤벨이라고도 하는데, 둥근

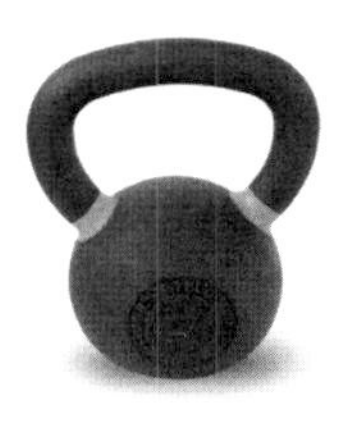
케틀벨

쇳덩이에 손잡이가 달렸습니다. 특징적인 건 무게중심이 손 밖에 있다는 점입니다. 그래서 동작을 구사할 때 몸에 가해지는 부하가 드라마틱하게 변하는 특성이 있어 스윙이나 스내치처럼 순간 파워를 중시하는 역동적인 운동에서 진가를 발휘합니다.

운동기구별 역학적 특징에 관해서는《헬스의 정석-이론편》을 참고하기 바랍니다.

## 우리 헬스장에는 랙이 몇 대 있을까?

바벨에 필수로 함께하는 장비가 바벨을 거는 랙Rack(하체대)입니다. 랙은 스쿼트나 오버헤드 프레스처럼 바벨을 높이 거치해야 하는 운동에선 반드시 필요하죠. 과거에는 관리가 어렵다며 랙을 놓지 않는 헬스장도 많았지만, 일반인의 운동 눈높이가 높아진 요즘은 랙이 아예 없는 곳은 드뭅니다. 다만 랙이 달랑 한두 대라면 개인 트레이닝이 있는

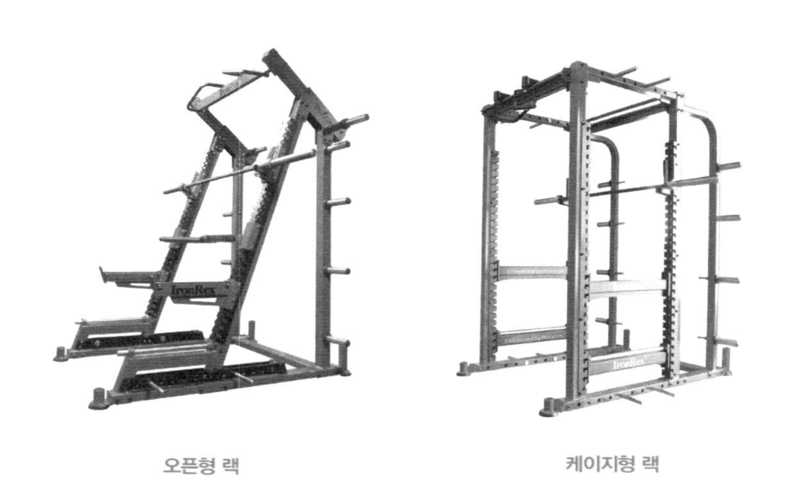


오픈형 랙　　　　케이지형 랙

시간에 일반 회원에겐 그림의 떡이 될 수 있고, 사람이 많은 시간에는 자리싸움이 벌어질 수도 있으니 여러 대를 갖춘 곳이 좋습니다.

랙에는 바벨 거치가 주된 목적인 분리형 랙이나 오픈형 랙이 있고, 상자 모양으로 안쪽에서 운동하는 케이지형 랙이 있습니다. 대부분의 랙에는 리프팅에 실패할 때 바벨을 받아주는 안전바가 달려 있는데, 적절한 높이로 설치하지 않으면 무용지물이니 체형과 종목에 따라 시작 전에 미리 세팅해야 합니다.

## 머신과 케이블은 어떤 게 있을까?

헬스장에서 눈에 제일 먼저 들어오는 건 수많은 머신들입니다. 대개 한 개의 머신이 한 운동에 특화되어 있지만 스미스머신처럼 다양한 운동에 쓸 수 있는 기구도 있고, 설정이나 형태를 바꾸면 여러 운동에 쓸 수 있는 기구도 있죠.

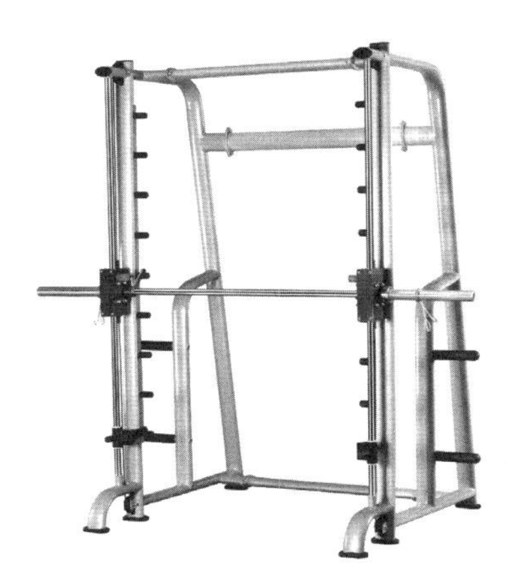

스미스머신

머신은 근력에 맞춰 저항치를 설정하는데, 일반인이 상한선까지 갈 일은 극히 드뭅니다. 하한선, 즉 아무것도 달지 않았을 때의 기본 저항은 보통 크게 신경 안 써도 되지만, 스미스머신이나 파워 레그프레스처럼 높은 중량을 다루는 머신에서는 알고 있는 것이 좋습니다.

머신 중 스미스머신은 기구에 바벨이 달려 있어서 언뜻 랙과 혼동하기 쉽고, 실제로 일반 랙과 겸용 제품도 있죠. 하지만 궤적이 고정되었으니 분명 머신의 일종입니다. 스미스머신은 봉이 레일을 따라서만 움직이고, 급할 때는 돌려서 홈에 고정할 수 있어서 바벨이 엉뚱한 곳으로 떨어지는 것 같은 대형 사고는 잘 나지 않습니다. 스미스머신에 원판을 한 장도 안 끼우고 밀어 올릴 때 저항치는 대개 8~9kg 정도이지만, 기종이나 관리 상태에 따라서는 20kg 가까이 나가기도 합니다.

일반적인 머신이나 케이블 기구에는 크게 보아 바벨 원판을 걸어 저항을 조절하는 플레이트 방식, 내장된 무게추에 핀을 꽂아 저항을 조

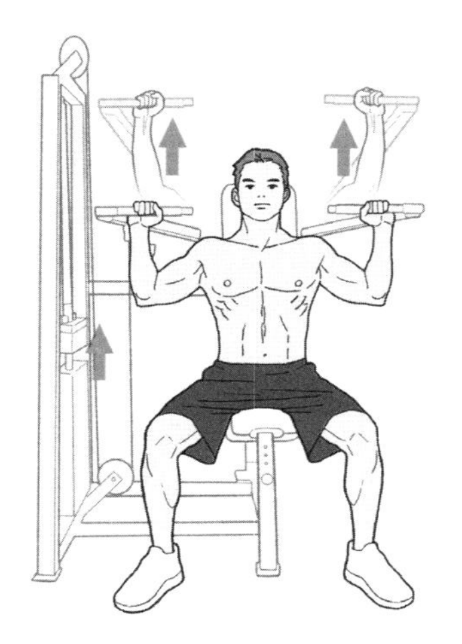
핀 방식 머신

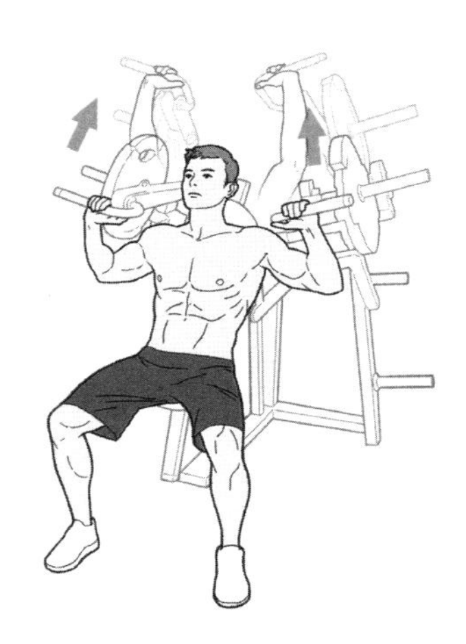
플레이트 방식 컨버전 머신

절하는 핀 방식이 있습니다.

최근에는 플레이트 방식에서 새 머신들이 많이 등장하는데, 원판을 건다는 메커니즘은 프리웨이트와 같지만 프레임의 구조에 따라 작동 방향과 힘의 분포가 달라집니다. 중량 상한이 높고, 세세하게 조절할 수도 있습니다. 대표적인 것이 파워레그프레스, 해머프레스 등이고, 스미스머신도 여기에 속하죠. 단점이라면 구조가 복잡하고 자리도 많이 차지합니다.

핀 방식은 적당한 무게추를 골라 핀을 꽂아두면 손잡이를 밀거나 당길 때 그만큼의 무게추를 드는 힘으로 전환되죠. 핀 방식은 무게추가 내장되어 있어 조절이 간편하고 자리를 적게 차지하지만, 중량 상한이 낮아서 낮은 무게를 쓰는 머신에서 많이 볼 수 있습니다. 핀 방식은 기구 한쪽에 무게추가 든 높은 박스가 있는 게 특징입니다. 케이블 기구도 대부분 핀 방식으로 작동합니다.

또한 최근에는 몸 가까이에서는 양팔 간격이 벌어지고, 밀면 중앙으로 모여 근육의 최대 이완과 수축을 도모하는 '컨버징Converging 방식' 머신이 가슴, 어깨나 등 같은 주로 상체운동 머신으로 많이 보급되고 있습니다.

## 운동기구 잡는 방법

중량운동에서 기구를 바르게 잡지 않으면 손목과 팔이 틀어져 부상을 입거나 악력이 떨어져 제대로 힘을 발휘하지 못합니다. 기본 중의 기본이니 처음부터 제대로 습관을 들여야 합니다.

### 손바닥에서 봉의 위치

운동기구는 무조건 꽉 잡는 게 답이 아닙니다. 가장 일반적인 방법은 다음 두 가지 중에 하나입니다. 첫째, 데드리프트나 풀업, 로우처럼 당기는 운동에서는 생명선 손금이 시작하는 부분(MP조인트)~손가락 첫 마디(IP조인트) 사이로 평평하게 잡습니다. 손은 손가락이 갈라지는 곳에서 손목 쪽으로 1~2㎝ 정도 아래에서 접힙니다. 이 위치에서 헐렁한 듯 잡아야 봉이 손가락 첫 마디에 밀착됩니다. 당기는 운동에서 봉을 엄지에 밀착시켜 바짝 쥐면 손바닥의 살이 밀려 굳은살이 생기고 악력도 떨어집니다.

둘째, 벤치프레스나 오버헤드 프레스처럼 미는 운동에서는 손바닥에 비스듬히 잡습니다. 이렇게 잡으면 바벨봉이 손바닥 아래쪽의 살이 두툼한 부분에 얹히게 되는데, 전완의 수직선상이므로 손목이 뒤

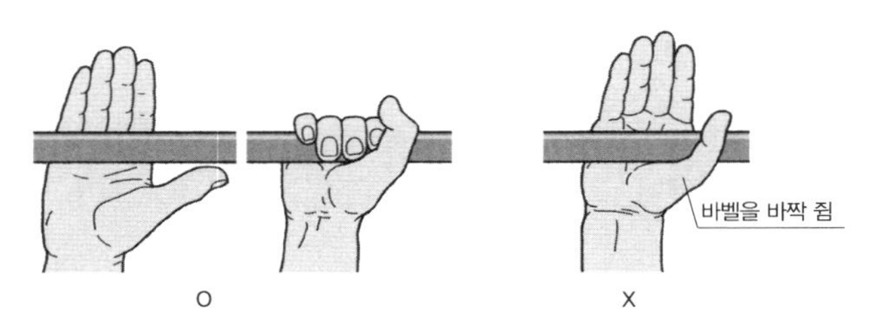


당기는 운동에서 바벨봉 잡는 법

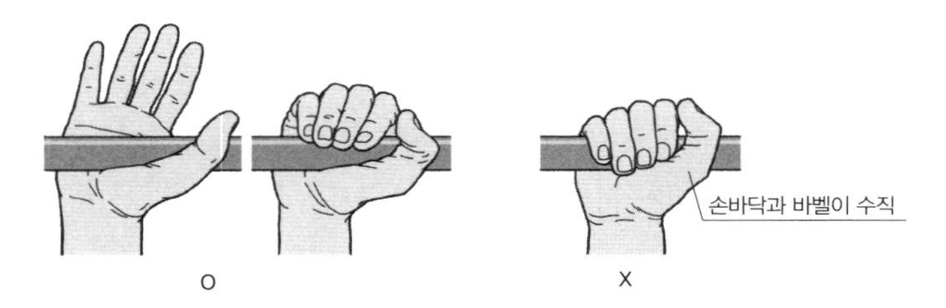


미는 운동에서 바벨봉 잡는 법

로 꺾일 위험이 줄어듭니다. 앞에서 볼 때 손이 약간 엄지 쪽으로 기울어진 듯 보이고, 새끼손가락 쪽은 약간 들뜰 수도 있지만 지극히 정상입니다.

### 손목 각도

손목의 각도는 벤치프레스처럼 미는 운동에서 특히 중요합니다. 원칙은 전완과 수직이 되게 얹는 것입니다. 그런데 실제로 운동할 때는 손목을 뒤로 꺾어 잡는 경우가 매우 많습니다. '벤치프레스만 하고 나면 손목이 아파서……'라면서 손목보호대를 찾는 열에 아홉은 손목이 약해서가 아니라 손목이 뒤로 꺾이도록 잘못 잡은 탓입니다. 당기는 운동에서처럼 손과 바벨을 수직으로 잡으면 손목이 꺾이기 십상이니 앞에서 언급했듯 바벨을 손바닥에 비스듬히 잡도록 합니다.

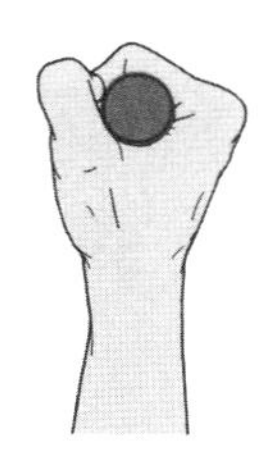

올바른 손목 각도

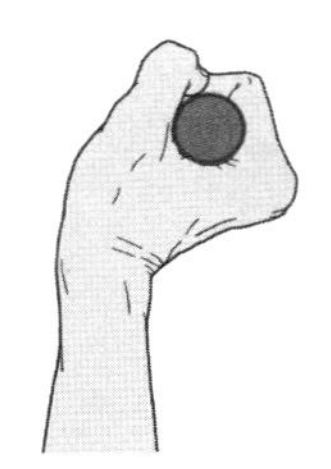

잘못된 손목 각도

### 손바닥 방향에 따른 그립의 종류

기구를 잡을 때 손바닥과 기구가 어떤 방향을 향하는지도 중요한 요소입니다. 팔을 늘어뜨린 상황을 기준으로 할 때, 손등이 앞을 향하게 잡으면 오버그립over grip, 손바닥이 앞을 향하게 잡으면 언더그립under grip, 손바닥이 몸을 향하도록 마주 보게 잡으면 뉴트럴그립neutral grip 혹은 패럴렐그립paralle grip이라고 합니다. 각각의 그립에 따라 전완에서 요골과 척골의 배치가 달라져 악력과 팔 동작에 영향을 줍니다.

이론상으로는 뉴트럴그립과 언더그립에서의 악력이 오버그립보다 강합니다. 그런데 실제 운동에서는 왜 오버그립을 쓰는 동작이 많을까요? 언더그립을 하면 대부분 팔이 팔꿈치를 기준으로 약간 바깥으로 휘는 반면, 오버그립에서는 거의 휘지 않습니다. 팔이 휘면 모멘트가 생겨 팔꿈치에 큰 부담이 실리기 때문에 벤치프레스처럼 미는 운동에서 오버그립이 대개 유리합니다. 게다가 미는 운동에서는 강한 악력이 굳이 필요하지도 않죠. 또한 언더그립은 팔을 폈을 때 이두근이 아주 길게 늘어나는데, 그 상태로 무거운 것을 들면 이두근에 부상을 입거나 불편함을 느끼기 쉽습니다. 그래서 대다수는 무거운 것을 들 때 본능적으로 뉴트럴그립이나 오버그립으로 잡습니다.

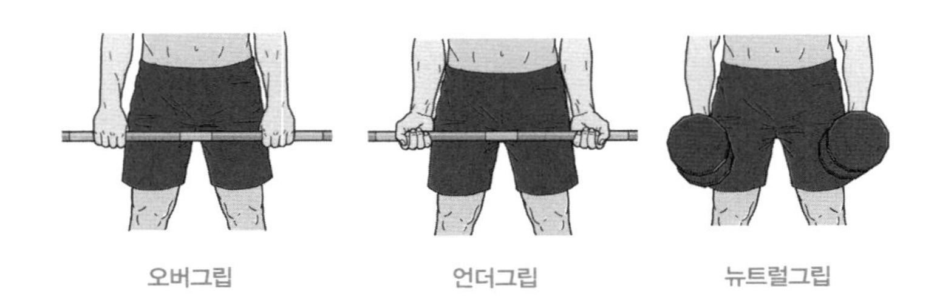

오버그립　　　언더그립　　　뉴트럴그립

### 손가락 위치에 따른 그립의 종류

그립을 나누는 또 하나의 기준은 손가락의 위치입니다. 네 손가락으로 봉을 감싸고 그 위를 엄지로 눌러 마무리하는 그립은 클로즈그립close grip 혹은 썸어라운드그립thumb around grip이라고 합니다. 가장 안정적이라 대부분의 근력운동에서 표준 그립입니다. 엄지로 바벨을 감싸지 않고 다른 네 손가락 옆에 붙이는 것을 썸리스그립thumbless grip이라고 하는데, 엄지가 받쳐줘서 손목이 뒤로 덜 꺾이고, 전완에 힘이 덜 들어가 표적 근육에 집중하기 쉬워지는 장점이 있습니다. 당기는 운동에서는 가끔 쓰지만, 벤치프레스나 오버헤드 프레스 같은 미는 운동에서는 금물입니다. 특히 벤치프레스에서 썸리스그립을 했다가 바벨을 머리나 목으로 떨어뜨리는 사망사고가 종종 벌어져 자살그립이라는 악명도 붙었습니다.

한편 역도에서 많이 쓰이는 그립으로 후크그립hook grip이 있습니다. 엄지가 검지와 중지 밑으로 들어가는데, 두 손가락에 눌린 엄지와 바벨과의 마찰로 무게를 버팁니다. 당기는 운동에서 썸어라운드그립에 비해 높은 중량을 버틸 수 있지만 엄지의 통증이 심하고, 반복해서 힘을 주다보면 풀리기 쉬운 게 흠입니다. 역도에서는 동작이 한 번으로 끝나 문제가 되지 않지만 일반 근력운동에서는 고중량의 데드리프트를 제외하면 잘 쓰지 않습니다.

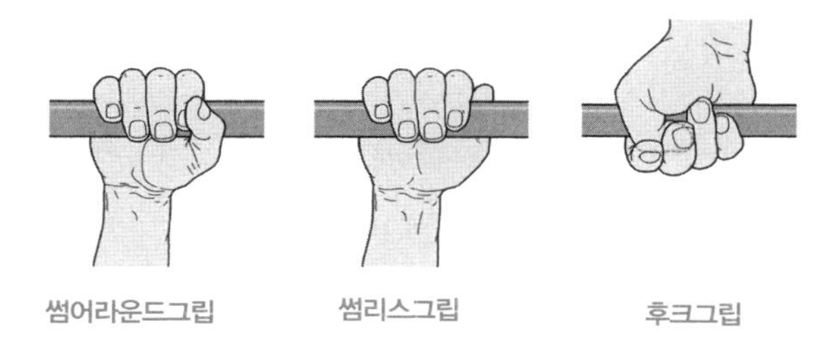
썸어라운드그립 썸리스그립 후크그립

## 복장, 신발 및 소도구

홈짐을 꾸밀 요량이 아니라면 근력운동은 다른 스포츠에 비해 갖춰야 할 물품이 적은 편입니다. 대부분의 헬스장은 운동화 정도만 가져가면 바로 운동할 수 있습니다. 하지만 좀더 효율적인 트레이닝을 위해 개인 복장이나 장비를 마련할 수도 있습니다.

## 복장

복장은 땀을 잘 흡수하고 동작이 편하면 아무 옷이나 크게 상관없지만 몇 가지 주의할 사항은 있습니다.

첫째, 소매나 밑단이 펄럭거리는 옷은 절대 금물입니다. 기구에 걸리기 쉽고, 벤치프레스나 복근운동처럼 누워서 하는 운동에서 자칫 민감한 부분이 노출될 수도 있으니까요.

둘째, 웃통을 벗고 운동하지 않습니다. 미관상 좋지 않을뿐더러 땀으로 공용 기구를 더럽힐 수 있습니다. 남만 불편하게 하는 것이 아니라 내 몸도 미끄러워져 좋지 않습니다. 특히 벤치프레스처럼 기구와 몸이 맞닿는 운동에서는 더욱 그렇습니다.

셋째, 매끄러운 재질의 기능성 상의는 스쿼트를 할 때는 입지 않습니다. 바가 미끄러지기 쉽고, 바벨봉의 널링에 비싼 옷이 훼손되기도 쉽거든요. 저렴한 면 셔츠가 무난합니다.

넷째, 컨벤셔널 데드리프트를 할 때는 무릎이나 정강이를 긁히기 쉬우니 반바지보다는 긴바지를 입습니다. 반바지를 입어야 한다면 목이 길고 두꺼운 양말을 신어 정강이를 보호해주세요.

## 신발

이 책이 달리기에 관한 책이었다면 신발에만 하나의 장을 할애했겠지만, 일반적인 근력운동에서는 신발은 다음의 몇 가지 기본적인 조건만 갖추면 됩니다.

- 쿠션이 적거나 아예 없는 것
- 밑창이 평평하고 생고무처럼 밀착력이 좋은 재질일 것
- 필드 축구화처럼 밑창이 우둘투둘한 스터드는 금물
- 원판이나 기구에 발을 찧었을 때 발가락을 보호해 줄 것

대개는 러닝화 하나로 근력운동과 유산소운동을 다 합니다. 그런데 높은 중량을 다룰 때 쿠션이 좋은 고급 러닝화를 신으면 중심이 흔들려서 오히려 좋지 않습니다. 근력운동에 주력하는 초중급 일반인은 쿠션이 덜한 저가 러닝화나 배구화, 배드민턴화 같은 인도어Indoor화가 낫습니다.

한편 높은 중량을 다루는 상급자나 유연성이 부족해 스쿼트가 잘 안 되는 사람은 뒷굽이 높고 바닥이 단단한 역도화, 리프팅 전용화가 유용합니다. 데드리프트나 유연성이 좋은 상급자의 로우바 스쿼트에서는 바닥이 평평한 플랫슈즈나 컨버스화를 신기도 하죠.

### 헬스장갑

근력운동을 하면서 손에 굳은살이 생기는 것을 완전히 피할 수는 없습니다. 그저 올바른 그립으로 굳은살이 덜 박이게 할 뿐입니다. 두툼한 기성품 헬스장갑은 압력을 분산시켜 벤치프레스처럼 밀어내는 운동에서 손과 손목 보호에 도움이 됩니다. 그런데 데드리프트나 턱걸이처럼 당기는 운동에서 두꺼운 장갑을 끼면 손의 밀착을 방해해 실제보다 무겁다고 느끼게 됩니다. 그러니 약간의 굳은살 정도는 무방하다면 맨손이 낫고, 굳은살을 꼭 피하고 싶다면 얇은 헬스장갑을 사용하거나 흔히 작업용으로 쓰이는 폴리우레탄, 합성니트릴(NBR) 코팅장갑도 좋습

니다.

## 스트랩

스트랩은 손과 바벨을 연결해 악력을 보조하는 기구입니다. 턱걸이나 데드리프트 같은 당기는 운동에서 맨손으로는 버거운 무게를 다룰 수 있게 해 주고, 전완에 힘이 분산되는 것도 막을 수 있습니다. 그러나 한편으로는 악력 발달이 더뎌질 수 있다는 우려도 있습니다. 이런 이유로 익숙한 무게로 운동할 때는 굳이 필요가 없고, 최고중량에 도전하거나 피로로 악력이 떨어진 운동 후반에 쓰기를 권합니다.

과거부터 가장 널리 쓰인 스트랩은 면이나 가죽으로 된 9자 모양입니다. 그림처럼 줄이 엄지 방향으로 가도록 끼운 후, 손목의 혈관과 신경이 눌리지 않도록 손과 손목 중간에 걸치게 착용합니다. 그 상태에서 줄을 바벨 밑으로 돌려 감은 후, 손으로 줄 감은 부분을 꽉 쥐고 몇 번 비틀어주면 더 탄탄하게 감깁니다. 오른손잡이는 오른손의 도움으

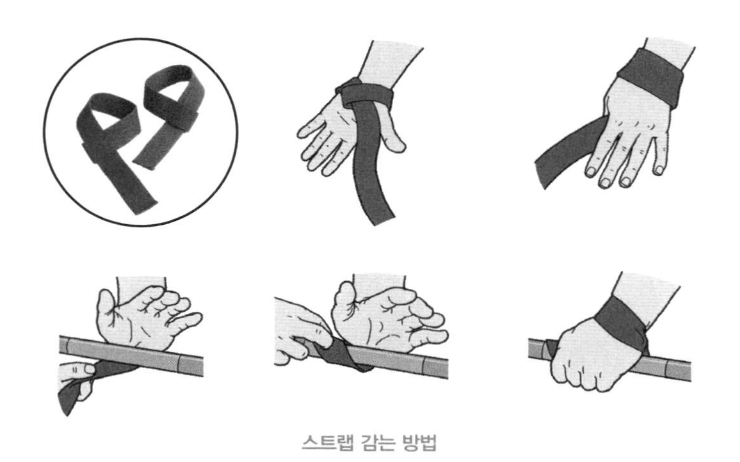

스트랩 감는 방법

로 왼손부터 감고, 오른손은 한 손으로 감습니다. 익숙해지면 양손을 동시에 감을 수도 있습니다. 최근에는 마찰력이 강한 패드를 손바닥에 대어 바벨을 쥐는 후크 방식 스트랩을 많이 씁니다. 그 외에도 8자 스트랩, V자 스트랩 등 여러 형태가 있죠. 참고로, 스트랩을 사용한 기록은 공인 기록으로는 인정되지 않습니다.

### 리프팅벨트

고중량 근력운동에서는 흉강에 공기를 가득 채워서 복압을 높여 상체를 견고하게 합니다. 이때 벨트를 차면 부풀려는 배를 밖에서 잡아주어 복압을 높이는 데에 도움이 됩니다. 많은 분이 벨트 자체가 허리에서 무게를 받치는 것으로 잘못 알고 무조건 두꺼운 것을 골라 꽉꽉 조이곤 하는데, 벨트의 역할은 복압을 높이는 것이지 스스로 무게를 받는 건 아닙니다.

벨트는 스쿼트와 데드리프트, 바벨 로우 등 허리를 많이 쓰는 운동의 고중량 세트에서 사용할 뿐 모든 트레이닝에서 주야장천 사용하지는 않습니다. 특히 근력운동 초보자는 상체를 견고하게 하는 연습이

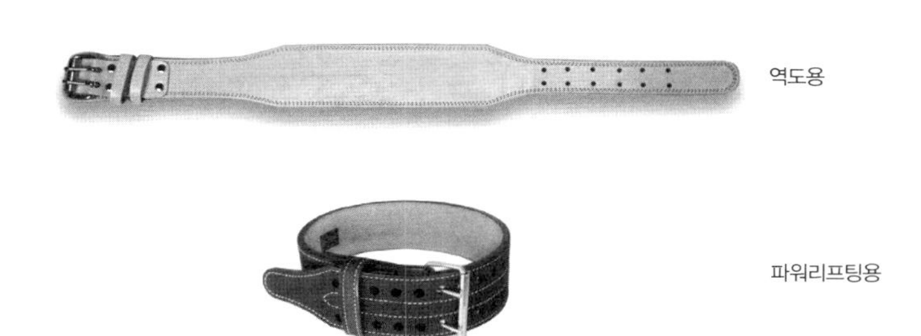


리프팅 벨트

꼭 필요하기 때문에 처음부터 벨트에 의존하지 말고 자신의 복근에 힘을 주어 상체를 고정하는 연습부터 시작합니다.

벨트는 보디빌딩은 물론 역도나 파워리프팅, 크로스핏 등에서 널리 쓰이는데, 종목에 따라 형태가 조금씩 다릅니다. 역도는 규정상 폭이 12㎝를 넘어서는 안 되며, 배 부분은 좁고 등 부분은 넓은 벨트를 많이 씁니다. 파워리프팅에서는 앞뒤 모두 넓은 벨트를 쓰고, 다양한 동작을 구사하는 크로스핏에서는 네오프랜과 벨크로로 된 가벼운 벨트도 씁니다. 일반인의 경우 범용으로는 역도용이나 벨크로 벨트가, 고중량 스쿼트나 데드리프트에는 파워리프팅용이 유리합니다.

벨트를 착용할 때는 발살바 호흡법(91~93쪽 참고)을 쓰는데, 복압이 높아져 배가 부풀기 때문에 벨트는 꽉 조인 위치에서 한 칸쯤 여유를 두고 맵니다. 과도하게 조이면 배가 충분히 부풀지 못해 오히려 허리가 약해집니다. 벨트는 골반에서 갈비뼈 사이로 본인 체형에 따라 편하게 느끼는 위치에 매면 됩니다.

### 기타 소품

자잘한 소품으로는 '탄마' 혹은 '초크'로 불리는 탄산마그네슘 가루가 있습니다. 올림픽 등에서 역도선수들이 손과 가슴에 치덕치덕 바르는 흰색 가루로, 바벨이 땀에 미끄러지지 않게 하지만 가루날림 때문에 대중 헬스장에서는 사용하기 어렵습니다. 이런 단점을 보완한 액체 초크도 있지만 액상이건 분말이건 피부가 건조해지므로 꼭 필요한 때만 사용하고 바로 닦아냅니다.

한편 운동 전후 뭉친 근육을 풀어주는 폼롤러, 스트레칭이나 맨몸운동용 매트도 개인용으로 하나쯤 구비하는 게 좋습니다.

## 근력운동의 호흡법

근력운동의 중량이 높아질수록 호흡의 중요성이 커집니다. 몸통을 수직으로 받치는 단단한 조직이라고는 뒤쪽에 박힌 척추뿐이니 무거운 것을 들려면 근육과 내장만으로 몸통의 강성強性을 올려야 합니다. 이때 폐에 공기를 가득 채우면 폐 아래쪽을 받치는 횡격막이 복부를 눌러 배의 압력을 덩달아 높이고, 공기를 채운 길거리의 풍선인형처럼 배가 스스로 지지력을 얻게 됩니다. 그래서 누구나 힘을 주기 직전에 본능적으로 숨을 들이마시고, 힘을 줄 때 숨을 참아 몸통을 견고하게 만듭니다. 몸통은 숨을 들이마실 때 가장 약하고, 내쉴 때는 그보다 조금 강해지고, 숨을 참고 있을 때 가장 강합니다. 그렇다고 근력운동 내내 숨을 참을 수도 없고, 대체 숨을 어떻게 쉬어야 할까요?

- **호흡의 원칙** 대부분의 운동에서는 '힘을 줄 때 내쉬고, 힘을 뺄 때 들이마시는' 게 기본 원칙입니다. 초보자들은 모든 동작에서 무의식적으로 숨을 참기 때문에 이 방법을 반복 훈련해 습관을 만들어야 합니다. 그런데 딱히 높은 무게를 다루지 않으면서도 흉곽의 움직임 때문에 힘을 주며 내쉬는 게 유독 불편한 종목도 있습니다. 대표적인 것이 사이드 레터럴 레이즈인데, 일단은 원칙대로 연습하되 자세가 무너진다면 이때는 들이마시고 내쉬는 패턴을 반대로 할 수도 있습니다.

- **발살바 호흡법** 스쿼트, 데드리프트, 바벨 로우처럼 허리를 많이 쓰는 운동은 상체의 견고함이 특히 중요합니다. 초급 단계에서

는 원칙대로 힘을 줄 때 숨을 내쉬어야 하지만 리프팅 중량이 아주 높아지면 중간에 숨을 내쉬고 들이마시는 것 자체가 힘들어집니다.

이때 가장 무난한 방식은 시작 전 숨을 가득 들이마셔 복압을 최대로 높인 후, 최대로 힘을 주는 타이밍에 입과 목구멍의 공기를 소량만 내쉬는 '부분 발살바' 호흡법입니다. 폐 안의 공기는 한 동작이 끝날 때까지 그대로 유지합니다. 한 회가 끝난 후 짧게 내쉬고 들이마시는 호흡을 한 뒤, 다음 회를 합니다. 뱃속의 공기를 다 교환하겠다며 숨을 끝까지 다 내뱉으면 순간 긴장이 풀릴 수 있으니 짧게 호흡합니다.

리프팅 횟수가 5회 이내이고, 중량이 높다면 한 회의 시작부터 끝까지 입을 꾹 다물고 숨을 참는 '완전 발살바 호흡법'을 사용하기도 합니다. 이때도 한 회를 끝내고 짧게 호흡한 뒤에 다음 회를 실시합니다. 결국 숨을 얼마나 참고 언제 쉴지는 종목과 중

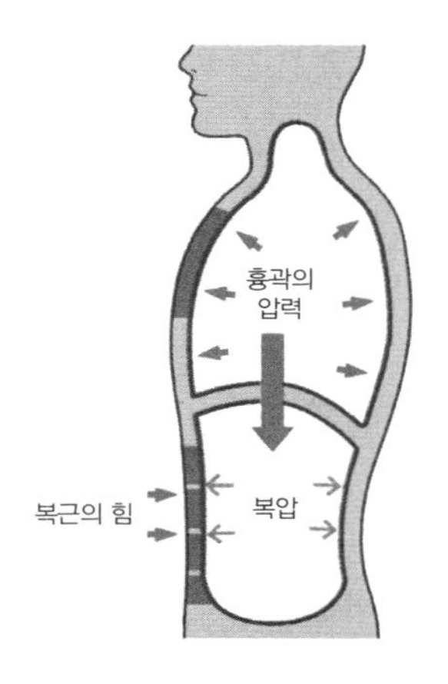


발살바 호흡법

량, 반복 횟수에 따라 유동적으로 적용합니다.

발살바 호흡법으로 몸통을 강하게 할 때는 폐에 든 공기로 가슴이 복강을 내리눌러 배를 빵빵하게 부풀린다는 느낌이어야 합니다. 부푸는 배를 복근(+벨트)의 힘으로 조여 강하게 합니다. 날씬한 허리가 아무리 좋아도 이때만은 절대 배가 안으로 들어가서는 안 됩니다. 같은 재질이어도 단면이 두꺼울수록 안 꺾이는 것처럼 배의 두께도 상체의 견고함에 큰 영향을 줍니다.

## 소소하게 알아두면 좋은 꿀팁

### 근육의 수축과 이완

근육의 움직임에는 동적 수축과 정적 수축이 있습니다. 이 중 동적 수축은 근육의 길이가 변하는 것을 말합니다. 동적 수축 중 단축성 수축

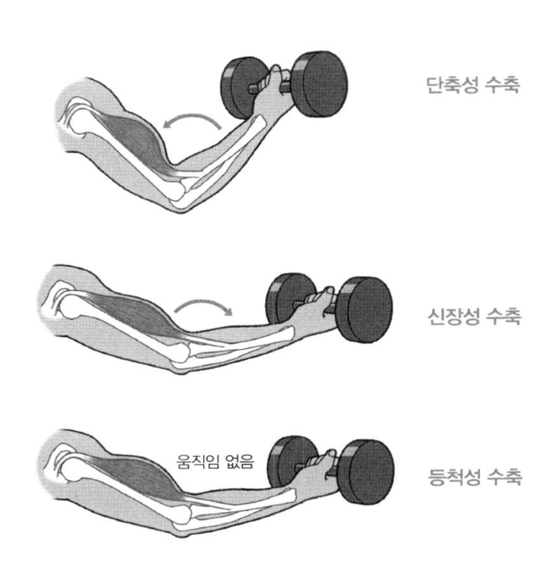

(concentric)은 외력에 대항해 근육의 길이가 짧아지는 것을 말하는데, 덤벨을 위로 올리는 것처럼 일반적으로 떠올릴 수 있는 근육의 동작입니다. 흔히 '포지티브' 동작이라고 합니다.

또 하나의 동적 수축은 신장성 수축(eccentric)입니다. 해석하면 근육이 길어지는 수축(?)이니 왠지 모순적인 문구이기도 한데, 덤벨을 천천히 내릴 때처럼 근육이 외력에 대항해 속도를 조절하는 것을 말합니다. 현장에서는 흔히 '네거티브' 동작이라고 합니다. 근육이 네거티브에서 내는 힘은 포지티브에 비해 30% 이상 강하기 때문에 네거티브 동작으로 근육을 같은 수준으로 단련하려면 그만큼 높은 무게를 써야 합니다. 네거티브 동작은 근섬유를 많이 손상하기 때문에 운동 후 근육통을 심하게 하는 단점이 있습니다.

정적 수축은 근육이 내는 힘이 외력과 균형을 이루어 길이가 변하지 않는 상태입니다. 철봉에 매달려 버티는 동작 등이 해당하는데, 흔히 등척성 운동(isometrics)이라고 합니다. 등척성 운동은 근육의 수축력을 기르는 효과는 적지만 부상 예방이나 재활 등 보조적인 목적으로 많이 씁니다.

### 보디빌딩, 피트니스 트레이닝에서 수축과 이완

보디빌딩 관점의 운동에서는 근육을 좀더 효율적으로 자극하기 위해 수축과 이완의 템포를 조절합니다. 포지티브 동작은 빠를수록, 네거티브 동작은 느릴수록 근섬유가 강하게 동원됩니다. 여기에 동작 시간도 적절히 길어야 충분히 자극됩니다. 그래서 대개 수축은 1초 정도로 약간 빠르게, 이완할 때는 그와 같거나 조금 느린 1~1.5초 정도로 합니다.

### 스트렝스 트레이닝에서 수축과 이완

역도나 스트렝스 트레이닝에서는 기록과 근신경 단련이 중요합니다. 기록에 직접 연관이 없는 네거티브에 주력하면 근신경에 쓸데없는 피로가 더해지고 근육통도 심해져 컨디션 회복만 더뎌집니다. 그래서 이런 종목에서는 포지티브에 온 힘을 집중해 리프팅한 후, 네거티브는 거의 신경 쓰지 않고 바벨을 빠르게 내려놓습니다. 단, 스쿼트나 벤치프레스처럼 '위에서 시작해 내려갔다가 다시 올라가는' 종목에서는 근육을 팽팽하게 늘였다가 스프링처럼 되튕겨 사용하는 수동 장력과 신장반사도 활용해야 하기 때문에 제어할 수 있는 범위에서 이완 속도를 설정합니다.

### 손의 어느 쪽에 힘을 줄까?

기구를 잡을 때 손의 엄지 쪽에 힘을 줄지, 새끼손가락 쪽에 힘을 줄지에 따라 근육의 쓰임이 약간 달라집니다. 새끼손가락 쪽에 걸리는 힘은 척골이라는 뼈를 통해 바로 몸통으로 전달되는 반면, 엄지 쪽에 걸리는 힘은 요골과 요척관절이라는 경로를 하나 더 거쳐 몸통으로 전달됩니다. 쉽게 말해 엄지에 힘이 실리면 전완의 힘을 많이 쓰고, 새끼손가락에 힘이 걸리면 몸통의 힘을 쓰기 쉽습니다. 때문에 전완 운동을 빼고 우리가 아는 대부분의 운동에서는 새끼손가락 측에 힘을 싣는 것이 원칙입니다.

### 한쪽씩 할까, 양쪽을 한 번에 할까?

바벨은 좌우 양쪽을 동시에 단련하지만 덤벨이나 머신, 케이블 등은 한쪽씩 번갈아 훈련할 수도 있습니다. 양쪽을 동시에 운동하는 것을 바이래터럴bi-lateral, 한쪽만 운동하는 것을 유니래터럴uni-lateral 방식이라고 합니다.

좌우를 동시에 단련할 때의 장점은 균형이 잡혀 안정적이고 시간을 절약한다는 점입니다. 반면, 유니래터럴은 취약한 부분을 쉽게 알 수 있고, 집중도가 높아지며, 양쪽으로 운동할 때보다 신경신호가 강해져 더 무거운 중량을 들 수 있습니다. 양손 각각 5*kg*으로 덤벨 컬을 하는 사람이 한쪽 팔만 할 때는 6*kg*을 들 수 있습니다. 레이즈 같은 몇몇 운동에서는 한쪽만 할 때 승모근 같은 주변 근육이 덜 관여합니다. 등운동에서는 한쪽만 운동하면 광배근의 가동범위를 최대로 늘리기 유리합니다.

단, 한쪽을 실시하는 동안 반대편 신경도 약간은 흥분하기 때문에 나중에 하는 쪽은 피로로 신경신호가 약해서 수행능력이 떨어집니다. 그래서 약 15초 이상 휴식하고 반대편을 실시합니다. 또한 좌우 중 어느 한쪽만 계속 우선해서 운동하다가는 자칫 좌우 불균형이 올 수 있으니, 먼저 하는 쪽을 매 세트 바꿔줍니다.

### 운동 보조하기

경험과 지식이 있는 보조자(Spotter)가 있는 건 분명 도움이 됩니다. 보조자는 무거운 중량을 처음 시도할 때, 특히 벤치프레스처럼 깔림 사고가 잦은 운동에서 심리적인 안정을 줍니다. 그런데 '둘이 함께 드나(?)' 싶을 만큼 과도한 도움을 주거나 서툰 보조자는 도리어 방해가 됩니다. 보조자의 역할은 다음과 같습니다.

- 사고 위험이 있을 때 예측하고 잡아준다.

- 운동자 스스로 파악하지 못하는 잘못된 자세를 지적해준다.
- 네거티브 동작에서 힘을 가해 난이도를 높여준다.
- 운동자의 한계까지 반복 후에 약간의 도움을 주어 강제반복을 돕는다.

운동을 보조하는 원칙은 '중량물이나 그 가까운 곳을 잡아준다'는 것입니다. 바벨 운동에서는 바벨을, 덤벨 운동에서는 덤벨을 잡은 손목을 꼭 필요한 경우에만 잡습니다. 그 외의 경우에는 손을 대지 않습니다. 보조자가 동작을 방해해서는 안 됩니다.

보조자는 힘센 사람보다 기량이 좋은 사람이 필요합니다. 힘이 세면 완전히 깔려버린 후 뒤늦게 구출해주기는 좋겠지만 대부분의 위험 상황은 처음 흔들릴 때 약간의 힘만 보태줘도 충분이 빠져나옵니다. 위험 상황을 판단하지 못하는 어설픈 보조자와 하느니 안전바를 갖춘 랙에서 혼자 훈련하는 편이 나을 수도 있습니다.

### 헬스장에서의 에티켓

헬스장은 여러 사람이 운동기구를 나눠 쓰며 각자 자기 운동을 하는 곳입니다. 한정된 장비로 운동을 해야 하므로 최소한의 예의와 배려가 요합니다.

- 먼저 묻지 않는 한 남의 운동에 참견하거나 주시하지 맙시다. 대부분은 남의 참견이나 시선을 좋아하지 않습니다. 오지라퍼, 호크아이라는 경멸적인 단어가 괜히 생긴 게 아닙니다.
- 사용한 원판과 덤벨은 스스로 정리합니다. 근력이 약한 분이나 여성이 무거운 원판을 치우려다 부상을 입기도 하니 운동을 마치고는 랙에 반드시 빈

봉 상태로 걸어둡니다.

- 기구는 한 번에 한 개만 사용합니다. 내가 엉덩이를 붙이고 있어야 내 기구입니다. 물통 올려놨다고, 수건 걸어놨다고 내 기구라고 우기는 진상이 되지는 맙시다. 특히 랙과 벤치프레스처럼 많은 사람이 찾는 기구를 장시간 독점하는 민폐를 끼치지는 맙시다.
- 운동기구에 묻힌 땀은 직접 닦고 갑시다.
- 술 마신 사람은 자신에게서 얼마나 악취가 나는지 혼자만 모릅니다. 액취증이 있다면 데오드란트를 꼭 사용합시다. 술 냄새든 겨드랑이 냄새든 땀을 많이 흘리는 헬스장에서는 몇 배씩 강해집니다.
- 카톡에 넋이 팔려 핸드폰을 조몰락거리는 동안 조금 전까지 끙끙대며 운동한 효과가 허공으로 사라질지도 모릅니다. 근부피를 늘리는 운동에서는 쉬는 시간만큼 근육의 긴장이 풀리고 효과도 떨어집니다. 꼭 해야 한다면 다른 사람 운동하는데 훼방 놓지 말고 한쪽 구석에서 합니다.

Chapter

# 04

# 가슴운동과 어깨운동

사람이 상대방을 볼 때 얼굴 다음으로 눈에 들어오는 부위가 바로 어깨와 가슴입니다. 남성에게 어깨와 가슴은 상체의 발달과 힘을 보여주는 지표이고, 여성에게 가슴은 여성미의 상징이기도 합니다. 한편 어깨는 앞쪽의 가슴, 뒤쪽의 등, 팔을 연결하는 분기점으로 넓은 가슴과 탄탄한 등이 합쳐져야 나오는 결과물입니다. 가슴운동, 어깨운동, 등운동을 별개로 생각하기 쉽지만 실상 이 셋은 어깨관절에서 팔을 어느 방향으로 움직이느냐의 차이일 뿐입니다.

① 팔을 몸쪽으로 당기는 힘 – 등 근육

② 팔을 몸 앞으로 미는 힘 – 가슴 근육

③ 팔을 위로 미는 힘 – 어깨 근육

이 중에서도 가슴운동과 어깨운동은 둘 다 '미는 운동'으로 공통점이 많습니다. 실제로 가슴운동에는 어깨 근육도 함께 쓰이고, 초보자의 경우는 별도의 어깨운동 없이 가슴운동만으로 어깨를 상당 수준까지 발달시킬 수 있죠. 지금부터 '미는 운동'으로서의 가슴운동과 어깨운동을 살펴보겠습니다.

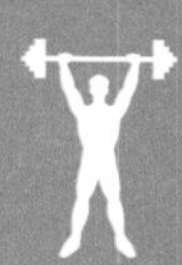

# 01
# 어깨 복합체의 구조

인간이 동물과 다른 큰 특징 중 하나는 두 다리로 걷고, 양팔로 무언가를 할 수 있다는 점입니다. 인간이 팔을 자유롭게 움직일 수 있는 것은 팔을 지지하는 어깨 복합체 덕분입니다. 어깨 복합체의 앞쪽은 가슴 근육이, 위쪽은 어깨 근육이, 뒤쪽은 등 근육이 각각의 움직임을 제어합니다. 인간의 어깨는 가동범위가 가장 넓은 관절이지만 그만큼 충격이나 외력에 매우 취약해 부상을 입기도 쉽습니다. '자유도'와 '안정성'을 맞바꾼 셈이죠. 그런 만큼 이 부위의 구조를 잘 이해해야 상체운동 전반을 좀더 안전하고 효율적으로 수행할 수 있습니다.

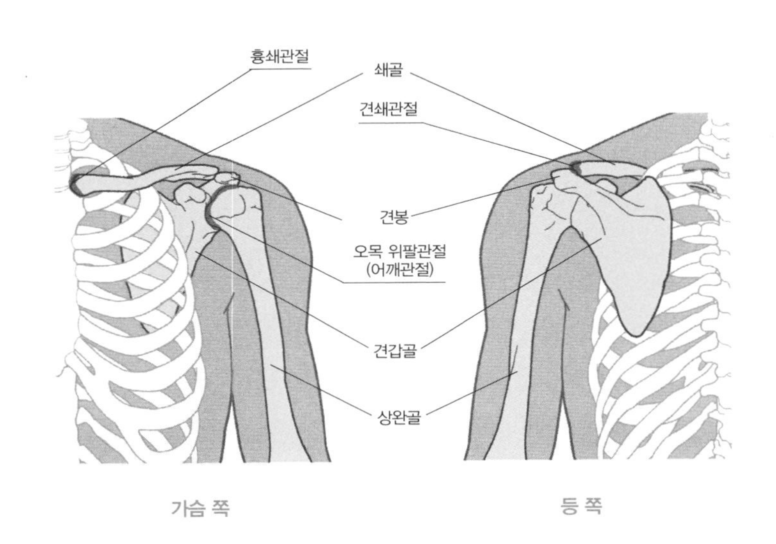

어깨 복합체의 시작은 쇄골입니다. 쇄골은 가슴 중앙의 흉골에서 시작해(흉쇄관절) 반대편에는 견쇄관절을 통해 견갑골과 연결되어 있습니다. 견갑골 측면에 움푹 파인 절구 모양의 관절이 우리가 흔히 어깨관절이라 하는 오목위팔관절(GH관절)입니다. 팔뼈가 시작되는 곳이죠. 그러니 크게 보면 3개의 관절이 몸통 중앙부터 팔까지 잇고 있습니다.

어깨 복합체는 뼈만 보면 '이게 대체 어떻게 버티지?' 싶을 만큼 불안정한 모양입니다. 팔뼈나 견갑골보다 그걸 매달고 있는 쇄골이 더 가는 것이 이채롭고, 견갑골이 뚝 하고 떨어질 것 같아 불안하기도 합니다. 실제로도 쇄골과 견갑골 이음부인 견쇄관절은 불안정하고 잘 다칩니다. 다행인 건 견갑골은 오목한 삼각접시 모양으로 흉곽 뒷면에 철썩 붙어 있고, 등의 큰 근육들이 사방에서 든든하게 붙들고 있습니다. 쇄골이 어디로 튈지 모르는 견갑골을 혼자 대롱대롱 매달고 있는 건 아닌 셈이니 절반은 안심입니다.

견갑골은 등 위를 상하좌우로 미끄러지듯 움직이고, 심지어 회전도 합니다. 인간의 팔이 놀랄 만큼 자유롭게 움직일 수 있는 것도 견갑골이 이렇게 움직이는 덕분입니다. 견갑골을 의도적으로 고정하지 않은 상태에서 팔을 위로 들 때 오목위팔관절(어깨관절)의 움직임은 전체 동작에서 3분의 2에 불과합니다. 오목위팔관절의 가동범위는 상하로 120도가 한계이기 때문에 팔을 수직으로(180도) 쳐들려면 오목위팔관절의 베이스인 견갑골 자체가 나머지 60도를 돌아가야 합니다. 만약 견갑골을 움직이지 못했다면 팔을 최대한 쳐들어도 120도의 어정쩡한 각도가 고작일 겁니다. 이렇게 견갑골과 팔이 함께 리듬을 맞춰 움직이는 메커니즘을 '어깨위팔리듬'이라고 합니다.

오른팔을 기준으로 할 때, 팔을 머리 위로 들면 견갑골이 시계 반대

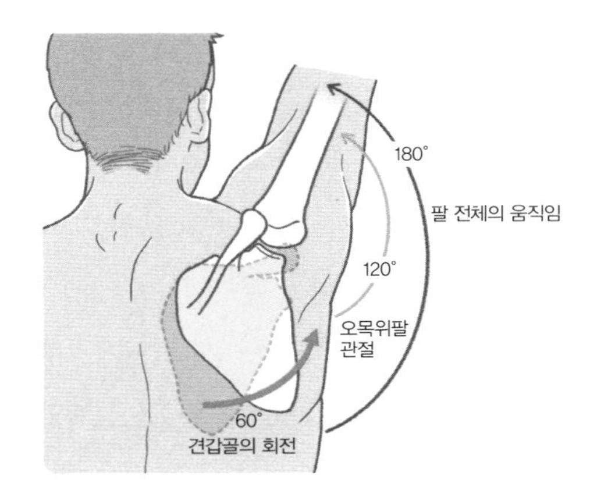


어깨위팔리듬

방향으로 돕니다. 팔을 앞으로 내밀면 견갑골이 등의 바깥쪽으로 미끄러지고, 뒤로 당기면 등의 중심으로 모아집니다. 따라서 팔을 조금이라도 쓰는 모든 운동에서는(심지어 하체운동인 스쿼트에서도) 견갑골을 어디에 두느냐가 자세를 크게 좌우합니다.

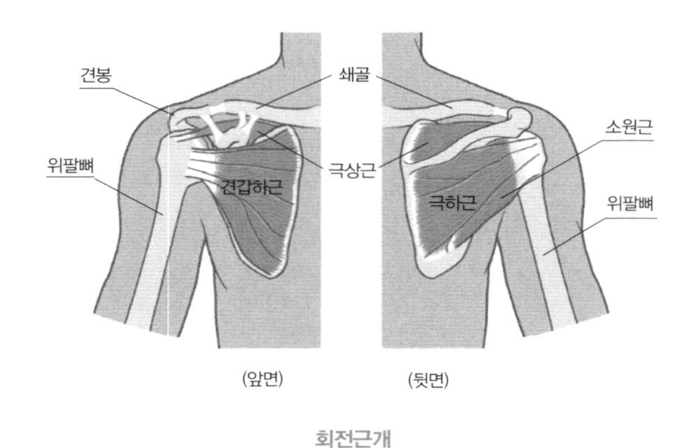


회전근개

어깨관절에서 팔뼈를 잡아주는 4개의 속근육(극상근, 극하근, 견갑하근, 소원근)을 '회전근개'라고 합니다. 일반적인 운동으로 직접 단련하는 부위는 아니지만 워낙 많이 쓰이다 보니 부상이 잦습니다. 특히 주변 조직과의 마찰로 손상을 입는 '충돌증후군'이 흔한데, 손상을 입어도 증상이 아주 심해지기 전까지는 통증이 전혀 없는 경우도 많아 주의가 필요합니다.

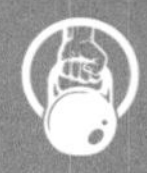

쉬어가기

## 치느님과 함께하는 맛있는 해부학1

해부학이라는 단어에 두통부터 느끼는 분들을 위해 소름끼치는 해부학실 대신 치느님(!)을 영접하러 갑니다. 이상하게 들릴지 몰라도, 대다수 대한민국 성인은 치킨을 통해 상당 수준의 해부학 지식이 있습니다. 닭은 생물계 전체로 보면 인간과 같은 척추동물이고 근골격계도 유사합니다. 일부 학교에서 닭 해부 실습도 하지만 대개 내장을 보는 게 목적이죠. 오늘은 치느님을 모시고 뼈와 큰 근육만 볼 겁니다. 일단 통구이 치킨을 시킵니다. 순살치킨이나 너겟은 당연히 안 되고요, 넓적하게 갈라놓은 훈제치킨도 큰 뼈가 빠져 있을 수 있습니다. 먹기 좋게 절단해주는 주인장의 서비스도 오늘만은 사양하시고요. 그럼 맥주는 잠시 옆에 내려놓고 지금부터 통닭을 해부해 보겠습니다.

벌러덩 누워 있는 닭의 불룩한 쪽이 가슴이고, 날개 쪽이 등입니다. 큼직한 가슴살은 이름 그대로 흉근입니다. 한쪽 가슴살을 떼어내면 양 가슴살 사이에 두툼한 쐐기 모양 흉골이 보입니다. 흉골 끝부분에는 칼 모양의 연골인 '검상돌기'가 있습니다. 사람으로 치면 명치죠. 어릴 때는 연골이다가 나이가 들면서 단단한 뼈로 변해 유골의 나이 추정에도 이용합니다. 닭 좀 잡숴본 분이면 흉골 모양이 닭마다 다르다는 걸 알고 있을 겁니다. 사람도 명치 위가 툭 튀어나오거나 유독 움푹하거나 제각각이거든요.

흉골 양쪽으로는 삼국지의 조조를 울게 한 계륵이 있습니다. 버리긴 아깝고, 먹을 건 없는 갈비뼈 말이죠. 흉골과 갈비뼈 사이는 늑연골이라는 연골로 되어 있는데, 뒤에 나오겠지만 돼지 삼겹살에서 가끔 씹히는 오돌뼈가 그 부위입니다.

아직 가슴살이 붙어 있는 반대편으로 가볼까요? 가슴살의 결을 따라가면 V자 날개로 이어집니다. V자에서 몸통 가까운 부분은 살이 도톰하고 먹기도 편한 '봉(닭봉)'입니다. 때에 따라 날개와 봉을 합쳐 그냥 날개라고 부르기도 하죠. 봉은 껍질뿐인 날개보다 살점이 많아 항상 먼저 없어지는 인기 부위입니다. 사람으로 치면 어디일까요? 혹시 봉이 '미니사이즈 닭다리(?)라 생각했다면 정답에 절반은 다가갔습니다. 봉은 사람으로 치면 이두근, 삼두근이 붙은 위팔입니다. 해부학적으로 '위팔≒허벅지'니까 닭에게는 '봉≒닭다리'가 되는 셈이죠. 다만 닭 허벅지는 우리에게 익숙한 몽둥이 모양의 '북채'가 아니라 그 윗부분의 넓적한 '장각'입니다.

봉이 위팔이면 견갑골과 쇄골이 있어야겠죠? 그런데 이게 좀 찾기가 어렵습니다. 넓적한 삼각형인 인간의 견갑골과 달리 닭의 견갑골은 길쭉하거든요. 언뜻 보면 귀이개처럼 생겨서 귓구멍만 크다면 팔 수도 있을 것 같습니다. 크기가 비슷한 늑골들 사이에 뒤엉키면 혼동할 수 있지만 얄팍해서 대충 구분은 됩니다. 봉과 견갑골은 워낙 단단히 이어져 있어 칼이나 가위 없이 떼어내기는 어렵습니다. 억지로 비틀어서 떼려 하면 살점은 몸통 쪽에 붙고 뼈만 쑥 빠져나옵니다. 봉을 둘러싼 두툼하고 맛있는 살점(이두근, 삼두근, 삼각근)이 몸통 쪽 견갑골과 쇄골에 워낙 튼튼하게 달라붙어서이니 그냥 주인에게 가위를 달라고 하세요.

여기까지가 인간의 어깨 복합체와 나름 비슷한 닭의 어깨입니다. 나머지 부분은 뜯어낸 부분을 먹고 나서 알아보겠습니다.

# 02
# 가슴운동

가슴은 상체에서도 딱 눈에 띄는 정면에 있다 보니 대부분 신경을 가장 많이 쓰는 부위입니다. 이 중 '갑바'라고 부르는 가슴 근육은 대흉근입니다. 대흉근은 펼쳐진 부채 모양처럼 쇄골, 흉골, 늑골 세 부위에서 각각 넓게 시작해 겨드랑이에서 합쳐져 팔뼈에 붙습니다. 대부분의 가슴운동에서는 세 부분이 다 동원되기 때문에 초보자는 굳이 나눠서 운동할 필요가 없습니다. 대흉근 안쪽에는 견갑골을 앞으로 당기는 소흉근과 전거근이 있습니다. 소흉근은 겉에서는 눈에 띄지 않지만 전거근은 몸 좋은 사람들의 옆구리 위쪽에서 그물 같은 모양으로 드러나기도 합니다. 삼각근은 어깨에 위치해 있고, 어깨운동에서 주로 다루지만 가슴근육을 돕는 가장 큰 보조근육입니다.

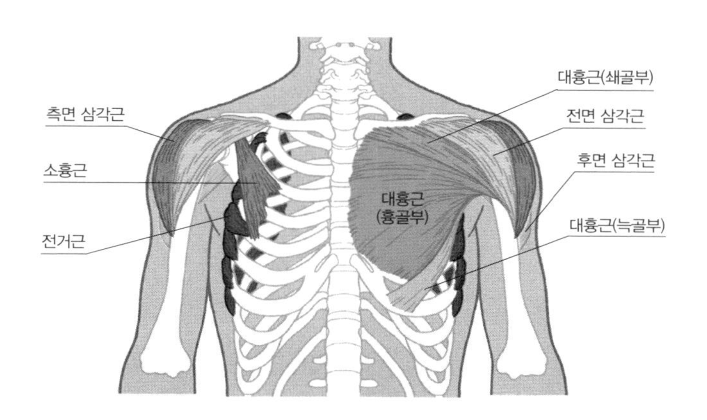

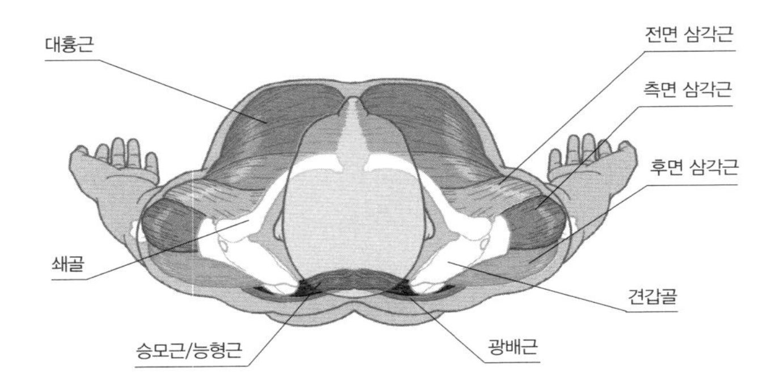


보통의 가슴운동은 어깨관절에서 팔뼈를 앞으로 미는 동작으로 대흉근과 전면 삼각근이 주도합니다. 그런데 팔을 움직이지 않고 견갑골만 앞쪽으로 내밀어도 약간이지만 미는 동작이 나옵니다. 견갑골을 앞으로 당긴다고 해서 전인前引이라고 합니다. 쉽게 말해 가슴을 움츠리는 것으로 전거근, 소흉근이 주로 관여합니다. 반대로 견갑골만 뒤로 당기는 것을 후인後引이라 하는데, 가슴을 펴고 앞으로 쭉 내밀 때 나오는 동작입니다. 후인에는 승모근과 능형근이 관여하여 양쪽 견갑골을 중앙으로 모읍니다.

가슴운동을 큰 범주로 나누어 보면 벤치프레스, 체스트프레스 머신처럼 몸통을 고정하고 '앞으로 미는 운동'과, 푸시업이나 딥스처럼 손을 고정하고 '몸을 뒤로 미는 운동'이 있습니다. 전자를 열린사슬(Open Kinetic Chain:OKC)운동, 후자를 닫힌사슬(Closed Kinetic Chain:CKC)운동이라 합니다. 닫힌사슬운동은 열린사슬운동에 비해 더 많은 근육과 관절을 동원해 복합성이 크죠. 여기에 추가로 모멘트성 운동인 '플라이'가 더해집니다.

## 벤치프레스

| 운동 성격 | 다관절 복합운동 |
|---|---|
| 적합 레벨 | 초급 ~ 상급 |
| 주된 반복수 | 1회 ~ 다양 |
| 표적 근육 | 대흉근, 전면 삼각근, 삼두근 |

벤치프레스는 3대 기본 근력운동 중 하나이자 가슴운동의 대표선수입니다. 평평한 플랫 벤치에서의 벤치프레스는 대흉근의 세 부위(쇄골부, 흉골부, 늑골부) 모두를 고르게 단련하는 운동이면서 가슴 외에 삼각근, 특히 전면 삼각근과 삼두근에도 크게 작용합니다. 상급자가 되어 아주 높은 중량을 다루게 되면 등과 허리 근육도 균형을 맞춰야 하기 때문에 사실상 허리 위쪽 상체 전반의 힘을 대표하는 운동이기도 합니다. 벤치프레스 기본동작(파워 스타일)은 다음과 같습니다.

### 기본동작

❶ 벤치에 누워 가슴을 내밀고 양쪽 견갑골을 뒤로 모아 등판에 단단히 붙인다. 견갑골은 그 위치를 유지한다.(동작 중 견갑골이 움직이면 대흉근에 힘이 집중되지 않고 어깨에 부상을 입을 수 있다.)

❷ 다리는 무릎을 90도 이상 굽혀 바닥을 디딘다. 벤치가 높아 바닥에 발이 닿지 않으면 단단한 것을 받쳐준다. 엉덩이를 벤치에 단단히 고정하고, 허리는 손바닥을 눕혀서 들어갈 정도의 아치를 유지한다.

❸ 팔을 곧게 펴 어깨보다 약간 넓게 바벨봉을 쥐고 거치대에서 빼낸다. 준비자세에서 팔은 수직이고, 바벨은 가슴 상부 위에 온다. 바벨을 든 상태에서 자세를 고쳐서는 안 된다. 자세가 잘못되었다면 바벨을 거치대에 놓은 뒤, 처음부터 다시 시작한다.

❹ 숨을 들이마시고 바벨을 천천히 내려 젖꼭지 조금 위를 터치한다. 즉, 바벨은 수직이 아니라 배 쪽으로 약간 비스듬히 내려간다. 전완은 동작 내내 수직을 유지한다.

❺ 바벨을 내릴 때보다 조금 빠르게 밀어 올린다. 내려올 때 궤적과 같이 윗가슴 쪽으로 비스듬히 움직인다. 일단 움직이기 시작하면 숨을 아주 조금씩 내쉬고, 동작 완료 후에 남은 숨을 내쉰다. 팔이 곧게 펴지면 1회 완수다. (고중량을 실시하는 고급자라면 바벨을 완전히 올릴 때까지 숨을 참아도 된다.)

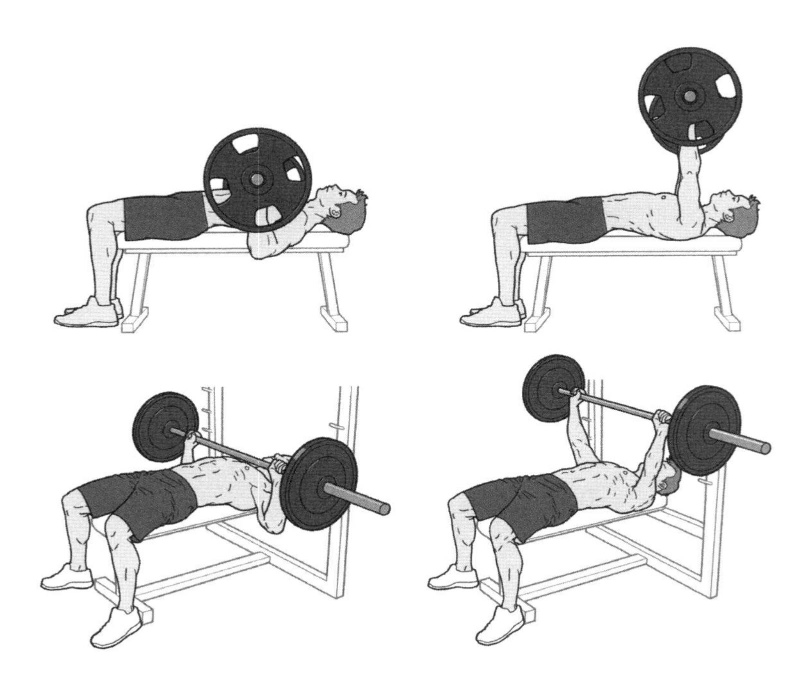

❻ 마지막 리프팅을 완수한 뒤, 팔을 편 상태에서 바벨을 거치대로 움직인다. 마지막 회에 바로 거치대 쪽으로 비스듬히 밀어 올리는 경우가 있는데 금물이다. 봉이 랙에 철컹 하고 닿는 것을 확인한 후 컵에 내려 고정한다. 마무리 단계에서 바벨을 제대로 걸지 않아 생기는 사고도 빈번하다.

## 벤치프레스, 그것이 알고 싶다

### 그립을 넓게 잡을까, 좁게 잡을까?

벤치프레스를 할 때 첫 번째로 생각할 문제는 그립의 넓이입니다. (일부 변형 벤치프레스를 제외하면) 전완은 하단에서 수직을 유지해야 하니 그립 넓이는 팔꿈치를 옆으로 벌릴지, 옆구리에 붙일지에 따라 결정됩니다. 그립이 넓을수록 가슴과 어깨에, 좁을수록 삼두근에 더 많은 자극과 부담이 됩니다. 팔 길이나 가슴 두께 같은 신체 비례에 따라서도 최적의 그립 넓이가 달라지기 때문에 직접 테스트해보고 편안하게 느끼는 그립 넓이를 택하는 게 최선의 방법입니다.

### 보디빌딩 스타일 벤치프레스

그립을 넓게 잡고, 바벨을 가슴 상부로 내리는 방법입니다. 수직의 스미스머신에서 바벨을 가슴 위쪽에 두고 벤치프레스를 해도 이 자세가 됩니다. 팔꿈치가 크게 벌어지고 바벨이 거의 수직으로 오르내리게 됩니다. 대흉근과 전면 삼각근을 주로 쓰고 삼두근을 덜 사용해 보디빌더처럼 가슴 근육을 집중적으로 자극합니다.

대흉근 자극 측면에서 이론적으로는 가장 좋아 보이지만 어깨에 과도한 부담이 실려 최근에는 잘 하지 않습니다. 단순히 대흉근을 집중적으로 공략하려는 목적이라면 덤벨 벤치프레스나 체스트프레스 머신이 유용합니다. 바벨 벤치프레스밖에 선택지가 없다면 바가 가슴에 닿기 전 3~5cm 정도까지만 내리는 편이 안전합니다.

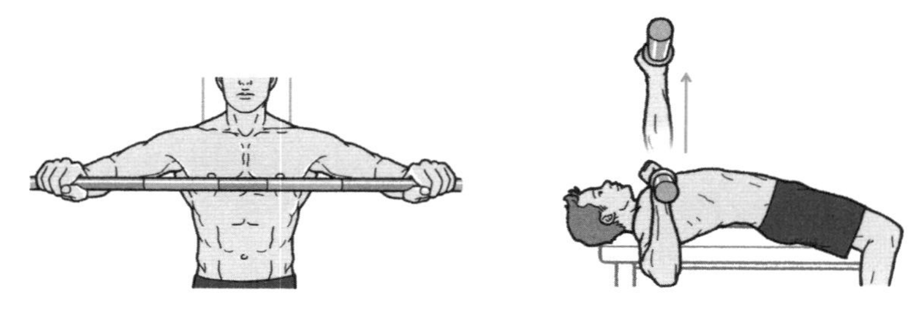

보디빌딩 스타일

### 파워 스타일 벤치프레스

최근에 기본으로 쓰이는 자세입니다. 보디빌딩 스타일보다 그립을 약간 좁게 잡고, 내렸을 때 팔꿈치가 몸통과 약 45도 상태에서 바가 젖꼭지 부근을 터치하게 합니다. (정확한 위치는 팔 길이나 신체 비례에 따라 약간씩 차이가 있습니다.) 즉 바가 수직이 아니라 약간 기운 각도로 움직입니다. 보디빌딩 스타일보다 팔이 덜 벌어지고 어깨에 가해지는 모멘트암이 줄어 상대적으로 안전합니다. 대신 삼두근은 조금 더 개입합니

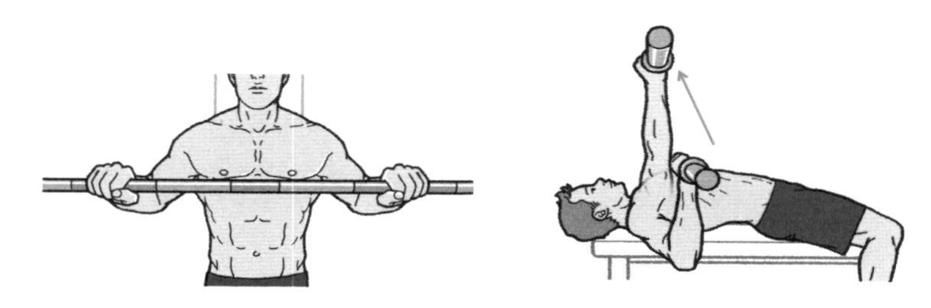

파워 스타일

다. 팔과 몸통이 45도를 이루는 자세는 어깨에 비교적 안전하면서도 몸통 근육을 충분히 동원할 수 있어서 뒤에 나올 푸시업, 로우 등 많은 몸통운동에서 기본이 됩니다.

### 견갑골의 올바른 위치

가슴 위에 무거운 것을 든 상태에서 견갑골이 위아래로 들썩거리면 어깨관절이 공중에 떠 회전근개나 인대에 부상을 입기 쉽습니다. 그래서 벤치프레스에서는 가슴을 내밀고 견갑골을 뒤로 당겨(후인) 벤치에 단단히 고정하고 운동 도중에는 움직이지 않습니다. 실질적으로 움직이는 건 어깨관절과 팔꿈치관절뿐입니다.

견갑골을 뒤쪽으로 당기는 건 어느 벤치프레스에서나 분명한데 이때 어깨를 으쓱하는 것처럼 추켜올려야 할까요(거상), 아래로 내려야 할까요(하강)? 그립이 좁은 파워 스타일에서는 견갑골을 뒤로 당기면서 어깨를 약간 내려 광배근을 꽉 조이는 편이 등판을 견고하게 해 좀 더 안정적으로 중량을 칠 수 있습니다.

반면, 팔을 넓게 벌리는 보디빌딩 스타일 벤치프레스에서는 견갑골

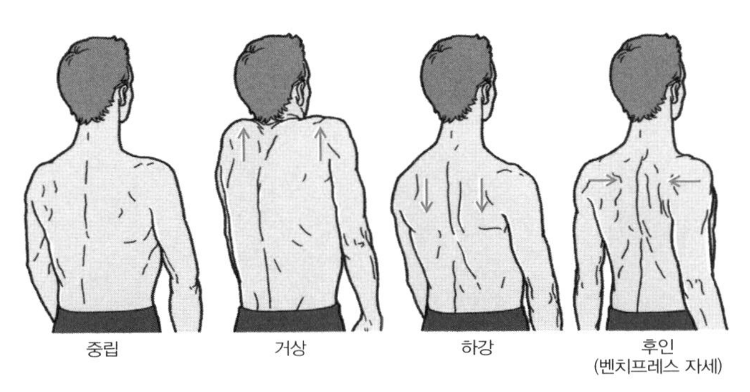


견갑골의 위치

을 하강하면 어깨를 충분히 벌리기가 어렵습니다. 이때는 어깨를 중립으로 올려서 할 수도 있습니다. 단, 파워 스타일이든 보디빌딩 스타일이든 어깨를 추켜올려(상승) 목 옆에 붙이는 것은 옳지 않습니다.

### 벤치프레스에서 바벨을 제대로 잡는 법

벤치프레스에서 바벨을 올바르게 잡는 사람은 생각 외로 많지 않습니다. 앞에서 설명했듯 바벨이 전완 위에 위치하려면 바벨을 쥘 때 손을 약간 비스듬히 잡아야 합니다. 바벨을 손과 수직이 되게 잡으면 손목이 뒤로 꺾이기 쉬워 무게도 제대로 치지 못하고, 손목은 손목대로 상하기 십상입니다.

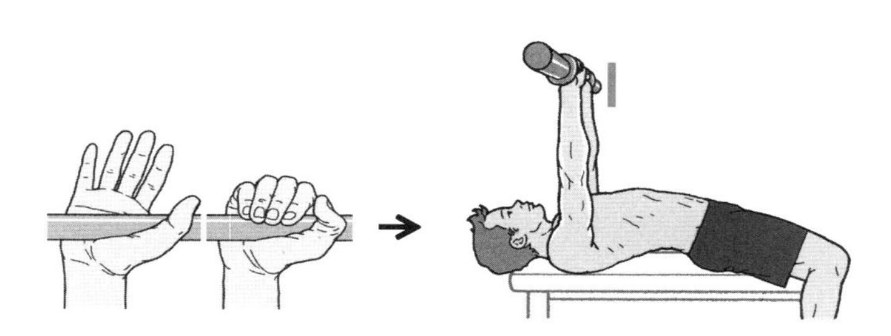

올바른 그립과 손목 위치

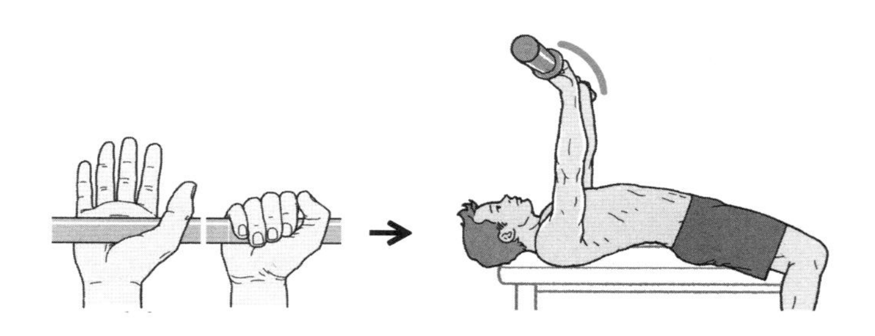

잘못된 그립과 손목 위치

### 남성의 벤치프레스, 여성의 벤치프레스

근력운동 중 성별간 차이가 유독 두드러지는 운동이 벤치프레스나 푸시업 같은 가슴운동입니다. 대부분의 근력운동에서 여성은 같은 체중 남성의 70% 정도 중량까지 다루지만, 특이하게 보통의 벤치프레스에서만은 50~60%밖에 못 듭니다. (파워리프팅 벤치프레스에서는 여성 선수가 허리를 크게 꺾는 변칙을 활용하므로 예외로 합니다.) 그 이유가 뭘까요?

인간이 넘어지지 않고 직립하려면 무게중심선을 기준으로 앞뒤 중량이 같아야 합니다. 그런데 여성에게는 남성에게 없는 유방이 있다 보니 전면의 무언가를 줄이거나, 후면에 무언가를 더해야 균형을 맞출 수 있죠. 이런 이유로 흉근의 발달에 제약이 있고, 척추 굴곡도 가팔라져 등 상부와 엉덩이를 뒤로 빼는, 쉽게 말해 S자 몸매가 되었습니다.

이런 S자 체형은 근골격에는 부담이 됩니다. S자가 깊어질수록 척추의 부담이 커지고, 디스크나 관절염 같은 퇴행성 질환에 취약해집니다. 큰 가슴을 선호하는 서구에서조차 여성 운동선수가 유방축소 수술

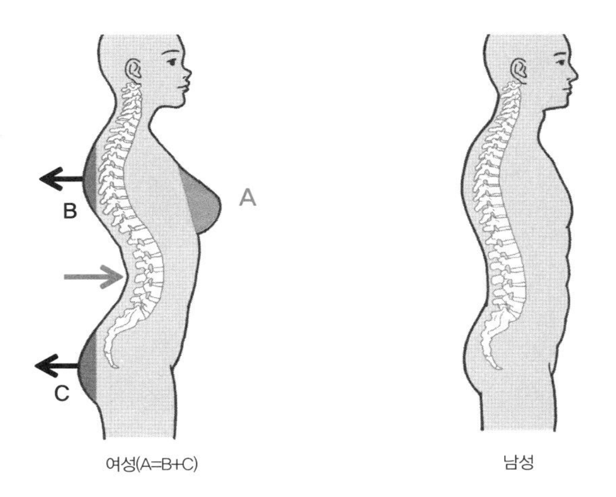


여성과 남성의 무게 분포

을 흔히 하는 것도 같은 이유입니다.

여성이 미는 운동에 약한 데에는 팔도 영향을 미칩니다. 팔을 쭉 펴면 대부분 팔꿈치 아래가 약간 밖으로 휘는데 이를 '운반각'이라고 합니다. 언더그립 상태에서 남성의 운반각은 5도인 반면, 여성은 15도나 됩니다. 여성의 골반이 출산을 위해 옆으로 넓어지면서 팔이 걸리지 않게 변형된 건데, 운동에서 휜 팔은 휜 기둥처럼 취약 지점이 됩니다. 특히 미는 운동에서 그렇죠.

남성과 여성은 똑같은 미는 동작에서도 '흉근을 쓸지, 팔을 쓸지'에 차이를 보입니다.[5] 남성은 흉근을 우선 사용하다가 큰 힘이 필요할 때 팔 힘을 쓰는 반면, 여성은 팔을 우선 쓰다가 큰 힘이 필요해야 비로소 흉근을 본격적으로 쓰다 보니 가슴을 단련하기가 상대적으로 어렵습니다. 그래서 초급자 여성은 체스트프레스 머신이나 체스트 플라이를 병행하는 것이 좋고, 중 · 고급자라면 1회 최고중량(1RM) 85% 이상의 고중량 벤치프레스를 병행하는 것이 좋습니다.

## 락아웃을 할까, 말까?

벤치프레스 마무리 자세에서 팔을 얼마나 펴야 할까요? 이때 팔을 완전히 펴는 '락아웃'을 할 수도 있고, 그보다 '약간 덜 편' 상태까지만 들 수도 있습니다. 고중량의 벤치프레스라면 락아웃 상태여야 호흡을 내쉬고 들이마시기에 유리합니다. 반면, 6회 이상 높은 반복수라면 펌핑과 근육의 피로를 최대화하는 것이 목적이므로 락아웃 직전에서 마무리해 흉근의 긴장을 세트 내내 유지하는 것이 유리합니다.

그런데 몇몇 사람들은 벤치프레스의 락아웃 자세에서 팔꿈치가 아예 밖으로 휘기도 합니다. 운반각이 큰 여성에게서 흔한데, 팔꿈치관절에 모멘트가 집중되어 부상을 입기 쉬우므로 팔이 곧은 상태 이상으로 펴지지 않도록 의도적으로 펴는 정도를 조절해야 합니다.

### 왜 벤치프레스 중량만 유독 안 오를까?

대흉근은 속근의 비중이 높고 고중량에 잘 반응해서 벤치프레스도 5~8회 이내의 적은 횟수에 높은 중량으로 공략하는 것이 유리한 종목입니다. 문제는 벤치프레스에서 중량 향상이 더딘 경우가 많다는 점입니다. 어깨 부상 등의 신체적인 문제일 수도 있지만 바벨에 깔릴지 모른다는 공포감도 영향을 줍니다. 그래서 혼자는 못 들던 중량도 보조자가 있으면 번쩍 드는 마술 같은 일도 일어납니다. 보조자도 없다면 안전바가 달린 랙이 유일한 대안이죠.

그렇다면 중량 올리기가 목적일 때는 어떻게 운동해야 할까요? 일단은 횟수를 5회 이하로 줄여 높은 중량으로 운동합니다. 횟수 늘리기는 목표 중량을 어떻게든 든 후 생각하면 됩니다. 특히 남성은 딥스나 삼두 익스텐션 같은 삼두근 운동이 벤치프레스 중량에 도움이 될 때가 많습니다. 벤치프레스는 하단에서 대흉근을, 상단에서 삼두근을 많이 쓰는데, 남성이나 여성 상급자는 삼두근에서 승패가 결정되는 경향이 크거든요.

벤치프레스 자체를 변형할 수도 있습니다. 파워리프터들은 가슴에 두꺼운 나무토막을 놓은 후, 평소보다 무거운 바벨을 그곳까지만 내려 터치하고 올리는 부분반복 운동인 '보드프레스'를 많이 해왔습니다. 바벨을 가슴에 닿을 만큼 내리지 않으니 어깨 부담도 적습니다. 다만 보조자가 필요한 게 흠인데, 보드 대신 안전바를 높이 설치해 터치하고 올리는 편법이 있습니다. 안전바가 없다면 바벨을 3분의 2 정도 내렸다가 1~2초 정지해 버틴 후 다시 들어 올리는 스포토 프레스Spoto Press를 하기도 합니다.

### 벤치프레스 보조하기

보조자가 가장 절실한 운동이 뭐냐고 물으면 열에 아홉은 벤치프레스를 꼽을 겁니다. 벤치프레스에서 보조자는 시작할 때 랙에서 봉을 함께 뽑아 상단 자세까지 잡아준 후 손을 떼고 물러납니다. 리프팅 도중 바벨에 손을 대는 건 절대 금물입니다. 머리 위쪽에서 당장 잡을 듯한 태세로 있는 것도 운동자의 시야를 가리고 집중력을 떨어뜨립니다. 한 발 뒤에서 지켜보다가 운동자가 마지막 회를 끝냈거나 힘들어 하는 신호를 보내면 재빨리 바벨을 잡아 랙에 안전하게 거치할 때까지 돕습니다. 이때 한 손은 오버그립, 한 손은 언더그립인 얼터네이트 그립을 쓰는 게 안전합니다.

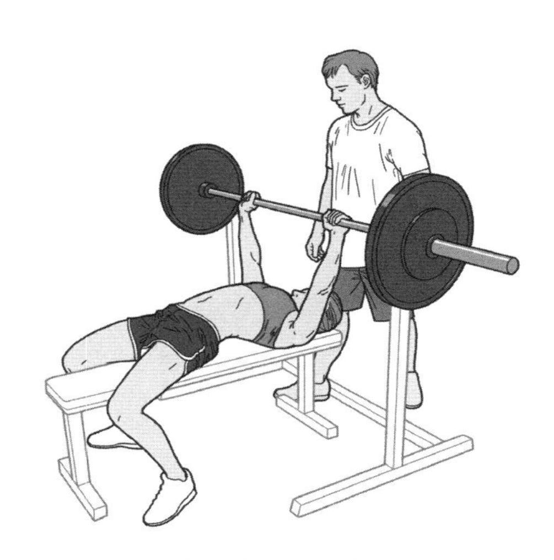

벤치프레스 보조하기

벤치가 높거나 보조자의 키가 작다면 바벨을 잡아주기 불리하므로 스텝박스 등을 고여 높게 서고, 보조자용 발판이 있는 벤치면 가장 좋습니다. 바벨을 뽑거나 거치하는 순간에도 운동자와 보조자가 상대방이 꽉 잡았다 넘겨짚고 손을 놓아 사고가 나기도 하는데, 주도하는 건 어디까지나 운동자이므로 마지막까지 긴장을 유지합니다.

## 벤치프레스 변형 동작

### 인클라인 벤치프레스

| 운동 성격 | 다관절 복합운동 |
|---|---|
| 적합 레벨 | 중급 ~ 상급 |
| 주된 반복수 | 8~12회 |
| 표적 근육 | 대흉근(상부), 전면 삼각근, 삼두근 |

상체를 비스듬히 세워 실시하는 인클라인 벤치프레스는 상부 대흉근과 전면 삼각근을 단련합니다. 플랫 벤치프레스 대비 70% 정도의 중량을 쓰며, 보통 세트당 8~12회 실시합니다. 윗가슴의 갈라짐이 중요한 여성과 중·상급자들이 즐겨 하고, 복싱, 미식축구, 레슬링처럼 몸을 기울이고 미는 동작이 많은 종목에선 유용하지만 초급자 단계에선 필수는 아닙니다.

윗가슴을 효율적으로 자극하려면 등판의 각도 설정이 중요합니다. 바벨이나 덤벨을 쓰는 프리웨이트에서는 30도 정도가 좋고, 스미스머신 등 머신에서는 45도 정도로 약간 가파르게 설정합니다. 바벨이 가슴에 닿을 만큼 내리기보다는 달걀 한 개 들어갈 정도로 약간 덜 내리는 편이 어깨에 안전합니다.

플랫 벤치프레스와 달리 쇄골 조금 아래를 향해 수직으로 내려왔다가 잠시 멈추고 다시 수직으로 올라갑니다. 이때 그림처럼 바벨을 몸 앞쪽으로 비스듬히 밀거나, 엉덩이와 허리를 추켜올려 몸을 평평하게 만들려는 자세가 잘 나오는데, 대흉근 상부가 아니라 전체를 이용해 더 높은 무게를 들려는 치팅입니다. 능력보다 과한 무게를 다룰 때 이런 잘못된 자세가 흔히 나옵니다.

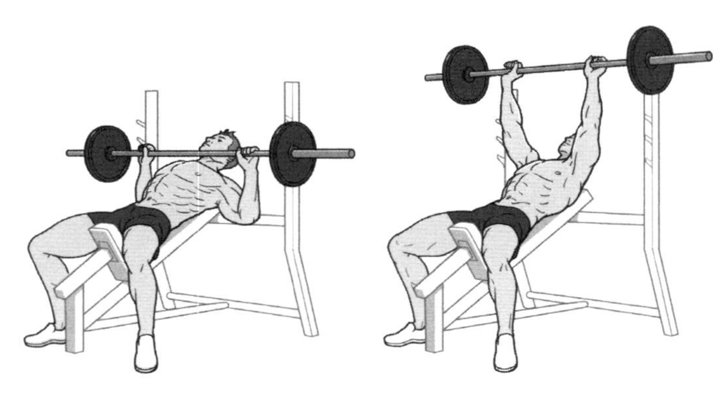

바른 자세

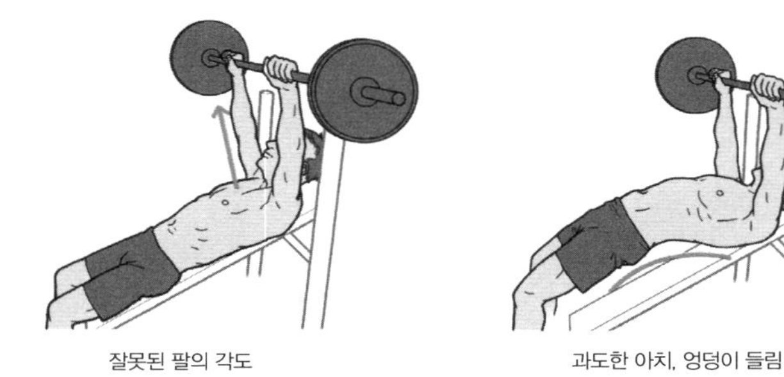

잘못된 팔의 각도

과도한 아치, 엉덩이 들림

잘못된 자세

인클라인 벤치프레스는 등판 각도 설정에 따라 어깨를 보호하는 용도로도 쓰입니다. 등판을 10~15도 정도로 아주 낮게 설정한 '로우 인클라인 벤치프레스'는 플랫 벤치프레스에서 어깨와 팔꿈치 통증이 있을 때 대안이 됩니다. 한편 등판을 60도 이상으로 아주 높게 세운 '하이 인클라인'은 어깨의 유연성이 떨어져 팔을 위로 못 들어서 어깨운동인 오버헤드프레스가 어려운 경우에 대안으로 활용하기도 합니다.

### 디클라인 벤치프레스

| | |
|---|---|
| 운동 성격 | 다관절 복합운동 |
| 적합 레벨 | 중급 ~ 상급 |
| 주된 반복수 | 6회 이상 |
| 표적 근육 | 대흉근(하부), 삼두근 |

디클라인은 머리를 낮게 두고 하는 벤치프레스로, 대흉근 하부를 발달시키는 것이 목적입니다. 대흉근 하부는 초보자에게는 플랫 벤치프레스로도 족하고, 중급자 이상에게는 딥스라는 훨씬 유용한 운동이 있어 사실 이득이 적습니다.

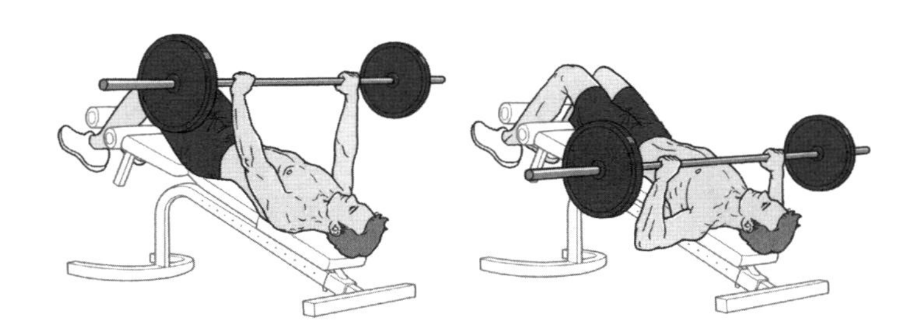

안전상의 문제도 있는데, 플랫 벤치프레스에서는 바에 깔렸을 때 바가 가슴에 걸려 스스로 빠져나올 여지가 있지만 디클라인은 턱이나 목으로 떨어져 치명상으로 직결됩니다. 머리가 몸통보다 낮아 운동 도중에 현기증이나 응급 상황을 불러올 위험도 높으니 가능한 다른 운동으로 실시하기 바랍니다.

### 덤벨 벤치프레스

| 운동 성격 | 다관절 복합운동 |
|---|---|
| 적합 레벨 | 중급 ~ 상급 |
| 주된 반복수 | 8회 이상 |
| 표적 근육 | 대흉근(전체), 전면 삼각근, 삼두근 |

바벨 대신 덤벨을 쓰는 벤치프레스는 긴 가동범위 때문에 많은 보디빌더가 선호하는 종목입니다. 하단에서는 그립을 넓히고, 상단에서는 양팔을 모아 대흉근을 최대로 수축시킬 수 있습니다. 하단에서는 오버그립으로, 상단에서는 뉴트럴그립으로 손목을 회전시키면 더 많이 수축시킬 수도 있습니다. 어깨 부담도 적어서 미용 목적의 중급자 이상에

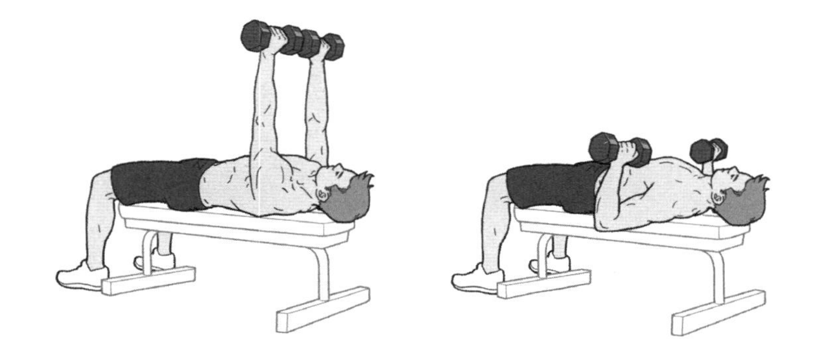

서는 주된 가슴운동을 아예 덤벨로 전환하기도 합니다.

단점이라면 무거운 덤벨을 들고 벤치에 눕는 동작이 어렵습니다. 무릎으로 덤벨을 받치며 누워야 하는데, 상당한 연습이 필요하죠. 또한 팔꿈치를 너무 깊이 내리면 다칠 우려도 있습니다. 그래서 바벨 벤치 프레스로 기본을 익힌 후, 양쪽 덤벨을 합한 중량이 바벨 중량의 절반일 정도로 시작해 천천히 컨트롤을 익히는 것이 좋습니다. 덤벨 특성상 고중량은 어려우므로 8회 이상의 반복을 기본으로 합니다. 디클라인 벤치에서는 덤벨을 쥐고 자세를 잡기가 불안정해서 보통은 인클라인만 합니다.

### 클로즈그립 벤치프레스

| 운동 성격 | 다관절 복합운동 |
|---|---|
| 적합 레벨 | 중급 ~ 상급 |
| 주된 반복수 | 8~12회 |
| 표적 근육 | 대흉근(중앙부), 삼두근 |

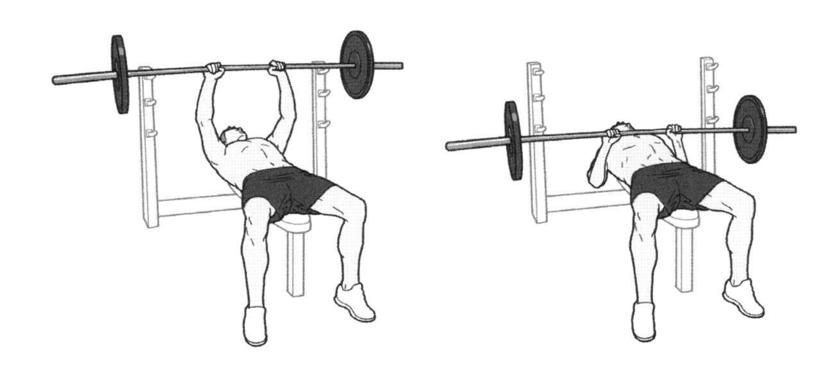

이름 그대로 그립을 어깨너비보다 좁게 잡는 벤치프레스입니다. 그립 넓이는 팔꿈치가 옆구리에 붙는 정도부터, 양손 사이에 주먹 한 개 들어갈 만큼의 폭까지 다양합니다. 이때는 '전완은 수직'이라는 일반 원칙에서 예외가 됩니다. 대흉근을 온전히 활용하지 못하기 때문에 벤치프레스보다 낮은 중량으로 실시합니다.

그립이 좁을수록 삼각근과 대흉근 바깥쪽이 덜 개입하고, 삼두근과 대흉근 중앙부(양쪽 가슴이 갈라지는 부분)의 자극이 강해집니다. 그립을 어깨너비 정도로 실시하면 어깨 부담이 적어 어깨에 문제가 있을 때 변형으로 적합합니다. 그보다 좁은 그립은 주로 삼두근을 단련하는 목적이지만 손목이나 팔꿈치에 부담이 커서 평바보다는 컬바를 많이 사용합니다.

### 머신 벤치프레스

| 운동 성격 | 다관절 복합운동 |
|---|---|
| 적합 레벨 | 초급 ~ 중급 |
| 주된 반복수 | 10~15회 |
| 표적 근육 | 대흉근, 전면 삼각근, 삼두근 |

스미스머신에서 벤치프레스를 한다면 기계 종류에 따라 자세가 달라집니다. 수직 스미스머신에서는 궤적이 사선인 파워 스타일 벤치프레스를 그대로 실시하기 어렵습니다. 그래서 바벨이 흉근의 중간 부분을 오르내리도록 운동하거나, 보디빌딩 스타일 벤치프레스로 실시합니다. 인클라인이나 디클라인 벤치프레스는 궤적이 수직이라 문제가 되지 않습니다.

경사진 스미스머신은 파워 스타일에서도 활용할 수 있는데, 이때는 레일이 머리 쪽으로 기울도록 누워야 바벨을 내렸을 때 명치 부근에, 올렸을 때 가슴 상부 위로 움직입니다. 반대가 되면 디클라인 벤치프레스와 유사해져 가슴 하부와 삼두근으로 자극이 쏠리게 됩니다.

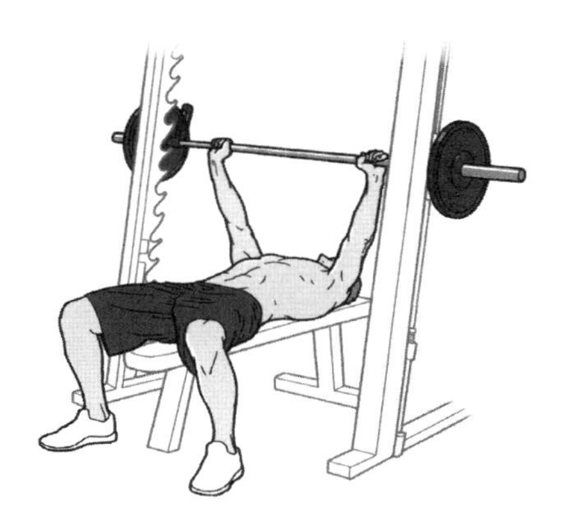

경사진 스미스머신에서 벤치프레스

가슴운동 전용 머신 중에는 자리에 앉아 손잡이를 앞으로 미는 시티드 체스트 프레스머신, 누운 상태에서 원판이 달린 손잡이를 밀어 올리는 해머 프레스머신 등이 있습니다. 체스트프레스는 가슴에 집중한다는 특성상 보디빌딩 스타일 벤치프레스와 유사합니다. 견갑골을 후인하강 하고, 손잡이는 가슴의 중간 높이에 오도록 의자 높이를 조절합니다. 팔꿈치는 몸 옆에서 30도쯤 밑으로 내려가며, 너무 내리거나 닭 날개처럼 위로 추켜올려서는 안 됩니다.

최근 헬스장에 비치되는 체스트 프레스머신들은 당겼을 때 가슴을 최대한 열었다가 밀었을 때 최대로 수축시킬 수 있는 컨버징 방식 머신들이 많습니다.

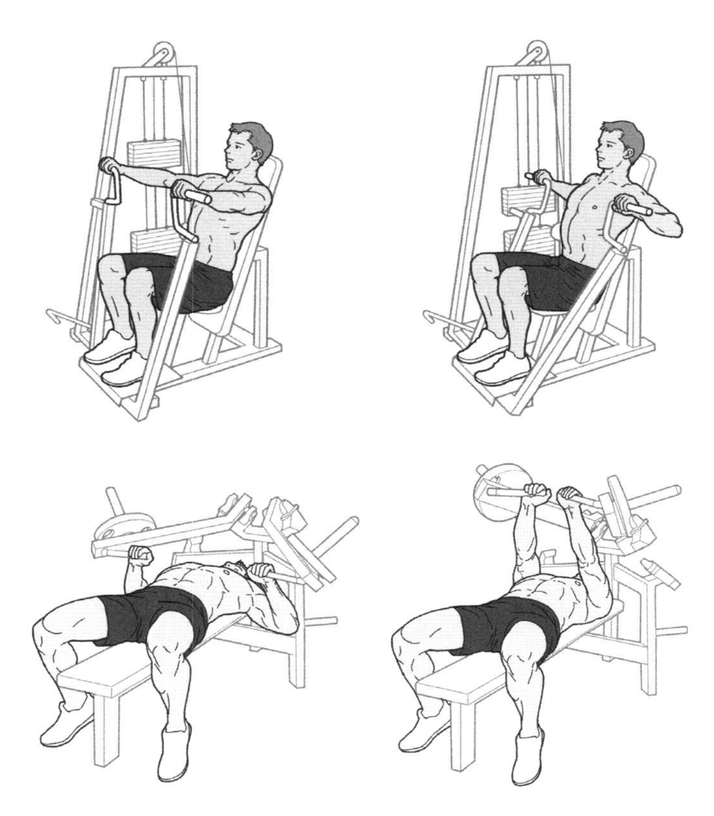

시티드 체스트 프레스머신(위)과 컨버징 해머 프레스머신(아래)

## 파워리프팅 벤치프레스

| 운동 성격 | 다관절 복합운동 |
| --- | --- |
| 적합 레벨 | 상급 |
| 주된 반복수 | 1~5회 |
| 표적 근육 | 대흉근, 삼두근, 전면 삼각근, 광배근 |

파워리프팅 대회에서는 다리를 크게 벌리고, 허리를 위로 쑥 밀어 올

려 아치를 깊게 잡고 하는 낯선(?) 벤치프레스를 볼 수 있습니다. 파워리프팅 경기 규칙을 지키며 최대 중량을 들려는 경기용 벤치프레스로 '브리지 벤치프레스'라고도 합니다. 일반 벤치프레스보다 바벨의 이동거리가 짧고, 상체 전부와 하체 힘까지 쓰며, 리프팅 벨트를 차고 할 때가 많습니다.

파워리프팅이 일반화된 서구권에서는 이런 스타일로 훈련하는 사람도 많지만 국내에는 아직 생소하고 지도자도 드물어 파워리프터 지망생이 아니라면 굳이 훈련할 필요는 없습니다. 다만 해외 자료나 사진의 상당수가 이 스타일을 반영하고 있기 때문에 주의해서 봐야 합니다.

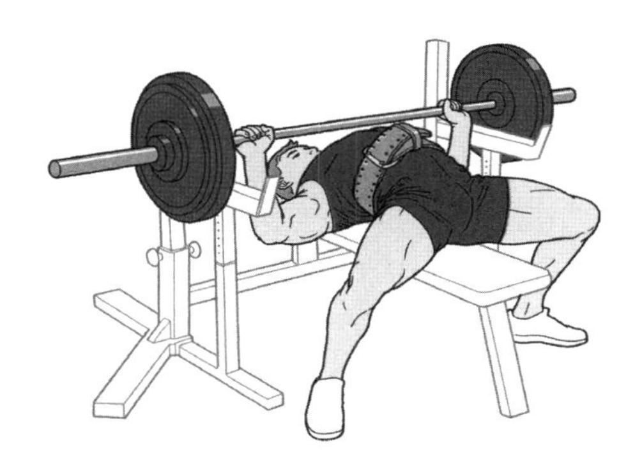

### 리버스 그립(언더그립) 벤치프레스

| | |
|---|---|
| 운동 성격 | 다관절 복합운동 |
| 적합 레벨 | 초급~상급 |
| 주된 반복수 | 5~10회 |
| 표적 근육 | 대흉근(상부), 삼두근, 전면 삼각근 |

일반적인 벤치프레스와 달리 언더그립으로 바벨을 잡으면 사용하는

근육이 크게 달라집니다. 어깨의 삼각근을 덜 쓰는 대신 팔의 삼두근을 많이 사용하고, 흉근에서는 상부가 많이 쓰입니다. 파워리프터처럼 높은 중량을 다루는 상급자일수록 벤치프레스 기록에서 삼두근의 힘이 중요한 요소가 되기 때문에 아예 삼두근 운동으로 하는 사람도 있죠.

하지만 일반인이 얻을 수 있는 가장 큰 장점은 어깨 부담이 줄어든다는 점입니다. 또한 운동하는 곳에 인클라인 벤치가 없을 때 평벤치만으로 윗가슴을 단련하는 수단도 됩니다. 팔의 이두근도 안정근으로 많이 작용하기 때문에 운동 후 알이 배기거나 근육통이 올 수 있습니다.

다만 익숙해질 때까지는 손목과 그립이 불안정할 수 있기 때문에 일반적인 벤치프레스보다 30% 정도 가볍게 시작합니다.

어깨와 허리 부담을 더는 방법 중에는 맨바닥에 누워서 하는 '플로어프레스' 방식도 있는데, 등판이 고정되고 하단에서의 가동범위가 제한되는 점이 특징입니다. 근벌크 훈련에서는 다소 불리하지만 벤치가 없을 때의 홈 트레이닝이나 벤치프레스 상단 자세를 연습하려는 파워리프터들이 주로 사용합니다.

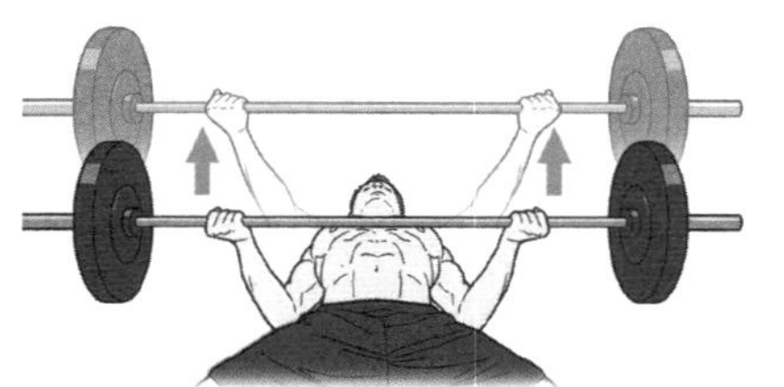

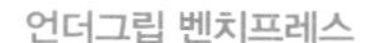
언더그립 벤치프레스

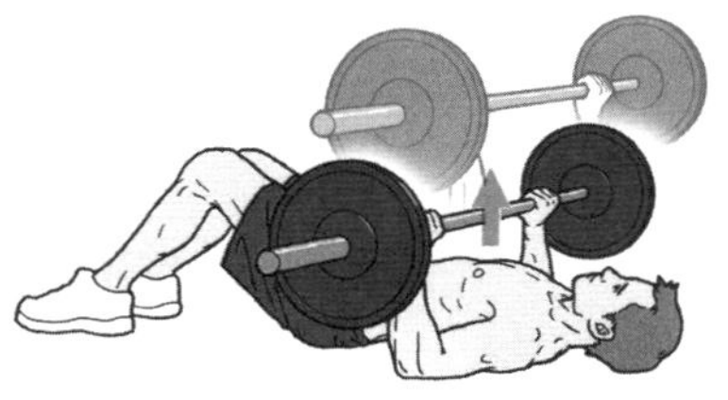

플로어프레스

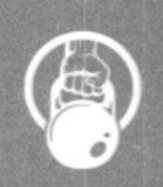

쉬어가기

## 벤치에서 바벨에 깔렸을 때, 어떻게 할까?

벤치프레스를 하다가 바벨에 깔리는 경우는 저를 포함해서 운동밥 좀 먹었다 하면 한두 번 이상 경험하는 자연스러운 일입니다. 매번 보조를 두거나 안전바가 있는 랙에서 했다면 모를까 한 번도 안 깔려봤다면 '내가 열심히 한 게 맞나?'도 생각해 볼 일입니다. 중요한 것은 치명적인 상황까지 안 가고 빠져나가는 방법입니다.

• **방법 1** 바가 가슴에 떨어졌을 때 할 수 있는 교과서적인 방법입니다. 바를 살살 굴려 허벅지까지 내린 후, 일단 상체를 세운 뒤에 바벨을 바닥에 내리는 것이죠. 매번 이렇게 빠져나갈 수 있다면 깔림은 문제가 아닙니다. 종종 다리를 공중으로 쳐들었다가 내리면서 반동으로 바를 배까지 휙 내리기도 하는데, 균형을 잃으면 바를 안은 채 벤치 밑으로 떨어져 대형 사고가 되니 절대 금물입니다.

• **방법 2** 진짜 위험한 사고는 디클라인 벤치에서 깔리거나, 바가 얼굴이나 목에 떨어지거나, 벨트를 찼을 때입니다. 파워리프팅 벤치프레스가 아닌데도 벨트를 차는 사람들이 종종 있는데, 이때는 벨트 때문에 바를 굴려 내릴 수 없게 됩니다. 꼭 벨트를 차야겠다면 반드시 안전바를 확인합니다. 안전바가 없는 벤치에서 고중량 벤치프레스를 한다면 바벨에 마구리를 끼지 않는 편이 낫습니다. 일단 바를 한쪽으로 기울여 원판 한두 장을 덜어내고, 다시 반대편 원판을 덜어낸 후 원위치하면 됩니다.(헬스장 사장님의 눈총은 각오해야겠죠.) 단, 한쪽 원판 모두를 단숨에 와르르 쏟아내면 바나 원판이 튀어 주변 기물이나 사람을 칠 수도 있으니 주의합니다.
사실 진짜 중요한 건 두 번째 방법까지 가지 않도록 하는 것입니다. '안 되겠다' 싶으면 포기하고 바벨을 가슴으로 내린 후 첫 번째 방법으로 빠져나오는 편이 안전합니다. 벨트는 차지 마시고요.

# 푸시업

| 운동 성격 | 다관절 복합운동 |
| --- | --- |
| 적합 레벨 | 초급 ~ 상급 |
| 주된 반복수 | 10회 이상 |
| 표적 근육 | 대흉근, 전면 삼각근, 삼두근, 소흉근, 전거근 |

푸시업은 흔히 '팔굽혀펴기'로 더 잘 알려져 있습니다. 언뜻 봐서는 벤치프레스에서 위아래 방향만 바뀐 것 같지만, 등을 벤치에 고정하는 벤치프레스와는 달리 상체가 자유롭기 때문에 견갑골을 움직이는 승모근, 능형근, 전거근은 물론 척추를 지지하는 허리 주변 근육까지 전반적으로 동원합니다. 때문에 벤치프레스로 체중의 70% 이상 들 때까지는 푸시업이 상체의 틀을 잡는 기본운동으로 더 유리합니다. 좁은 어깨가 콤플렉스인 '어좁이'라 어깨 넓히기가 지상과제라면 벤치프레스보다 푸시업이 우선입니다.

체력검정에 기본으로 들어 있는 종목이라 푸시업을 모르는 사람은 없을 테지만 정자세로 제대로 하는 사람도 많지 않습니다. 푸시업 정자세 동작은 다음과 같습니다.

## 기본동작

❶ 양손을 어깨보다 약간 넓게 벌려 바닥을 짚은 후, 몸을 곧게 펴고 발끝으로 바닥을 지지한다. 배와 허리에 힘을 꽉 주고 몸 전체가 곧은 자세

로 버틸 수 있어야 정상적인 푸시업이 가능하다.

❷ 숨을 들이마시며 몸을 천천히 밑으로 내려 가슴으로 바닥을 터치한다. 팔꿈치는 옆으로 45도 벌리고 전완은 바닥과 수직을 유지한다. 흉근에만 집중하고 싶다면 견갑골을 고정한 상태로 실시하고, 등 상부에도 자극을 주고 싶다면 내려갔을 때 견갑골을 중심으로 조여 후인한다. 이렇게 하면 대흉근이 최대한 늘어난다.

❸ 숨을 내쉬면서 가슴에 힘을 주고 몸을 밀어 올린다. 팔을 완전히 펴면 대흉근이 최대로 수축한 상태가 된다. 전거근을 함께 단련하고 싶다면 팔을 편 후 어깨를 앞으로 내밀어 견갑골을 전인할 수 있다. 이것으로 1회 완수다. ❷, ❸을 반복한다.

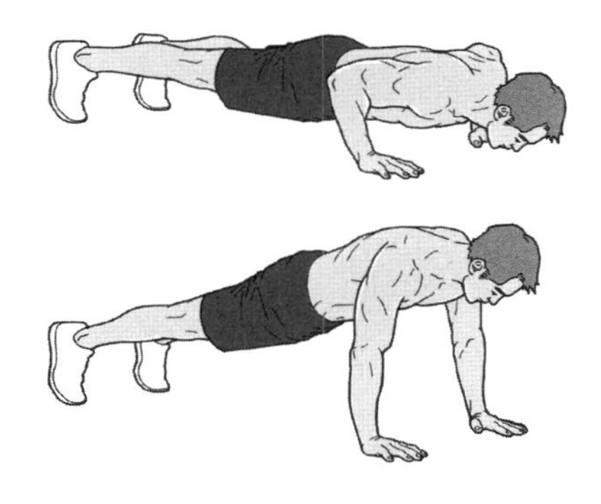

## 푸시업, 그것이 알고 싶다

### 손 짚는 너비에 따라 자극점이 어떻게 달라질까?

벤치프레스에서처럼 푸시업도 손 짚는 너비에 따라 자극점이 달라집니다. 양손 간격이 넓을수록 전면 삼각근과 겨드랑이에 가까운 대흉근 외측이 많이 단련됩니다. 반대로 좁게 짚으면 팔의 삼두근과 가슴 중

양부가 많은 자극을 받습니다. 푸시업은 운동 도중에도 그립 너비를 바꿀 수 있으므로 넓은 그립으로 하다가 어깨가 지치면 좁은 그립으로 혹은 그 반대로 바꿔 운동 강도를 최대화할 수 있습니다.

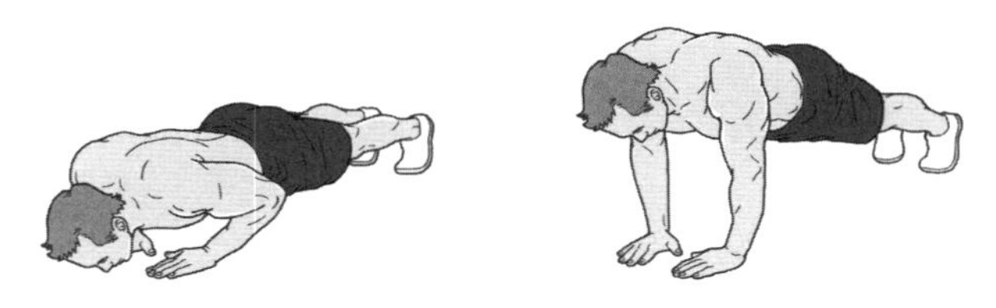

클로즈그립 푸시업

### 맨손 vs 푸시업 바, 뭐가 더 좋을까?

푸시업에서는 손목이 손등 쪽으로 90도 꺾이다 보니 자칫 통증이 발생하기 쉽습니다. 이때 푸시업 바bar를 이용하면 도움이 됩니다. 없으면 각이 진 덤벨을 쥐고 하거나 수건을 접어 밑에 깔고 주먹을 쥐고 할 수도 있습니다. 푸시업 바를 쓰면 하단에서 가슴이 더 많이 내려갈 수 있어 팔이 짧다면 유용하지만 자칫 어깨에 무리가 갈 수 있으니 주의합니다.

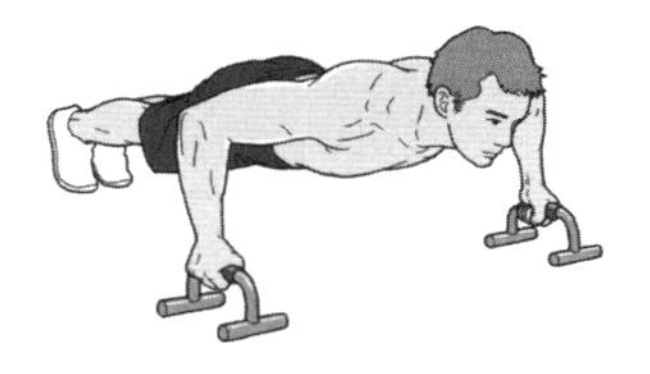

푸시업 바를 이용한 푸시업

### 푸시업 개수를 늘리는 효과적인 방법

푸시업은 대표적인 맨몸운동으로 개수가 운동 강도를 결정합니다. 입시나 각종 체력검정을 위해 푸시업 개수를 늘려야 하는 분들도 있는

데, 어느 운동이나 마찬가지지만 푸시업도 하는 만큼 늡니다. 푸시업 개수를 늘리는 팁은 다음과 같습니다.(턱걸이처럼 체중을 이용하는 다른 운동에도 적용됩니다.)

① 최대한 할 수 있는 만큼 실시하고, 그 뒤 무릎을 대고 강제로 반복한다. 1분 휴식 후 다시 반복한다.
② 할 수 있는 만큼 실시하고 30~60초간 쉰다. 휴식 후 첫 세트보다 개수를 줄여 한계까지 실시하고, 30~60초간 쉰다. 서너 개밖에 못 할 때까지 같은 패턴을 계속 반복한다. 최대 회수가 10~15회 이내일 때 좋은 방법이다.
③ 목표 개수의 절반만 하고 30초를 쉰다. 휴식 후 다시 그 만큼을 실시한다. 첫 세트의 횟수를 못 채울 때까지 반복한다. 다음날은 휴식을 25초로 줄인다. 그 다음날은 20초, 조금씩 휴식시간을 줄여나간다. 마지막에는 잠시 숨만 고른 후 이어서 한다. 15회 이상 가능할 때 유리한 방법이다.

①은 근부피 운동인 강제반복법을 응용한 것으로, 순수 트레이닝 목적에 적합합니다. ②와 ③은 미군에서 푸시업과 턱걸이 개수를 늘리는 훈련 방법입니다.

## 푸시업 변형 동작

푸시업에는 수십 가지 다양한 변형이 있는데, 아래는 가장 대표적인 방식들입니다.

### 디클라인, 인클라인 푸시업

디클라인 푸시업은 발끝을 높이 올리고 하는 고난이도 푸시업입니다. 정자세 푸시업은 체중 대비 64% 무게의 벤치프레스와 유사한 강도인데, 상단에서 몸이 수평이 될 정도로 발을 높이면 체중 대비 74% 무게의 벤치프레스와 유사한 강도가 됩니다. 정자세 푸시업으로 연속 10~15회 이상 할 수 있다면 디클라인 푸시업으로 강도를 높이길 권합니다. 디클라인 푸시업은 정자세보다 흉근 상부와 어깨 근육의 사용량이 많아지는데, 손목이 많이 꺾이는 단점이 있으므로 푸시업 바를 쓰

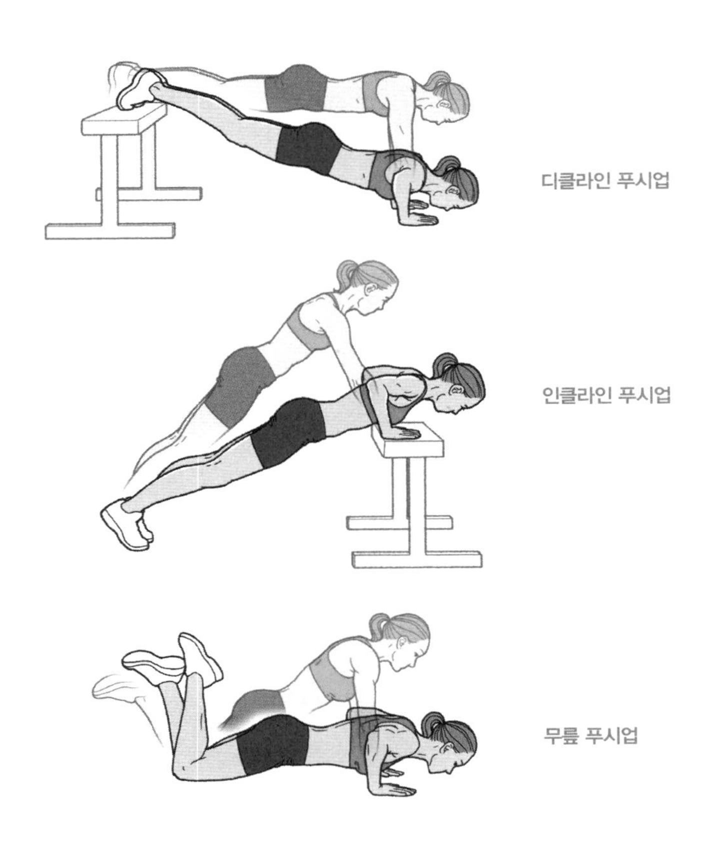

는 것이 좋습니다.

인클라인 푸시업은 반대로 머리 쪽을 높이는 방식으로, 체중이 발에 많이 실려 난이도가 낮아지므로 정자세 푸시업이 힘든 초보 여성이나 노약자에게 적합합니다. 손을 30cm 높였다면 체중 대비 55%의 벤치프레스와 유사한 강도가 됩니다.

무릎을 대고 하는 푸시업은 체중의 절반 이하로 벤치프레스를 하는 것과 유사한 강도가 되어 가장 쉬운 방식입니다.

### 중량 푸시업(중급~상급)

납덩이나 모래주머니를 단 중량 조끼를 입거나, 무거운 배낭을 등에 지고 실시하는 푸시업입니다. 디클라인 푸시업의 강도로도 부족할 경우에 실시하는 고난이도 변형 동작입니다. 등에 직접 원판을 얹는 방식도 있지만 원판이 떨어지는 사고가 나기도 하고, 견갑골이 원판에 눌려 어깨 움직임이 부자연스러워지는 등 단점이 있어 권장하지 않습니다. 배낭이나 중량조끼처럼 몸에 단단히 붙여 고정할 수 있는 도구를 활용합니다.

### 플라이오 푸시업(상급)

플라이오plyo 푸시업은 하단에서 점프하듯 빠르고 힘차게 밀어 올려 손바닥이 바닥에서 뜨는 푸시업으로, 파워 트레이닝의 한 가지입니다. 도구 없이도 푸시업의 난이도를 크게 높일 수 있지만 부상 위험이 크니 어깨가 튼튼한 상급자에 한해 실시합니다.

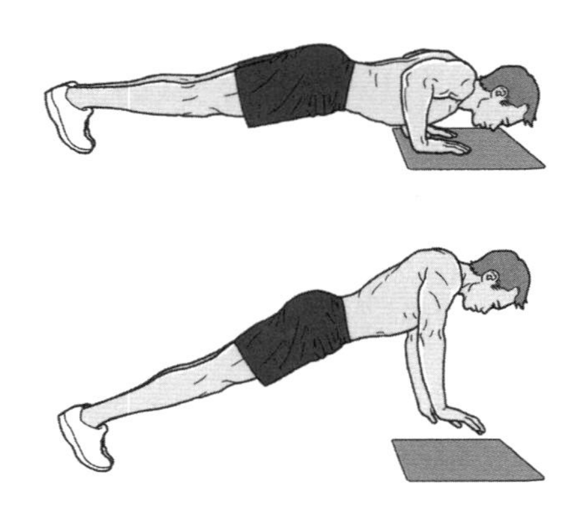

### 한 손을 높인 푸시업(상급)

상급자용 푸시업 중 유명한 방식으로는 한 팔 푸시업이 있습니다. 문제는 큰 근육보다는 팔이나 어깨의 자잘한 근육을 많이 쓰고 부상 위험도 높습니다. 맨몸운동 마니아라면 몰라도 단순히 힘과 근육의 크기를 기르는 목적이라면 투자 대비 효율이 낮습니다.

그런 목적이라면 한 손 밑에 볼이나 덤벨, 케틀벨 등을 놓고 하는 푸시업이 낫습니다. 이 방식은 높게 짚은 쪽 흉근을 최대한 늘인 상태로 만들어 강한 자극을 줍니다. 일반적인 푸시업보다는 어깨에 부담이 크지만 한 팔 푸시업에 비해서는 부담이 적고 근벌크 차원에서 나은 선택이 됩니다.

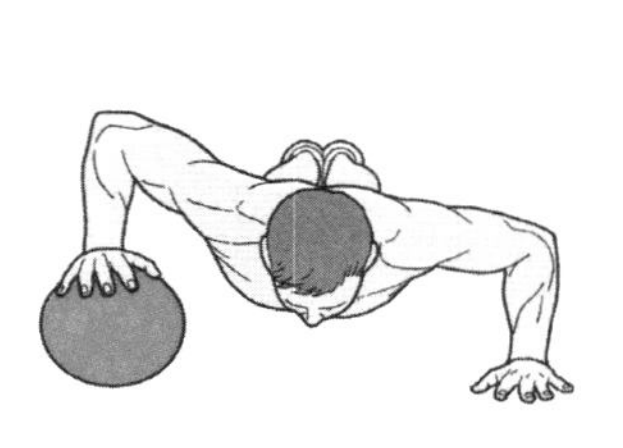

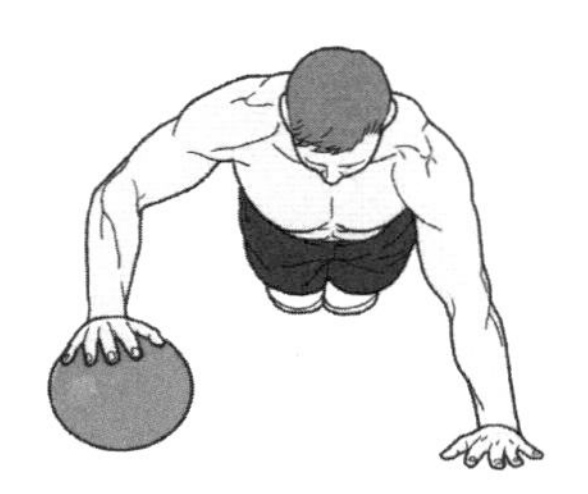

# 딥스

| 운동 성격 | 다관절 복합운동 |
| --- | --- |
| 적합 레벨 | 중급 ~ 상급 |
| 주된 반복수 | 6회 이상 |
| 표적 근육 | 대흉근, 삼두근, 소흉근, 전거근 |

딥스dips에는 여러 종류가 있지만 따로 언급하지 않는다면 대개 가슴운동인 '체스트 딥스'를 말합니다. 딥스는 역학적으로는 난이도를 최대로 높인 푸시업이기도 합니다. 푸시업에서는 양팔과 발끝 세 군데에서 체중을 지지하지만, 딥스에서는 발끝의 지지점이 빠진 채 양팔로만 지지합니다.

딥스는 기본적으로 흉근 하부를 자극하는 중·상급자용 운동이지만, 최근에는 가정용 치닝디핑이 널리 보급되면서 초보 단계부터 주된 가슴운동으로 쓰는 경우도 많습니다. 하지만 어깨에 부담이 크고 부상도 잦아 초보자나 과체중인 이들에게는 추천하기 어렵습니다. 푸시업으로 기본을 다지거나 체중을 줄인 후 시도합니다. 두 발을 공중에 띄우고, 두 개의 평행봉을 잡는 것을 빼면 기본은 푸시업과 같습니다.

딥스에서도 견갑골의 위치 설정이 중요합니다. 벤치프레스를 할 때처럼 후인해서 고정하면 흉근 전체에 자극이 강해집니다. 한편 견갑골을 앞으로 밀어 전인해서 가슴을 움츠릴 수도 있는데, 이때는 전거근과 흉근 하부에 자극이 강해집니다. 기본동작은 다음과 같습니다.

## 기본동작

❶ 딥 바나 평행봉을 잡고 팔을 펴서 몸을 띄운다. 상체를 앞으로 기울이면 가슴에, 상체를 곧게 세우면 삼두근에 자극이 강해진다. 목을 거북이처럼 앞으로 쭉 빼면 목 통증이나 두통이 오므로 상체와 같은 각도를 유지하거나 앞으로 약간만 숙여준다. 양다리를 굽혀서 꼬면 흔들림이 줄어들지만 좌우 불균형이나 허리 통증을 일으키기도 하니 가능한 한 꼬지 않는다.

❷ 팔꿈치가 옆으로 벌어지지 않고 뒤를 향하게 굽히며 천천히 내려간다. 전완은 동작 내내 수직을 유지한다. 팔꿈치와 어깨가 같은 높이가 되면 충분하다. 그보다 더 내려가면 어깨에 부상을 입기 쉽다.

❸ 잠시 정지했다 가슴에 힘을 주며 올라간다. 가슴에 주력하고 싶다면 몸통과 손 사이에 주먹 한두 개 들어갈 정도의 그립 간격으로 잡고, 팔은 90% 정도까지만 편다. 그 이상 완전히 쭉 펴는 자세는 삼두근이 주로 관여한다. 그립이 과도하게 넓으면 어깨에 부담이 매우 커진다. 허리 아래를 흔드는 건 금물이다.

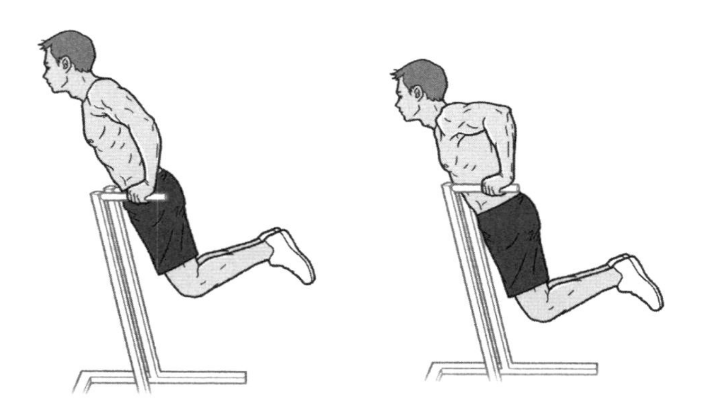

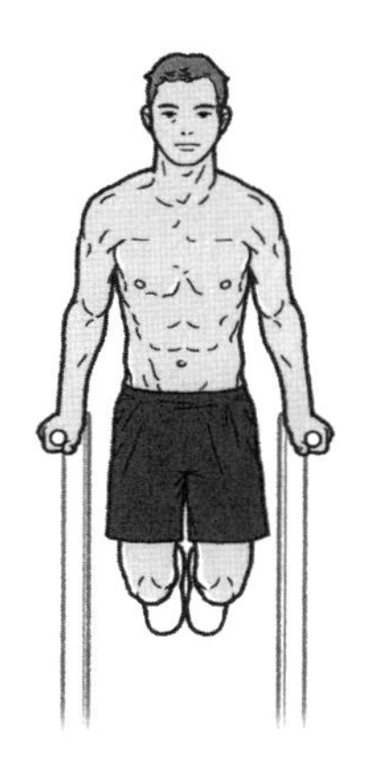

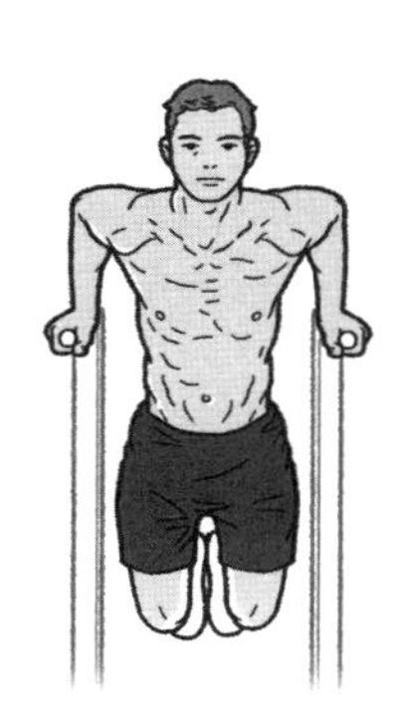

## 딥스 변형 동작

### 어시스티드 딥스(초급)

정자세 딥스가 힘들 때는 다른 옵션이 있습니다. 최근 헬스장에는 발이나 무릎을 받쳐주는 어시스턴스 머신을 갖춘 곳이 많습니다. 딥스와 풀업에서 모두 활용할 수 있습니다(202쪽 참고). 해당 머신이 없다면 그

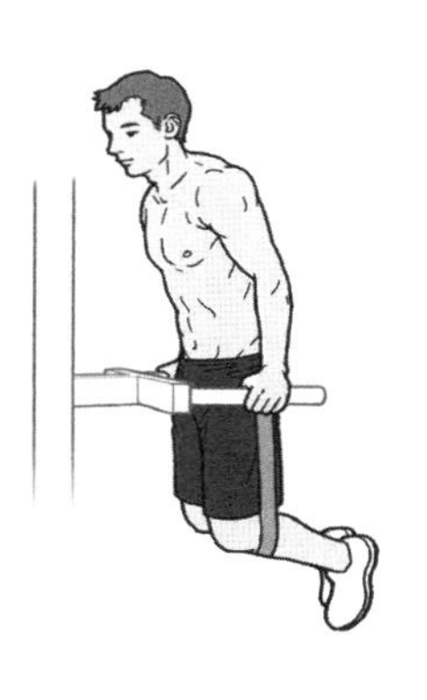

밴드 보조를 받는 딥스

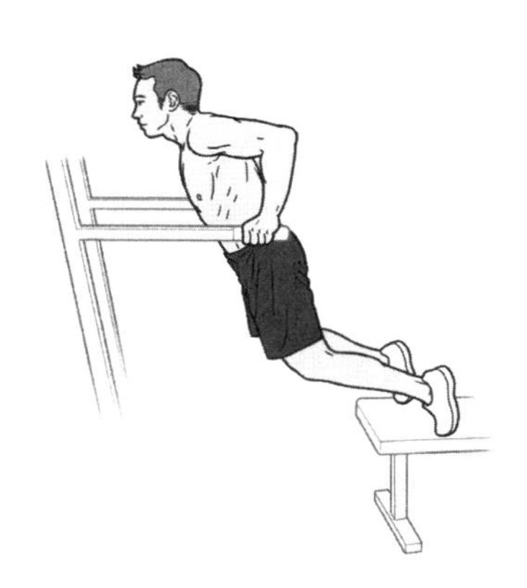

발판 보조를 받는 딥스

림처럼 풀업밴드를 걸고 무릎을 걸치거나, 발끝을 의자에 걸치고 실시합니다.

### 중량 딥스(상급)

정자세로 딥스를 12~15회 이상 수행할 수 있다면 좀더 난이도가 있는 중량 딥스를 실시합니다. 대개 허리에 중량 벨트를 매고 원판을 매달아 운동 강도를 높입니다.

정자세를 조금만 벗어나도 부상 위험이 커지니 일반 딥스만으로는 자극이 불충분한 경우에만 실시합니다.

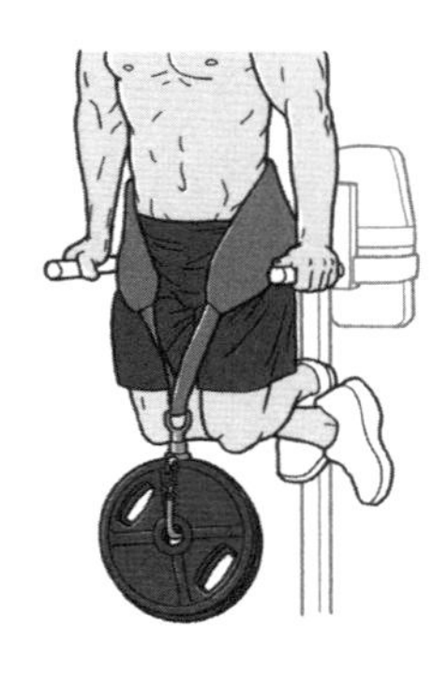

### 링 딥스(상급)

줄에 매단 2개의 손잡이를 양손에 잡고 실시하는 딥스입니다. 대개 체조용 원형 링을 사용하는데, TRX로 알려진 서스펜션 트레이닝 기구도 기능상으로는 같습니다.

팔을 굽히며 하강할 때는 그립을 넓히고, 팔을 펴며 올라갈 때는 그립 간격을 좁혀 흉근의 가동범위를 늘릴 수 있어서 가슴에 큰 자극을 줍니다. 여기까지만 들으면 더할 나위 없이 완벽한 가슴운동인데, 실상 일반인에게는 권하지 않습니다. 지지점이 매우 불안정해 중심을 조금만 잃어도 아차 하는 순간에 부상을 입기 때문입니다. 몸이 가볍고 운동능력이 좋은 상급자에 한해 실시합니다.

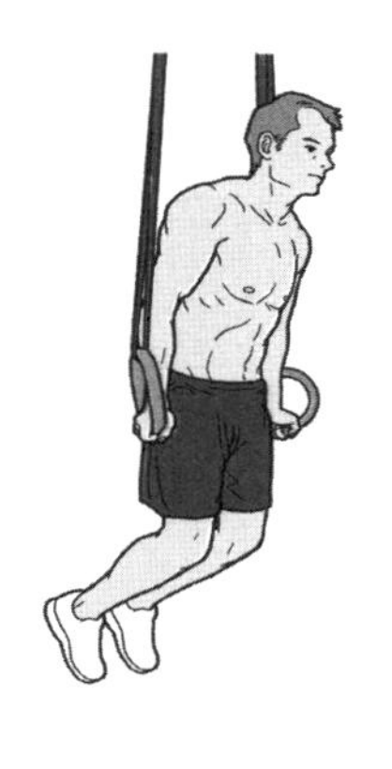

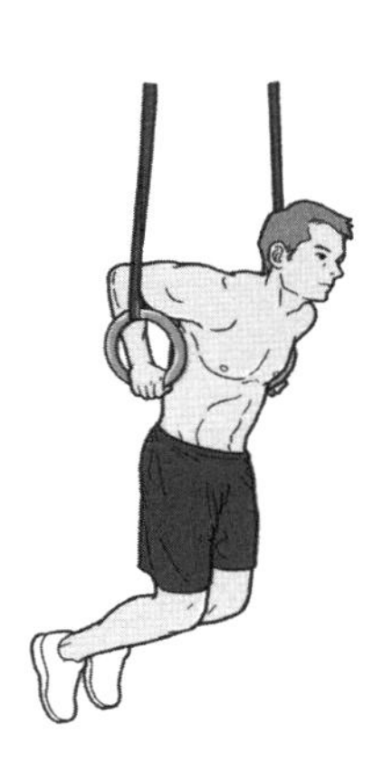

# 체스트 플라이

| 운동 성격 | 단관절 고립운동 |
| --- | --- |
| 적합 레벨 | 중급 ~ 상급 |
| 주된 반복수 | 10~15회 |
| 표적 근육 | 대흉근, 오훼완근, 상완이두근(단두) |

날갯짓을 뜻하는 플라이Fly는 팔을 옆으로 벌렸다 모으는 자세를 말합니다. 대흉근만 자극하는 유일한 고립운동이자 모멘트성 운동입니다. 흉근을 단련하는 주된 운동이라기보다는 주로 보디빌더나 상급자가 피로해진 근육에 최종 타격을 주는 보조운동으로 활용합니다. 근육을 전혀 못 쓰는 왕초보자에게는 근육 쓰는 느낌을 가르치는 용도로 가끔 사용하지만, 주된 운동인 푸시업이나 벤치프레스를 대신하지는 못합니다. 플라이는 덤벨, 머신, 케이블로 할 수 있지만 덤벨을 이용하는 덤벨 플라이가 대표적입니다. 덤벨 체스트 플라이의 기본동작은 다음과 같습니다.

## 기본동작

❶ 덤벨 벤치프레스에 비해 절반 이하의 가벼운 덤벨을 고른다. 덤벨을 쥐고 벤치에 누워 견갑골을 고정한다. 뉴트럴그립으로 덤벨을 앞으로 뻗어 나란히 마주보게 한다. 허리 아치가 너무 깊으면 가슴에 자극이 적어지므로 주의한다.

❷ 숨을 들이마시며 팔을 천천히 옆으로 벌려준다. 팔을 완전히 펴서 벌리면 팔이 더 많이 개입하고 관절에도 부담이 되므로 하강하면서 약간 굽혀준다. 이 운동은 이완이 수축만큼 중요하므로 가슴에 긴장을 유지하며 속도를 조절한다. 팔꿈치는 어깨와 같은 높이거나 약간 더 내려간 정도로, 이 상태가 하단이다. 과도하게 내려가면 어깨에 무리가 되고 흉근의 수동 장력과 신장반사가 일어나 오히려 운동효과가 떨어진다.

❸ 하단에서 잠시 정지 후, 다시 손바닥이 마주보도록 팔을 가슴 위로 모아준다. 굽었던 팔꿈치는 올라가며 펴진다. 상단에서는 모멘트가 작아져 자극이 거의 없으므로 가슴에 의도적으로 힘을 주는 게 좋다. 고립운동이므로 수축과 힘을 주는 단계 1초, 이완 2초의 느린 동작으로 집중을 유지하며 10회 이상 고반복으로 실시한다.

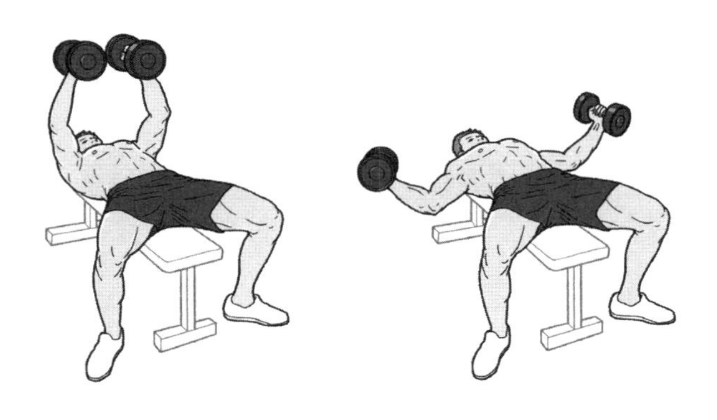

## 체스트 플라이, 그것이 알고 싶다

### 모멘트성 운동이 까다로운 이유

머신으로 하는 플라이는 의자 높이만 맞고, 몸을 등판에 기대면 자세가 쉽게 잡히지만 덤벨이나 케이블을 쓰는 플라이는 자세에 따라 모멘트와 자극점이 달라집니다. 덤벨 플라이에서는 모멘트(덤벨 중량×어깨 관절에서 덤벨까지의 수평거리)가 흉근에 가해지는 자극을 결정합니다. 덤벨이 가벼우면 그만큼 팔을 펴서 모멘트를 키울 수 있지만, 반대로 너무 무거우면 모멘트를 감당하지 못해 팔꿈치가 많이 굽어 거리가 줄게 되니 결국 덤벨에 찍힌 무게만 다를 뿐 근육에 가해지는 자극은 거기서 거기입니다.

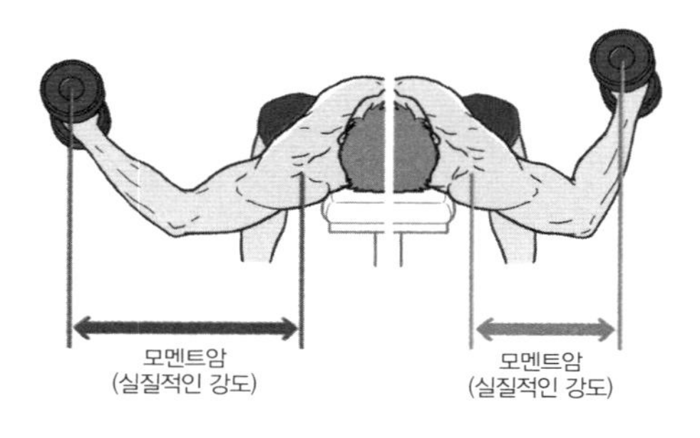


이때 덤벨이 너무 무거우면 꼭대기에서 조금만 내리고 위에서만 깔짝대는 치팅이 나오기 십상입니다. 근성장에는 길어진 상태에서의 초반 수축이 가장 중요합니다. 대흉근은 팔을 벌렸을 때가 근육이 길어진 핵심 타이밍이므로 위에서 깔짝대는 건 효과를 얻기 힘듭니다. 중량을 줄이더라도 가슴을 최대한 펼치고 하단의 동작에 집중해 실시합니다.

## 체스트 플라이 변형 동작

### 머신 체스트 플라이(초급~상급)

고립운동에서는 머신이나 케이블을 굳이 피할 필요는 없습니다. 덤벨 플라이는 팔을 벌린 상태에서는 자극이 강하지만 손을 모은 상태에서는 자극이 거의 없는 게 단점인데, 머신이나 케이블은 동작 내내 일정 한 강도를 유지합니다. 한편 전완에 과도하게 힘이 집중되는 것도 막을 수 있습니다.

머신 체스트 플라이는 과거에는 팔을 90도 굽혀 팔꿈치 아래를 패드에 기대고 앞으로 모아주는 '펙 덱 플라이 머신'이 많았습니다. 최근에는 앉는 방향에 따라 가슴운동인 체스트 플라이와 후면삼각근 운동인 리버스 플라이에 모두 쓸 수 있는 장비가 흔합니다. 이 기계에서는 과거처럼 팔꿈치를 굽히지 않고 펴서 실시합니다.

방법 자체는 덤벨 플라이와 같습니다. 견갑골을 하강해 등판에 고정하고, 그 상태로 손잡이를 잡았을 때 팔꿈치와 흉근이 비슷한 높이가 되도록 의자 높이를 맞춥니다. 팔을 약간만 굽혀 손잡이를 잡되 팔꿈치 아래로는 최대한 힘을 빼고, 손잡이도 손에서 벗어나지 않을 정도로만 헐렁하게 잡습니다. 그 상태로 흉근에 힘을 주며 팔을 앞으로 천천히 모으고, 천천히 풀어줍니다.

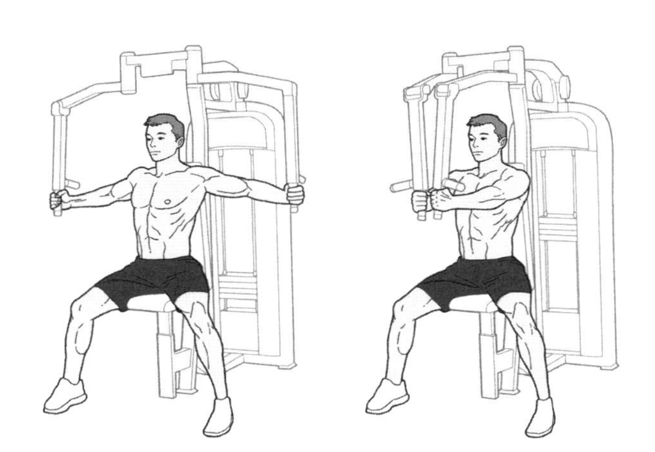

### 인클라인 덤벨 플라이(중급~상급)

인클라인 벤치에서 실시하는 덤벨 플라이는 흉근 상부를 도드라지게 하는 운동입니다. 플랫 벤치에서의 덤벨 플라이는 흉근 중앙에 집중적으로 작용하기 때문에 고급자들은 인클라인과 플랫 벤치에서의 덤벨 플라이(혹은 머신 플라이)를 날짜별로 번갈아 실시하기도 합니다.

디클라인으로는 덤벨 플라이를 거의 하지 않습니다. 흉근 하부의 고립운동은 다음에 나오는 케이블 체스트 플라이나 크로스오버를 주로 활용합니다.

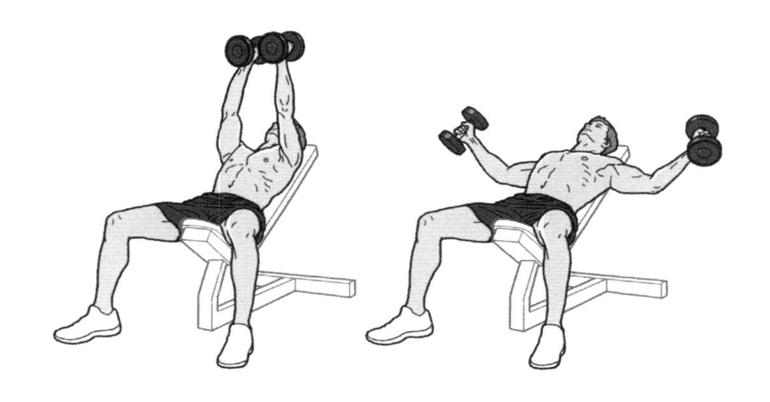

### 케이블 체스트 플라이(중급~상급)

플라이의 또 다른 변형은 케이블 체스트 플라이입니다. 대개는 양쪽 2개로 된 케이블 머신을 이용하지만 한쪽씩 따로 실시하기도 합니다. 중앙에 서서 양손에 케이블을 잡고 플라이의 하단 자세처럼 가슴을 벌립니다. 한쪽 다리를 내밀고 상체를 약간 숙인 후, 숨을 내쉬며 팔을 명치 앞으로 모아줍니다. 모멘트가 동작 내내 고르게 분포되므로 팔꿈치를 아주 조금만 굽힌 상태를 계속 유지합니다. 케이블을 이용한 플라이에서는 다음과 같이 자극점이 달라집니다.

- 케이블을 높게 설치하면 – 아랫가슴(보통 뉴트럴그립)
- 케이블을 낮게 설치하면 – 윗가슴(보통 언더그립)

케이블 플라이는 팔의 각도와 가슴을 펼치고 모으는 정도를 자유롭게 바꿀 수 있는 것이 장점이지만, 등판이 없다 보니 상체가 고정되지 않고 동작 도중 몸을 까딱거리며 반동을 주기 쉬워 초급자에겐 난이도가 높습니다. 중상급자 단계에서 실시하되, 상체를 안정적으로 유지할 수 있는 낮은 무게를 씁니다.

수축 자세에서 양손을 아예 X자로 교차시켜 흉근과 전거근을 최대한 수축시키는 '케이블 크로스오버 플라이'도 가능합니다. 팔을 교차할 때는 양손을 매회 번갈아 위로 올라가게 하거나, 세트별로 위로 가는 손을 바꿔줘야 양쪽에 불균형한 자극을 주는 일을 피할 수 있습니다.

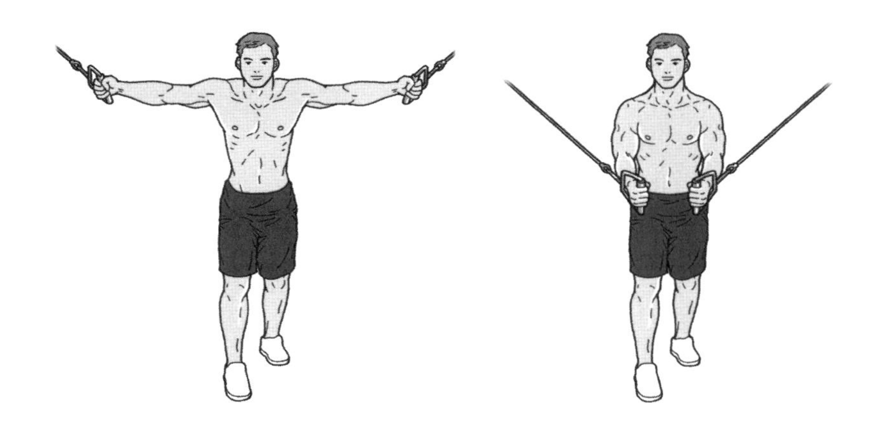

## 03
# 어깨운동

흔히 '어깨'라고 하면 목 양옆에서 시작해 팔로 이어지는 라인을 말합니다. '옷빨'을 결정하고, 시각적으로는 체형과 체격을 가늠하는 기준이 되기도 합니다. 그래서 특히 남성들에게 사랑을 많이 받는 부위입니다.

어깨 부위의 근육은 상체의 거의 모든 운동에 관여하지만 딱 집어서 어깨운동이라고 하면 대개는 삼각근 운동을 말합니다. 삼각근의 주된 역할은 팔을 위로 드는 동작입니다. 앞서 언급했듯 팔을 들 때의 움직임은 '어깨관절:견갑골=2:1'로 기여합니다. 이 비율은 견갑골을 고정하지 않고 팔을 바닥에서 꼭대기까지 움직일 때의 전체 비율이고, 견갑골을 고정한 상태로 팔을 수평까지 들 때는 어깨관절, 즉 삼각근의 역할이 대부분입니다. 팔을 그보다 더 들면 견갑골 움직임의 비중이 점점 커져서 승모근 운동이 되죠. 이 때문에 어깨운동에는 상부 승모근도 포함되지만 승모근은 등운동에서 따로 다루므로 여기서는 삼각근에만 주목하겠습니다.

삼각근은 크게 세 부분으로 이루어져 있습니다. 전면은 쇄골에서, 측면은 견갑골의 견봉에서, 후면은 견갑골 윗부분에서 시작해 팔 바깥에서 부채꼴처럼 하나로 합쳐집니다. 전면 삼각근은 앞으로 미는 동작에서 주로 쓰여 가슴운동에 동원됩니다. 후면 삼각근은 뒤로 당기는 동작에 함께 동원되어 등운동과 한 프로그램에 묶기도 합니다. 팔을 측면으로 드는 동작에서는 전면, 후면과 함께 측면 삼각근이 등장하는

데, 이름과 달리 실제로는 약간 앞쪽을 향하고 있습니다. 밧줄처럼 꼬인 형태의 근육이라 전면이나 후면보다 수축 속도가 느린 편이고, 천천히 이완하는 네거티브나 정지 상태로 버티는 등척성 동작에 많이 동원됩니다. 따라서 단련하기가 쉽지 않아서 드롭세트를 통한 강제반복, 고립운동으로 미리 피로하게 만든 후 복합운동을 실시하는 선피로법 같은 변칙 세트법도 많이 씁니다(변칙 세트법은 3부 참조).

어깨운동은 크게 보아 미는 복합운동인 프레스Press, 고립성 운동인 레이즈Raise, 당기는 복합운동인 업라이트 로우Upright Row로 나눌 수 있습니다.

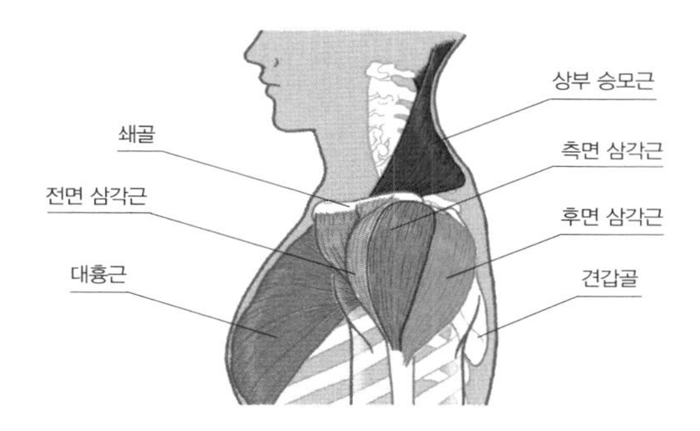


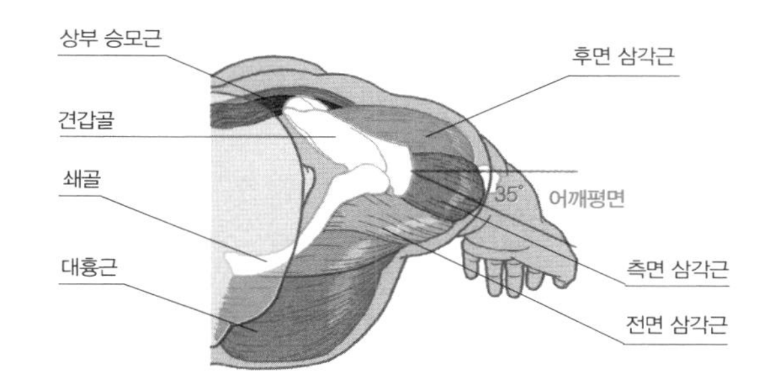


삼각근과 주변 근육

# 오버헤드 프레스

| 운동 성격 | 다관절 복합운동 |
|---|---|
| 적합 레벨 | 초급 ~ 상급 |
| 주된 반복수 | 5~15회 |
| 표적 근육 | 삼각근, 승모근, 삼두근, 대흉근 상부, 코어 |

중량을 머리 위로 올리는 오버헤드 프레스는 삼각근과 승모근, 삼두근 등 어깨 전반을 단련하는 운동입니다. 바벨이든 덤벨이든 케틀벨이든 잡을 수 있다면 무엇이든 무방하지만, 바벨을 이용해 서서 하는 스탠딩 오버헤드 프레스가 기본입니다. 스탠딩 오버헤드 프레스는 상체의 전반적인 힘을 기르는 전신운동 성격도 강해 스트렝스 트레이닝에서도 중요한 종목입니다.

오버헤드 프레스의 원형은 과거 역도의 한 종목이었던 추상(Clean&Press)에서 어깨 위로 바벨을 드는 프레스Press라는 종목입니다. 그런데 추상은 잦은 판정 시비와 허리를 뒤로 꺾는 '레이 백'의 안전성 논란으로 역도의 세부 종목에서 사라졌습니다.

오버헤드 프레스는 세부적인 변형이 많은데, 보디빌딩이나 피트니스에서는 몸통을 고정하고 어깨만 써서 드는 밀리터리 프레스가 보통이고, 체력훈련이나 스트렝스 트레이닝에서는 상체의 힘을 전부 사용하는 고전적인 프레스를 널리 씁니다. 무릎과 허리의 반동을 쓰는 푸시 프레스는 크로스핏에서, 역도에서는 하체 점프까지 동원해 최대 파워를 내는 저크가 용상(Clean&Jerk) 종목의 후반 동작으로 쓰입니다.

이 중 밀리터리 프레스 버전의 오버헤드 프레스 동작은 다음과 같습니다.

## 기본동작

❶ 랙의 윗가슴 정도 높이에 바벨을 건다. 중량은 벤치프레스의 50~60% 정도로 초보 남성은 15~20*kg*의 빈 봉, 여성은 8~12*kg* 정도의 짧은 단

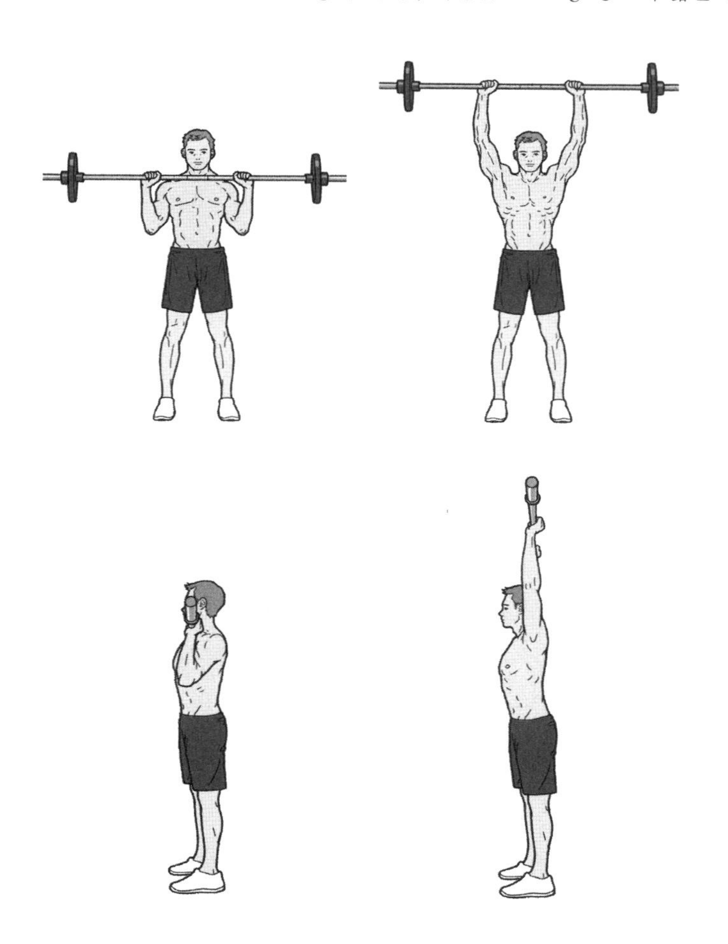

봉으로 시작한다. 팔을 내밀어 어깨보다 약간 넓은 그립으로 바벨을 잡는다. 팔꿈치를 바깥쪽으로 벌리며 양손에 바벨이 비스듬히 닿도록 잡는다.(자세한 설명은 153쪽 참고)

❷ 바벨 밑에 발의 아치가 오게 선다. 몸을 세운 채로 무릎만 굽혀 자세를 낮춘다. 가슴을 내밀고, 바벨을 전면 삼각근 꼭대기에 받치고, 무릎을 펴며 하체 힘으로 바벨을 올려 뽑는다. 정면에서 볼 때 전완은 지면과 수직을 이루고, 옆에서 보면 팔꿈치가 바벨보다 조금 앞으로 나간다.

❸ 랙에서 한 발 물러나 준비자세를 갖춘다. 턱은 살짝 당긴다. 상체가 약간 뒤로 기울게 되는데 이때 허리에 아치가 생겨서는 안 된다.

❹ 숨을 깊이 들이마신 후, 바벨을 밀어 올린다. 바벨의 궤적은 최대한 수직으로, 턱과 얼굴을 스칠 듯 움직인다. 뒤로 기울었던 상체가 곧게 서며 머리가 바벨 밑으로 들어간다. 팔이 곧게 펴져 귀 양옆에 오면 성공이다.

❺ 올라갈 때의 역순으로 바벨을 내린다. 바벨이 얼굴을 스쳐 내려간 후 남은 숨을 내쉰다.

## 오버헤드 프레스, 그것이 알고 싶다

### 오버헤드 프레스에서 어깨 부상을 입는 경우

어깨 부상은 대개 오목위팔관절의 안전한 가동범위를 벗어나 무리하게 팔을 움직이다가 주변 조직이 손상되어 발생합니다. 특히 벤치프레스처럼 견갑골을 등판에 고정한 채로 팔만 움직일 때는 오목위팔관절 혼자서 동작 전부를 감당하다 보니 가동범위를 벗어나면 부상을 입는 경우가 많습니다.

반면, 오버헤드 프레스에서는 견갑골이 고정되지 않고 함께 회전하면서 가동범위를 분담하기 때문에 과도한 무게를 치지만 않는다면 부상의 빈도는 높지 않습니다. 단, 일부에서는 '어깨를 잘 자극한다'는 이유로 견갑골을 하강한 상태로 고정하고 오버헤드 프레스를 하는데, 이때 어깨 관절을 안정시키는 회전근개 등이 견봉 사이에 끼어 부상을 입는 경우가 많습니다.

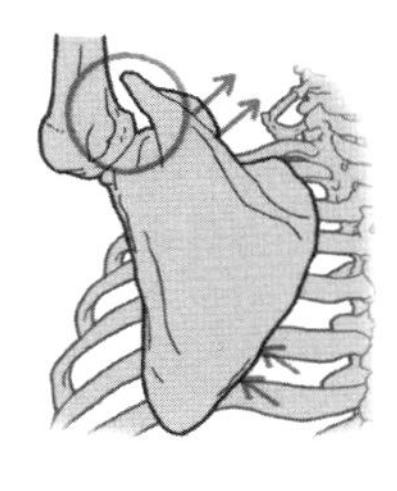

자연스럽게 팔을 올림(O)

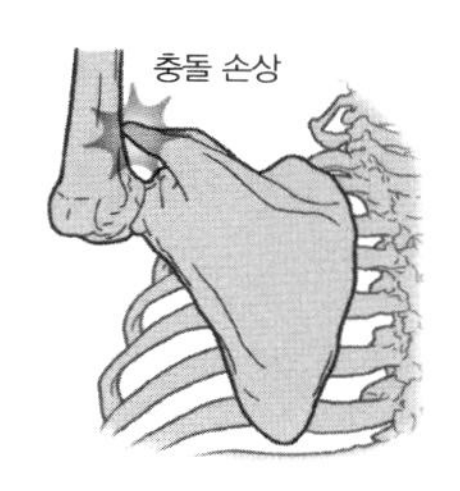


어깨를 내린 채 팔을 들어 올림(×)

오버헤드 프레스에서 견갑골의 움직임

### 팔을 똑바로 못 드는 경우는 왜 그럴까?

허리를 거의 안 쓸 것 같은 오버헤드 프레스에서 허리를 다치는 경우가 의외로 많습니다. 가장 흔한 잘못은 상체를 내내 뒤로 기울인 채 바벨을 드는, 속칭 '벤치 빠진 인클라인 벤치프레스(?)'입니다.

그런데 애당초 팔을 위로 똑바로 못 드는 사람도 있습니다. 소위 '오십견'처럼 어깨관절에 손상이 있거나 어깨가 앞으로 움츠러든 '라운드숄더'에서는 팔을 수직으로 올리지 못해 그림처럼 몸을 뒤로 기울이기 쉽습니다. 그렇다고 억지로 몸을 세우면 바벨을 앞으로 비스듬히 드는 이상한 자세가 되죠.

단순히 어깨 유연성이 문제라면 어깨 스트레칭(345쪽 그림 참고)이 도움이 되겠지만, 관절이 손상돼서라면 회복하기 전까지는 억지로 팔을

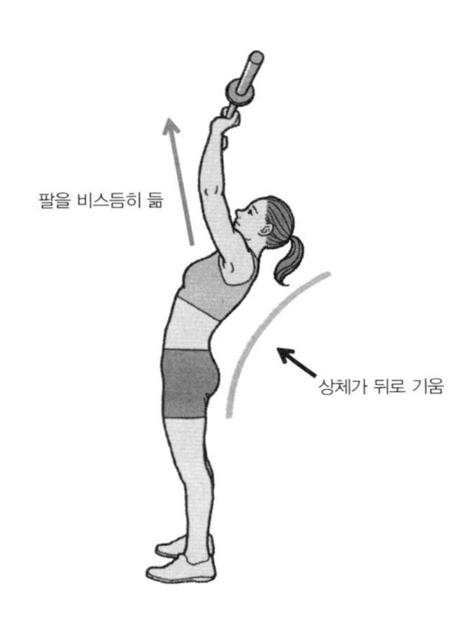


잘못된 오버헤드 프레스

들어선 안 됩니다. 라운드 숄더도 자세교정이 우선이죠. 어깨 가동범위가 충분히 확보될 때까지는 60도 이상 높은 등판 각도의 하이 인클라인 벤치프레스로 대신하거나, 바벨보다 유연성 부담이 적은 덤벨 오버헤드 프레스를 활용합니다.

### 서서 하기 vs 앉아서 하기

오버헤드 프레스는 의자나 벤치 등에 앉아 시티드seated 방식으로도 실시합니다. 앉아서 하면 하체나 허리가 관여하지 않게 되어 표적 근육에 집중하기는 쉽지만 그만큼 리프팅 중량도 줄어듭니다. 등받이가 있다면 허리가 기울거나 어깨 앞뒤로 반동을 주는 것도 차단되어 어깨에만 집중하기 쉽습니다. 단, 허리 하부와 엉덩이에만 압박이 집중될 수 있으므로 높은 중량을 쓰는 바벨보다는 세밀한 컨트롤을 중시하는 덤벨 오버헤드 프레스에서 시티드를 주로 활용합니다.

### 오버헤드 프레스에서 바벨 잡는 법

오버헤드 프레스도 벤치프레스처럼 손바닥에 비스듬하게 잡아야 손목이 뒤로 꺾이지 않습니다. 그런데 벤치프레스와 달리 오버헤드 프레스는 랙에서 잡을 때 각도와 리프팅하는 각도가 달라서 혼동하기 쉽습니다. 이때는 바벨과 나 사이에 사람이 서 있다고 가정하고 껴안듯이 팔꿈치를 밖으로 벌리고 바벨에 손을 비스듬히 대고 쥡니다. 이 상태로 바벨을 받쳐 들면 앞에서 봤을 때 마치 손목이 엄지 쪽으로 기운 듯한 모양새가 됩니다. 이렇게 해야 손목이 뒤로 꺾이지 않는 옳은 그립입니다. 이때 전완이 수직이 되게 팔꿈치를 몸 쪽으로 당깁니다.

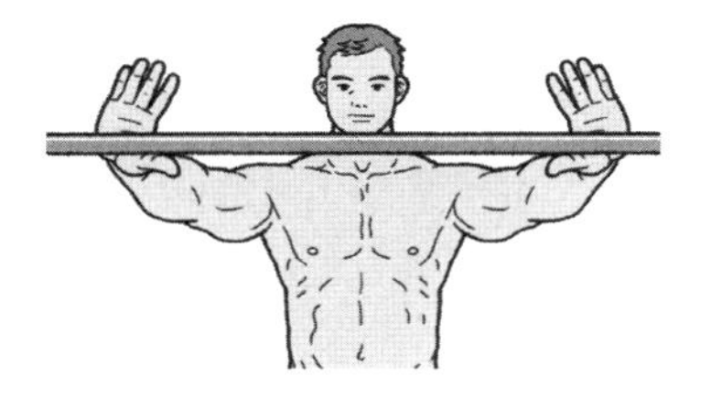

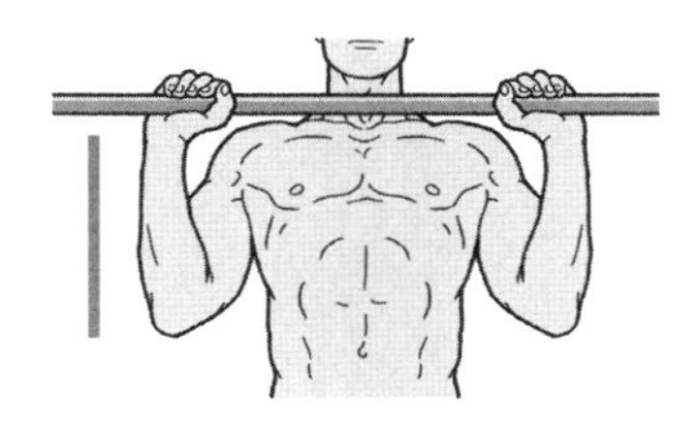

## 오버헤드 프레스, 변형 동작

### 덤벨 오버헤드 프레스(초급~상급)

바벨을 이용하는 프레스는 머리에 걸려 바벨을 수직으로 밀어올리기 어렵고, 그립 간격을 동작하는 중에 바꿀 수 없다는 단점이 있습니다. 그에 비해 덤벨은 머리에 방해받지 않고 삼각근의 정측면을 따라 움직일 수 있고, 상단에서 그립을 모아 최대로 수축할 수도 있습니다. 집중도를 높

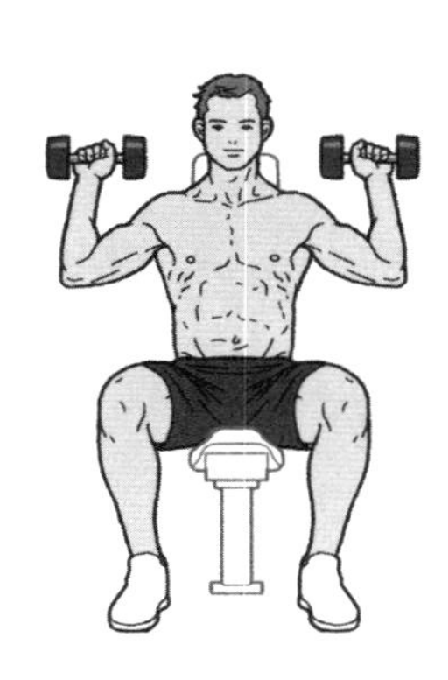
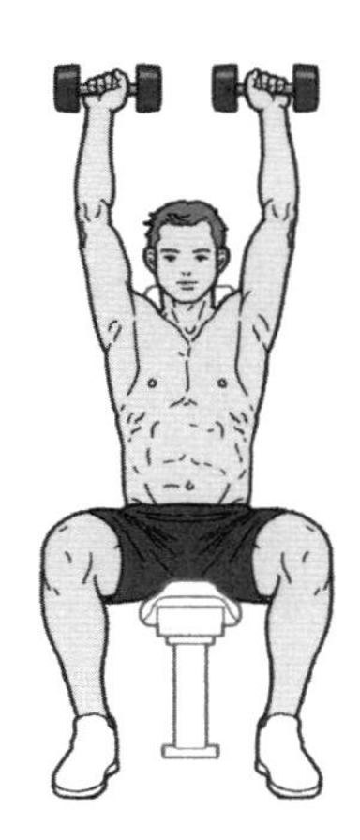

이기 위해 벤치에 앉는 시티드 자세를 많이 씁니다.

덤벨 오버헤드 프레스는 덤벨을 입 높이 정도로 들고 전완은 수직 상태로 시작합니다. 덤벨이 무거우면 일단 무릎에 올려놓고 다리 힘으로 올려 자세를 잡습니다. 그 상태에서 양쪽 덤벨이 머리 위에서 가까이 붙도록, 즉 삼각형 모양으로 밀어 올립니다. 완전히 펴기보다는 5% 덜 편다는 느낌으로 마무리합니다. 집중도를 높이기 위해 벤치에 앉는 시티드 자세를 많이 씁니다. 양쪽 덤벨 무게를 합쳐 바벨의 절반 이내 중량으로 시작하고, 밸런스를 익혀가며 조금씩 올립니다.

어깨 유연성이 떨어지면 오버그립은 불편할 수 있는데, 권총을 쥔 것 같은 뉴트럴그립이나 손목을 45도쯤 돌린 그립을 쓰면 어깨가 다소 편해집니다. 최근에는 오버헤드 프레스 머신도 덤벨 오버헤드 프레스 같은 삼각 궤적을 그리도록 제작된 제품이 많습니다(80쪽 참고).

### 비하인드넥 프레스(중급~상급)

바벨을 목 뒤로 내리는 비하인드넥 프레스(백 프레스)는 측면 삼각근에 주력하는 변형인데, 어깨에 안 좋은 운동으로도 악명이 높습니다.

어깨 관절이 열린 방향, 즉 어깨평면(zero position)은 30~35도쯤 정면을 향하고 있고, 측면 삼각근도 마찬가지입니다. 이 각도는 어깨관절에 가장 편안한 각도로, 인간의 어깨 관절은 기본적으로 앞에서 움직이도록 만들어졌습니다. 반면, '비하인드넥'이 들어간 프레스나 랫풀다운 등은 팔을 몸 뒤로 당겨야 하는데, 어깨의 근육과 힘줄 등이 서로 부딪히는 나쁜 위치가 되어[6] 손상되기 쉽습니다. 타고난 어깨 구조에 따라 비하인드 자세에 취약한 사람이 있고 오래 버티는 사람이 있으니, 위험을 감수할지 말지는 본인의 선택입니다. 측면 근육을 타격하는 데에는 덤벨 오버헤드 프레스를 더 추천합니다.

어깨를 뒤로 보내어 운동하려면 그립을 넓게 잡아야 하고, 가동범위도 짧게 잡아 바벨을 귀 언저리까지만 내려줍니다. 그보다 밑으로 더 내려가는 건 측면 삼각근에 도움도 안 되고, 부상 위험만 더 커지니 주의합니다.

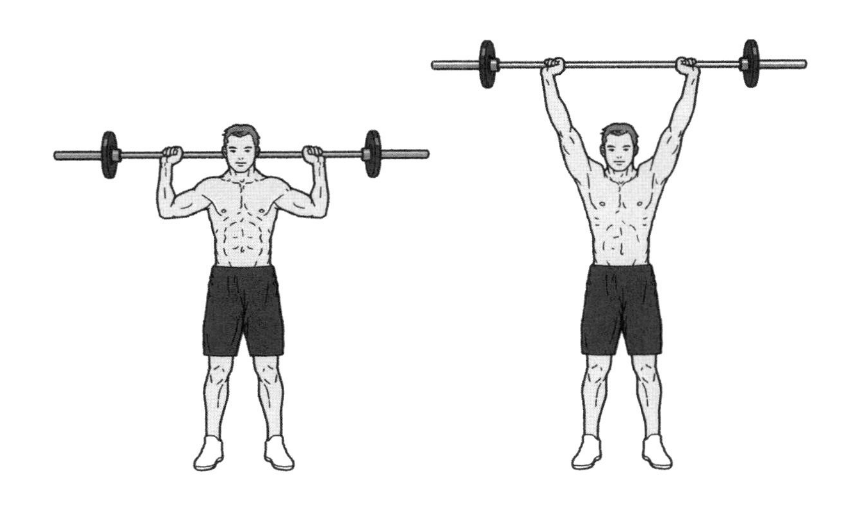

### 아놀드 프레스(중급~상급)

아놀드 프레스는 덤벨 오버헤드 프레스의 변형입니다. 하단은 쇄골 위에서 언더그립으로 시작합니다. 리프팅과 함께 손목을 회전해 상단에서는 오버그립으로 마무리합니다. 즉, 올라가는 도중에 손목이 회전합니다. 손목부터 오버그립으로 돌려놓고 뒤이어 덤벨을 올리는 실수를 흔히 하는데, 앞에 군더더기 손목 회전이 덧붙은 덤벨 오버헤드 프레스일 뿐입니다.

아놀드 프레스는 전면 삼각근에 자극이 집중되고, 가동범위가 넓고 견갑골의 움직임이 큽니다. 어깨운동의 메인이라기보다는 관절을 풀어주는 워밍업이나 마무리에 쥐어짜기 운동으로 많이 실시합니다.

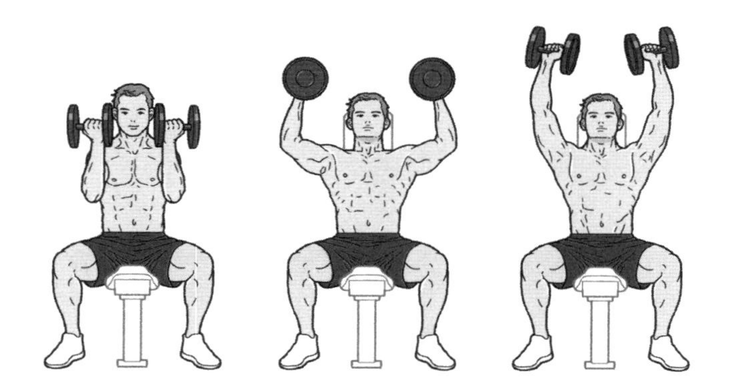

# 숄더 레이즈

| 운동 성격 | 단관절 고립운동 |
|---|---|
| 적합 레벨 | 중급 ~ 상급 |
| 주된 반복수 | 12회 이상 |
| 표적 근육 | 삼각근(전면/측면/후면) |

레이즈Raise는 프레스와 함께 삼각근을 단련하는 양대 축의 하나입니다. 프레스가 힘과 근부피를 키우는 복합운동이라면, 레이즈는 삼각근의 고립운동으로 미용적인 면을 보완합니다. 초보 단계에서는 프레스로 근부피와 근력을 단련하며 운동에 익숙해진 후, 중상급자로 넘어가면 레이즈를 추가합니다. 기능적인 측면이나 경기력 향상 목적으로는 흔히 쓰이지 않습니다.

레이즈는 전형적인 모멘트성 운동으로, 덤벨을 쓰면 하단에서는 거의 자극이 없고, 팔꿈치가 수평에 가까워져야 비로소 강도가 강해집니다. 이런 이유로 덤벨보다는 머신이나 케이블 운동이 유리한 종목입니다. 레이즈의 핵심은 집중과 속도이므로 '천천히 들고 - 잠시 정지하고 - 더 천천히 내려가기'라는 원칙을 따릅니다.

가장 기본이 되는 덤벨 사이드 래터럴 레이즈의 동작은 다음과 같습니다.

## 기본동작

❶ 초보자는 남성 3~4*kg*, 여성 1~2*kg*의 가벼운 덤벨로 시작한다. 덤벨을 뉴트럴그립으로 잡고 어깨를 늘어뜨려 견갑골을 후인해서 하강한다. 전완에 힘이 분산되지 않도록 손에 힘을 뺀다.

❷ 팔꿈치를 양옆으로 벌리며 천천히 들어올린다. 팔이 올라갈수록 모멘트가 커지며 팔꿈치가 앞으로 약간 굽어진다. 덤벨이 너무 무거우면 무의식중에 팔꿈치를 많이 굽히거나 반동을 주게 되니 주의한다. 팔꿈치를 어깨와 같은 높이까지 올리고, 잠시 정지한다.

❸ 팔을 들어올릴 때보다 천천히 내려주되, 수직으로 축 늘어뜨리지 말고 약간 덜 내린 상태에서 중단해 근육의 긴장을 유지한다. 그 상태에서 다시 ❷로 돌아간다. 초보자는 12~15회 이상 고반복으로 실시한다. 래터럴 레이즈는 호흡법에서 비교적 자유로운 종목이다.

❹ 레이즈는 강제반복법이 잘 통한다. 마지막 세트에서 한계치까지 한 후, 1~2*kg*쯤 가벼운 덤벨로 바꿔서 드롭세트법을 쓰거나 팔꿈치를 더

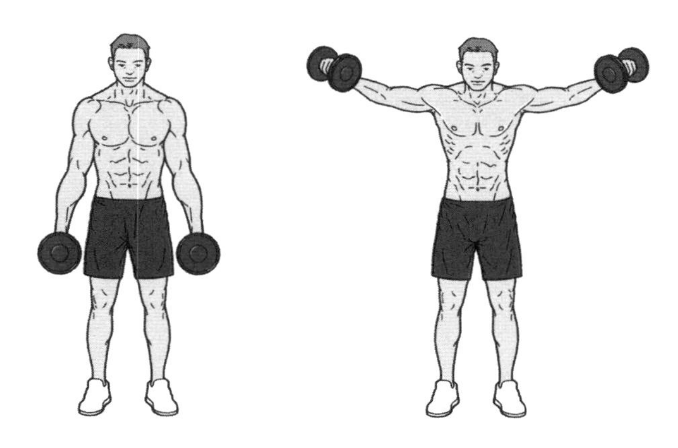

덤벨 사이드 래터럴 레이즈

굽히는 방법으로 모멘트를 줄여 3~4회 강제반복 할 수 있다.

## 숄더 레이즈, 그것이 알고 싶다

### 프론트, 래터럴, 벤트오버의 우선순위는?

숄더 레이즈에는 삼각근의 전면을 단련하는 프론트 레이즈, 측면을 단련하는 사이드 래터럴 레이즈, 후면을 단련하는 벤트오버 래터럴 레이즈가 있습니다. 많은 분이 이 셋을 다 해야 한다고 생각해 긴 시간을 투자하는데, 중요도도 다르고 자극 부위가 중복되기 때문에 굳이 다 할 필요는 없습니다. 전면 삼각근은 가슴운동이나 프레스 같은 다른 어깨운동에 많이 관여해 과로하기 쉬운 근육입니다. 그에 비해 측면은 미용상 가장 중요한 부위죠. 후면은 기능적으로 중요한 근육인데도 눈에 안 띄다 보니 다른 부위보다 뒤처진 경우가 많습니다. 따라서 셋의 우선순위를 따지면 '후면 = 측면 〉 전면'이 됩니다.

### 물 따르는 자세라니요?

과거 덤벨 사이드 래터럴 레이즈에서는 덤벨의 앞쪽을 기울이는, 즉 엄지 쪽을 낮추어 마치 오버그립처럼 잡는, 소위 '주전자로 물 따르는 자세'가 유행했습니다. 이렇게 해야 측면 삼각근을 가장 많이 자극한다는 이유였는데, 문제는 회전근개가 주변 조직과 마찰되어 손상되기 쉽습니다. 그보다는 상체를 15도쯤 앞으로 기울이고 하면 어깨가 주변 조직과 마찰되는 상황을 줄이면서도 측면에 집중할 수 있습니다. 어깨에 이미 통증이 있다면 손바닥이 앞을 향하는 언더그립으로 하면 부담을 덜 수 있습니다.

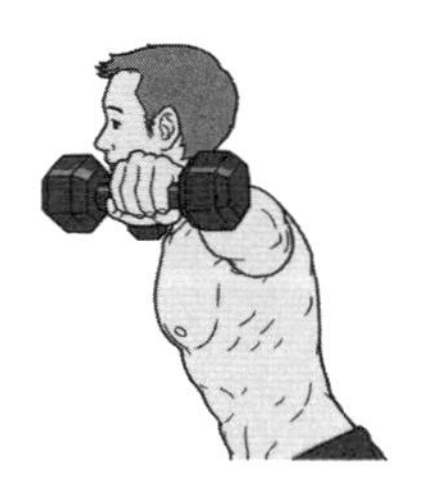

상체 각도

## 숄더 레이즈 변형 동작

### 프론트 레이즈(중급~상급)

팔을 앞으로 드는 프론트 레이즈는 중급자 이상에서 전면 삼각근의 보완이 꼭 필요할 때 실시합니다. 전면 삼각근은 측면이나 후면에 비해 가동범위가 넓으므로 이마 높이까지 손을 올려줍니다. 보통 덤벨을 쓰지만 원판이나 바벨봉을 쓸 수도 있고, 양손을 번갈아 하거나 동시에 실시해도 무방합니다. 오버그립이 일반적이지만 뉴트럴그립으로 할 경우 전면을 더 강하게 자극합니다. 프론트 레이즈에는 전면삼각근 외

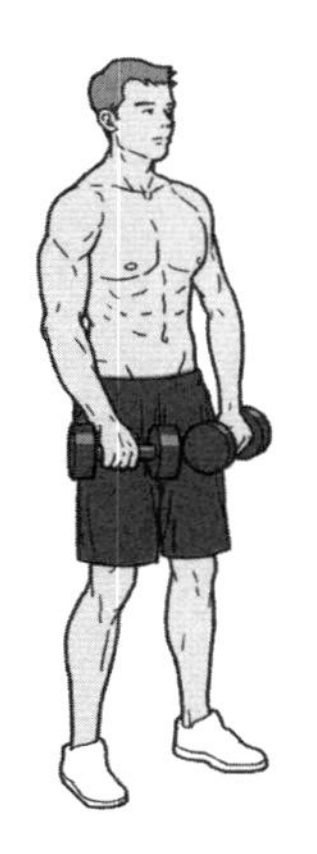

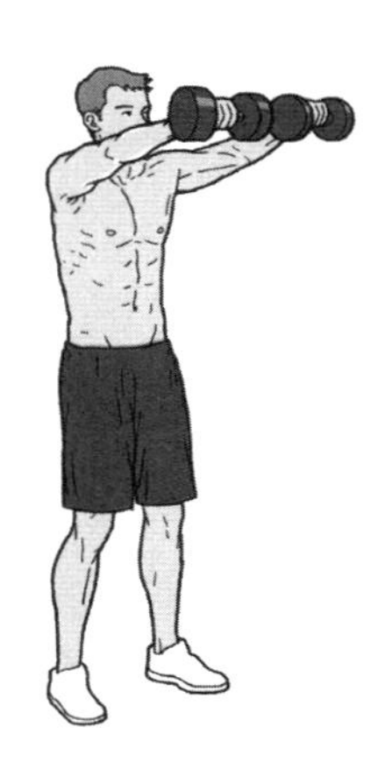

에 상완이두근도 일부 관여합니다. 이때 무게가 과하거나 자세가 잘못 되면 어깨가 아닌 팔운동이 되므로 그때는 무게를 줄이고 자세를 교정 합니다.

### 벤트오버 래터럴 레이즈(중급~상급)

몸을 앞으로 기울이고 실시하는 벤트오버 래터럴 레이즈는 후면 삼각근을 단련하는 운동으로, 체스트 플라이의 반대 방향이라고 해서 '리버스 플라이'라고도 합니다. 후면 삼각근은 등운동으로도 단련되지만 전면에 비해 뒤처진 경우가 많으므로 사이드 래터럴 레이즈와 함께 비교적 중요도가 높습니다. 라운드 숄더(굽은 등) 교정운동으로 활용하기도 합니다.

준비자세에서는 무릎을 살짝 굽혀 엉덩이를 빼고, 상체를 기울인 후 견갑골을 후인해 고정합니다. 팔을 양옆으로 천천히 벌리며 올린 후 잠시 정지하고 내려옵니다. 중간에 견갑골을 움직이면 등의 능형근, 승모근에 자극이 분산되어 등 상부에 알이 배기기도 합니다.

벤트오버 래터럴 레이즈에서 특별히 주의할 점이 있습니다.

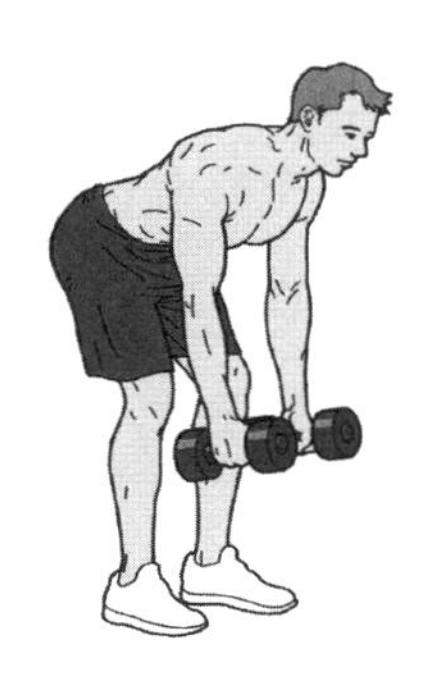

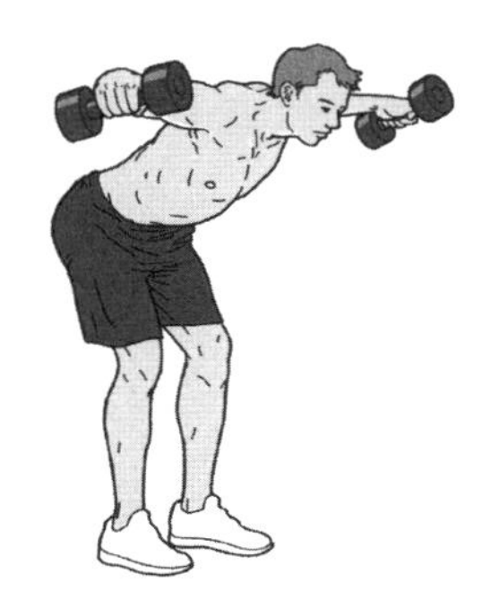

❶ 헤드뱅잉처럼 몸통을 위아래로 움직여 반동을 주지 않습니다. 벽이나 벤치, 의자 등에 가슴이나 이마를 대고 실시하는 것도 좋습니다.

❷ 무게가 과도하면 무의식중에 팔이 굽고 엉뚱하게 삼두근 장두가 동원됩니다. 팔을 최대한 펴고 할 수 있는 가벼운 무게를 택합니다.

❸ 허리가 안 좋으면 이 자세를 유지하기 어렵습니다. 인클라인 벤치에 가슴을 기대거나, 무릎을 모으고 자리에 앉아 허벅지에 가슴을 기대고 합니다.

### 케이블, 머신 레이즈(초급~상급)

덤벨을 쓰는 레이즈의 가장 큰 단점은 자극이 동작 상단에만 집중되는 점입니다. 근육이 이완된 타이밍이 근부피 성장에 중요하다는 점을 감안하면 하단에서 자극이 없다는 건 큰 문제죠. 이런 이유로 동작 내내 자극을 균등하게 줄 수 있는 머신이나 케이블이 레이즈에서는 유용합니다. 케이블을 쓰면 덤벨과는 달리 손을 몸 안쪽까지 최대한 돌린 상태, 즉 삼각근이 최대로 이완된 상태부터 시작할 수 있어 자극 범위가 훨씬 넓어집니다.

케이블이 양쪽으로 달린 '크로스오버' 장비가 있다면 양팔을 함께 할 수도 있지만, 하나뿐이면 한 팔씩 하게 됩니다. 사이드 래터럴 레이즈는 직립해서 할 수도 있고, 운동하는 팔 쪽을 향해 몸을 옆으로 기울이고 '린 어웨이' 자세로도 합니다. 린 어웨이는 승모근이 덜 관여해 삼각근에 집중하기 쉬워집니다. 이때는 넘어지지 않도록 쉬는 쪽 팔로 기구나 벽 등을 잡아야 합니다.

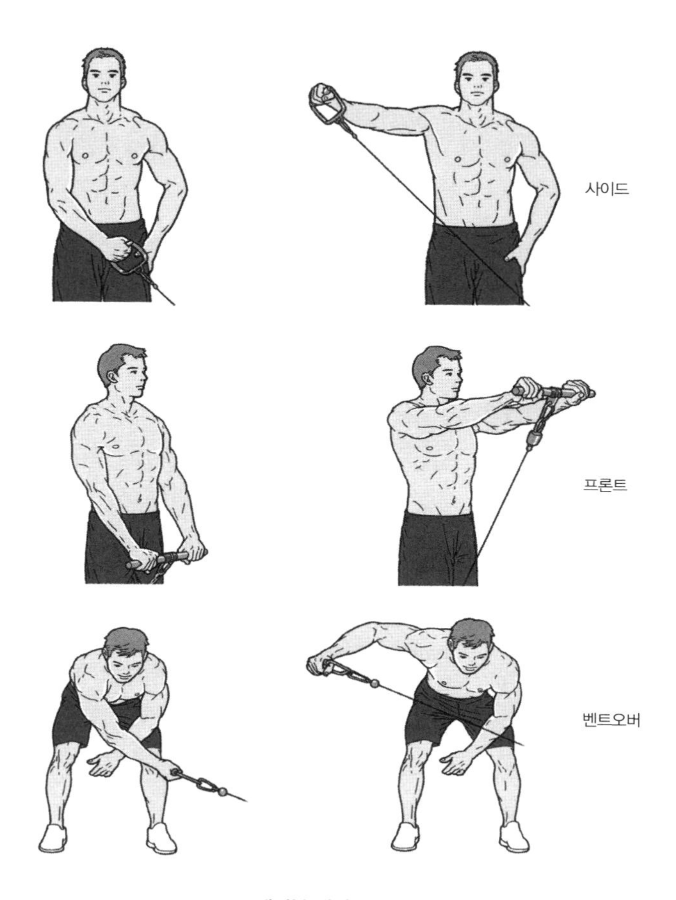


케이블 레이즈

**페이스 풀**(중급~상급, 다관절 복합운동)

페이스 풀Face Pull은 벤트오버 래터럴 레이즈와 업라이트 로우를 케이블 버전으로 결합한 운동입니다. 후면 삼각근과 함께 견갑골 움직임을 훈련하는 기능적인 운동으로 최근에 인기가 높습니다. 어깨의 외회전 근육을 강화할 수 있어 '어좁이(좁은 어깨)'와 라운드 숄더(굽은 등) 교정에 특히 유용합니다.

손잡이로는 V로프를 사용합니다. 풀리(도르래)를 가슴 높이에 고정한 후, 엄지가 몸 쪽을 향하게 로프 양끝을 잡습니다. 그대로 뒤로 물러나 팔을 앞으로 쭉 뻗고, 견갑골을 중립에 두거나 하강한 후, 앞으로 쭉 빼서 전인해주면 준비자세입니다.

그 상태에서 보디빌딩의 1번 포즈(프론트 더블 바이셉스)처럼 견갑골을 뒤로 당기면서 양 팔꿈치가 몸의 정측면에 오도록 로프를 당깁니다. 위팔은 지면과 수평을 유지하면서 등 윗부분 근육을 움직여 팔꿈치를 몸 옆쪽으로 당겨야 합니다. 팔에는 절대 힘이 들어가선 안 됩니다. 양 손이 귀 옆에 오도록 당기면 후면 삼각근 위주의 운동이고, 머리 위로 높게 당기면 회전근개와 등 상부 위주의 운동입니다.

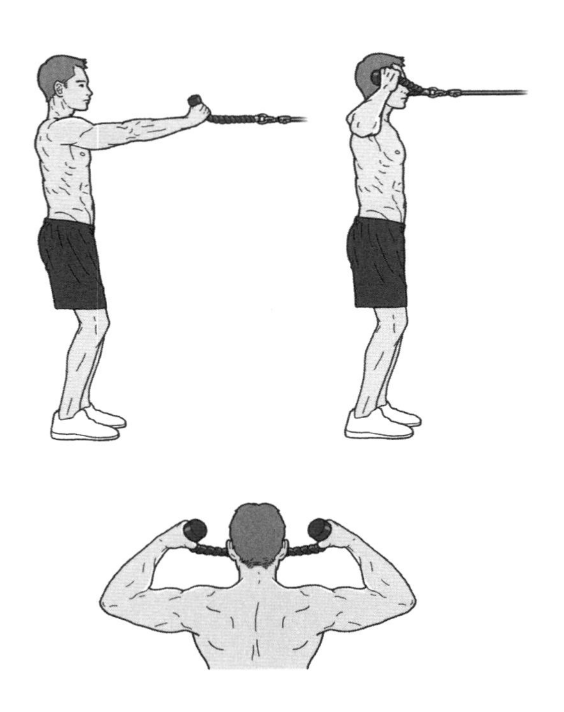

### 자세를 바꾼 레이즈(중급~상급)

덤벨을 이용하면서도 자극이 상단에 집중되는 단점을 보완하는 변형도 있습니다. 이 방법들은 주로 60년대 이전에 하던 운동으로, 머신과 케이블이 일반화된 현재는 덜 쓰이지만 머신이 없거나 홈트레이닝을 할 때는 여전히 유용합니다. 특히 삼각근이 길게 늘어난 핵심 구간인 하단에서 운동 강도가 높아지는 장점이 있습니다.

- **사이드라잉 레이즈** 벤치나 바닥에 옆으로 누워서 합니다. 이 자세로 사이드 래터럴 레이즈, 벤트오버 래터럴 레이즈를 할 수 있습니다. (단, 한쪽씩밖에 못 합니다.) 케이블로 할 때처럼 손을 바닥 가까이까지 내리면 하단에서의 자극을 크게 할 수 있습니다.

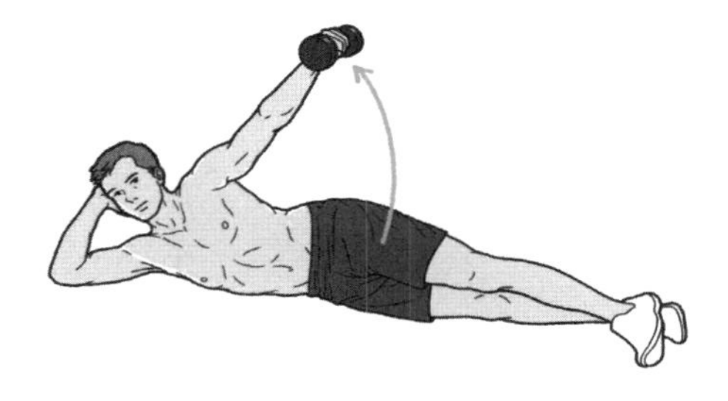

- **인클라인 프론트 레이즈** 인클라인 벤치에 등을 대고 앉아 프론트 레이즈를 하면, 서서 할 때는 거의 저항이 없던 하단부가 힘든 구간이 됩니다.

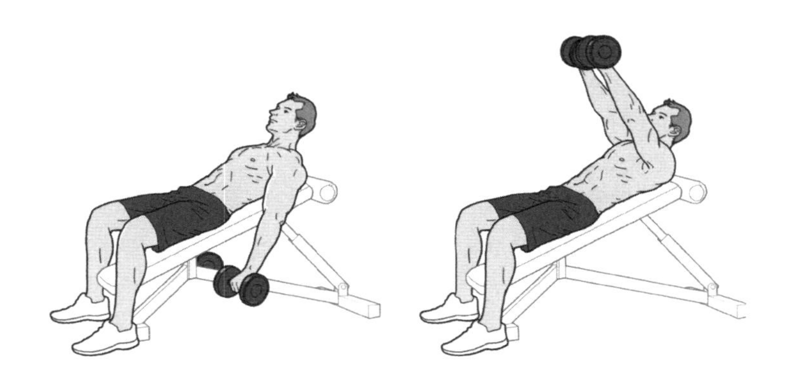

# 업라이트 로우

| | |
|---|---|
| 운동 성격 | 다관절 복합운동 |
| 적합 레벨 | 중급 ~ 상급 |
| 주된 반복수 | 12회 이상 |
| 표적 근육 | 승모근, 삼각근 이두근, 상완근, 완요골근 |

당기는 운동인 로우Row는 기본적으로 등운동이지만 상체를 세울수록 어깨 자극이 강해집니다. 업라이트 로우는 몸을 완전히 세워 등의 승모근과 어깨의 삼각근을 표적으로 하는 다관절 복합운동입니다.

이 운동에서 보통의 곧은 바벨을 쓰면 잡기도 불편한 데에다 그립의 간격이 고정되어 손목이나 팔꿈치, 어깨 관절에 부담이 커집니다. 관절 부담을 줄이려면 덤벨이나 컬바를 쓰는 편이 유리합니다. 그립을 좁게 잡고 팔꿈치를 높게 올릴수록 승모근과 전면 삼각근 운동이 되고, 그립을 넓게 잡고 팔꿈치가 어깨 정도까지만 올라오게 하면 측면 삼각근을 집중적으로 자극합니다.

## 기본동작

❶ 똑바로 서서 바벨이나 덤벨을 오버그립으로 든다. 팔운동에 쓰이는 정도의 가벼운 무게를 택한다.

❷ 숨을 내쉬며 바벨이나 덤벨이 몸을 스치도록 들어올린다. 상완이 수평이 되는 높이까지 올린 후, 숨을 마시며 천천히 내려준다.

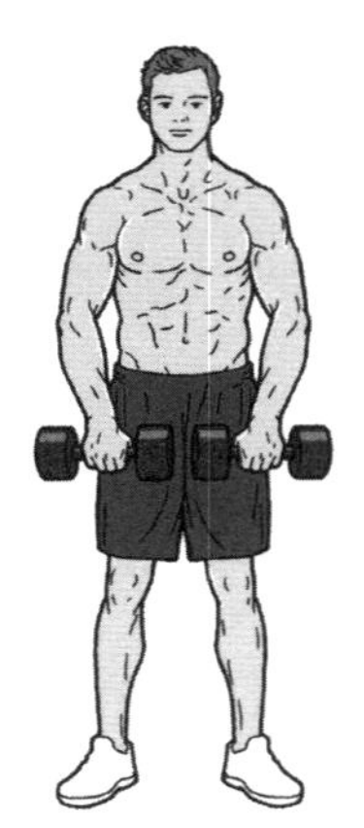

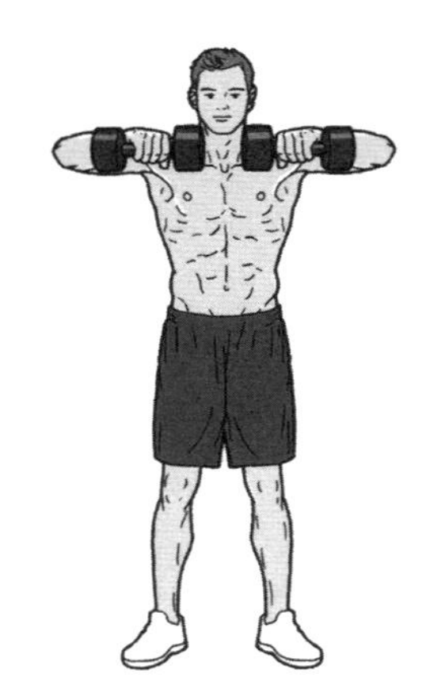

Chapter

# 05
# 등운동

등과 허리는 인간이 직립보행으로 진화하면서 가장 큰 부담을 안게 된 부위입니다. 등은 상체 근육 중 가장 큰 비중을 차지하면서 동시에 몸에 V자 윤곽을 만드는 부위인데도 눈에 바로 안 띄어 관심 밖으로 밀려나기 쉽습니다. 팔과 어깨에만 올인하는 건 초보 남성들이 흔히 하는 실수입니다. 넓은 어깨가 만들어지는 곳은 어깨가 아닌 등입니다. 현대인의 고질병인 구부정한 자세도 가슴, 전면 삼각근 같은 몸 앞면에 비해 등의 발달이 뒤처졌기 때문입니다. 그런 의미에서 등은 상체운동 중 가장 우선순위에 둬야 합니다.

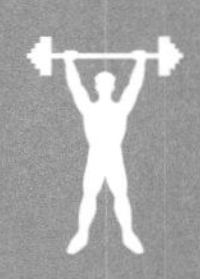

## 01
## 등의 구조

등은 어깨 뒤쪽부터 허리까지를 포함합니다. 면적으로만 보면 척추기립근이 가장 넓게 차지하고 있지만 기립근은 허리 파트에서 별도로 다루고, 등운동에서는 팔과 어깨를 뒤로 당기는 근육군으로 한정합니다. 이에 해당하는 큰 겉근육으로는 상부의 승모근, 하부의 광배근이 있습니다. 그밖에 능형근, 대원근, 소원근, 극하근, 후면 삼각근을 비롯해 수많은 작은 근육이 있습니다.

- **광배근** 골반 - 요추 - 흉추 하부에 걸쳐 넓게 시작해 몸통 뒷면을 돌면서 점점 좁아져 겨드랑이를 거쳐 팔의 앞쪽에 붙습니다. 팔을 꼭짓점으로, 척추를 반대편 변으로 하는 삼각형이죠. 그래서 이름 그대로 '광'배근입니다. 일부에서는 활배근이라고도 하는데 일본어의 잔재로 잘못된 표현입니다. ('할'배근은 더더욱 아닙니다.) 광배근은 팔을 밑으로 내리거나 뒤로 당깁니다. 광배근은 등의 중간 부분을 두툼하게 하고 옆으로 넓혀 V자 라인을 만듭니다.

- **승모근** 승모근은 두개골 - 경추 - 흉추에 걸쳐 시작합니다. 승모근은 세 부분으로 나뉘는데, 상부 승모근은 쇄골에, 중·하부 승모근은 견갑골에 붙어 등 전체로 보면 마름모꼴이 됩니다. 승모근은 견갑골을 위·아래·뒤로 움직이는 근육으로, 그 밑에는 속

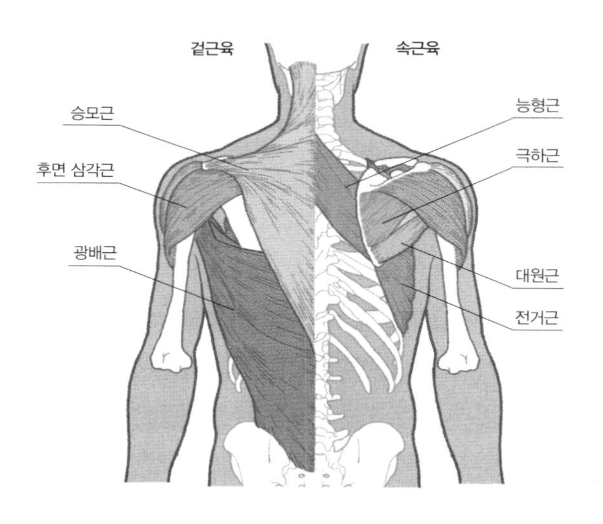


등 근육군

근육인 능형근이 함께 견갑골을 지지합니다. 승모근과 능형근은 등의 상부와 어깨를 넓어 보이게 하는 주인공입니다. 승모근이 발달하면 목 옆이 튀어나와 보인다고 오해하기도 하는데, 광배근이 발달하는 만큼 승모근도 균형을 맞춰 발달해야 멋진 어깨 라인과 넓은 등이 나옵니다.

- 대원근, 소원근, 극하근, 후면 삼각근 견갑골 뒤쪽에서 팔을 뒤로 당기거나 관절을 지지합니다. 그중에서도 대원근은 '작은 광배근'이라 불릴 만큼 동작 영역이 거의 같습니다.

## 02
# 등운동

몸 쪽으로 무언가를 당기는 동작에는 등 근육 전체가 동원됩니다. 동작에 따라 어떤 근육이 '수축하는 역할'을 맡을지, '버티는 역할'을 맡을지가 달라질 뿐입니다. 역학적으로 등운동이라 할 수 있는 동작은 아래와 같이 크게 다섯 가지로 나눌 수 있습니다. 이 중에서 무거운 것을 버티는 등척성 운동은 허리의 역할이 강하므로 7장에서 별도로 다루겠습니다.

- 로우Row 앞에서 중량을 당기는 열린 사슬운동
- 풀다운Pull Down 위에서 중량을 끌어내리는 열린 사슬운동
- 풀업Pull Up 위로 내 몸을 들어 올리는 닫힌 사슬운동
- 슈러그Shrug 팔은 움직이지 않고 견갑골만 당기는 동작
- 등척성 운동

이 많은 등운동 중에서 나에게 필요한 운동은 어떤 걸까요? 어떤 기준으로 골라야 할까요? 가장 먼저 고려할 것은 '허리 사용 여부'입니다. 로우에서는 당기는 힘이 허리와 거의 수직을 이루기 때문에 그만큼 허리에 부담이 실립니다. 따라서 순수한 등운동이라기보다 상체 전반의 힘을 다 쓰는 복합성이 강한 운동입니다. 다음으로 고려할 것은 '등의 어느 부위를 자극하느냐'입니다. 등의 중앙과 하부를 이루는 광배근과

등 상부를 이루는 승모근, 능형근, 대원근이 균형을 이루어야 하니까요. 그래서 등운동 프로그램에는 최소한 두 종류는 기본으로 들어갑니다. 하나는 허리와 등을 모두 쓰는 로우나 데드리프트이고, 또 하나는 풀업이나 풀다운 중 하나입니다. 그 외에 필요에 따라 본인이 더 주력하고픈 운동을 추가합니다.

| | 동작 구분 | | 주된 사용 근육 |
|---|---|---|---|
| 로우 | 벤트오버 로우 | 바벨 로우 | 광배근 포함 등/허리 전체 |
| | | 덤벨 로우 | 광배근, 상부 등 |
| | | T바 로우 | 광배근 포함한 등 전체 |
| | 패럴렐 로우 | 시티드 로우 | 광배근, 후면 삼각근, 대원근 |
| | | 머신 하이 로우 | 광배근, 대원근 |
| | | 머신 로우 로우 | 광배근 |
| | 인버티드(리버스) 로우 | | 광배근, 상부 등, 코어 |
| 풀다운 | 프론트 랫 풀다운 | 넓은 그립 | 광배근, 승모근 중/하부, 완요골근 |
| | | 좁은 그립 | 광배근, 대원근 |
| | 비하인드 넥 랫 풀다운 | | 광배근, 완요골근 |
| | 스트레이트 암 랫 풀다운 | | 광배근, 대원근, 삼두근 |
| 풀업 | 오버그립 풀업 | | 광배근, 등 상부 전체 |
| | 언더그립 풀업 | | 광배근, 대원근, 이두근 |
| | 뉴트럴그립 풀업 | | 광배근, 대원근, 상완근 |
| | 비하인드넥 풀업 | | 광배근, 완요골근 |
| | 어시스티드 풀업 | | 광배근 |
| 슈러그 | | | 승모근 상부, 견갑거근 |

대표적인 등운동과 동원되는 근육

# 로우

| 운동 성격 | 다관절 복합운동 |
|---|---|
| 적합 레벨 | 초급 ~ 상급 |
| 주된 반복수 | 6 ~ 12회 |
| 표적 근육 | 광배근, 승모근 |

노젓기를 뜻하는 로우Row는 정면에서 무거운 것을 당기는 동작으로 등부터 허리까지 상체 후면 전체를 단련하는 기본운동입니다. 로우는 허리를 앞으로 굽히고 밑에서 당기는 벤트오버 로우와 몸을 세우고 앞에서 당기는 패럴렐 로우로 나뉩니다. 로우의 대표선수 격인 벤트오버 바벨 로우는 허리를 숙인 자세를 유지해야 해서 완전 초보자에겐 난이도가 있지만 언젠가는 거쳐야 하는 필수 종목입니다. 전문가마다 스타일에 약간씩의 차이가 있다 보니 더 혼란스럽기도 하죠. 하지만 각자의 방식일 뿐 기본이 크게 달라지는 건 아니니 일단 한 방식을 정했다면 가벼운 무게부터 차근차근 시작해 봅니다.

## 기본동작

❶ 양발의 간격은 골반 폭~어깨너비 정도, 발끝은 바벨봉 바로 아래에 오게 선다. (컨벤셔널 데드리프트보다 발이 약간 덜 들어간다.) 허리는 곧게 편 상태로 앞으로 숙이고, 무릎을 굽히며 엉덩이를 뒤로 빼고 바벨을 잡는다. 그립 간격은 어깨너비보다 약간 넓게 잡는 것이 기본이지만 방

법에 따라 차이는 있다(177쪽 참고). 허리가 앞으로 구부정하게 말리면 절대 안 되며, 가슴을 앞으로 내민 상태를 유지한다.

❷ 숨을 들이마시고 바벨을 무릎 정도로 들어 준비자세를 갖춘다. 상체 각도는 수평에서 45도 이하로 한다. 그보다 더 세우면 승모근이나 삼각근 운동이 된다. 고개는 조금만 들어 전방 아래를 향한다. 견갑골은 하강하고, 앞으로 내밀거나 뒤로 빼지 않은 상태로 고정한다.

❸ 숨을 조금만 내쉬면서 바벨을 몸 쪽으로 비스듬히 들어 명치나 배에 닿게 한다. 견갑골은 후인해서 조여준다. 팔은 힘을 빼고 팔꿈치를 당긴다는 느낌으로 해야 등에 집중할 수 있다. 허리를 굽힌 채 실시하므로 중간에 복압이 풀리지 않도록 몸통에 숨을 유지한 채 입과 목구멍의 공기만 뱉는다.

❹ 숨을 들이마시면서 바벨을 내려 ❷의 시작자세로 돌아간다. 팔꿈치를 내리고, 조였던 견갑골도 중립으로 풀어준다.

❺ 동작 내내 다리와 몸통은 움직이지 않는다. 통제가 안 된다면 무게를 줄인다. 상체를 숙인 자세를 오래 유지하기 어려우므로 지나친 고반복보다는 6~12회 사이가 좋다.

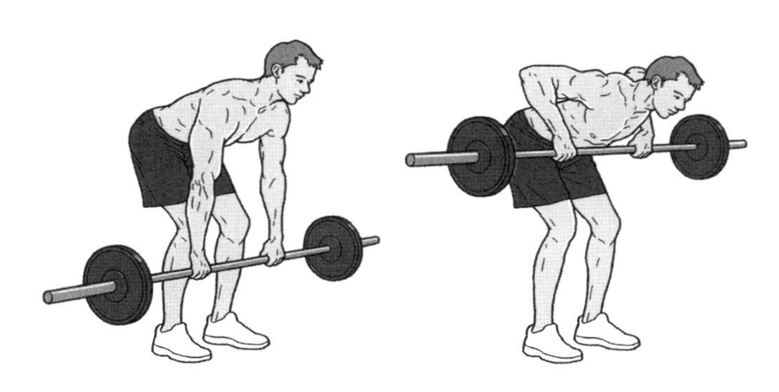

바벨 로우

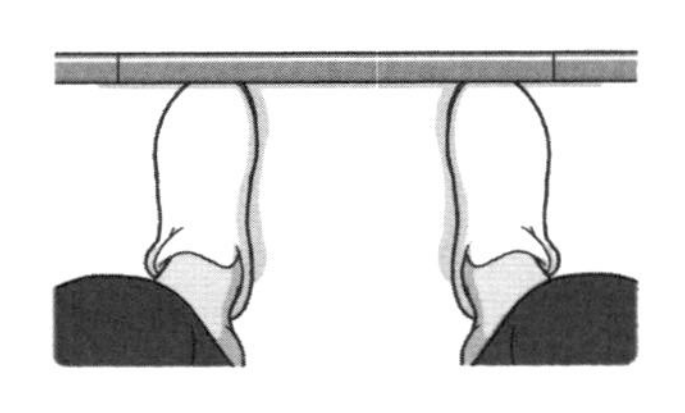
올바른 발 위치

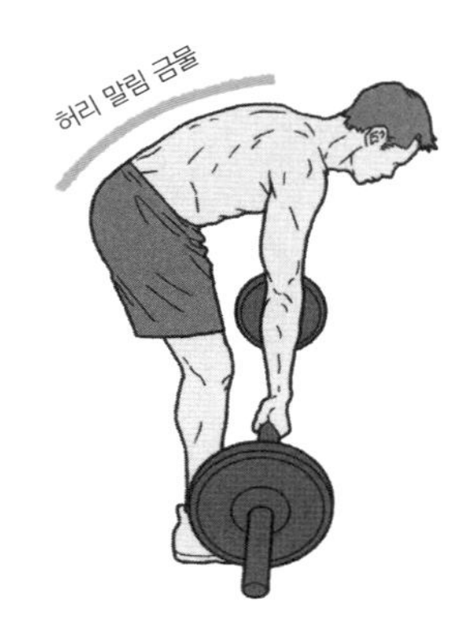

잘못된 자세

## 로우, 그것이 알고 싶다

### 그립 방향에 따라 작용하는 근육이 달라진다

- 오버그립 어깨너비보다 넓게 잡을 때 주로 활용합니다. 바벨을 올렸을 때 명치 정도에 닿게 되고, 광배근 외에 승모근 중·하부와 능형근도 크게 자극합니다. 오버그립은 등 상하부에 고른 자극을 주고, 팔로 분산되는 자극도 상대적으로 적습니다.

- 언더그립 어깨너비보다 좁게 잡을 때 주로 활용합니다. 바벨을 올렸을 때 배꼽 정도에 닿는데, 광배근에 자극이 집중되고 대원근과 팔 근육이 크게 관여합니다. 바벨이 몸의 무게중심 가까이에서 움직여 허리 부담이 적습니다. 손목이 불편하다면 컬바를 사용합니다. 고중량에서는 팔을 완전히 펴면 이두근에 무리가 갈 수 있으니 하단에서 약간 덜 펴는 게 좋습니다.

- **뉴트럴그립** 덤벨 로우나 T바 로우, 케이블 로우에서 씁니다. 좁은 그립과 넓은 그립 모두 가능하며 등의 광배근과 대원근, 팔의 상완근과 완요골근이 주로 동원됩니다. 광배근 집중도가 높고 허리 부담도 적습니다.

- **얼터네이트그립** 한쪽은 오버그립, 반대쪽은 언더그립으로 잡는 얼터네이트그립은 데드리프트에서 자주 쓰는 그립이지만 로우에서는 금물입니다. 로우는 팔을 굽혀 당기는 동작이 있기 때문에 언더그립과 오버그립에서 몸통의 움직임이 크게 달라 좌우 불균형이 생기거나 허리 한쪽에 무리가 갈 수 있습니다.

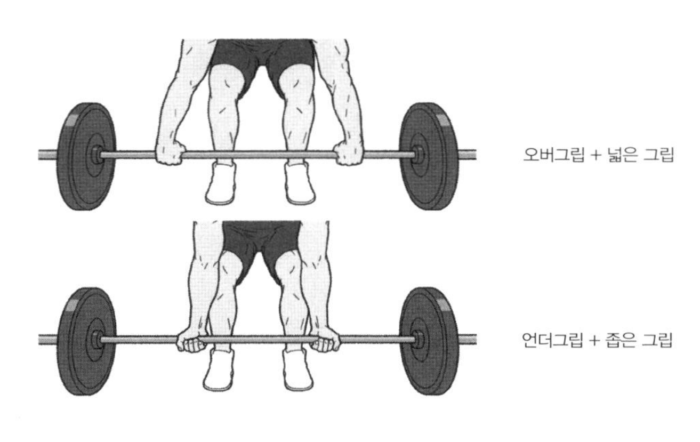


그립에 따른 손 간격

## 등 근육은 왜 자극이 잘 안 될까?

등운동, 특히 로우를 시작한 초보자 가운데 열에 아홉은 팔이나 허리만 아프지 등 근육에는 별 느낌이 안 온다고 호소합니다. 그래서 '등 근육을 컨트롤할 수 있으면 초보 딱지는 뗀다'라고도 합니다. 운동을 처음 접하는 초보자라면 난이도가 낮은 머신 패럴렐 로우로 시작해 난이도 높은 바벨로우로 넘어가는 게 보통입니다. 그렇다고 해도 등에 집중하는 건 중·상급자에게도 여전히 난제입니다.

### 첫째, 팔이 주도할 때

평소에 많이 쓰는 팔다리와 달리 몸통 근육은 큰 힘을 쓸 때 주로 동원되는데, 일반인은 그런 큰 힘을 쓸 일이 많지 않아 근신경 발달도 더딥니다. 그나마 가슴 근육은 눈에 보이는 단일 근육이라 쓰는 법을 빨리 터득하지만, 등은 보이지도 않는 데다가 근육 종류까지 많아 집중하기가 더 어렵습니다. 팔이 아닌 등 근육을 쓰려면 바벨이나 덤벨을 팔꿈치에 줄로 매달았다고 생각하고 손에 힘을 뺍니다. 또한 힘을 줄 때 엄지 쪽보다는 새끼손가락 쪽에 중심을 두어 힘을 주면 팔보다는 몸통의 큰 근육에 집중하기 쉽습니다.

### 둘째, 허리가 받쳐주지 못한다

등운동 중에서도 로우는 허리 근력이 뒷받침되지 않으면 집중하기 어렵죠. 반면, 풀다운이나 풀업은 허리를 덜 쓰다 보니 상대적으로 등에만 집중하기가 쉽습니다. 보기 좋은 몸을 만드는 급행열차로 이 둘을 택하는 사람이 많은 이유가 이 때문이죠.

그렇다고 로우를 무시하고 풀다운, 풀업만 주력하면 '약한 허리와 강한 등'이라는 문제는 해결할 길이 없습니다. 허리가 개입하지 않는 등운동을 주력으로 한다면 최소한 데드리프트 정도는 추가해서 허리와 등 전부를 보강해야 합니다. 연인 정도는 번쩍 안아들 수 있어야 운동했다고 명함을 내밀 수 있지 않을까요?

### 셋째, 악력이 먼저 털려요?

악력은 등운동뿐만 아니라 일상에서도 많이 필요한 근력입니다. 악력이 약하면 대부분의 운동에서 곤란을 겪지만 등운동은 특히 더 어렵습니다. 등운동에서 악력은 대개 중량을 높이면 뒤따라 발달합니다. 하지만 악력이 너무 약하거나 빨리 지쳐 등운동을 방해할 정도라면 오래 매달리기, 악력기 등으로 따로 단련이 필요합니다. 악력을 담당하는 전완근은 부피 발달이 더딘 반면 피로에 강하니, 하루나 이틀에 한 번씩 자주 훈련해도 무방합니다.

악력이 너무 금세 떨어져 운동을 제대로 지속하지 못한다면, 초반 세트는 맨손으로 최대한 단련해 악력도 함께 기르고, 막판 세트에 스트랩 등을 보조적으로 활용할 수 있습니다.

## 효과적인 등운동을 위한 꿀팁

- **광배근을 호출하는 열쇠는 견갑골이다** 대개의 큰 근육들은 큰 관절 하나를 위주로 움직이지만, 등 부위는 중간에 견갑골이라는 변수가 또 있습니다. 비유하자면, 다른 근육은 보통의 여닫이 문짝이고, 등은 중간에 경첩이 하나 더 달린 접이식 문과 비슷합니다. 중간 경첩 역할을 하는 견갑골을 어디에 두고 움직이느냐에 따라 등근육이 받는 자극이 달라집니다.

  이완시에 견갑골을 앞으로 내밀거나(전인) 위로 상승시키면 광배근을 최대한 늘어나게 해 광배근 전체를 최대로 자극할 수 있지만, 어깨가 불안정해지거나 허리가 구부정해질 우려가 큽니다. 그래서 벤트오버 바벨로우처럼 허리에 부담이 실리는 프리웨이트나, 턱걸이처럼 어깨에 큰 부담이 실리는 종목에서는 견갑을 중립에 고정하거나 아주 조금만 이완합니다. 반면, 머신 로우나 원암 덤벨 로우, 랫 풀다운처럼 상체가 고정되는 종목에서는 컨트롤할 수 있는 범위에서 견갑을 이완해 운동합니다. 수축할 때도 견갑을 먼저 당기면서 발동을 걸면 팔은 덜 관여하면서 광배근을 집중적으로 자극하는 장점이 있죠.

• **가동범위 최대로 쓰기** 등은 한 동작에도 아주 많은 근육을 동원하므로 자세가 흐트러지지 않는 한도 내에서 가동범위를 최대로 쓰는 것이 효율적입니다. 이완할 때는 팔을 쭉 뻗고, 수축할 때는 바가 몸에 닿을 때까지 최대한 당깁니다. 당연한 얘기 같지만 현실에선 무게 욕심을 내어 과하게 무거운 것을 들고 자기도 모르게 깔짝거리게 됩니다. 그러니 초보 때는 무게보다는 가동범위와 자세가 우선입니다. 정자세에서는 초보 남성이 20㎏짜리 빈 봉 바벨 로우에 쩔쩔매는 것도 지극히 정상입니다.
단, 가동범위를 늘리려고 욕심을 내다보면 가슴을 움츠리거나 허리를 앞으로 구부리기 쉬운데, 벤트오버 로우에서는 동작 내내 가슴을 내밀고 허리를 곧게 편 상태를 유지해야 합니다.

• **치팅 방지하기** 벤트오버 로우에서 다리나 허리를 튕기며 반동으로 드는 나쁜 자세가 나오나요? 그러면 허리 위에 뜨거운 찻잔을 올려놓고 운동한다고 생각하세요. 그래도 안 되면 고정된 기구에 이마를 대서 무의식적인 움직임을 차단할 수 있습니다. 트레이너들이 고객의 등이나 허리에 손가락 끝을 대는 것과 같은 원리입니다. 그동안 반동으로 들었다면 작은 터치만으로 리프팅 중량이

확 줄어드는 마술(?)을 경험할 겁니다.

- **광배근에 집중하기** 광배근에 집중하고 싶다면 팔꿈치를 옆구리에 바싹 붙입니다. 로우나 데드리프트에서는 팔꿈치가 벌어질수록 승모근과 능형근, 후면 삼각근에 자극이 분산됩니다.

- **팔 힘 빼기** 팔에 과도한 힘이 들어가지 않게 하려면 바벨이나 덤벨을 팔꿈치에 줄로 매달아놓았다 생각하고 손에서 힘을 빼고 동작하면 등에 자극이 강해집니다.

- **가능하다면 유니래터럴 방식을 활용한다** 한 팔만 이용하는 유니래터럴 방식은 양팔을 동시에 운동할 때보다 등 근육을 더 많이 이완시키고 가동범위를 늘려 더 강하게 자극할 수 있습니다. 단, 어깨 관절에 무리가 가기 쉽고, 척추도 좌우 불균형한 힘을 받기 때문에 나머지 한 손으로 기구나 바닥을 짚어 안정을 확보한 후 실시합니다. 원암 덤벨 로우, 원암 머신 로우, 원암 풀다운 등으로 활용합니다.

## 로우 변형 동작

### 벤트오버 덤벨 로우(초급~상급)

로우에서 덤벨을 쓰면 손바닥이 서로 마주 보는 뉴트럴그립이 가능해 팔꿈치를 몸에 붙이기 쉽고, 덤벨이 옆구리까지도 올라올 수 있어 좀 더 긴 범위로 광배근을 최대 이완, 수축할 수 있습니다. 이런 장점을 가장 크게 살릴 수 있는 종목은 한 팔만 쓰는 '원암 덤벨 로우'로, 운동하지 않는 쪽 팔로는 상체를 지지해 허리 부담을 크게 줄일 수 있습니다.

한쪽 무릎을 벤치에 올리고, 같은 쪽 팔로 벤치를 짚습니다. 반대편 다리는 바닥을 디딘 채 허리를 곧게 펴고, 운동할 팔로 덤벨을 잡습니다. 중·상급자는 견갑골을 전인해 등 근육을 이완합니다. 먼 곳의 물건을 억지로 팔을 뻗어 잡을 때처럼 어깨 관절 자체를 쭉 빼면 부상을 입을 수 있으니 주의합니다.

준비자세가 잡히면 숨을 내쉬면서 견갑을 당기며 발동을 걸고, 뒤이어 팔꿈치를 몸 쪽으로 당겨 덤벨을 올립니다. 마지막엔 견갑골을 후인해 덤벨을 옆구리까지 최대한 올립니다. 이제 숨을 마시면서 팔꿈치와 덤벨을 천천히 내리고, 마지막에 견갑골을 전인하며 최대 이완하면 1회가 완수됩니다.

단, 자세가 익숙해지기까지는 등 근육을 쓰지 않고 허리를 옆으로 비틀면서 덤벨을 올리는 치팅을 쓰기 쉽습니다. 그래서 초보 단계에서는 견갑골을 앞으로 내밀거나 뒤로 당기지 않고 일단 중립에 고정하고 연습한 후, 익숙해지면 견갑 동작을 연습합니다. 이 외에도 다리나 팔을 튕기며 반동을 주지 않도록 주의합니다.

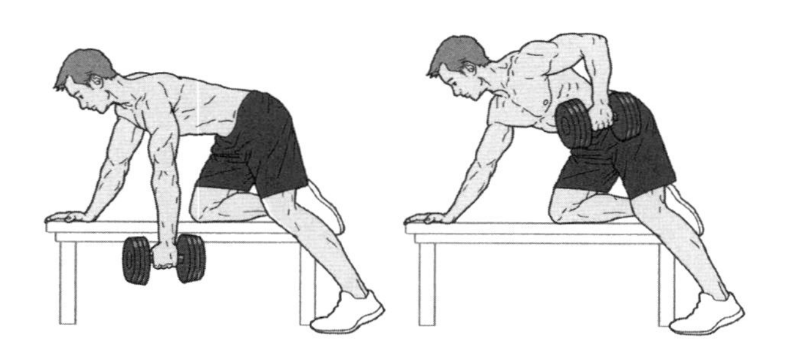

원암 덤벨 로우

### T바 로우(초급~상급)

T바 로우T-bar Row는 머신운동 중에서도 프리웨이트 못지않은 유용한 운동입니다. 경첩(랜드마인)으로 반대편을 고정한 긴 바벨봉에 중량을 꽂고 다리 사이로 당겨 올립니다. 방법은 바벨 로우와 거의 같지만 궤적이 더 안정적이라 허리와 하체 부담이 적어서 등 근육에 집중하기 쉽습니다. 손잡이 종류에 따라 오버그립, 언더그립, 뉴트럴 그립 등 다양한 그립을 선택할 수 있습니다.

바벨 로우가 아직 버거운 초급자들이 등운동의 감을 익힐 때, 바벨 로우나 데드리프트로 허리나 하체가 지쳤을 때도 유용합니다. 가슴 지지대가 있는 T바 로우 머신도 있는데, 허리 부담을 추가로 줄여 주지만 흉곽을 압박해 호흡이 힘들다는 단점도 있습니다.

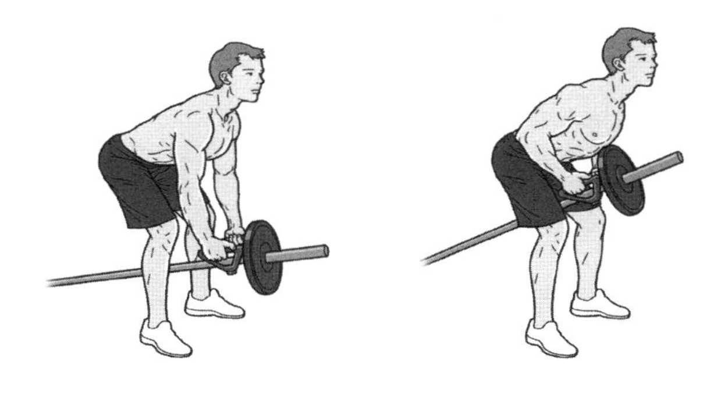

### 패럴렐 로우(초급~상급)

패럴렐 로우Parallel Row는 저항이 가로 방향, 즉 정면이라는 뜻입니다. 중력 방향이 아니다 보니 프리웨이트로는 어렵고 머신이나 케이블을 씁니다. 발판이나 가슴받이가 있는 자리에 앉아 정면으로 중량을 당기며, 시티드 머신 로우와 시티드 케이블 로우(롱풀Long-Pull)가 대표적입니다. 주로 마무리 운동으로 하며, 10~15회 가능한 중량으로 합니다.

머신을 쓰는 로우는 대개 가슴받이가 있어서 가동범위를 최대한 활용하는 것이 특징입니다. 이완할 때는 견갑골을 전인해서 등 근육을 이완시키고, 수축할 때는 견갑골을 당기면서 발동을 걸어 양쪽 견갑이 모일 때까지 최대한 쥐어짭니다.

그에 비해 시티드 케이블 로우는 대개 가슴받이가 없다 보니 몸을 앞뒤로 까딱거리며 반동으로 당기기 쉽습니다. 배에 힘을 주고 상체와 견갑골을 단단히 고정한 후, 손잡이만 움직여 복부까지 당깁니다.

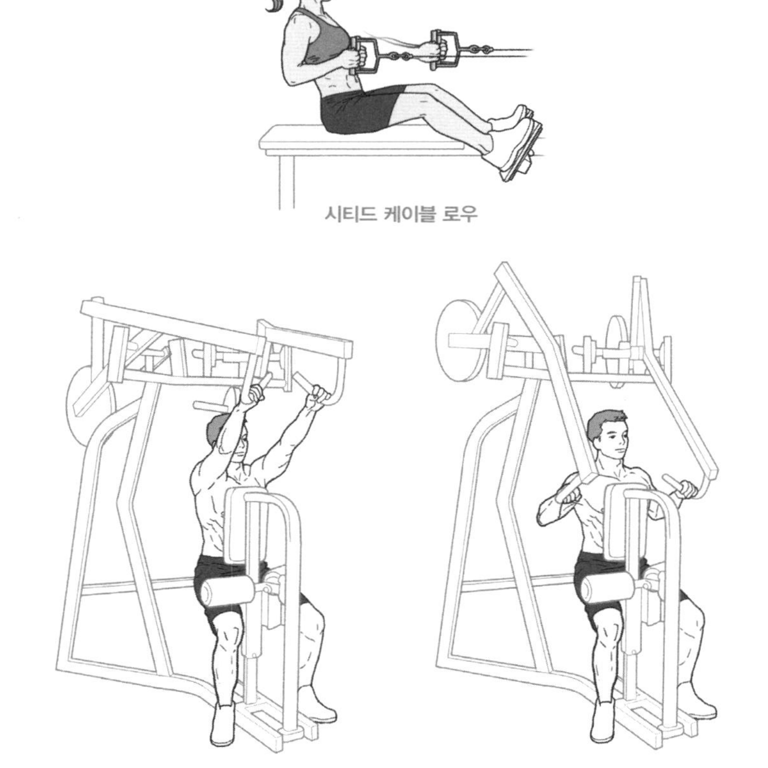

시티드 케이블 로우

머신 하이 로우

한편, 최근에는 전방에서 당기는 기존의 패럴렐 로우 외에 비스듬히 위에서 당기는 하이 로우high row 머신도 많이 보급되고 있습니다. 하이 로우는 풀다운과 로우의 중간 개념으로, 양손으로 운동하면 등의 상하 전반을 단련하는 다목적 운동이 됩니다. 한편, 하이 로우는 한 팔로 할 수 있는데, 이때는 광배근을 최대로 이완할 수 있어서 광배근만 집중적으로 단련하기에도 유용합니다.

### 인버티드 로우(초급~중급)

이 운동을 로우에 넣을지, 풀업에 넣을지 잠시 고민했습니다. 인버티드 로우Inverted Row(리버스 로우)는 이름은 로우지만 중량을 밑에서 끌어올리는 것이 아니라 누운 자세에서 팔을 뻗어 손잡이를 붙들고 내 몸을 끌어올리는 닫힌 사슬운동이기 때문입니다. 생김새가 바벨 로우를 위아래로 뒤집어놓은 것 같다고 해서 붙은 이름입니다. (푸시업을 뒤집어 놓았다고 볼 수도 있어 일부에서는 리버스 푸시업이라고도 합니다.) 잡을 것만 있으면 어디서든 할 수 있다는 것이 최대 강점인데 랙이나 스미스머신에 거치한 바벨봉, 낮은 평행봉, TRX는 물론이고 (튼튼하기만 하다면) 의자나 책상 등 가구를 붙들고도 할 수 있습니다.

적당한 높이의 봉이나 손잡이 밑에 누워서 양손으로 바를 잡습니다. 그립 간격이 넓으면 등 상부에, 좁으면 광배근에 자극이 강해집니다. 가슴을 약간 내밀고 발뒤꿈치만 바닥에 댄 채로 몸을 '곧게' 펴고 바에 매달립니다. 허리의 힘이 약하면 이 자세를 취하는 것만으로도 힘듭니다. 이때는 무릎을 약간 굽혀 바닥을 디디면 허리를 지지하기 쉽습니다. 숨을 내쉬며 바가 가슴 중간에서 명치 부근에 닿을 때까지 몸을 끌어올립니다. 다시 숨을 들이마시며 팔을 폅니다. 동작 내내 '허리를 곧은 상태'로 유지하는 게 중요합니다.

인버티드 로우는 광배근, 능형근, 승모근 중·하부를 단련하고 허리를 받쳐주는 코어와 복근까지 함께 단련하는 기능적인 운동입니다. 체중을 이용한다는 한계가 있어서 고중량운동으로는 어렵고, 기초근력을 단련하거나 턱걸이를 연습하는 예비단계 운동으로 유용합니다. 경미한 척추질환 환자도 재활운동과 코어운동, 등운동을 겸하는 목적으로 실시합니다.

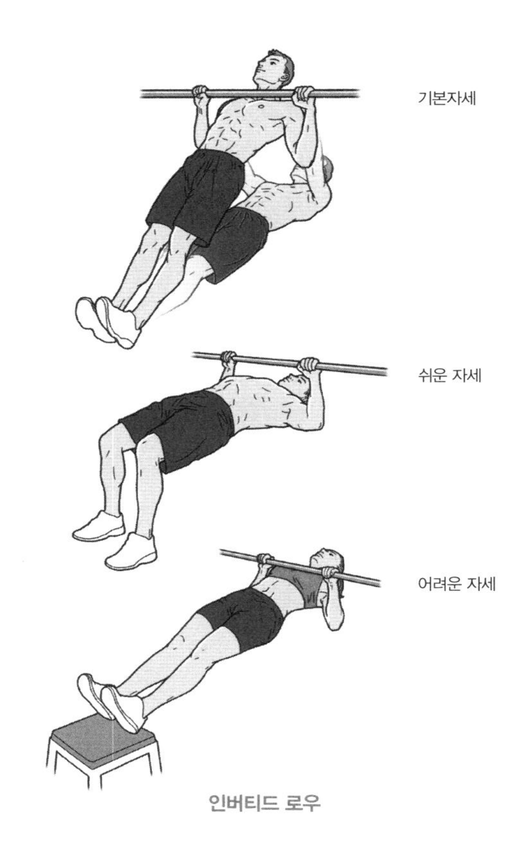


인버티드 로우

### 펜들레이 로우(상급, 파워트레이닝)

펜들레이 로우Pendlay Row는 미국의 역도 코치 글렌 펜들레이가 고안한 운동으로 특정 근육의 자극에 집중하는 보디빌딩용 운동이라기보다는 상체 전반의 폭발적인 파워를 단련하는 실전 경기용 훈련입니다.

이 운동은 허리를 수평으로 숙인 채 바벨은 바닥에 놓고 시작하는 것이 특징입니다. 그립은 양팔이 무릎 바깥으로 빠질 정도로 잡습니다. 언뜻 보기에 스티프레그 데드리프트(271쪽 참고)와 비슷하지만, 바벨은 발가락 위(데드리프트보다 약간 앞쪽)에 위치합니다. 그 상태에서 숨을 들이마신 후, 바벨을 단숨에 가슴 하부인 유두까지 힘껏 올려 터치합니다. 찬찬히 자극을 느끼는 게 아니라 폭발적인 동작으로 실시하며, 몸통은 움직여선 안 됩니다. 가슴을 터치한 후 바벨을 빠르게 쿵 하고 내려놓습니다. 네거티브 동작은 무시합니다. 허리를 잔뜩 굽힌 상태에서 네거티브까지 집중하는 건 허리 부담이 너무 큽니다. 자세를 오래 유지하기 어려우므로 바벨 로우보다 높은 무게로 6~7회 이내로 실시합니다.

초급자에게는 맞지 않으며, 중·상급자도 준비자세부터 찬찬히 익혀나가야 하는 고난이도 운동입니다. 일반인이 배우기 어려운 파워클린 대신 스트렝스 루틴에 넣을 수도 있습니다.

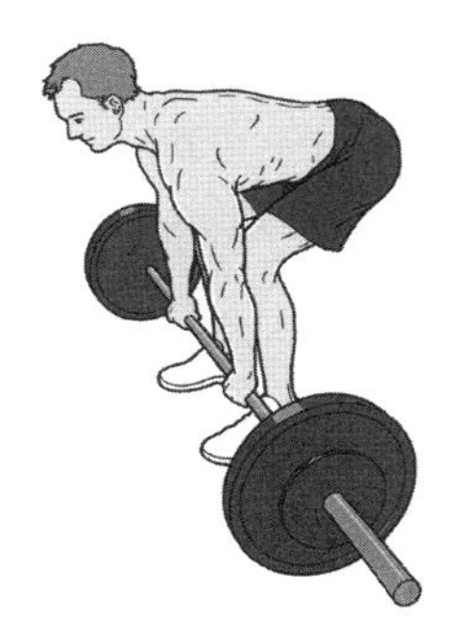
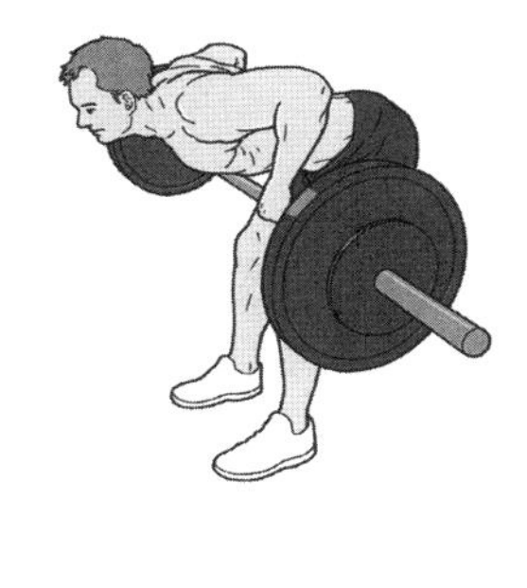

더 생각해보기

## 악력에 숨은 비밀

인간의 손놀림은 동물에게는 없는 특별한 기술입니다. 그런데 손과 손목에는 근육이 많지 않습니다. 대부분 뼈나 수많은 건과 인대로 이루어져 있죠. 정작 손 안에는 세밀한 동작을 제어하는 작은 근육 몇 개가 전부입니다. 손가락을 움직이는 주된 근육은 팔꿈치부터 손목 윗부분까지의 전완에 걸쳐 있습니다. 지신근, 지굴근들이 길고 질긴 건을 손가락까지 드리워 꼭두각시 인형 다루듯 각각의 손가락을 제어하죠. 체지방이 적다면 손가락을 굽힐 때 손목의 피부 밑에서 피아노 줄처럼 꿈틀꿈틀 당기는 건의 움직임을 볼 수도 있습니다.

손가락을 쥐는 힘을 주관하는 근육은 지굴근입니다. 그중에서도 천지굴근은 상완골의 내측상과(팔꿈치 안쪽, 뼈가 톡 튀어나와 맞으면 유난히 아픈 곳)에서 시작해 전완의 뼈(요골과 척골)에 붙고 손가락까지 비스듬히 이어집니다. 즉, 악력은 '상완골→팔꿈치관절→전완→손목관절→손바닥→손끝'으로 전달되는 셈인데 팔꿈치와 손목이라는 큰 관절이 2개나 걸쳐 있습니다. 손가락을 움직이는 근육이 손목도 움직이고, 심지어 팔을 굽힐 때도 약간은 관여합니다.

이 때문에 로우나 턱걸이처럼 팔꿈치를 굽힐 때의 동動악력(Dynamic Grip Strength)은 데드리프트에서처럼 팔꿈치가 펴진 상태에서의 정靜악력(Static Grip Strength)보다 약합니다. 팔꿈치나 손목을 굽히는 동작에 악력이 분산돼 같은 무게라면 데드리프트보다 바벨 로우에서 악력이 먼저 털립니다.

또 하나는 그립 방향에 따른 악력입니다. 양 손바닥이 마주보는 뉴트럴그립에서는 지굴근의 힘이 가장 강해지는 '중간 길이'가 되어 악력도 제일 강합니다. 문제는 바벨로는 하기 어렵다는 거죠. 두 번째로 강한 건 언더그립입니다. 요골과 척골이 평행하고 굴근이 약간 늘어나 있기 때문입니다. 단, 팔을 완전히 펴면 상완이두근이 과도하게 이완돼 부상을 입기 쉽다는 단점이 있습니다. 반면, 오버그립은 요골과 척골이 교차하고 굴근이 수축한 상태라 악력은 가장 약하지만 바벨도 쓸 수 있고, 부상 위험도 적습니다.

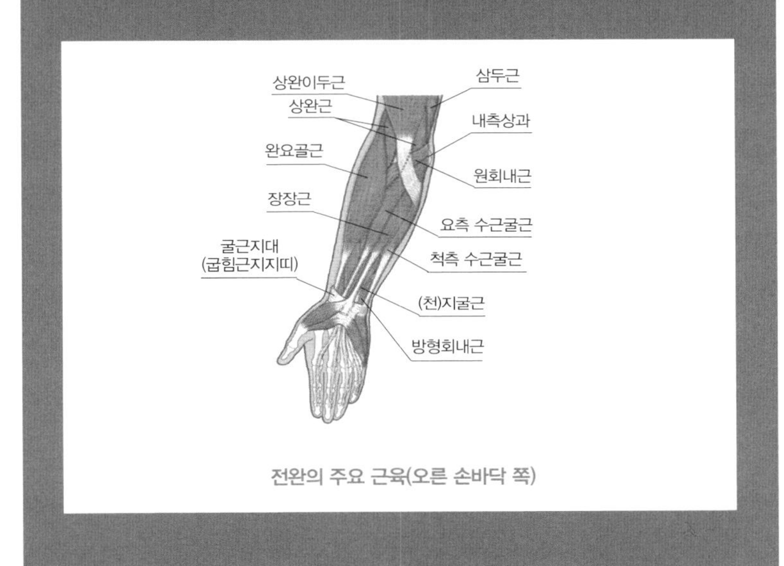


전완의 주요 근육(오른 손바닥 쪽)

# 풀다운

| 운동 성격 | 다관절 복합운동 |
| --- | --- |
| 적합 레벨 | 초급 ~ 상급 |
| 주된 반복수 | 10회 이상 |
| 표적 근육 | 광배근 |

풀다운Pull Down은 이름 그대로 '밑으로 당기는' 운동입니다. 저항의 방향이 중력과 반대이므로 힘의 방향을 바꾸는 케이블, 머신, 탄력밴드 등이 필요합니다. 팔을 위에 두고 당기는 운동에는 뒤에 나올 '풀업(턱걸이)'도 있는데, 풀업은 내 몸이 움직이고(닫힌 사슬운동) 풀다운은 중량물이 움직이는(열린 사슬운동) 점이 다릅니다. 로우가 등 전반을 단련하는 운동이라면, 풀업과 풀다운은 광배근에 더 집중하는 운동입니다.

랫 풀다운은 광배근(Latissimus dorsi)을 단련하는 풀다운이라는 의미입니다. 쉽고 누구나 할 수 있어 풀업이 아직 어려운 단계에서 기초운동으로도 쓰이고, 허리나 하체 부담이 적어 근골격계에 문제가 있는 분들에게도 유용합니다. 풀다운은 대개 세트당 10회 이상 고반복으로 실시하며, 중량보다는 정확한 자세와 가동범위가 중요합니다. 기본이 되는 동작은 넓은 오버그립으로 잡고 몸 앞으로 내리는 케이블 랫 풀다운입니다. 최근에는 케이블보다 난이도가 낮은 '로터리 랫 풀다운 머신'을 쓰는 헬스장도 많은데, 기본은 같습니다.

## 기본동작

❶ 허벅지 패드가 하체를 잡아주도록 세팅한 뒤, 바를 어깨보다 넓게 잡고 당기며 자리에 앉는다. 허리는 곧게 세우고 가슴을 위로 내밀어 등에 아치를 만든다. 턱은 뒤로 당기고 약간 위를 쳐다본다.

❷ 숨을 내쉬며 바를 쇄골 쪽으로 내린다. 팔꿈치는 몸 측면에서 바닥을 향해야 한다. 상체를 세울수록 광배근에 집중되고, 뒤로 기울일수록 등의 상부까지 자극이 분산된다. 몸을 세우든, 기울이든 동작하는 중에는 상체를 최대한 고정한다. 몸을 뒤로 눕히며 체중으로 당겨 내리면 안 된다.

❸ 잠시 정지했다가 숨을 들이마시며 천천히 팔을 펴면서 이완한다. 마지막에 바에 매달리듯이 팔을 쭉 뻗지 않고 약간 덜 편다는 느낌으로 긴장을 유지한 후 ❷를 반복한다.

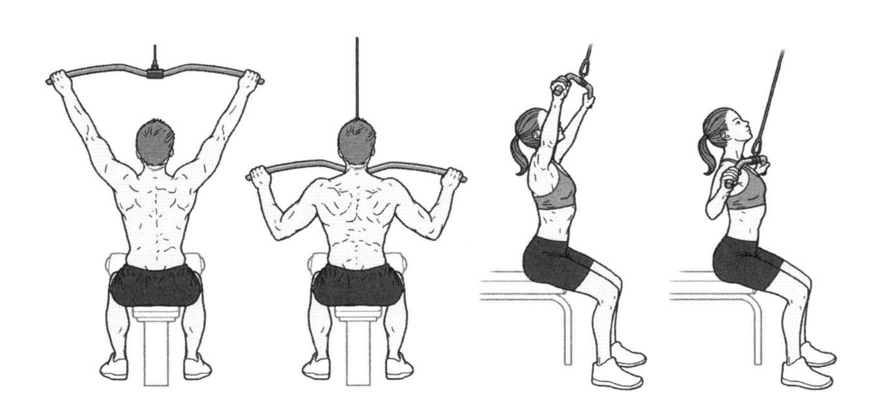

랫 풀다운

## 풀다운 변형 동작

### 비하인드넥 풀다운

풀다운이 다른 등운동에 비해 광배근 집중도가 높은 이유는 중량을 위에서 당기므로 어깨를 앞뒤로 움직이는 승모근과 능형근 같은 등 상부가 덜 관여하고 광배근이 매우 길게 늘어나기 때문입니다. 그런데 가슴 앞으로 바를 내리는 프론트 방식에서는 몸이 약간은 뒤로 기울기 때문에 등 상부와 전면 삼각근, 흉근의 상부가 어느 정도 개입하게 됩니다.

이 때문에 광배근에 더 집중하기 위해 기구를 목 뒤로 내리기도 하는데, 이를 비하인드넥 풀다운이라고 합니다. 이때 그립은 매우 넓게, 보통은 바의 양 끝을 잡습니다. 팔꿈치는 밑으로 향하고, 어깨의 가동범위가 제한되므로 바를 귀 조금 아래까지만 내립니다. 광배근에 집중이 잘 되는 것으로 알려져 있었지만 실험 결과는 예상과 달리 대원근, 후면 삼각근, 이두근 자극이 강해질 뿐 광배근 자극에는 별 차이가 없

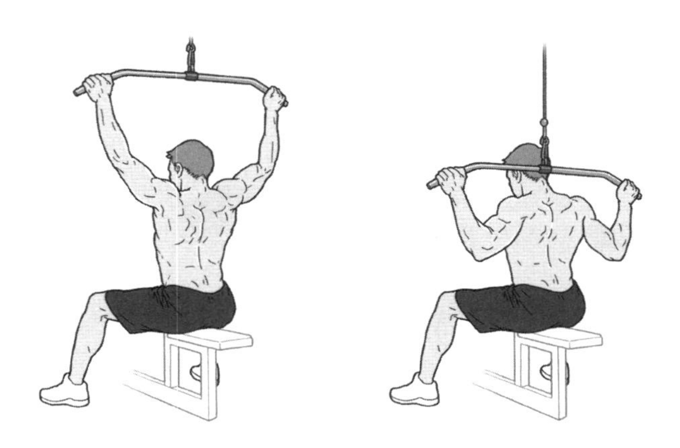

다고 밝혀졌습니다.[7] 비하인드넥 프레스와 함께 어깨관절에 나쁜 운동 중 하나로 꼽힙니다.

### V바 풀다운

'V바'라고도 하는 좁은 뉴트럴그립 손잡이를 이용한 풀다운은 넓은 그립과 비교하면 흉근이 적게 개입하고, 비하인드넥과 비교하면 후면 삼각근과 이두근이 적게 개입합니다. 광배근에 주는 자극의 강도 자체는 큰 차이가 없지만, 광배근을 최대한 늘려서 운동할 수 있다는 것이 장점입니다. 위험한 비하인드넥의 대안으로 적당한 운동법입니다.

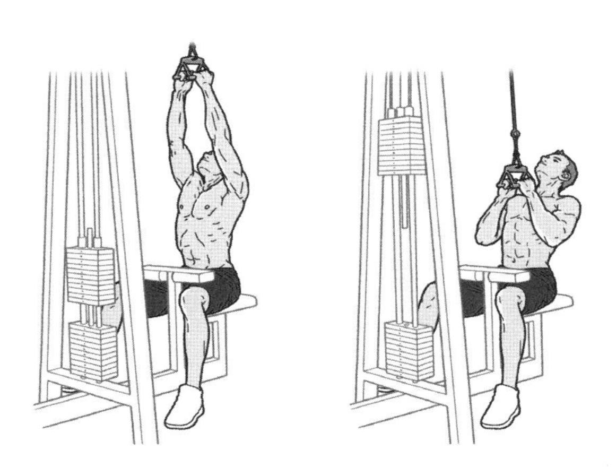

### 풀오버(중급~상급)

풀오버Pullover라는 운동을 이미 아는 분들은 이게 왜 등운동에 있는지 의아할 수 있습니다. 풀오버를 가슴운동으로 분류하는 경우도 있지만 방법에 따라 주동 근육이 등이 될 수도, 가슴이 될 수도 있습니다. 심지어 운동 이름도 달라집니다. 일반적인 풀오버 동작은 다음과 같습니다.

❶ 플랫 벤치에 누워 양손으로 덤벨(혹은 바벨)을 좁게 잡고 얼굴 위로 올린다.
❷ 숨을 크게 들이마시며 상완이 수평이 되도록 덤벨을 머리 뒤로 넘긴다. 이때 모멘트가 최대가 되므로 팔꿈치가 약간 굽을 수 있다.
❸ 숨을 내쉬며 제 위치로 끌어올려준다.

이 운동은 대흉근도 쓰이지만 견갑골을 움직이는 전거근 같은 흉곽 근육, 삼두근(장두)이 크게 동원되고, 등의 광배근과 대원근도 팔을 몸 앞으로 끌어오는 데에 관여합니다. 팔을 내렸을 때는 전거근과 대흉근이, 가슴 위로 올라올수록 광배근이 크게 관여합니다. 전거근은 체지방 낮은 보디빌더들의 갈비뼈 부근에 뾰족뾰족 그물처럼 드러나는 근육인데, 그 부분을 선명하게 하려고 이 운동을 하기도 하고, 어깨 유연성을 목적으로 하기도 합니다. 이 운동이 흉곽 크기를 키워준다는 속설도 있지만 사실이 아닙니다.

문제는 큰 근육의 성장에 도움이 되느냐인데, 흉근에 대한 자극도 다른 운동에 비하면 미미하고, 팔을 위로 들수록 모멘트가 줄어 광배근이

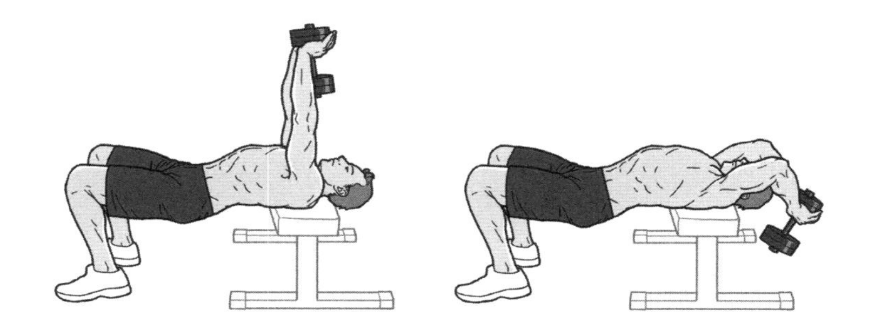

쓰일 즈음에는 저항이 거의 없습니다. 즉 누워서 하는 풀오버는 대흉근이나 광배근 같은 큰 근육을 키우는 데에 효율적이지는 않습니다.

그런데 풀오버에서 등이 자극되는 부위, 그러니까 팔이 얼굴 앞을 향한 상태를 어떻게 잘 활용해 볼 방법이 없을까요? 그래서 스트레이트 암 풀다운이 등장합니다.

### 스트레이트 암 풀다운(중급~상급)

스트레이트 암 풀다운Straight Arm Pull-down은 팔을 펴고 실시하는 풀다운으로, 등운동 중에서 거의 유일한 '단관절 고립운동'입니다. 팔꿈치를 쭉 펴기 때문에 어깨관절만 움직이고, 표적 근육은 광배근과 대원근입니다. 삼두근 장두도 보조적으로 동원됩니다. 케이블을 사용하며, 기본 동작은 다음과 같습니다.

❶ 팔을 45도 이상 위로 올려 팔을 펴고 어깨너비, 오버그립으로 바를 잡는다.

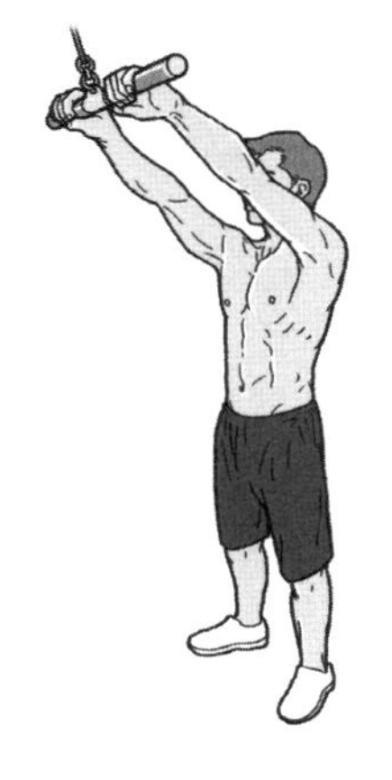
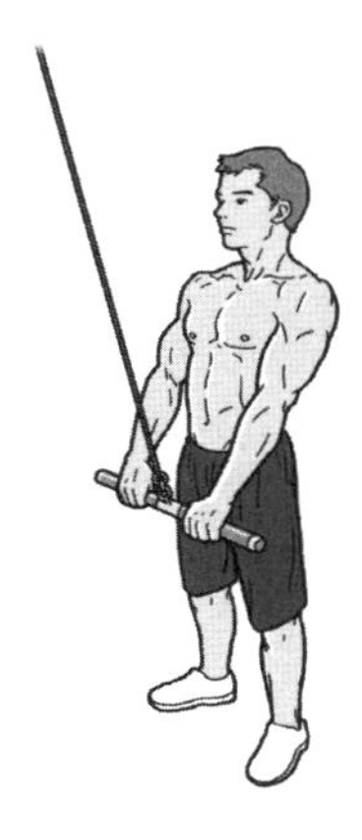

❷ 팔을 편 채로 숨을 내쉬며 허벅지까지 바를 내린다.

❸ 다시 천천히 풀어주며 숨을 들이마신다. 허리는 곧게 펴고 견갑골은 하강한 채로 내내 고정한다.

이 동작의 시작 자세는 눕혀놓으면 풀오버의 중간 자세와 비슷합니다. 그래서 '스탠딩 풀오버standing pullover'라고 부르기도 합니다. 팔의 이두근을 쓰지 않고, 승모근 같은 등 상부가 개입하지 않으며 광배근과 대원근, 삼두근의 장두를 집중적으로 자극합니다. 바닥에 꿇어앉아서 하면 무의식중에 다리나 허리로 반동을 주는 동작을 차단할 수 있습니다.

스트레이트 암 풀다운은 등운동을 마무리할 때도 하고, 선피로법이나 후피로법처럼 광배근만 집중적으로 자극할 필요가 있을 때도 씁니다.

## 풀업

| 운동 성격 | 다관절 복합운동 |
|---|---|
| 적합 레벨 | 중급 ~ 상급 |
| 주된 반복수 | 가능한 만큼 ~ 15회 |
| 표적 근육 | 광배근, 대원근, 승모근, 능형근, 이두근 |

'당겨 올라간다'는 의미의 풀업Pull up은 '턱걸이'를 말합니다. 성인 남성의 절반밖에 못 한다는 운동이죠. 여성도 훈련하면 가능하지만 대부분은 한 개도 못 합니다. 결국 성인 인구의 4분의 1밖에 못 하는 셈인데, 치팅 없이 정자세로 한정하면 더 줄어듭니다. 현대인 상당수에게 풀업이 '가까이 하기에 너무 먼 당신'이 되어버린 가장 큰 이유는 체중입니다. 몸이 가벼우면 그나마 쉬운데, 뚱뚱한 사람은 힘이 세도 어렵습니다. 억지로 하려다가 어깨 부상만 입는 일도 많으니 비만이 심하다면 턱걸이는 운동 목록에서 한동안 빼야 합니다. 비만이라는 원인을 빼면, 턱걸이라는 부담스러운 장벽은 힘보다는 근신경의 문제인 경우가 더 많습니다. 안 해봐서 못 한다는 얘깁니다.

풀업은 허리 부담을 덜 주면서도 견갑골 주변과 등 전체를 단련할 수 있어서 어깨를 넓히려 할 때는 필수 운동이죠. 다음은 풀업의 기본인 '오버그립 프론트 풀업'입니다.

## 기본동작

❶ 어깨보다 약간 넓은 오버그립으로 봉에 매달린다. 가슴을 내밀고 고개는 약간 위를 올려보면 몸이 뒤로 조금 기운다. 어깨가 강하고 컨트롤을 잘 할 수 있다면 견갑을 이완한 상태로, 초보자라 어깨를 잘 컨트롤하지 못한다면 견갑골 위치를 고정하고 실시한다. 팔은 어깨관절에서 잡아 빼지 않고 '어깨소켓에 꽉 박아 넣은' 상태를 유지한다.

❷ 팔꿈치를 옆구리로 당긴다. 허리 아래를 흔들어 반동을 쓰는 '배치기'는 금물이다. 바가 목 높이까지 오면 1회 완수다. 광배근을 더 강하게 자극하고 싶다면 바가 쇄골 아래에 닿을 때까지 올라가 잠시 버틴다. 견갑골을 뒤로 최대한 조여 가슴을 내밀면 승모근 중 · 하부, 능형근도 많이 자극된다.

❸ 올라갈 때보다 느린 속도로 내려온다. ❶의 자세로 잠시 정지하고 한 타이밍을 멈춘 후 ❷를 반복한다. 내려가는 반동으로 튕기며 다시 올라가는 건 치팅이며 어깨관절에 매우 나쁘다.

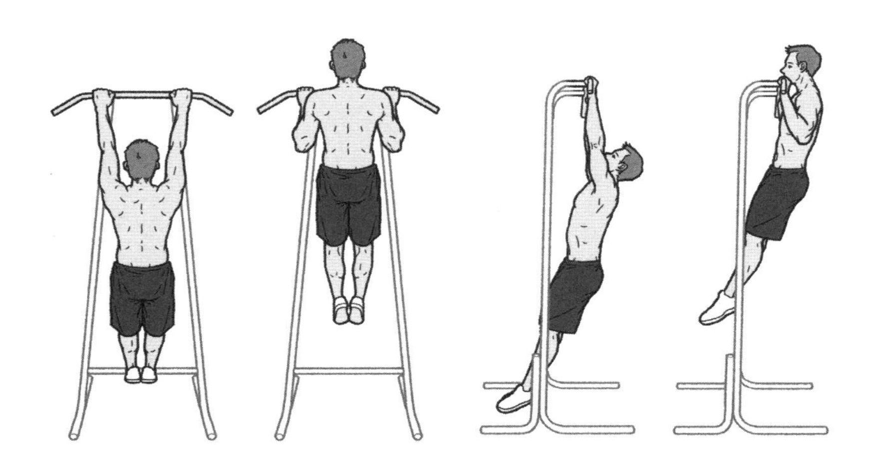

## 풀업, 그것이 알고 싶다

### 풀다운과 풀업의 차이는?

풀업과 풀다운은 몸이 움직이느냐, 손잡이가 움직이느냐가 다를 뿐 기본적으로는 거의 같은 운동입니다. 둘 다 광배근, 승모근, 능형근, 팔 근육을 씁니다. 하지만 아래와 같은 약간의 차이는 있죠.

첫째, 머신의 특성상 풀다운은 몸이 기구에 고정되어 당기는 데에 온 힘을 집중할 수 있습니다. 반면, 풀업은 몸통이 흔들리지 않게 하려면 복근 같은 코어 근육도 함께 동원해야 해서 당기는 데에만 온 힘을 집중할 수가 없습니다.

둘째, 등에서도 사용 근육이 미세하게 차이가 납니다. 풀다운에서는 광배근이, 풀업에서는 대원근과 견갑골을 움직이는 승모근 중 · 하부 그리고 능형근 같은 등 상부가 '약간' 더 동원됩니다. 실제로 풀업을 못하는 상당수는 등 상부 견갑골을 제대로 컨트롤하지 못하기 때문입니다. 이런 이유로 풀업이 어깨너비, 즉 견갑골 사이를 넓히는 가장 좋은 운동이 되기도 합니다.

셋째, 수행할 때의 현실적인 차이도 있습니다. 풀업은 기본 난이도가 높다 보니 웬만큼 익숙해지기 전까지는 어깨 부담도 크고, 미세한 근육 컨트롤도 어렵습니다. 반면, 풀다운은 무게와 횟수를 조절할 수 있어서 초보자도 자세를 제어하면서 표적 근육을 집중적으로 타격하는 일련의 과정들이 비교적 쉽습니다. 그래서 풀업을 능숙하게 하는 상급자도 어깨 부담을 덜고, 원하는 부위에 집중하기 위해 대개 풀다운을 병행합니다.

### 풀업에서 흔한 실수, 치팅

- **시작 단계** 가장 힘든 게 단연 시작자세입니다. 정자세 풀업에서는 허리 아래가 움직이지 않아야 하는데, 힘이 부족하면 하체와 허리를 앞뒤로 흔들어 반동으로 시작하는 '배치기'를 하기 쉽습니다. 배치기 턱걸이는 체력검정에서는 무효로 칠 만큼 대표급 치팅입니다. (일부에서 실시하는 '키핑풀업'은 철봉에 매달린 상태에서 배치기를 적극적으로 활용하는 일종의 전신운동입니다. 이름은 풀업이지만 등운동으로서의 사전적인 풀업과는 거리가 멉니다.)

  또 하나의 치팅은 팔을 어정쩡하게 굽힌 상태로 시작하는 것입니다. 근육은 약간 수축한 상태가 가장 강하기 때문에 이때는 팔이 주도해서 하는 꼴이 됩니다. 엄밀히 말해 치팅이지만 턱걸이를 아예 못 하는 사람이라면 정자세를 훈련하는 중간 단계로 쓸 수는 있습니다.

- **중간 단계** 일단 발동이 걸렸다면 중간 동작에서는 치팅의 여지가 많지 않습니다. 정자세로 발동을 걸 만큼 근력이 있다면 근력이 가장 강한 단계인 중반부에서 치팅을 쓸 이유가 없죠.

- **마무리 단계** 마지막 고비는 마무리입니다. 근육은 최대수축에 가까워질수록 약해지니 마무리에서 힘이 없어 자세가 흐트러지기 쉽습니다. 이때 안 되는 마무리를 아등바등 억지로 하려다 문제가 생깁니다. 흔한 잘못은 어깨를 좌우로 들썩거리거나 등과 어깨를 앞으로 움츠리는 자세입니다. 풀업에 익숙한 분들도 여러 번 반복해서 힘이 떨어졌을 때 무의식중에 이런 자세가 나오는

데, 이때 어깨를 다치기 쉽습니다.

근력운동은 근육이 늘어난 상태에서 첫 수축 단계가 중요한 만큼, 정자세로 꼭대기까지 도저히 못 갈 것 같으면 상단은 포기하는 것이 낫습니다. 가능한 곳까지만 부분반복으로 올라가고, 대신 하단에서의 횟수를 몇 번 더 강제반복 하며 다음을 기약합니다. 한편 턱을 봉 위로 쳐들거나 앞으로 쭉 빼기도 쉬운데, 목에 힘이 들어가 목뒤나 견갑골 사이가 뻣뻣해지거나 근육통, 두통이 오기도 합니다.

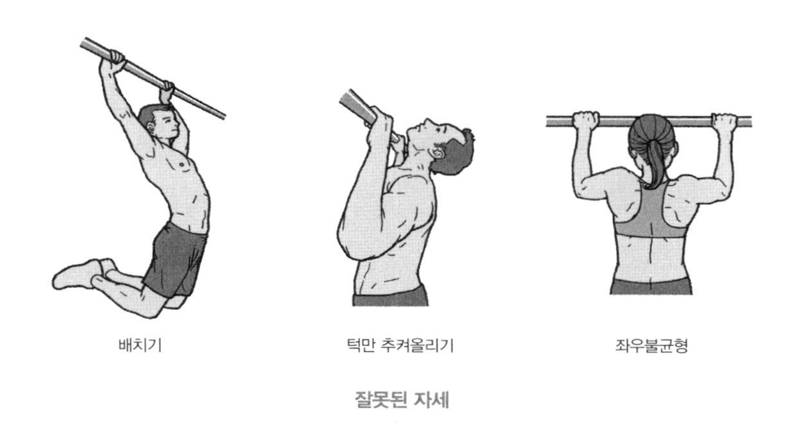


잘못된 자세

## 안 되는 풀업을 되게 하는 꿀팁

- 매달리기조차 안 된다면 오래 매달려 있기부터 연습합니다. 팔을 편 상태는 물론이고 봉 위에 턱을 건 상태도 실시합니다. 매달리기가 편해지면 매달린 상태에서 몸을 약간 뒤로 기울여 견갑골 주변과 광배근에 자극을 주는 신경을 훈련합니다.

- 바닥에 발판을 놓고 살짝 뛰어 치팅으로 일단 턱걸이를 한 후, 내

려가는 동작을 최대한 느리게 실시하는 네거티브 운동을 합니다.

- 5회 이하의 고중량 풀다운을 실시합니다. 풀다운의 일반 원칙에서는 어긋나지만 풀업 연습으로는 유용합니다. 연구 결과, 가벼운 무게로 10회 이상의 풀다운을 하는 것보다는 무겁게 적은 횟수로 훈련하는 편이 풀업으로의 전이효과가 컸습니다.

- 언더그립(친업), 뉴트럴그립이 오버그립보다 대체로 쉽습니다. 이 방식으로 시작하고, 익숙해지면 오버그립으로 바꿉니다.

- 팔을 약간 굽힌 상태로 시작합니다. 익숙해지면 조금씩 팔을 펴서 시작합니다.

- 최근에 많은 헬스장에서 풀업이나 딥스를 못 하는 분들을 위해

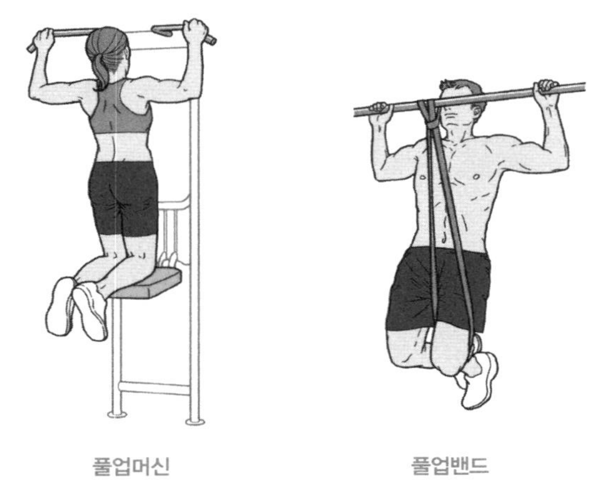

풀업머신 풀업밴드

어시스트 풀업머신을 구비하고 있습니다. 풀업머신은 무릎이나 발밑에서 힘을 보태 안 되는 풀업을 가능하게 해주지만 매달린 상태에서 몸의 안정을 잡는 기능은 단련되지 않습니다. 결국 풀업머신에서 아무리 훈련해도 실제 풀업은 여전히 어려울 수 있습니다. 철봉에 매다는 고무밴드인 '풀업밴드'가 실제로 풀업과 좀 더 비슷합니다.

### 데드 행을 할까, 말까?

턱걸이 좀 한다는 분들 사이에 단골 논쟁거리가 있습니다. 견갑골을 풀고 어깨를 완전히 늘어뜨린 상태, 속칭 데드 행dead hang에서 시작하느냐, 견갑골을 완전히 풀지 않고 뒤로 조인 상태로 시작하느냐죠.

최대가동범위 차원에서 볼 때는 데드 행에서 시작하는 것이 맞습니다. 딱히 문제가 없는 건강한 어깨라면 자신의 체중 정도는 충분히 버티니까요. 저 역시 데드 행에서 시작합니다. 올라가면서 견갑골을 후인-하강하고, 꼭대기에서는 가슴을 내밀어 바에 탁 닿게 한 후, 천천히 컨트롤하며 내려와 다시 데드 행으로 정지하면 최대가동범위의 완벽한 정자세 풀업이 됩니다.

하지만 다음과 같은 경우에는 데드 행이 어깨에 큰 부담을 주기 때문에 견갑골을 풀지 않고 액티브 숄더를 유지해야 합니다.

- 초보자, 어깨 질환이 있거나 유연성이 떨어지는 경우
- 키핑풀업처럼 반동을 이용해 몸을 튕겨 올라갈 경우
- 비만인 경우
- 중량 풀업을 할 경우

최근에 문제가 되는 건 크로스핏 등에서 흔히 실시하는 키핑풀업입니다. 힘이 있을 때는 액티브 숄더를 유지하지만, 순간 힘이 빠지며 덜컥 데드 행이 되어 손쓸 새도 없이 어깨가 망가지는 수순을 밟습니다. 백 번, 천 번을 교과서처럼 잘 해왔더라도 부상은 단 한 번의 실수로 입습니다. 자신의 능력과 운동 목적을 고려해 안전한 방법을 선택하기 바랍니다.

## 풀업 변형 동작

### 그립에 따른 변형 동작

풀업에 동원되는 주된 근육은 광배근이지만 그립에 따라 그 외의 근육들이 얼마나 동원되느냐가 달라집니다.

- 넓은 그립 광배근 하부, 대원근 – 등 상부 측면(등의 넓이)
- 좁은 그립 광배근 상부, 승모근 – 등 상부 중앙(등의 두께)

오버그립은 악력도 약하고 팔 근육을 덜 쓰게 되어 난이도가 높습니다. 반면, 언더그립이나 뉴트럴그립은 악력이 강하고 팔 근육도 많이 동원되어 좀 쉽습니다. 주의할 점은 언더그립에서 팔을 완전히 쭉 펴면 이두근을 다칠 수 있으니 하단에서 팔을 약간 굽힌 상태를 유지합니다. 외반주(팔을 곧게 폈을 때에 아래팔이 바깥쪽으로 굽은 것)처럼 팔꿈치가 굽었다면 특히 주의합니다.

실전에서는 골격의 구조적인 문제로 '언더그립+좁은 그립', '오버그립+넓은 그립'이 짝이 되는 경우가 많습니다. 국내에서는 전자를 친업

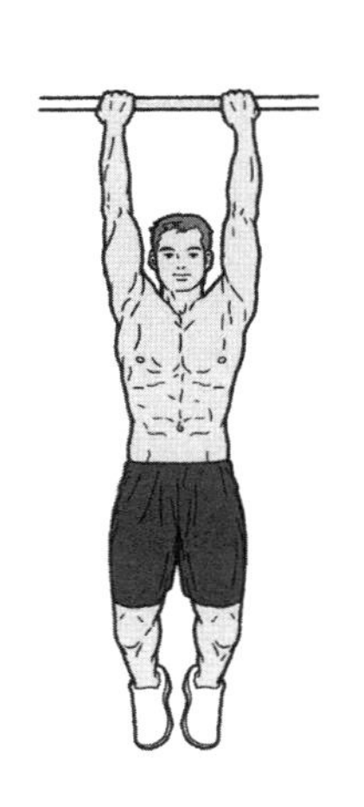
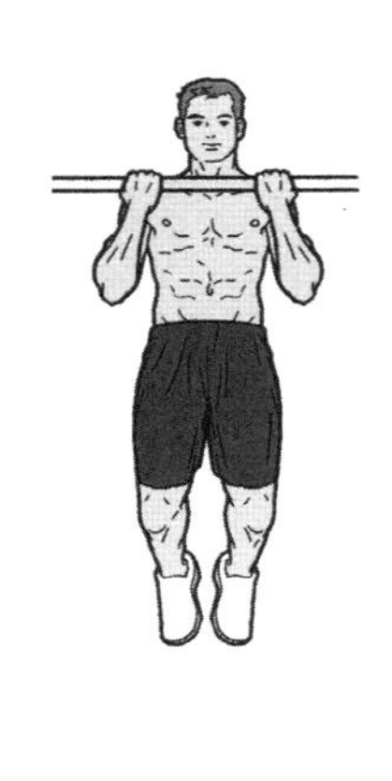

친업

chin up, 후자를 풀업으로 따로 부르지만 해외 자료에서는 혼용되어 쓰이니 주의가 필요합니다.

바를 목 뒤로 넘기는 비하인드넥 풀업도 볼 수 있습니다. 넓은 그립 풀업처럼 등의 넓이에 주로 관여하는데, 다른 비하인드넥 동작들처럼 이 역시 어깨관절과 목에 위험한 동작이 됩니다.

한편 언더그립 턱걸이가 여러 번 가능한데도 오버그립 턱걸이는 전혀 못 한다면 전완의 완요골근이 취약해서일 수 있으니 뒤에 나올 리버스 컬(219쪽 참고)로 보강해줍니다.

### 중량 풀업(상급)

정자세 풀업을 15~20개 이상 연이어 실시할 수 있는 상급자라면 무작정 개수만 늘리기보다는 몸에 중량을 매달고 회수를 다시 15회 이내로 줄이는 편이 효율적입니다. 중량 딥스처럼 중량벨트에 원판을 매달거나 무거운 배낭을 지기도 합니다. 중량 풀업은 자칫 어깨에 큰 부상을 불러올 수도 있으니 어깨가 건강한 사람에 한해, 충분한 근력과 운동능력을 확보하고서 반동 없이 정자세로 실시해야 합니다. 중량 풀업에서는 데드 행이나 팔을 완전히 쭉 펴는 동작은 어깨와 팔꿈치 관절에 위험하니 각별히 주의합니다.

## Chapter 06
# 팔운동

근력운동이라고 하면 대다수 일반인들은 바벨이나 덤벨을 팔로 들어 올리는 모습이 가장 먼저 떠오를 겁니다. 하지만 근력이라는 큰 틀에서 볼 때 팔은 그 자체의 힘보다는 등이나 가슴, 어깨, 허리 같은 큰 근육군의 힘을 전달하는 것이 주된 역할입니다. 팔은 큰 근육과 함께 자연스럽게 단련되기 때문에 초보 단계에서는 굳이 따로 운동할 필요가 없습니다. 심지어 팔 근육이 먼저 발달하면 정작 중요한 몸통 근육에 집중하기 어려워지기도 합니다. 아예 운동을 안 했던 사람이 어쭙잖게 팔 근육만 커진 사람보다 근 성장이 더 빠른 아이러니도 벌어집니다. 초보자라면 이 장은 나중에 펼쳐도 되겠습니다.

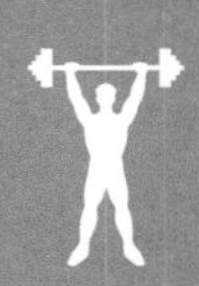

## 01
# 팔의 구조

팔은 어깨부터 팔꿈치까지를 뜻하는 상완(위팔), 팔꿈치부터 손목까지를 뜻하는 전완(아래팔), 손으로 이루어져 있습니다. 팔의 골격에서 상완은 상완골(위팔뼈)이라는 1개의 굵은 뼈로, 전완은 척골(자뼈)과 요골(노뼈) 2개로 이루어져 있죠. 요골은 엄지 쪽, 척골은 새끼손가락 쪽으로 손바닥이 앞을 향하면 척골과 요골이 평행해지고, 손등이 앞을 향하면 X자로 겹칩니다. 척골은 축이 되고, 요골은 척골 옆을 회전하며 손목이 돌아가게 만들죠. (다리의 종아리도 전완과 해부학적으로 유사해서 경골과 비골 2개의 뼈가 비슷한 역할을 수행합니다.) 팔에서 가장 큰 관절은 주관절(팔꿈치)

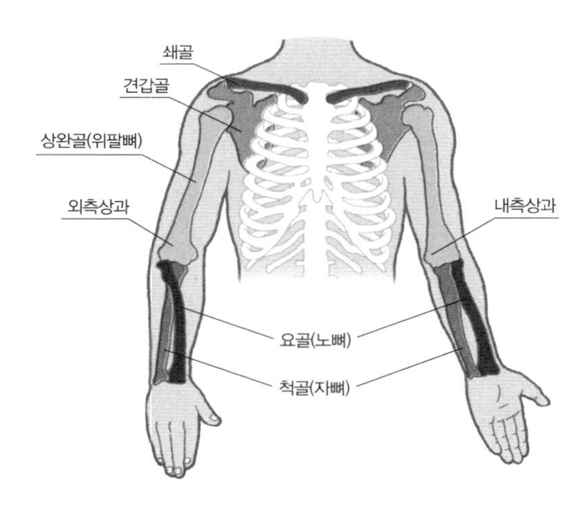


팔의 골격

과 손목관절입니다. 둘 다 해부학적으로는 여러 관절로 이루어진 복합체지만 일반적으로는 하나로 칩니다.

팔 근육은 크게 팔을 굽히는 근육과 펴는 근육, 손목과 손가락을 움직이는 근육으로 나뉩니다.

## 팔을 굽히는 근육

팔을 굽히는 근육 3총사는 상완이두근, 상완근, 완요골근으로 앞의 둘은 상완에 있고 완요골근은 전완에 있습니다.

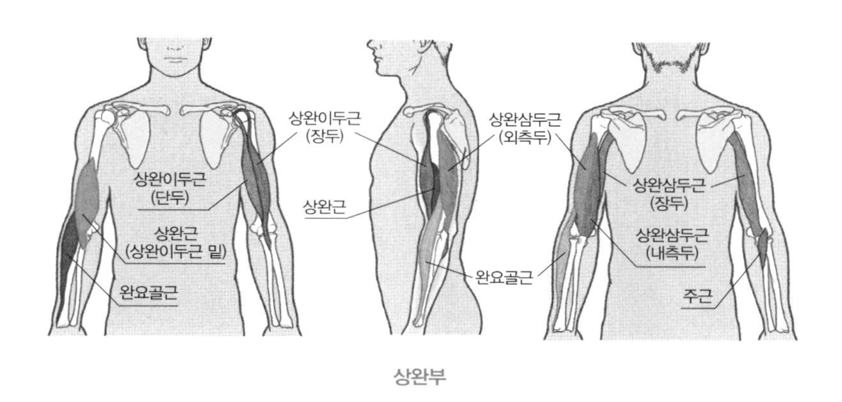

상완부

- 상완이두근 팔 근육의 대명사로 견갑골에서 시작해 어깨관절과 주관절을 지나 전완에 이어진 다관절 근육입니다. 이두근이라는 이름처럼 두 개의 머리(단두, 장두)로 이루어져 있고, 전완의 팔꿈치 안쪽에서 하나로 합쳐집니다.

| | |
|---|---|
| 단두 : 견갑골 앞 – 팔의 앞면 안쪽 | 팔꿈치 안쪽(요골), 이두근 근막 |
| 장두 : 견갑골 윗면 – 팔의 앞면 바깥쪽 | |

이두근은 상완의 대표 근육인데도 정작 상완골에 붙어 있지는 않습니다. 어깨에서 시작해 상완골을 건너뛰어서 전완의 요골 쪽에 붙죠. 그렇다 보니 어깨에서 팔 전체를 드는 동작, 손목을 돌리는 동작에도 약간씩 관여합니다. 사진에서처럼 팔꿈치가 이루는 각도가 같아도 손바닥이 위로 갈 때 이두근이 더 볼록해지는 것은 이 때문입니다. 이두근을 단련하는 운동 대부분이 언더그립을 쓰는 이유이기도 합니다.

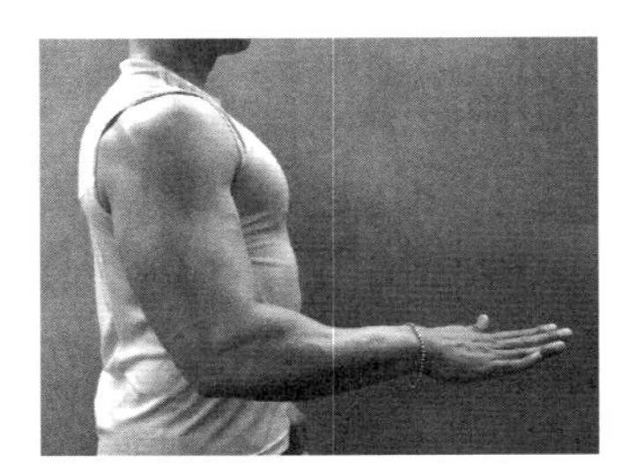
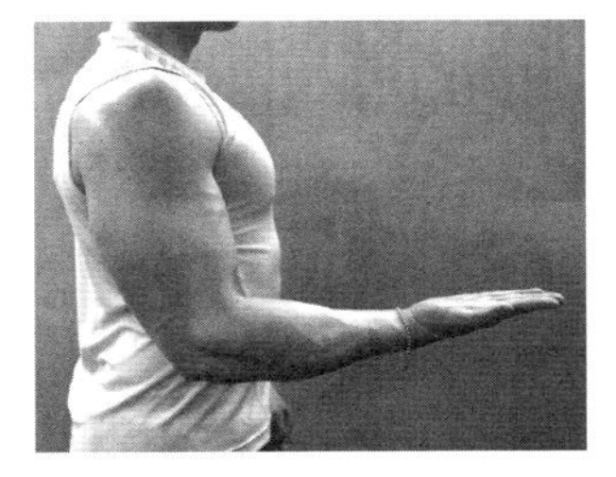

이두근과 완요골근 수축

- 상완근 이두근 밑에 묻혀 있습니다. 이름처럼 상완의 진정한 안주인이라 할 수 있는데, 단면적도 이두근보다 크고, 상완골과 척골을 직접 잇는 단관절 근육이라 오직 팔을 굽히는 일만 합니다. 겉에서는 잘 보이지 않지만 상완 하부의 볼륨을 결정하기 때문에 굵은 팔을 원한다면 반드시 단련해야 합니다.

- 완요골근 삼총사의 막내지만 전완에서는 가장 큰 근육입니다. 팔을 접는 역할과 함께 이두근과 반대 방향으로 손목을 돌리는 역할도 합니다. 특히 뉴트럴그립, 오버그립에서 많이 작용합니다. 앞서 사진에서 손바닥을 아래로 향했을 때 전완 윗부분에 불룩하게 나온 부분이 완요골근입니다.

## 팔을 펴는 근육

팔을 펴는 근육은 상완삼두근과 주근입니다. 삼두근은 상완의 근육 단면적에서 3분의 2 가까이 차지해 팔 둘레에 큰 영향을 미칩니다. 삼두근은 이름 그대로 장두, 내측두, 외측두 세 군데에서 시작해 척골 뒷면에서 붙습니다.

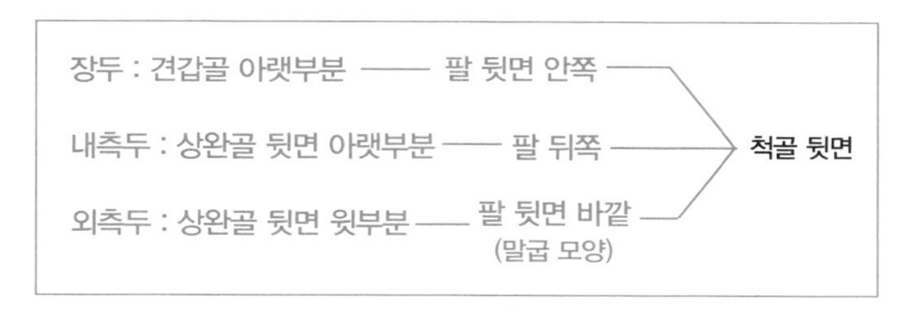


해부학적으로 삼두근은 하체의 대퇴사두근과 유사한데, 주근이 원래는 삼두근의 네 번째 머리였다가 진화 과정에서 나뉜 것으로 추정합니다. 어쩌면 먼 조상들의 팔에는 상완사두근(?)이 있었을지도 모릅니다.

이 중에서 내측두와 외측두는 팔을 펴는 데만 특화된 단관절 근육인 반면, 장두는 어깨와 팔꿈치 두 개의 관절에 걸친 다관절 근육입니다

(대퇴사두근에서 대퇴직근과 유사). 장두는 팔 전체를 뒤로 당기는 동작에도 개입하기 때문에 등운동과 어깨운동인 레이즈에도 관여합니다.

## 손목과 손가락을 움직이는 근육

손목과 손가락을 움직이는 작은 근육들은 주로 전완에 오밀조밀 모여 있습니다. 손가락을 펴고 접는 근육이 다 전완에 있다면 손에는 대체 무슨 근육이 있는 걸까요? 결론부터 말씀드리면 '거의' 없습니다. 손 안에는 미세한 움직임을 제어하는 작은 내재근(intrinsic muscle)들이 몇 개 있을 뿐입니다. 전완의 근육들은 크기가 작고 구조가 매우 복잡해 대략 다음과 같이 묶을 수 있습니다.

- 손목을 돌리는 근육 : 회내근, 회외근

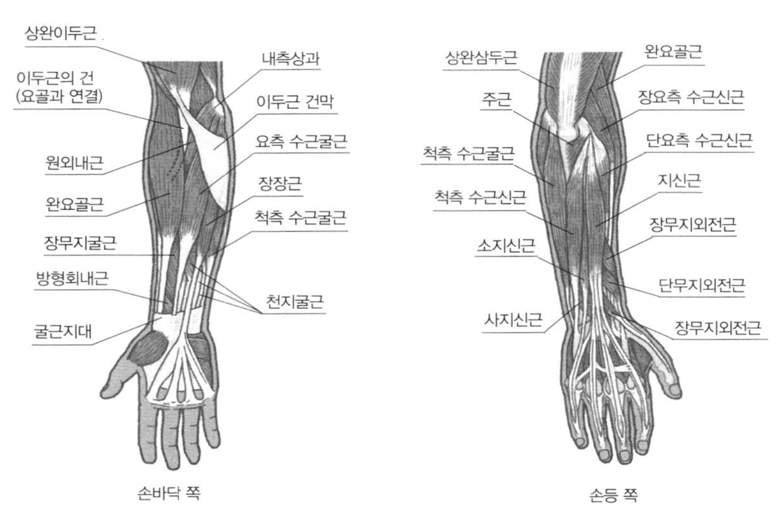


전완의 주요 근육

• 손목만 굽히고 펴는 근육 : 수근굴근, 수근신근(요측/척측), 장장근

• 손목과 손가락을 굽히는 근육 : 지굴근 무리

• 손목과 손가락을 펴는 근육 : 지신근 무리

이 중 손목만 움직이는 근육도 있지만 손가락을 움직이는 지굴근, 지신근도 손목을 함께 움직입니다. 신근이 손등을 고정하고 있을 때는 지굴근의 수축이 악력으로 작용하고, 신근이 손등을 잡지 않을 때는 같은 힘이 손목을 안쪽으로 꺾는 힘으로 작용하기 때문입니다. 이렇게 손목 힘과 손가락 힘은 일정 부분 같은 근육에서 발생하기 때문에 악력을 단련하면 대개 손목 힘도 함께 강해집니다.

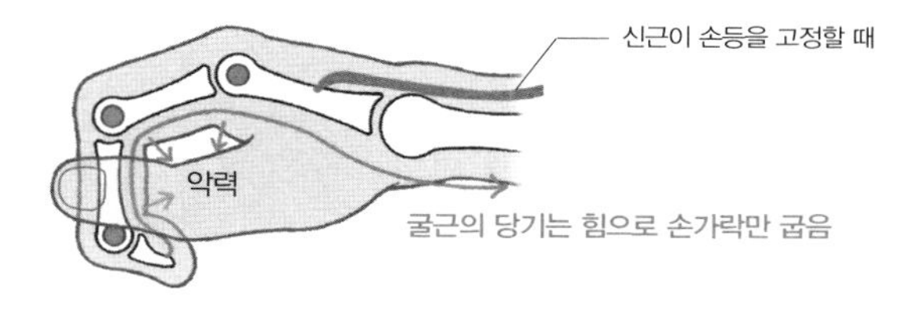


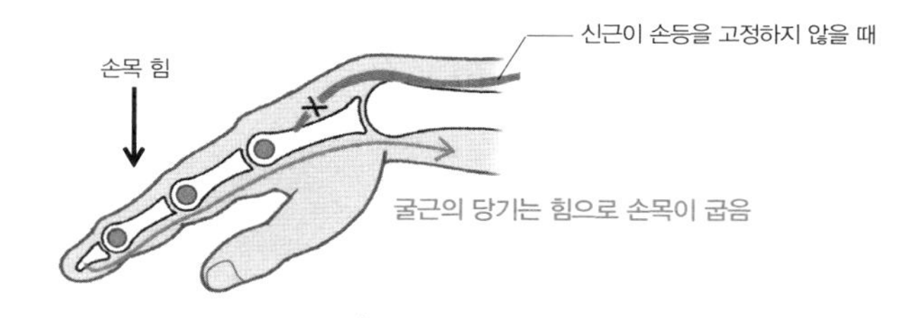


전완에서 손가락까지 힘 전달 메커니즘

## 02
## 상완 운동

상완의 운동은 굽히는 능력을 향상시키는 '컬'과 펴는 능력을 향상시키는 다양한 삼두근 운동으로 나뉩니다. 이 양쪽을 같은 비중으로 단련하는 것이 일반적인데, 팔을 굵게 만들고 싶을 때는 상완 단면적에서 큰 비중을 차지하는 삼두근에 집중하는 경향이 많습니다.

하지만 미용적인 밸런스를 생각한다면 뒷면의 삼두근보다는 팔을 굽히는 앞면의 3대 근육(상완이두근, 상완근, 완요골근) 운동의 비중을 약간 높게 잡는 편이 좋습니다. 후면으로 뭉툭하게 굵은 팔보다는 전면으로 이두근이 볼록하게 돌출된 팔이 더 근육질로 보이는 데에다, 앞쪽의 굽히는 근육들은 대체로 지근섬유의 비중이 높아 부피 성장이 뒤쪽의 삼두근보다 더딘 경향이 있기 때문입니다.

## 이두 컬

컬Curl은 사전적인 의미 그대로 '굽힌다'는 뜻입니다. 팔에는 팔꿈치 관절을 굽히는 이두(바이셉스) 컬이, 하체에는 무릎을 굽히는 레그 컬이, 손목에는 리스트 컬이 있습니다. 이두 컬은 여러 기구로 할 수 있는데 바벨, 덤벨은 물론 암 컬 머신, 케이블, 컬바, 트랩바로도 가능합니다. 손이나 전완 위에 올려놓을 수만 있으면 포대나 집 안에 굴러다니는 두툼한 책도 무방합니다. 대부분의 컬은 단관절 모멘트운동으로 궤적이 곡선(드래그 컬만 제외)이라 스미스머신에서는 할 수 없습니다.

컬은 근력운동 전체로 봤을 때 중요도가 높다고 하기는 어려우므로 다음과 같이 운동 비중을 잡는 게 좋습니다.

- 큰 종목들에서 기본이 잡혔다면 그때 바벨(컬바) 컬을 시작합니다. 덤벨 컬, 해머 컬, 머신 컬은 바벨 컬의 기본이 잡힌 뒤에 실시합니다.
- 컨센트레이션 컬, 드래그 컬, 리버스 컬처럼 특정 부위에 주력하는 운동은 보조운동으로 접근합니다. 1년 이상 단련해서 몸을 어느 정도 완성한 후, 부족한 곳이 보이면 보충하는 운동으로 실시합니다.
- 컬 종류는 팔이 펴지고 근육이 늘어난 하단부터 팔이 90도 굽어진 구간까지가 핵심입니다. 감당 못 할 무게를 들고 위에서만 깔짝거리거나, 허리 반동으로 쳐 올리는 동작은 이 구간의 가치를 망가뜨립니다. 컬로 단련되는 근육은 무조건 무겁게 들기보다는 정자세로 한계치까지 운동해야 잘 발달하는 특성이 있습니다. 반동 없이 들 수 있는 무게를 택하고, 한계치 가까이

까지 반복합니다.

## 기본동작

이두 컬의 기본은 언더그립 바벨 컬입니다.

❶ 어깨너비로 팔을 내리고 언더그립으로 바벨이나 컬바를 잡는다. 손에 힘을 주면 전완을 많이 쓰게 되므로 손에서는 힘을 뺀다. 팔은 5~10도쯤 굽은 상태로 시작한다. 언더그립으로 완전히 쭉 펴면 세트 도중에 긴장이 풀리거나 팔꿈치나 이두근이 손상될 수도 있다.

❷ 팔꿈치는 옆구리와 살짝 떨어지게 두고 움직이지 않는다. 숨을 내쉬며 바벨을 들어올린다. 허리를 튕기거나 팔꿈치를 몸 뒤로 보냈다가 반동으로 올리지 말자. (팔꿈치 댄스는 클럽에서!)

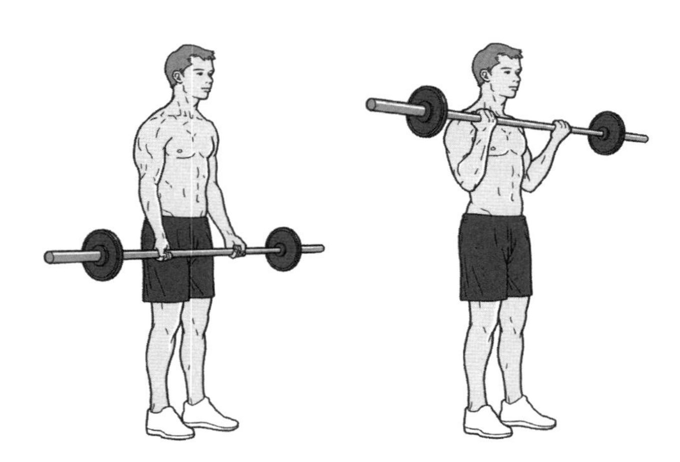

바벨 컬

❸ 팔을 완전히 접어 바벨을 턱밑까지 올린 후, 잠시 정지하고 숨을 들이마시며 천천히 ❶의 상태로 내리면 1회가 완수된다.

## 이두 컬 변형 동작

### 곧은 바벨 vs 컬바

이두근 운동에는 최대수축을 할 수 있는 곧은 바벨이 원칙적으로 가장 좋습니다. 단, 신체 구조상 손이 새끼손가락 쪽으로 심하게 기울었거나(과도하게 자뼈쪽으로 치우침) 팔꿈치가 밖으로 심하게 휘어진 외반주인 경우는 곧은 바벨로 했을 때 팔꿈치나 손목이 불편할 수 있습니다. 특히 외반주가 심한 여성들이 그런 경우가 많은데, 이때는 컬바나 덤벨이 안전합니다.

컬바를 이두근 운동에 쓸 때는 대개 바깥쪽 커브를 잡습니다. 곧은 바에 비해 이두근의 최대수축이 덜 되고, 외측을 조금 더 자극하는 단점은 있습니다. 대신 하단에서 팔을 끝까지 쭉 펼 수 있다는 장점도 있습

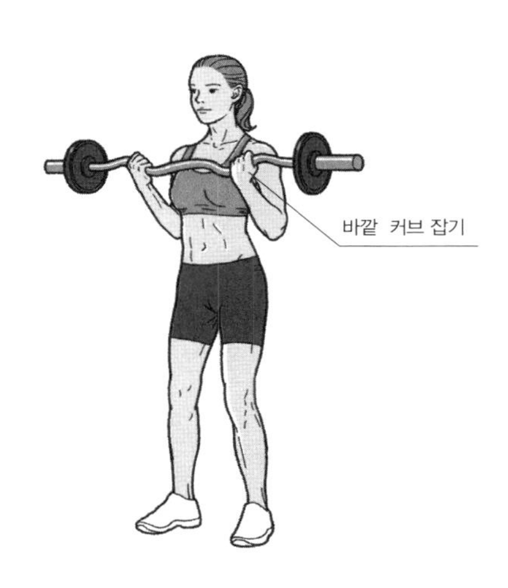

니다. 이두근 운동을 하루 2종류 이상 실시한다면 팔을 앞으로 내밀고 하는 프리처 컬이나 컨센트레이션 컬이 안쪽에 집중할 수 있으니 짝을 지으면 유용합니다.

### 언더그립 vs 뉴트럴그립 vs 오버그립

모든 컬에서 이두근, 상완근, 완요골근이 다 동원되지만 그립 방향에 따라 관여하는 비중에 약간씩 차이가 있습니다. 따라서 컬은 그립에 따라 각각 이름이 다릅니다.

- **언더그립 컬** 일반적인 컬은 언더그립 컬을 말합니다. 언더그립은 이두근 전체에 가장 큰 자극을 줍니다.

- **뉴트럴그립 컬** 망치질과 비슷하다 해서 '해머 컬'이라고도 합니다. 상완근, 완요골근, 이두근 장두의 비중이 커집니다. 팔을 쭉 편 상태에서 시작해 최대한 끌어올린 후 셋을 세고 천천히 내려놓습니다. 이두근보다 단면이 크고 강한 상완근이 많이 동원되므로 언더그립 컬보다 큰 중량을 들기도 합니다. 그립 특성상 바벨로는 불가능하고 덤벨이나 케이블을 주로 씁니다. 어떤 자료에는 해머컬이 전완근 운동으로도 표기되어 있는데, 언더그립 컬에 비해 전완에 있는 완요골근이 다소 많이 관여하기 때문입니다. 그렇다고 해도 기본적으로는 상완근이 주도하는 동작이므로 '전완도 함께 단련하는' 운동이라고 보는 것이 정확합니다.

- **오버그립 컬** '리버스 컬'이라고도 합니다. 완요골근과 손가락을 펴

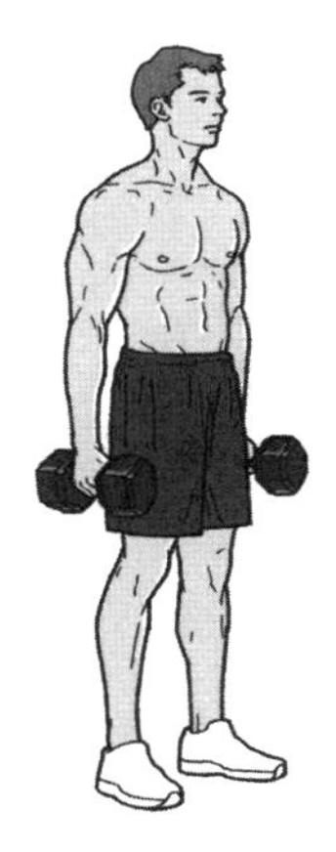
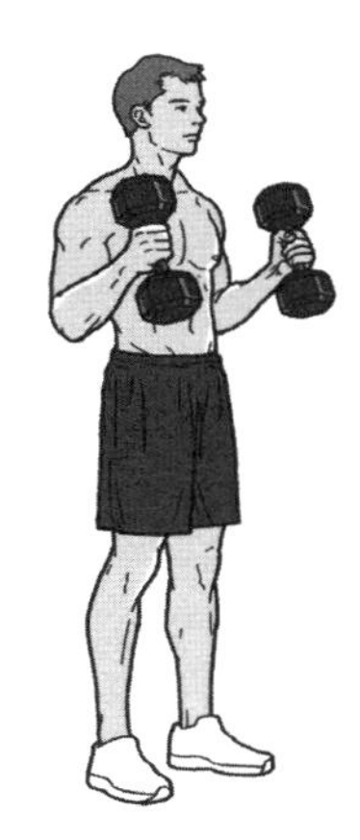

해머 컬

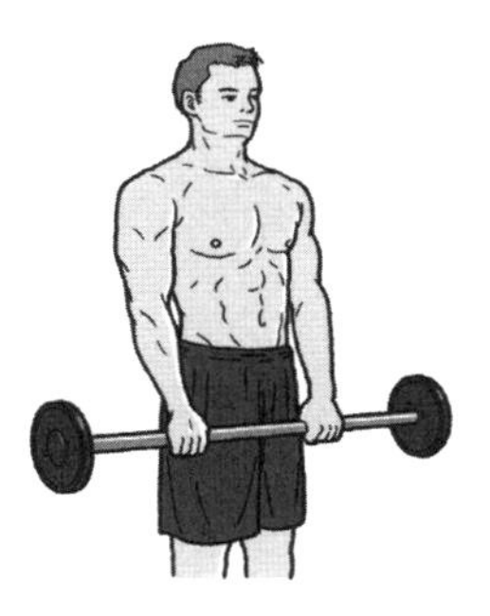
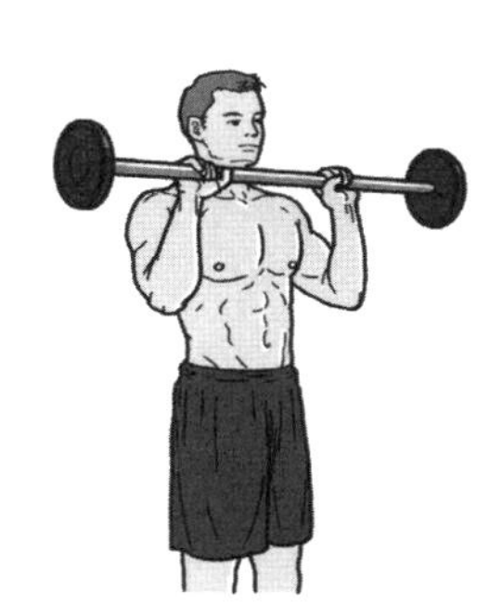

리버스 컬

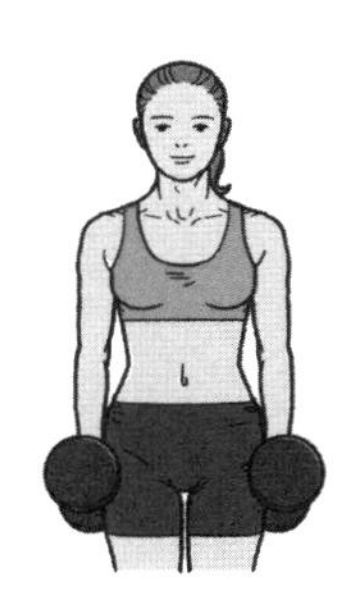
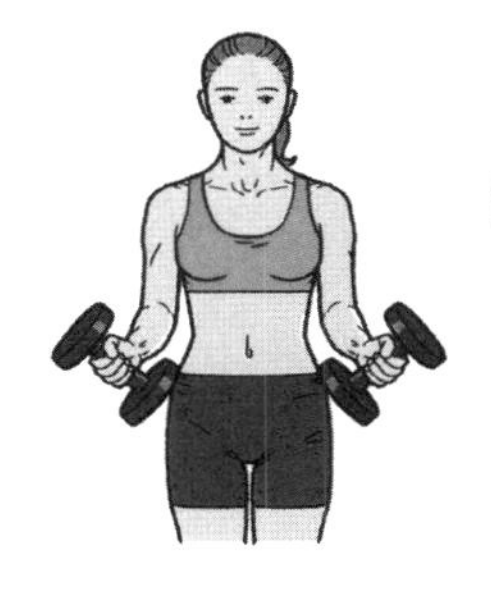
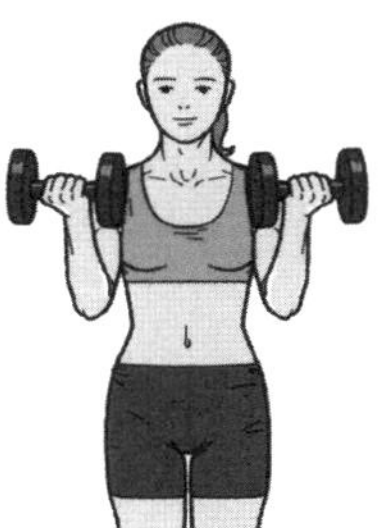

로테이션 컬

는 신근을 크게 자극하므로 전완을 굵게 하고 손목 힘을 기르는 데에 효과적입니다. 이 근육들은 이두근, 상완근, 굴근에 비해 힘이 약해 언더그립 컬의 50~70% 정도의 낮은 중량으로 실시합니다.

- **로테이션 컬** 하단에서 오버그립이나 뉴트럴그립으로 시작해 올라오면서 손목을 회전해 언더그립으로 마무리하는 방법입니다. 이렇게 손목을 돌리는 컬에서는 하단에서는 '상완근+완요골근', 상단에서는 '이두근'을 단련하는 복합운동이 됩니다.

### 바벨 vs 덤벨

바벨이나 컬바는 초보자도 안정적으로 다룰 수 있고 양손을 함께 실시해 시간도 절약됩니다. 그에 비해 덤벨 컬은 손목 움직임이 자유롭고 한쪽만 혹은 양쪽을 번갈아 실시하는 변형이 가능하고 앉아서 실시할 수 있다는 것이 장점입니다. 허리 아래가 고정돼 반동을 피할 수 있기 때문입니다. 정리하자면 초보자는 바벨이나 컬바 위주로, 중급자 이상에서는 덤벨도 다양하게 활용하는 편이 좋습니다.

### 프리처 컬, 컨센트레이션 컬, 인클라인벤치 컬

이론적으로는 그립이 넓으면 안쪽, 좁으면 바깥쪽 자극이 강해집니다. 하지만 실제로는 팔이 모아지거나 벌어지면 팔꿈치나 손목에 불편함을 느끼다 보니 실용적인 변형은 아닙니다. 그보다는 팔꿈치를 앞으로 내밀거나 몸 뒤로 당겨서 하는 변형을 씁니다.

- 팔을 앞으로 내밀어 패드에 대고 언더그립으로 실시하는 컬은 기도하

는 자세와 비슷하다고 해서 '프리처(성직자) 컬'이라고 합니다. 한편 벤치 등에 앉아 다리를 벌리고, 팔꿈치를 허벅지 안쪽에 기대어 언더그립으로 실시하는 컬을 '컨센트레이션 컬'이라고 합니다. 이 둘은 팔꿈치를

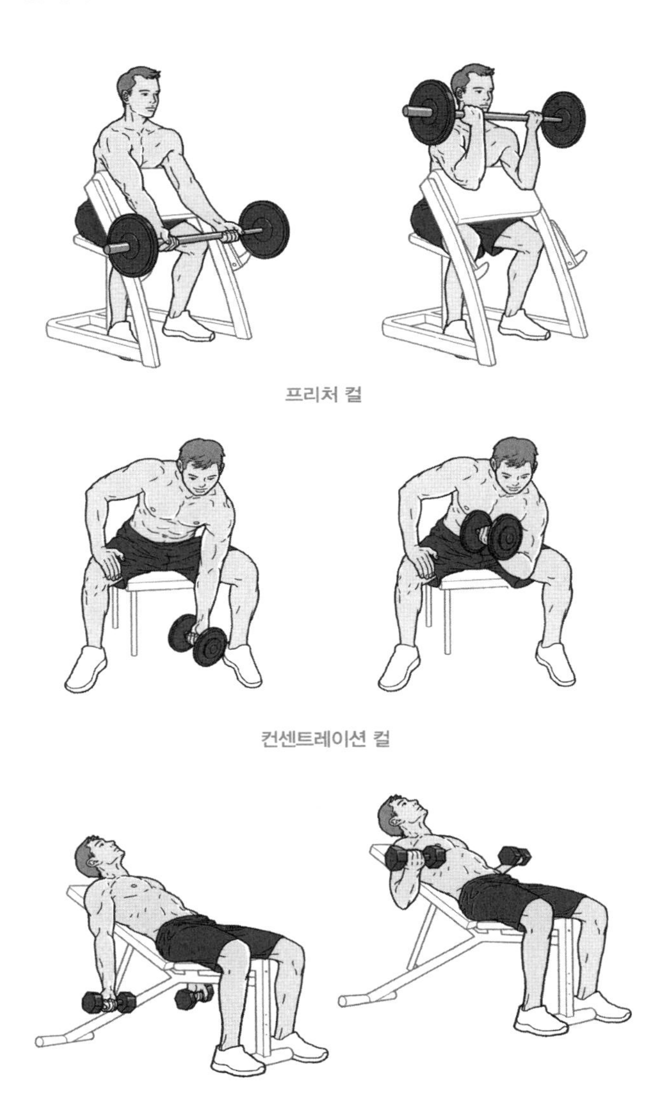

프리처 컬

컨센트레이션 컬

인클라인벤치 컬

어깨 앞으로 내민다는 면에서 같습니다. 둘 다 이두근 단두(안쪽)와 속근육인 상완근을 집중적으로 단련합니다.

- 인클라인 벤치에 앉아 팔을 뒤로 늘어뜨리고 실시하는 컬은 몸을 세우고 할 때보다 이완 시 이두근이 더 길게 늘어납니다. 그래서 높은 중량을 쓰기는 어렵지만, 근벌크 성장에는 이득이 있습니다. 특히 이두근 장두(바깥쪽)를 강하게 자극합니다.

### 프리웨이트 vs 머신, 케이블

컬은 기본적으로 모멘트성 운동입니다. 팔을 밑으로 늘어뜨리고 바벨이나 덤벨 같은 프리웨이트를 하면 모멘트가 최고인 지점, 즉 전완이 수평이 될 때 저항이 집중되고, 이두근이 최대로 늘어난 하단에서의 저항은 제로에 가까운 단점이 있습니다. '레이즈'에서도 언급했듯, 이런 모멘트성 운동은 프리웨이트만 하기보다는 동작 내내 고른 자극을 줄 수 있는 머신(암 컬 머신)이나 케이블도 병행하는 것이 좋습니다.

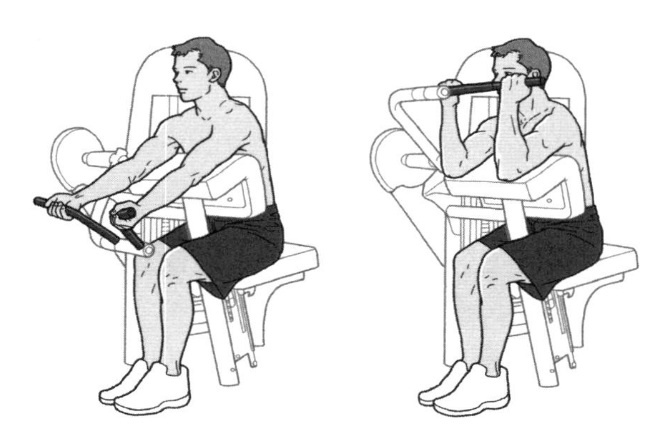

머신 컬

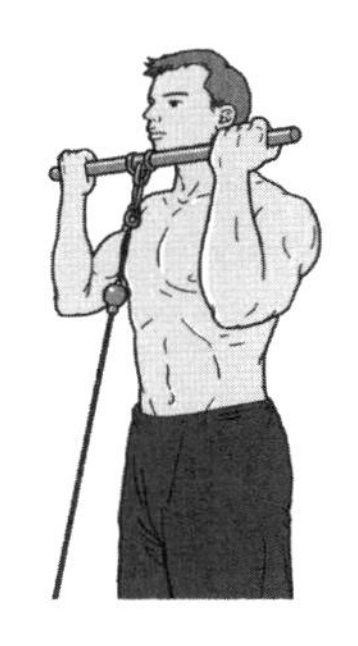
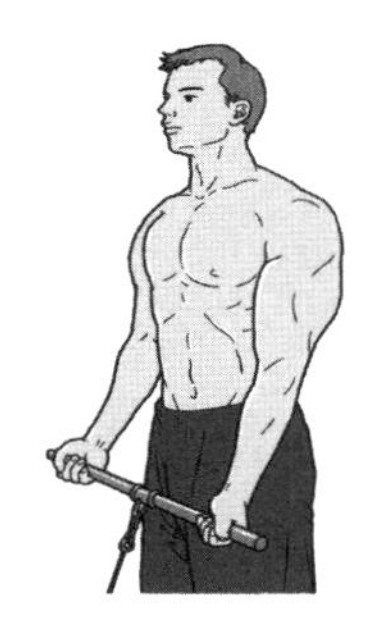

케이블 컬

### 드래그 컬(중급~상급)

드래그 컬은 컬 중에서 유일한 비非모멘트성 운동이고, 다관절 복합운동입니다. 드래그 컬에서는 바벨이나 덤벨이 몸 앞면을 스치며 수직으로 올라가고, 팔꿈치가 몸 뒤로 움직입니다. 어깨 유연성에 따라 바벨을 명치나 흉골까지 올린 후 천천히 내려놓습니다. 어깨를 으쓱거리거나 팔꿈치가 옆으로 벌어져서는 안 됩니다.

대부분의 컬에서는 전면 삼각근이 개입하지만, 드래그 컬에서는 어깨가 뒤로 밀려 전면 삼각근의 개입을 차단하고 이두근 장두(바깥쪽)를 집중적으로 단련합니다. 궤적이 직선이라 스미스머신도 가능합니다.

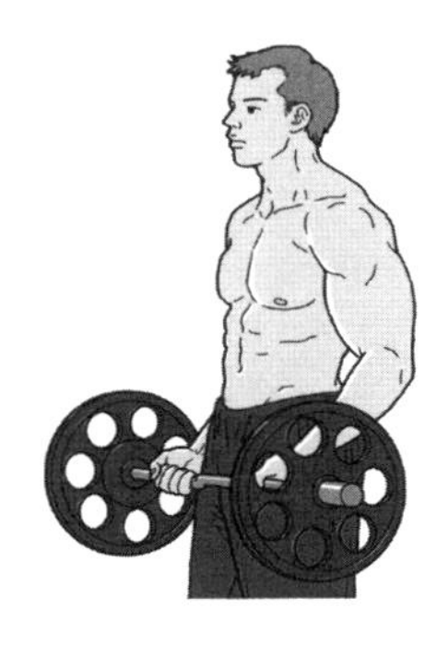
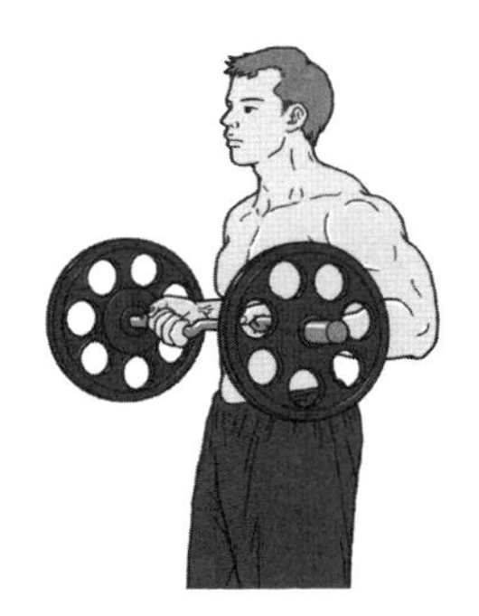

팔꿈치에 문제가 있거나, 키가 크고 팔이 길어 팔 근육의 성장이 더딘 사람에게 유용합니다. 다만 어깨에 부담이 실리므로 어깨 질환이 있다면 금물입니다.

# 삼두근 복합운동

| 운동 성격 | 다관절 복합운동 |
| --- | --- |
| 적합 레벨 | 중급 ~ 상급 |
| 주된 반복수 | 다양 |
| 표적 근육 | 상완삼두근 전체 |

삼두근 운동 대부분은 고립운동(익스텐션, 프레스다운, 킥백)이지만 일부는 복합운동입니다. 대개 가슴운동의 변형인데, 가슴 운동 후반에 끼워 넣는 것만으로 삼두근 전체와 가슴의 마무리운동을 겸할 수 있어 시간 대비 효율적입니다. 하루에 전신을 모두 운동한다면 삼두근 고립운동을 하지 않고 이 운동들만 하기도 합니다.

삼두근은 낮은 중량으로 많이 반복하는 운동보다는 중량이 적당히 높은 운동에서 잘 성장합니다. 이런 복합운동은 고립운동에 비해 강도가 높으므로 근력과 전반적인 부피 향상에 유리합니다. 고립운동은 삼두근이 유독 뒤처지거나 선명도를 높이려 할 때 사용합니다.

## 삼두근 복합운동의 유형

### 클로즈그립 벤치프레스

벤치프레스에서 이미 다뤘습니다(121쪽 참고). 삼두근의 전반적인 크기와 힘을 키우기에 좋은 운동으로, 특히 외측 단련에 유용합니다.

### 트라이셉스 딥스

딥스는 흔히 가슴운동인 체스트 딥스로 하지만 자세를 바꾸면 고강도의 삼두근 운동도 됩니다. 몸을 곧게 세우고 팔꿈치와 손잡이는 옆구리에 바짝 붙입니다. 상단에서는 팔을 완전히 쭉 펴줍니다. 외측두와 내측두를 상대적으로 강하게 자극합니다.

삼두 딥스의 난이도가 너무 높다면 벤치 딥스가 있습니다. 발로 바닥을 디디고, 팔을 뒤로 내밀어 어깨보다 약간 넓게 벤치 모서리를 잡습니다. 팔꿈치가 90도로 굽을 때까지 내려간 후 잠시 정지하고, 팔을 완전히 쭉 뻗을 때까지 올라옵니다. 엉덩이는 벤치에 스치도록 수직으로 움직입니다. 벤치 딥스는 난이도가 낮아 초보자도 할 수 있지만 어

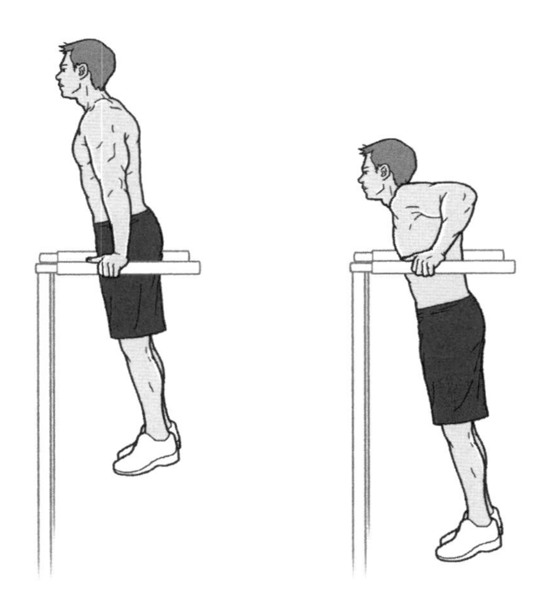

트라이셉스 딥스

깨에는 부담이 큰 운동입니다. 팔을 너무 많이 굽히거나 그립이 어깨보다 좁으면 어깨 앞부분에 부상을 입기 쉬우므로 주의해야 합니다. 강도를 높이고 싶다면 무리해서 밑으로 내려가기보다는 허벅지에 원판을 올리거나 발끝을 다른 벤치에 올려 실시합니다.

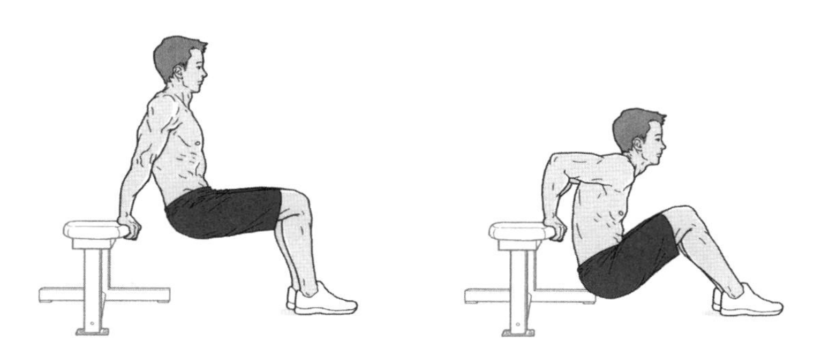

벤치 딥스의 기본 자세

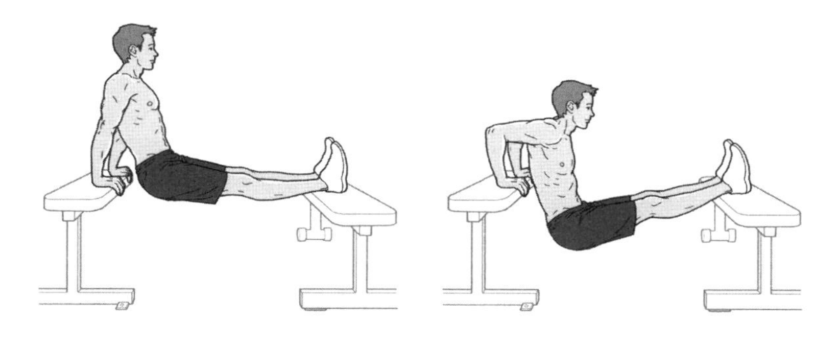

난이도 높은 벤치 딥스

### 클로즈그립 푸시업

푸시업에서 다뤘으니 가슴운동을 참고하세요(130쪽 참고). 삼두근과 함께 가슴골 단련에 좋은 운동입니다.

# 트라이셉스 익스텐션

| | |
|---|---|
| 운동 성격 | **단관절 고립운동** |
| 적합 레벨 | **중급 ~ 상급** |
| 주된 반복수 | **10회 이상** |
| 표적 근육 | **상완삼두근 전체** |

삼두근 고립운동은 익스텐션, 프레스다운, 킥백으로 나뉩니다. 셋 다 역학적으로는 익스텐션extension(펴기)이지만 굳이 나눈 이유는 장두 때문입니다. 장두는 견갑골에서 시작해 어깨를 지나 팔꿈치 뒤에 붙는 다관절 근육인데, 팔을 위로 들면 늘어난 상태가 되어 자극이 커지고, 팔을 내리면 짧아지면서 자극이 줄어듭니다. 반면, 내측두와 외측두는 팔꿈치 관절만 지나는 단관절 근육이라 팔꿈치가 얼마나 굽었느냐가

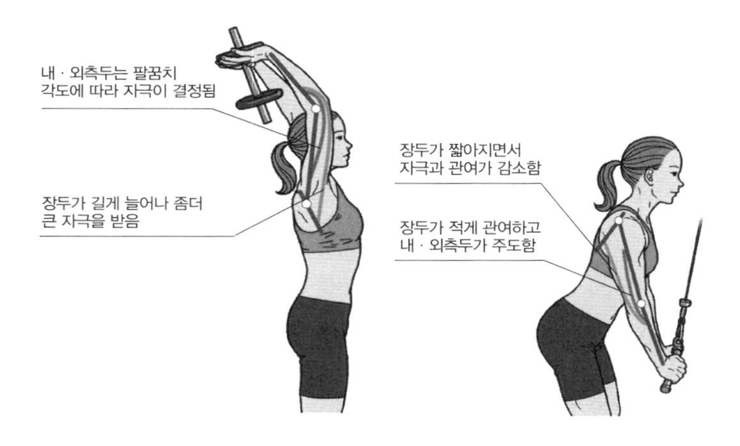


팔꿈치 위치에 따른 상완삼두근(장두)의 작용

중요할 뿐 팔의 위치는 영향이 없습니다. 이에 따라 팔을 위로 들어 장두를 늘인 상태의 동작이 익스텐션, 팔을 내려 장두를 제한하고 내측두와 외측두에 집중하는 동작은 프레스다운이나 킥백으로 보는 것이 전통적인 견해입니다.

그런데 최근 연구들에서는 익스텐션에서 장두가 예상대로 많이 자라기는 했지만, 내 · 외측두 발달에서도 프레스다운에 뒤처지지 않는 것으로 나타났습니다. 여기에 관해서는 장두가 과도하게 이완하면서 근육의 힘이 떨어져 내측두와 외측두가 예상보다 크게 관여한 것이 아닌가 추정하기도 합니다.[8] 그래서 최근에는 일반적으로 고립운동의 우선순위는 익스텐션으로 보고, 그 뒤에 프레스다운이나 킥백을 수행합니다.

다음은 삼두 익스텐션 중 가장 대중적인 바벨 오버헤드 익스텐션 동작입니다.

## 기본동작

❶ 바벨이나 컬바를 어깨너비보다 좁게 오버그립으로 잡고 머리 위로 올린다. 이때 견갑골은 추켜올리지 않는다. 벤치에 앉아 실시하면 반동을 덜 쓰고, 컬바를 쓰면 팔꿈치 부담이 적어진다. 컬바는 안쪽 커브를 잡는다.

❷ 숨을 들이마시며 팔꿈치를 뒤로 천천히 접어 뒤통수까지 내린다. 몸이 뒤로 기울거나 팔꿈치가 앞뒤로 움직여서는 안 된다.

❸ 잠시 정지 후, 숨을 내쉬며 팔꿈치를 펴면서 머리 위로 올린다. 이때 팔꿈치를 조금 덜 펴는 것이 관절의 안전과 근육의 긴장감 유지에 좋다. 팔꿈치는 동작 내내 계속 머리 양옆에 둔 채 유지한다. 익스텐션은

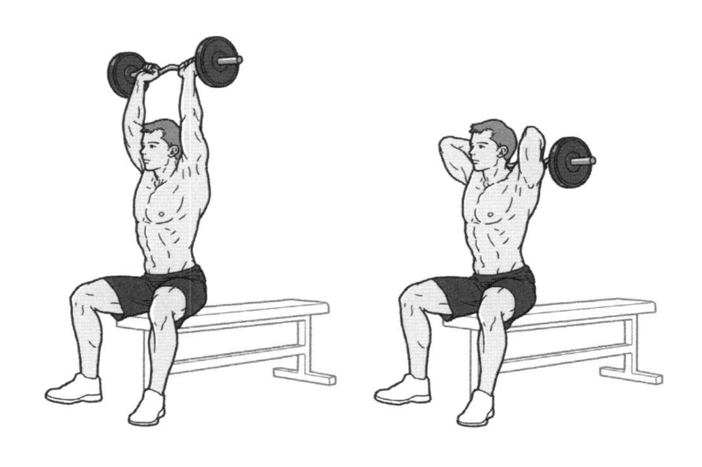

세트당 10회 이상 실시한다.

## 트라이셉스 익스텐션 변형 동작

### 라잉 트라이셉스 익스텐션(중급~상급)

이름 그대로, 벤치에 누워서 하는 삼두 익스텐션입니다. 몸을 세웠을 때와 달리 팔을 앞으로 내민 상태에서 실시하므로 익스텐션과 프레스 다운의 중간 형태가 되어 삼두 전체를 고루 단련합니다. 어깨가 고정되어 안정적으로 삼두에 집중할 수 있는 매우 좋은 운동입니다.

컬바 안쪽 커브를 오버그립으로 잡고 벤치에 누워 팔을 위로 들어 준비합니다. 이때 팔을 수직으로 세우면 상단에서의 자극이 0에 가까워지므로 팔꿈치를 머리 쪽으로 기울여야 일정 수준으로 자극이 유지됩니다. 그 상태로 팔꿈치를 천천히 굽혀 바벨을 머리 뒤까지 충분히 내린 후, 잠시 멈췄다가 삼두근의 힘으로 펴면서 올립니다.

바벨을 머리 뒤로 멀리 내리면(비하인드 헤드 방식) 장두를 위주로 한 삼두근 전반을 씁니다. 이 방식은 전반적인 굵기와 함께 근력을 기르는 데에도 유리해서 스트렝스 트레이닝 같은 실전적인 운동을 하는 분들이 보조운동으로 선호합니다. 이때 무게가 과하면 팔꿈치는 굽히지 않고 팔을 편 채로 위아래를 오가는 '어설픈 풀오버'가 되기 쉬우니 가벼운 무게부터 시작합니다.

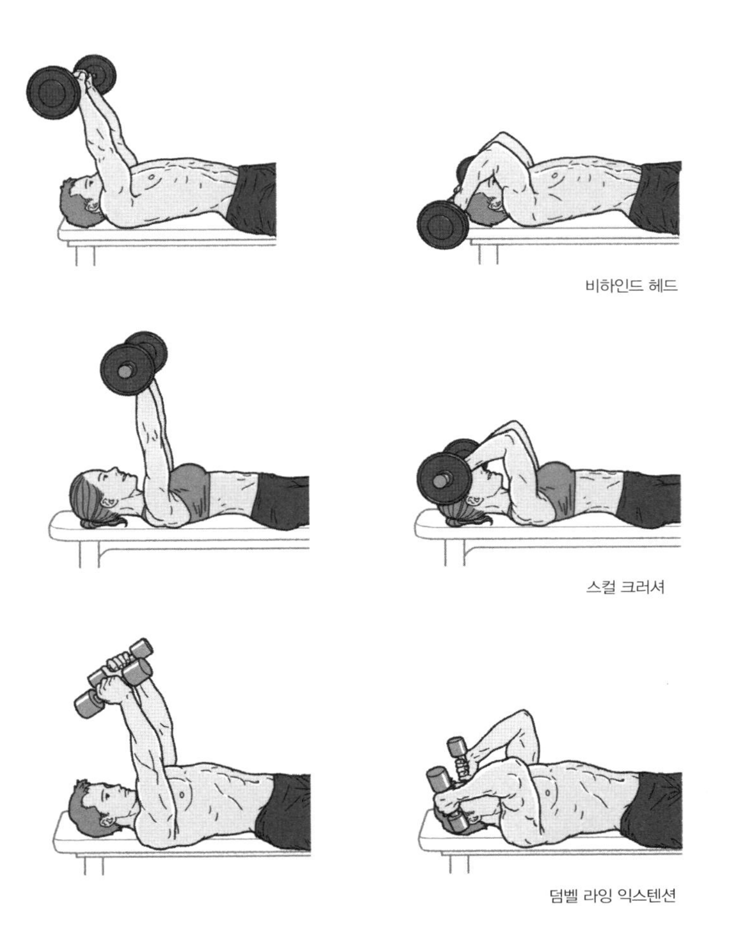


라잉 트라이셉스 익스텐션

바벨을 이마 위로 내리는 동작은 '스컬 크러셔(해골을 부순다!)'라는 섬뜩한 이름으로도 불립니다. 이름은 무시무시하지만 프레스다운처럼 내·외측두에 상대적으로 자극이 집중되기 때문에 피지크나 여성 비키니 등 팔의 미용적인 형태를 중시하는 분들이 선호합니다.

컬바 대신 덤벨을 쓸 수도 있는데, 이때도 내리는 위치가 비하인드 헤드인지, 스컬 크러셔인지에 따라 자극 부위가 달라집니다.

### 덤벨 트라이셉스 익스텐션

덤벨을 세워서 끝부분 바로 밑을 양손으로 오버그립으로 잡고 실시하면 안정적이고 초보자도 삼두에 집중하기 쉽습니다. 어깨와 허리가 튼튼하고 유연한 중급자 이상에서는 한 손으로도 실시할 수 있습니다. 덤벨을 뉴트럴그립으로 잡고, 이두근이 귀 옆으로 가게 팔을 올립니다. 그 상태에서 덤벨을 머리 뒤로 내렸다 다시 올립니다. 운동하는 팔꿈치가 불안정하다면 반대편 손으로 받쳐주거나 겨드랑이 밑의 전거근을 눌러 견갑골의 움직임을 차단하기도 합니다. 초보자이거나 어깨나 허리에 문제가 있다면 한 손으로 하지 않습니다.

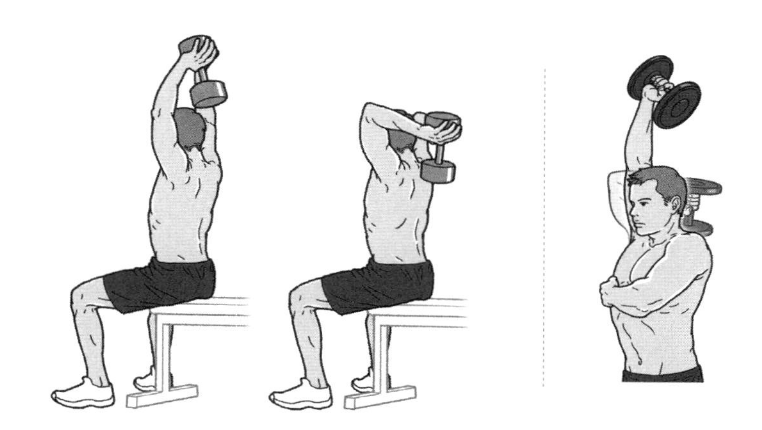

### 머신, 케이블을 이용한 익스텐션

앞에서 열거한 삼두 익스텐션 동작은 모두 케이블이나 전용 머신으로도 가능합니다. 익스텐션도 모멘트성 운동이므로 부하가 처음부터 끝까지 고르게 분산되는 머신이나 케이블이 더 유리한 면도 많습니다. 기구만 달라질 뿐 동작 자체는 거의 같습니다. 팔꿈치를 어디에 두든 중력 때문에 모멘트암이 0이 되는 지점이 없기 때문에 자세가 비교적 자유롭고, 누웠을 때도 팔을 머리 위로 수직으로 치켜들고 할 수 있습니다.

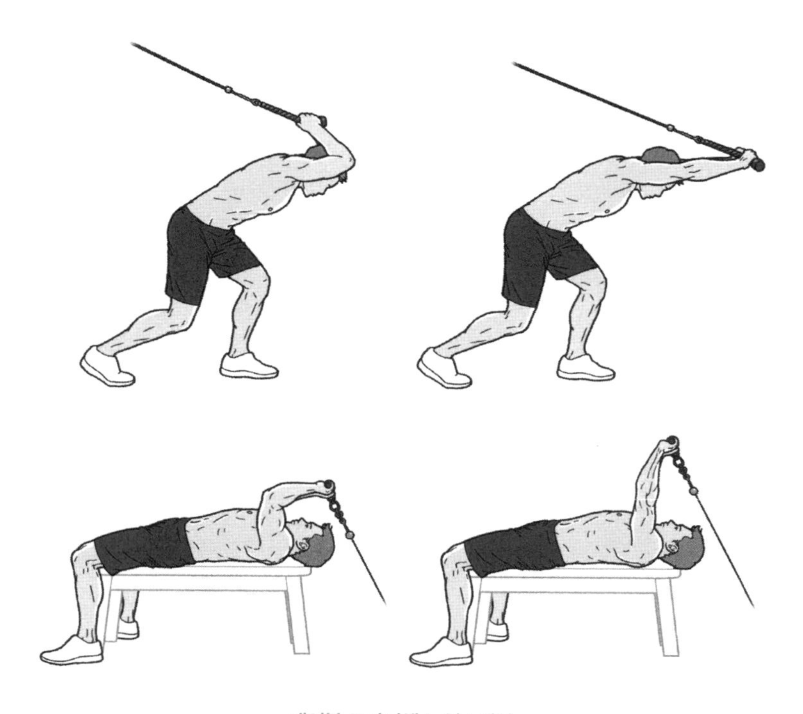

케이블 트라이셉스 익스텐션

# 트라이셉스 프레스다운

| 운동 성격 | 단관절 복합운동 |
|---|---|
| 적합 레벨 | 중급 ~ 상급 |
| 주된 반복수 | 12회 이상 |
| 표적 근육 | 상완삼두근(내측두, 외측두 위주) |

트라이셉스 프레스다운은 대표적인 내측두, 외측두 운동입니다. 외측두는 팔 측면에 삼두근의 윤곽인 소위 '말굽'을 새기고, 삼각근과 삼두근의 경계를 만들어 근육질을 도드라지게 하므로 미용 측면에서 중요한 부위입니다. 이 때문에 프레스다운을 삼두근 분리운동이라고도 합니다. 보디빌더들이 선호하는 운동이고, 푸시다운이라고도 합니다.

트라이셉스 프레스다운은 팔꿈치를 몸 옆에 고정한 상태로 팔을 펴 케이블이나 머신 손잡이를 당겨 내리는 동작입니다. 부하의 방향이 중력과 반대이므로 프리웨이트로는 어렵습니다. (몸이 아주 유연하다면 허리를 푹 숙이고 덤벨로 실시할 수도 있지만 현기증은 책임지지 않습니다.) 오버그립 프레스다운이 기본입니다.

## 기본동작

❶ 가슴과 허리를 곧게 펴고 하이풀리 앞에 선다. 양손 간격을 어깨보다 좁게, 가슴 높이에서 오버그립으로 잡는다. 간격이 넓을수록 내측두에, 좁을수록 외측두에 자극이 커진다. 어깨를 내려 견갑골을 하강하면 외

측두가 더 확실히 고립된다.

❷ 상체를 약간 숙이고 팔꿈치를 몸 옆에 고정한 상태로 숨을 내쉬며 팔이 곧게 펴질 때까지 밑으로 밀어 내리고 잠시 정지한다. 어깨를 으쓱거리거나 허리를 앞뒤로 굽혀 반동을 주면 안 된다.

❸ 숨을 들이마시며 느리게 처음 위치로 되돌아온다. 프레스다운은 고립운동으로, 세트당 12회 이상 많은 횟수를 실시한다.

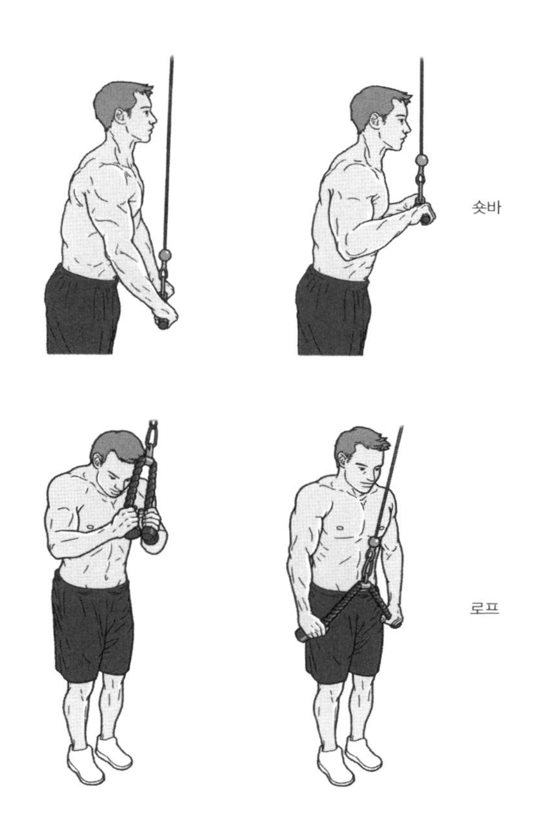


트라이셉스 프레스다운

프레스다운은 짧은 바(숏바)를 이용해 오버그립이나 언더그립으로 실시하기도 하고, ∧ 모양 로프를 걸어 뉴트럴그립으로도 실시합니다. 삼두근은 이두근과 달리 세 덩어리의 근육이 팔꿈치 뒤에서 하나로 모이기 때문에 어떻게 잡든 이론적으로는 자극에 차이가 없습니다. 하지만 실제로는 잡는 법에 따라 견갑골의 위치와 양팔 간격이 달라져 운동 효과에 약간의 차이가 생깁니다.

보통은 숏바를 이용한 오버그립이나 로프를 이용한 뉴트럴그립으로 실시하는데, 이때는 팔꿈치가 벌어지거나 어깨가 위로 올라가 가슴이나 어깨 근육으로 내리누르는 치팅이 나오기 쉽습니다. 이때는 언더그립으로 잡는 편이 중량은 낮아지지만 어깨를 낮추고 팔꿈치를 몸에 붙여 삼두근에 집중하기 유리합니다.

## 트라이셉스 킥백

| 운동 성격 | 단관절 고립운동 |
| --- | --- |
| 적합 레벨 | 초급 ~ 상급 |
| 주된 반복수 | 12회 이상 |
| 표적 근육 | 상완삼두근(내측두, 외측두 위주) |

'뒤로 찬다'는 이름처럼, 트라이셉스 킥백(삼두 킥백kick back)은 몸을 앞으로 기울인 상태에서 상완을 고정하고 팔꿈치만 뒤로 펴는 동작입니다. 킥백에는 이름 그대로 다리를 뒤로 차는 엉덩이 운동인 킥백이 있고, 삼두근을 운동하는 삼두 킥백이 있으니 혼동해선 안 됩니다. 삼두 킥백은 일부에서는(특히 여성들에게) 팔뚝살을 빼는 운동(?)이라는 아주 이상한 타이틀이 붙어 있기도 합니다. 이 운동이 팔뚝살을 빼준다면 벤치프레스는 가슴을 납작하게 만드나요?

삼두 킥백은 몸을 숙여야 하다 보니 상체를 고정하기 위해 한 손으로 바닥을 짚고 한 손으로 하거나, 인클라인 벤치에 가슴을 대고 양손으로 합니다. 중량도 3~4kg 이내의 가벼운 덤벨부터 시작합니다. 하단은 자극이 없고 상단만 자극되는 것이 흠이지만, 덤벨 하나만으로 미용상 중요한 외측두를 단련할 수 있다는 것이 큰 장점입니다.

삼두 킥백 중에서도 원암 덤벨 킥백이 기본입니다.

## 기본동작

❶ 한쪽 무릎을 벤치에 얹고 다른 쪽 다리는 바닥을 디딘다. 허리를 굽혀 무릎을 올린 쪽 손으로 벤치를 짚는다. 벤치가 없다면 주변의 단단한 기구를 잡거나, 한 다리를 내밀고 손으로 무릎 위를 잡는다.

❷ 반대 손으로 덤벨을 뉴트럴 그립으로 쥐고 상완이 수평이 되도록 팔꿈치를 옆구리 쪽으로 들어올린다. 전완은 수직 직전까지만 늘어뜨린다. 과도하게 굽히면 시계추처럼 반동이 생겨 오히려 역효과가 난다.

❸ 팔꿈치를 고정하고, 숨을 내쉬며 팔을 완전히 편다. 다리를 튕기거나 허리, 어깨를 비틀어 반동을 줘서는 안 된다. 전완을 제외한 몸의 다른 부분은 처음 자세를 그대로 유지한다.

❹ 자극을 느끼며 잠시 버틴 후 숨을 들이마시며 천천히 내린다. 다시 ❸을 반복한다.

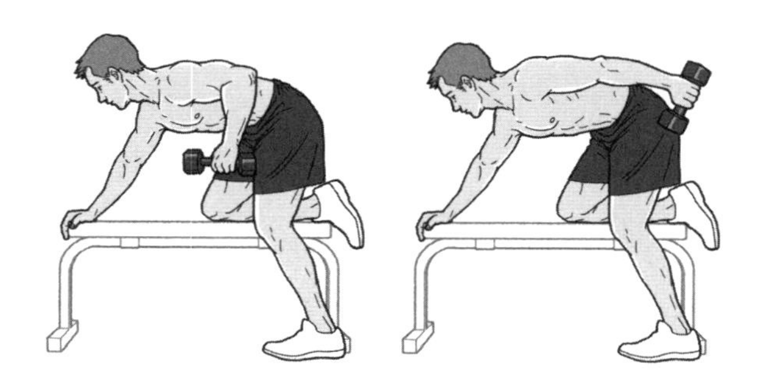

킥백으로 내 · 외측두 외에 삼두근의 장두까지 집중적으로 단련하고 싶다면 몸을 30도 정도까지만 약간 덜 숙이고 실시하되, 상단에서 팔을 편 후 팔꿈치를 몸 뒤쪽으로 바싹 더 올려 장두를 더 강하게 쥐어짜

낼 수 있습니다.

덤벨을 쓰는 킥백은 다른 모멘트성 운동과 마찬가지로 상단에만 자극이 집중되는 단점이 있습니다. 또한 하단에서 팔을 90도보다 더 굽히면 시계추처럼 진자운동을 하게 되어 반동이 동원되기도 합니다. 이 때문에 긴 가동범위를 최대한 활용하고 전 구간을 고르게 자극하고 싶다면 덤벨보다는 케이블이 유리합니다. 케이블 킥백에서는 팔을 완전히 굽혀 삼두근을 최대한 이완하고, 팔을 완전히 펴 최대 수축 상태까지 만들어 긴 범위를 자극할 수 있습니다.

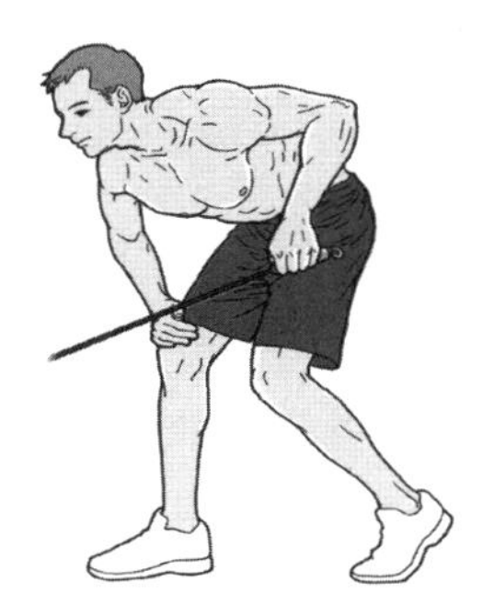
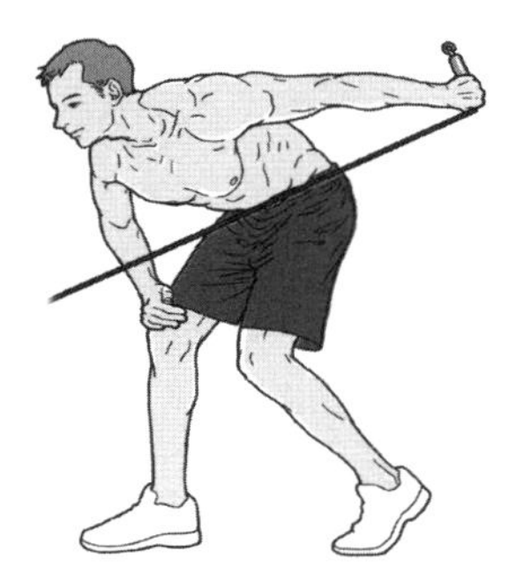

케이블 킥백

## 03
# 전완 운동

전완 자체는 데드리프트나 턱걸이, 로우 같은 높은 무게를 다루는 운동에서 강하게 동원되고 함께 성장합니다. 그래서 이런 운동을 많이 한다면 특별한 경우가 아니라면 전완운동을 따로 하지는 않습니다. 하지만 고중량을 많이 다루지 않거나, 굵은 전완을 특별히 원한다면 보통은 팔운동을 할 때 한두 종목을 마무리에 추가하기도 합니다.

전완운동은 손목을 움직이거나 손을 쥐고 펴는 동작으로 이루어지며, 악력기나 추감기 같은 전완운동 전용 소품을 쓰는 운동과 바벨, 덤벨을 쓰는 운동이 있습니다. 바벨이나 덤벨 운동에는 리스트 컬과 리스트 익스텐션이 있습니다. 이 둘은 전완의 안쪽을 자극하느냐, 바깥쪽을 자극하느냐의 차이입니다.

# 리스트 컬

전완 안쪽에는 손목을 손바닥 쪽으로 굽히거나 손을 쥐는 근육들이 몰려 있습니다. 악력이나 팔씨름에서 상대의 손목을 꺾는 힘도 전완 안쪽에서 나옵니다. 지굴근 무리, 수근굴근 무리, 장장근 등이 해당합니다. 이 부위를 단련하는 운동이 '리스트 컬Wrist curl'입니다. 언더그립으로 바벨이나 덤벨을 잡고 전완을 평평한 곳에 고정한 후, 손목만 위로 꺾어 올리는 동작입니다. 그 외에 무거운 바벨, 덤벨, 트랩바 등을 손에 쥐고 최대한 오래 제자리에 서서 버티거나, 일정 거리를 걷는 운동도 있습니다(파머스 워크). 그 외에 철봉에 오래 매달리는 동작도 악력 단련에 도움이 됩니다.

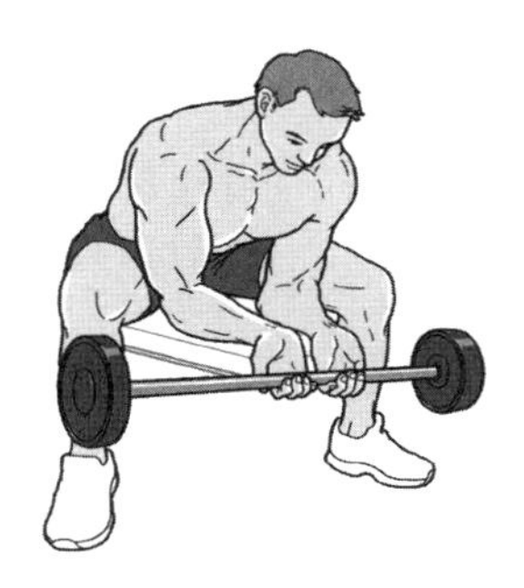

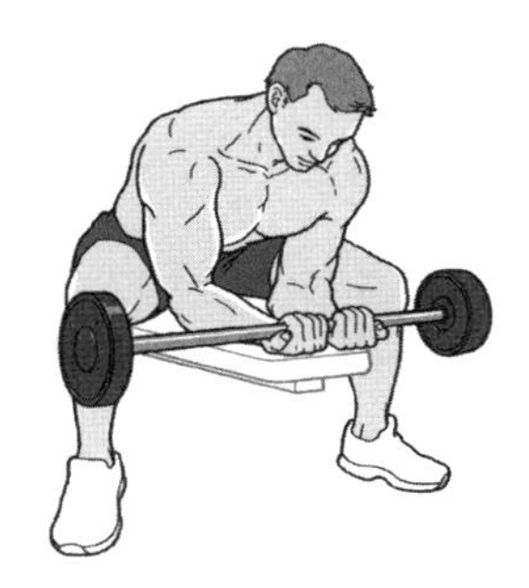

## 리스트 익스텐션

전완의 바깥쪽인 손등 쪽에는 손가락을 펴거나 손등 쪽으로 손목을 굽히는 수근신근 무리, 지신근 무리가 있습니다. 언뜻 생각하면 일상에서 손이나 손등을 펴면서 힘을 쓸 일이 있나 싶지만, 사실 이 근육들은 주로 전완 안쪽 근육의 길항근으로 손목을 버티는 역할을 수행합니다. 운동에서 신근이 주역으로 쓰이는 곳은 테니스의 백핸드 스트로크나 야구, 골프에서의 팔로 스루가 있습니다. 그런데 손을 손등 쪽으로 굽히는 힘은 반대방향의 절반밖에 되지 않고 부상도 잦습니다. 덕분에 안 그래도 약한 신근이 탈이 나는 경우를 가리켜 '테니스엘보(상완골외측상과염)'라는 유쾌하지 않고 이름까지 복잡한 병도 있습니다.

하지만 미용적인 측면에서는 신근의 비중이 큽니다. 특히 남성들에게는 굵은 힘줄과 핏줄이 도드라진 전완 외측이 남성미를 상징하는 로망이기도 하니까요. 신근을 단련하는 운동으로는 이미 설명한 오버그

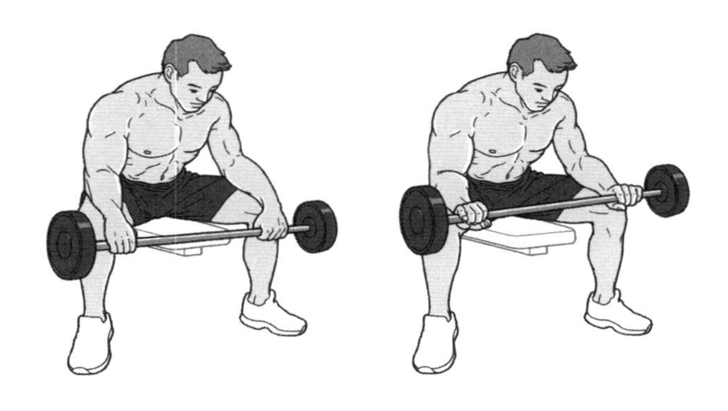

립 컬(리버스 컬)이 있고, 리스트 컬의 반대 동작인 '리스트 익스텐션Wrist extension(리버스 리스트 컬)'이 있습니다. 오버그립으로 바벨이나 덤벨을 잡고 손등만 위로 쳐드는 운동으로, 리스트 컬의 50~70% 정도의 중량으로 실시합니다.

전완과 손목은 평상시에 자주 쓰는 부분이라 피로에 강하고 회복도 빠르지만 작은 뼈와 인대들이 복잡한 구조로 얽혀 있어서 일단 부상을 입으면 치료가 어렵고, 평생 가는 고질병으로 남곤 합니다. 이 때문에 미용적인 목적이라면 가벼운 중량에 많은 횟수로 운동하거나, 오래 버티는 등척성으로 훈련합니다.

전완을 운동하는 원칙은 세 가지입니다. 첫째, 일단 시작하면 매 세트 근육이 화끈거리고 더 이상 못 버티는 한계치까지 합니다. 둘째, 세트 사이의 휴식은 1분 이내로 짧게 합니다. 셋째, 매일 혹은 격일로 운동해도 무방합니다.

단, 체력검정의 악력 테스트나 데드리프트 기록 향상, 유도선수처럼 '강하게 쥐는 힘'이 절실하다면 고반복 훈련은 효과가 작습니다. 대신 강한 악력기를 서너 번 이내의 적은 횟수로 클로징하거나, 허벅지 높이로 세팅한 랙에 아주 무거운 바벨을 걸어놓고 잠깐씩만 들어 버티는 방식으로 짧고 강하게 훈련합니다.

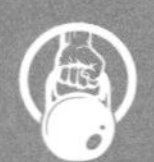

쉬어가기

## 내가 조인 나사를 왜 내가 못 풀까?

평소에 기계 수리나 공작을 자주 해봤다면 내가 조인 나사를 못 풀어 쩔쩔 맸던 적이 있을 겁니다. 시간이 오래 지난 나사라면 나사골에서 금속의 산화나 팽창 같은 화학반응이 생긴 탓이겠지만, 이 책이 화학 교과서는 아니니 그 문제는 넘어가겠습니다.

문제는 방금 내 손으로 조인 나사도 내가 다시 못 푼다는 것이죠. 다행히 이건 화학의 문제는 아닙니다. 나사를 박을 때처럼 손목을 돌리는 동작은 척골 주변을 요골이 돌면서 이루어집니다. 대부분의 나사나 병, 밸브 등은 오른손잡이를 기준으로 시계방향으로 돌려서 잠급니다. 이렇게 잠그는 동작을 '회외回外'라고 하는데, 이 동작에는 잔챙이급 근육인 회외근이나 완요골근 말고도 지역 챔피언급인 이두근까지 나섭니다. 앞서 언급했지만, 오른손목을 바깥으로 돌려보면 이두근이 볼록해지는 것이 보입니다.

문제는 뚜껑을 열 때(반시계 방향, 회내)는 잔챙이급인 원회내근, 방형회내근밖에 쓸 수가 없습니다. 때에 따라 완요골근도 돕지만 회외할 때 힘과는 상대가 안 되죠. 이두근의 짝인 삼두근은 척골에만 연결되어 손목 돌리기에는 관여하지도 않고요. 결국 회외와 회내 사이에는 20~30% 정도 힘 차이가 생기는데 이 때문에 내 손으로 꽉 조인 나사나 밸브, 병뚜껑을 열기가 어렵습니다.

그럼 어떻게 풀어야 할까요? 일단은 왼손으로 시도해볼 수 있습니다. 왼손은 풀 때가 회외가 되어 더 강한 힘을 내거든요. 하지만 평소 왼손을 잘 쓰던 사람이 아니면 동작 자체가 서툴러(근신경이 덜 발달해) 잘 안 될 공산이 큽니다. 결국 돌리는 토크를 강화시켜주는 T자 모양 드라이버나 롱노즈 플라이어가 없다면 아예 못 풀 수도 있습니다.

이렇듯 대부분의 기계나 공구류는 오른손잡이에게 편리하도록 설계되어 있어 손 기술과 힘이 필요한 작업에서 왼손잡이가 불리한 경우가 많습니다. 밸브나 나사도 왼손잡이가 조이는 힘은 같은 근력의 오른손잡이보다 약할 수밖에 없죠. (물론 풀기는 훨씬 잘합니다!!!)

Chapter

# 07 허리운동과 복근운동

허리는 우리 몸의 중심축이면서 장기가 모여 있는 부분입니다. 그런데 이처럼 중요한 허리에 뼈라고는 달랑 척추(L1~L5)밖에 없습니다. 덕분에 엄청난 유연성을 갖게 되었지만 반대로 가장 취약한 부분이기도 합니다. 뼈의 지지력에는 한계가 있다 보니 주변을 둘러싼 허리와 복부 근육의 역할이 절대적입니다.

최근 '코어운동', 즉 허리를 포함한 몸 중심부를 단련하는 운동이 주목받는 것도 허리가 얼마만큼 강한지가 전신의 힘을 결정하는 경우가 많기 때문입니다. 코어가 약하면 다른 부분 운동을 효율적으로 수행하기 어려운 건 물론이고, 일상에서 심지어 운동과는 별 인연이 없는 일반인도 허리나 고관절 등 근골격계 질환에 취약해질 수 있습니다. 따라서 다른 근력운동을 안 하는 사람이라도 허리만은 반드시 별도로 단련해주는 것이 좋습니다.

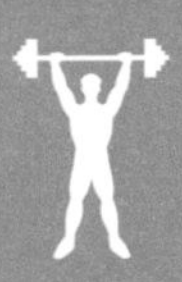

# 01
# 몸 중앙부의 구조

허리 전체는 중간에 심 하나가 박힌 여러 겹의 근육 주머니와 같습니다. 심은 척추에 해당하고, 외부의 근육들이 내장이 있는 복강을 압박해 실질적인 지지력을 제공합니다. 그럼, 지금부터 뼈와 근육을 안정되게 사용하는 방법을 알아보겠습니다.

허리의 기반이 되는 척추뼈는 크게 세 부분으로 나뉩니다. 위쪽부터 경추(목뼈, C) 7개, 흉추(등뼈, T) 12개, 요추(허리뼈, L) 5개까지를 척추라 부르고, 그 밑에 있는 천골(엉치뼈, S)과 미골(꼬리뼈)은 골반에 속합니다. 천골 양옆으로 장골과 좌골, 치골이 하나씩 붙어 골반이 완성되죠. 밑으로 내려올수록 모멘트와 체중이 더 많이 실리기 때문에 척추뼈도 점

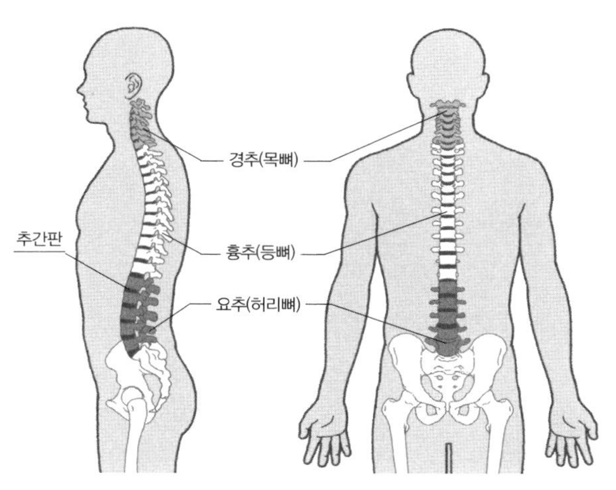


척추의 구조

점 굵고 커집니다.

각각의 척추뼈 사이에는 '디스크'로 잘 알려진 추간판이 있어 제한된 범위에서 움직임이 가능합니다. 디스크는 이름처럼 딱딱하고 둥근 판은 아니고 물렁하고 납작한 물주머니입니다. 과도한 충격이나 압박을 받으면 변형되거나 터져서 내용물이 흘러나오는 '추간판 탈출증', 흔히 말하는 디스크가 되죠. 특히 가장 많이 다치는 단골손님은 모멘트를 제일 크게 받는 요추의 맨 아래 2개(L4, L5)입니다.

## 몸 중앙부의 근육

몸 중앙부 근육의 주된 역할은 척추를 안정시키거나 몸통 전체를 압박해 견고하게 만드는 것입니다. 기능에 따라 척추를 뒤에서 잡아주는 근육(척추기립근), 척추와 골반을 앞에서 지지해주는 근육(요방형근, 장요근), 배 주변을 둘러싼 복근(복직근, 복사근, 복횡근), 척추뼈 사이사이를 잡아주는 로컬 근육으로 나눌 수 있습니다.

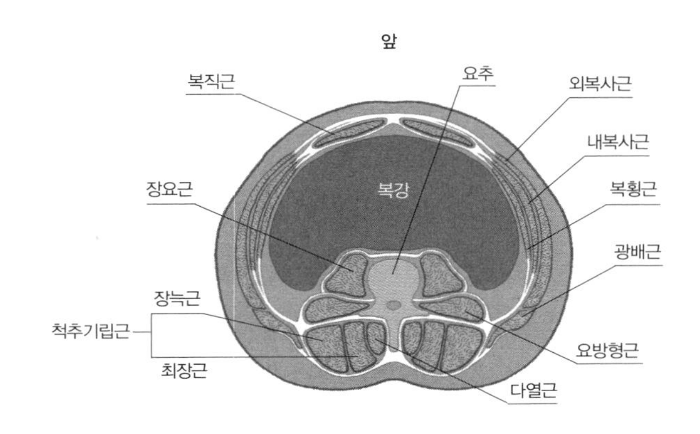


몸통 근육 단면

### 척추를 뒤에서 잡아주는 근육 : 척추기립근

흔히 척추기립근이라고 뭉뚱그려 말하지만 실제로는 장늑근(엉덩갈비근), 최장근(가장 긴 근), 극근(가시근)의 수많은 가지로 이루어진 근육 무리입니다. 이 셋은 골반에서부터 목뼈까지 나무가 가지를 치듯 이어져 있습니다. 줄기에 해당하는 허리 아랫부분에서는 두툼하게 만져지지만 위로 올라가면 가지가 작아지고 광배근이나 승모근 같은 큰 근육 밑으로 감춰져 드러나지 않습니다. 등 전체를 덮고 있는 굉장히 넓은 근육으로, 이름처럼 허리를 곧게 세우거나 무거운 것을 들 때 허리가 무너지지 않도록 버티는 역할을 합니다.

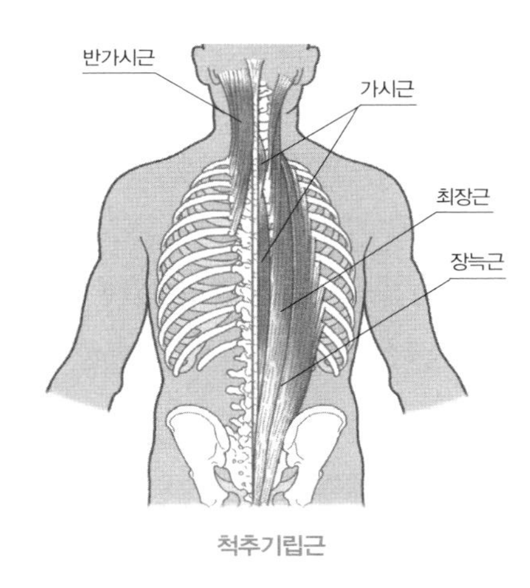


척추기립근

### 척추와 골반을 앞에서 지지하는 근육 : 요방형근, 장요근

요방형근과 장요근은 척추의 양옆과 전방을 잡아줍니다. 요방형근은 척추의 양옆과 골반을 잇고, 장요근(대 · 소요근, 장골근)은 척추의 옆과 골반 전면, 다리까지 이어주는 긴 근육입니다. 간단히 말해 누운 자세에서 다리를 위로 드는 근육입니다. 다리가 바닥에 붙어 있다면 몸을 일으킬 테고요. 그렇다면 윗몸일으키기(싯업)나 레그 레이즈가 복근운동 아니냐고요? 네, 절반만 복근운동입니다. 자세한 내용은 뒤에서 다루겠습니다.

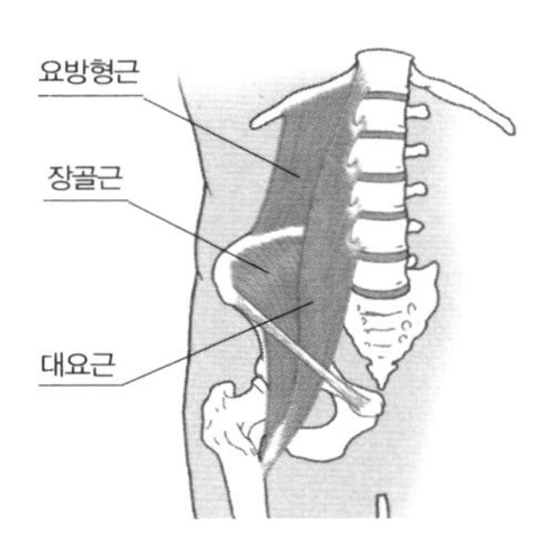


### 배 주변을 둘러싼 근육 : 복직근, 복사근, 복횡근

드디어 인기 폭발인 복근입니다. 복근의 가장 중요한 역할은 내장을 보호하고 복부의 형태를 유지하며 호흡을 돕는 것입니다. 가장 안쪽에 있는 복횡근은 섬유 방향이 가로방향으로, 복부의 거들 역할을 합니다. 복횡근 위에는 복사근(내복사근+외복사근)이 한 쌍으로 자리를 잡고 있습니다. 내복사근은 정면에서 보았을 때 ∧방향, 외복사근은 ∨방향의 결이 있어 각각 몸통을 45도 방향으로 비트는 역할을 합니다.

복횡근과 복사근 형제가 배의 측면을 3겹으로 감싸고 있는 반면, 정

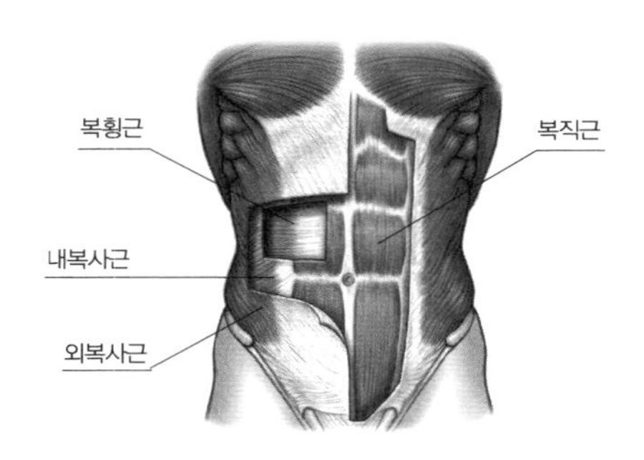

면에는 복직근만 있습니다. 대신 복횡근과 복사근에서 시작된 두꺼운 널힘줄이 복직근 위를 덮어서 탄력을 보강합니다. 복직근은 갈비뼈 정면에서 시작해 골반 아래쪽까지 이어지며, 주로 허리를 정면으로 구부리는 역할을 합니다. 복직근은 두꺼운 널힘줄에 가려서 유독 드러내기가 어렵습니다. 도드라진 복근이 몸 관리의 상징이 된 것도 그 이유죠. 하지만 비쩍 말라 경계선만 선명한 '난민복근'과 볼륨이 발달된 진짜 복근은 분명히 다릅니다.

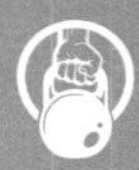

쉬어가기

### 겉근육과 속근육의 밸런스

근육 중에는 복근이나 이두근처럼 피부 가까이에 있는 겉근육이 있고, 일반인은 있는지조차 모르는 장요근이나 다열근 같은 속근육이 있습니다. 미용상으로는 겉근육을 중시하지만 기능적으로는 기본 밸런스를 잡아주는 속근육이 더 중요합니다. 뇌에서 동작을 지시할 때도 속근육을 먼저 활성화한 후 아주 짧은 시차를 두고 겉근육을 동원합니다. 물건을 들 때도 로컬 근육이나 복압을 형성하는 복횡근 같은 속근육에 신호가 떨어진 후에야 비로소 팔다리의 겉근육에 "들어!"라는 명령을 내립니다. 이 리듬이 흐트러지면 균형을 잃거나 관절을 다칩니다. 그래서 겉근육과 속근육이 균형 있게 발달해야 합니다.
대개의 고립운동, 머신운동은 겉근육의 크기에 치중하는 경우가 많습니다. 이런 운동에 과하게 치중해 안팎의 밸런스가 깨지면 겉보기는 근사할지 몰라도 아예 운동을 안 했을 때보다 기능적으로는 불량품에 가까운 몸이 되기도 합니다. 스쿼트나 데드리프트처럼 복합성이 큰 운동, 플랭크나 롤아웃 같은 기능성이 강한 코어 운동의 비중이 높아야 하는 이유입니다.

### 척추뼈 사이사이를 잡아주는 로컬 근육

위의 근육들이 허리 전체를 관통하는 큰 근육(글로벌 근육)이라면 척추뼈 조각조각의 사이를 이어주는 틈새 근육(로컬 근육)이 있습니다. 다열근, 회전근 등인데 재활에서는 기능적으로 중시되지만 피트니스 관점의 트레이닝에서는 중요도가 낮습니다.

## 허리 아치가 필요할 때와 아닌 때

웨이트 트레이닝을 처음 배울 때는 '허리에 아치를 만들라'는 이야기를 귀가 따갑도록 듣습니다. 왜 그토록 허리의 아치를 강조하는 걸까요? 사람에 따라서는 아치를 만들기가 쉽지 않은 경우도 있습니다. 유연성 부족일 수도 있고, 타고난 신체상의 문제일 수도 있죠. 그런데도 모든 운동에서, 모두가, 똑같이 아치를 만들어야 할까요?

### 초보자에게 아치를 강조했던 이유는 뭘까?

인간의 척추는 서 있을 때는 'S'자로 하중을 분산하지만 몸을 앞으로 숙여 무거운 것을 들면 허리에 모멘트가 걸려 대개는 새우등처럼 굽습니다. 사실 근육만 보면 허리는 이렇게 굽었을 때 척추기립근이 늘어나 팽팽해지면서 수동 장력이 생겨 더 강해집니다. 문제는 관절입니다. 새우등이 되면 척추 앞쪽이 짓눌리면서 척추뼈 사이사이의 추간판이 뒤로 밀려나거나 손상됩니다. 요추의 가장 아래쪽인 L4, L5가 부상의 단골손님인 것도 모멘트를 가장 많이 받기 때문이죠. 그래서 새우등이 되지 않도록 등과 척추기립근에 힘을 줘 당기면(능동 장력) 척추 전후의 압박이 중립이 되어 부상을 피할 수 있습니다.

그런데 초보자는 이렇게 척추기립근을 능동적으로 수축시켜 요추 중립을 잡는 동작에 대개 서툽니다. 일상에서 시멘트 포대 40kg을 거뜬히 지던 사람도 빈 봉(20kg)으로 정자세 스쿼트를 처음 할 때는 허리가 무너져 쩔쩔매곤 합니다. 객관적으로 약해서가 아니라 '운동하는 방식으로' 허리를 쓰는 데에 서툴러서죠. 이런 이유로 초보자에게는 척추기립근에 힘을 주는 훈련을 반복시켰는데, 한때 이것을 '아치를 만들어라'라고 표현하곤 했습니다.

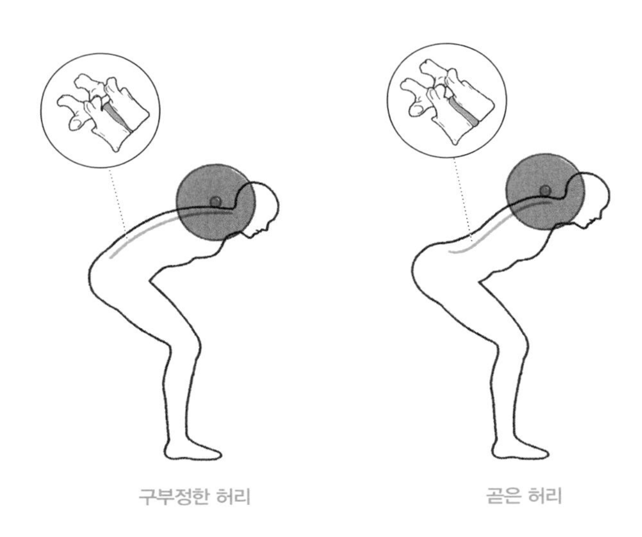

구부정한 허리 곧은 허리

### 고중량 트레이닝과 요추전만

문제는 지나치게 아치에 집중해 허리를 과하게 꺾는 사람들이 있다는 겁니다. 애당초 '아치'를 살리라는 것은 허리를 S자 커브로 만들라는 것이 아니라 서 있을 때처럼 자연스러운 곡선을 유지하라는 의미였습니다. 여성 대부분이나 초보 남성은 허리 뒤가 약간 오목해지는 정도면 됩니다. (운동으로 등 근육이 굵어졌거나 비만해서 '뒷구리' 지방이 많이 붙었다면 겉에서는 등판이 평평해 보일 수도 있습니다.) 이런 오해의 여지 때문에 최근에는 아치라는 표현을 잘 쓰지 않고 '요추 중립(Neutral Spine)' 혹은 '허리를 곧게' 하라고 가르치곤 합니다. 사실 새우등 못지않게 과도한 아치(요추전만)도 문제입니다. 아치가 과하면 이번엔 척추 뒤쪽이 짓눌려서 손상되니까요. 특히 과장된 아치로 엉덩이를 강조한 여성 모델의 운동 사진은 눈요기를 의식한 연출일 뿐이니 따라 하면 큰일 납니다.

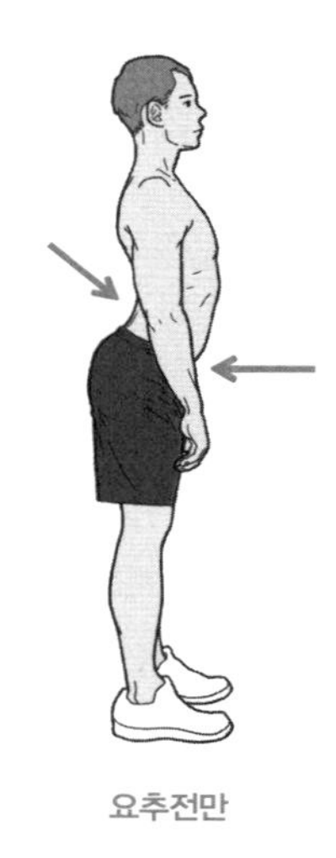

요추전만

요추전만의 원인은 다음과 같습니다.

- 잘못된 습관 기초부터 잘못 배웠으니 다시 연습합니다.
- 골반 전방경사 평상시 그냥 서 있을 때도 위 그림처럼 아치가 유독 심한 사람이 있습니다. S자 몸매라고 좋아할 일이 아니라 허리의 정렬이 잘못된 '병'으로 전문가의 교정치료가 필요합니다.

- **고중량을 들 때만 요추전만** 평상시에는 정상이지만 무거운 중량을 들면 전만이 되는 것도 대개 몸의 앞뒤 근력 차이 때문입니다. 한마디로 아직 그 중량을 들 준비가 덜 되었다는 의미이니 중량부터 줄이세요.

이런 요추전만에는 척추기립근이나 장요근의 위축, 약한 햄스트링 등이 흔히 수반됩니다. 플랭크나 롤아웃 같은 코어운동, 레그 컬이나 GHR(글루트-햄 레이즈) 같은 햄스트링 운동, 척추기립근과 장요근 스트레칭이 부분적으로 도움이 됩니다.

### 복근운동과 아치

한편 허리의 아치를 피해야 하는 운동도 있는데, 바로 복근운동입니다. 아치 상태, 즉 골반 위쪽이 앞으로 기울면 장요근과 대퇴직근 같은 덩치 큰 고관절 굽힘 근육들이 가장 힘센 상태가 됩니다. 이 상태로 윗몸일으키기나 레그 레이즈를 하면 복근이 아니라 고관절 근육들이 주도하게 됩니다.

그 상태로는 죽어라 운동해봤자 허리만 아프거나 허벅지 앞면에 알이 배기는 이상한 결과가 됩니다. 체력시험을 위해 당장 개수를 늘리려는 심산이 아니라면 허리 뒤쪽이 뜨지 않고 바닥에 닿도록 등을 둥글게 말아서 요추후만 상태를 만들어야 복근을 집중적으로 자극할 수 있습니다.

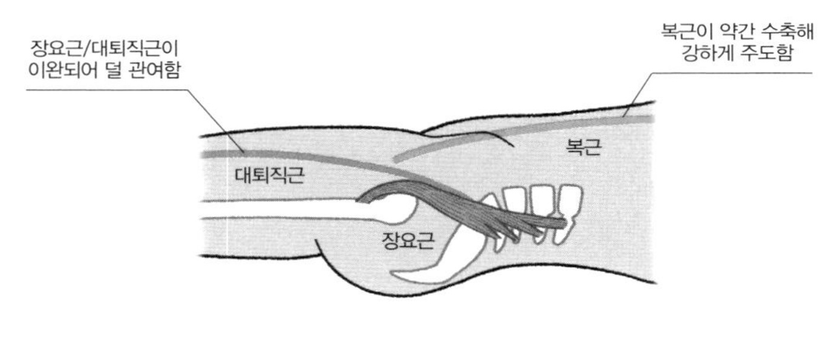


정상적인 허리

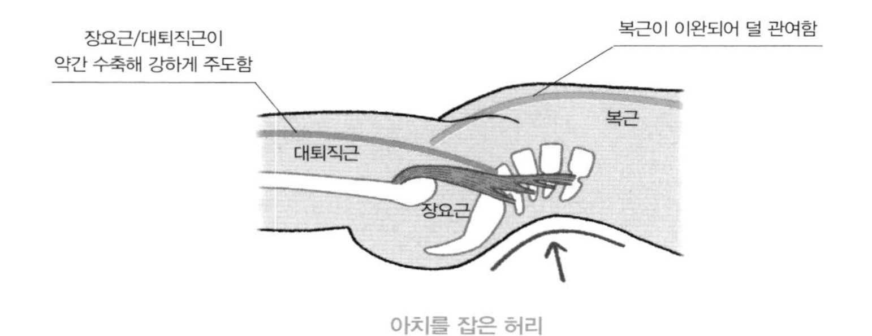


아치를 잡은 허리

## 02
## 허리운동

허리는 많은 뼈와 근육의 복합체이기 때문에 개별 관절이나 근육만 단련한다는 건 불가능합니다. 여기서는 크고 보기 좋은 미용적인 근육 만들기가 목적이 아니라 허리 고유의 기능적인 면을 살리는 것이 궁극적인 목적입니다. 즉 기본적인 허리 건강을 챙기고, 다른 운동을 수행할 수 있는 기초 토대를 마련해주는 운동입니다.

여기에는 '무거운 중량 들기'와 '허리를 뒤로 조이기' 두 가지 방법이 있습니다. 전자의 대표적인 운동이 그 유명한 데드리프트이고, 후자는 백 익스텐션입니다.

# 데드리프트

| 운동 성격 | 다관절 복합운동 |
|---|---|
| 적합 레벨 | 초급 ~ 상급 |
| 주된 반복수 | 6회 이하 |
| 표적 근육 | 전신(특히 허리를 비롯한 몸 후면) |

데드리프트Dead Lift(DL)는 이 책을 쓰면서 가장 골머리를 썩인 두 종목 중 하나지만, 개인적으로는 가장 좋아하는 운동입니다. 데드리프트는 일반적인 웨이트 트레이닝 중 가장 무거운 무게를 다루며, 이 하나만으로 전신의 70% 이상을 단련할 수 있는 최고의 운동입니다.

데드리프트는 'Dead+Lift'라는 이름 때문에 '죽을힘을 다해 든다?'라는 우스갯소리도 있지만, 사실 바닥에 놓인 사死하중(Dead Load)을 든다는 의미입니다. 즉, 원판이 바닥에 놓인 상태(바벨봉 높이는 21㎝)에서 시작해야 하죠. 대표 종목인 컨벤셔널 데드리프트, 스모 데드리프트, 스티프레그 데드리프트 등은 바닥에서 시작합니다. 단, 루마니안 데드리프트는 위에서 시작하므로 엄밀한 의미에서는 데드리프트가 아닙니다.

데드리프트를 글로만 배우기는 어렵습니다. 게다가 글을 쓴 사람마다 자세와 설명이 제각각이라 대체 뭐가 옳은지 혼란스럽기까지 하죠. 사실 데드리프트는 체형의 영향을 많이 받는 종목이고, 본인의 목적에 따라 여러 가지 변형이 있다 보니 사람마다 자세가 다른 것이 당연합니다. 영수의 데드리프트가 철수와는 다르고, 철수의 자세가 영희에게

서는 안 나옵니다. 그러니 잘못된 데드리프트는 있어도 모두에게 맞는 궁극의 데드리프트는 없습니다.

지금부터 데드리프트의 기본 종목인 컨벤셔널 데드리프트를 설명하겠지만 이 텍스트만으로 단숨에 완벽히 실시하리라 기대하지는 않습니다. 적은 무게부터 시행착오를 거치고, 가능하다면 트레이너의 도움을 받아 수많은 교정이 필요할 겁니다.

## 기본동작

❶ 바닥에 세팅한 바벨 앞에 선다. 골반 너비로 좁게 서서 발끝은 10도 정도로 조금만 벌려준다. 발바닥 중심의 우묵한 아치가 봉 바로 밑에 오도록 디딘다. 몸 크기에 따라 다르지만 봉은 정강이에서 3㎝쯤 앞에 놓인다.

❷ 가슴을 내밀고, 어깨와 엉덩이를 낮춰 바벨을 오버그립으로 잡는다. 그립 간격은 팔이 무릎 바깥 선에 닿을락 말락 하면 된다. 옆에서 볼 때는 겨드랑이 뒤쪽이 바벨 봉 수직선상에 온다. 즉, 어깨가 바벨보다 약간 앞으로 나가 팔이 기운 모양새가 된다. 동작 내내 팔은 곧게 편 상태를 유지한다. 시선은 정면이나 약간 아래를 향한다. 정강이는 살짝 앞으로 기울어 바벨 봉에 닿을락 말락 한 상태가 된다. 여기까지가 준비 자세다.

❸ 숨을 깊이 들이마시고 복강에 힘을 주어 부풀려 상체를 견고하게 만든다. 벨트를 찼다면 조이는 느낌이 들어야 한다. 견갑골을 하강해서 등을 꽉 조이고 엉덩이에도 힘을 주어 예비부하를 준다. 이때 허리는 곧은 중립 상태여야 하며, 이 과정을 브레이싱이라고 한다.

❹ 상체가 단단히 잡히면 다리에 힘을 줘 바닥을 밀어낸다. 초반에는 상

체 각도를 유지한 상태로, 즉 엉덩이와 어깨가 같은 속도로 올라간다. 바벨은 수직으로, 최대한 정강이 가까이에 스치듯이 움직인다. 바벨이 무릎을 넘어갈 때까지가 퍼스트풀first pull이다.

❺ 바벨이 무릎을 넘어가면 엉덩이와 햄스트링에 폭발적으로 힘을 주며 비로소 상체를 세운다. 이 과정을 세컨풀second pull이라고 한다. 몸을 곧게 세우고 허리, 고관절, 무릎 관절이 모두 펴지면 1회가 완수된다. 배를 내밀거나 어깨를 뒤로 젖혀서는 안 된다.

❻ 올라올 때의 역순으로 내린다. 엉덩이를 뒤로 빼며 바벨을 무릎까지 내리고, 마지막으로 무릎을 빠르게 굽혀 바벨이 바닥에 닿으면 마무리

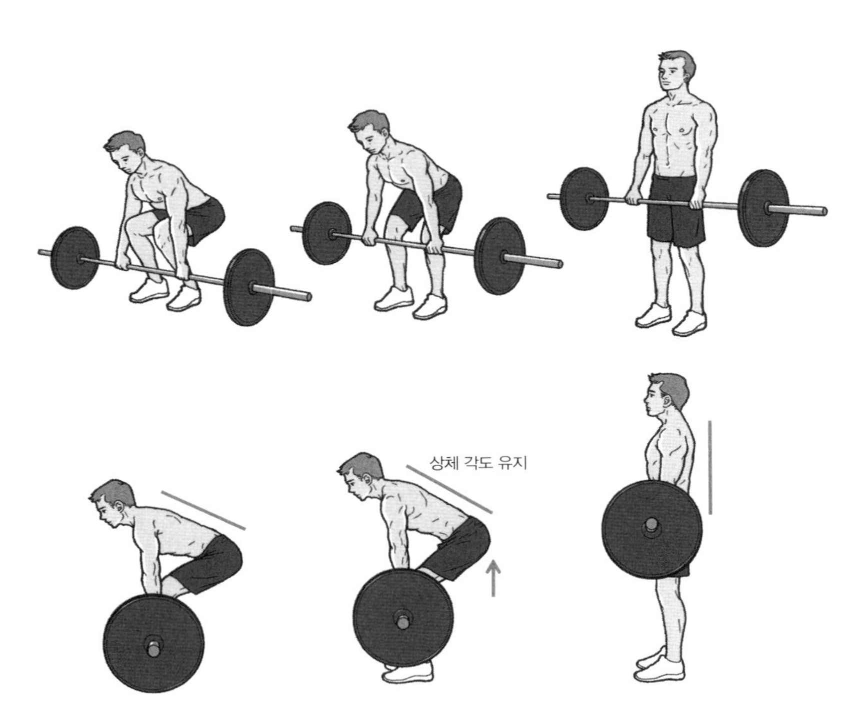


컨벤셔널 데드리프트

한다. 컨벤셔널 데드리프트는 몸이 감당할 수 있는 최대 중량을 다루기 때문에 네거티브 동작에 힘을 낭비하지 않는다. 바벨 컨트롤을 잃지 않는 범위에서 바벨을 빠르게 내려놓아도 무방하다. 바벨을 내려놓은 후, 숨을 내쉬고 다시 들이마셔 다음 회를 준비한다.

## 데드리프트, 그것이 알고 싶다

### 데드리프트가 과연 등운동일까?

흔히 데드리프트를 등운동으로 분류하지만 등 근육만 집중적으로 단련하기에 효율적인 운동은 아닙니다. 데드리프트가 의미 있는 등운동이 되는 경우는 '이제 막 시작해서 뭘 해도 단련되는 왕초보이거나, 고도로 숙련되어 아주 높은 중량을 다루는 상급자' 두 가지입니다. 그러니 몸매까지 염두에 둔다면 광배근과 이두근을 단련하는 턱걸이나 로우, 풀다운 중 하나 이상은 추가합니다. 특히 턱걸이는 데드리프트와 서로 부족한 부분을 채우는 훌륭한 짝입니다.

데드리프트가 효율적인 등운동이 아닌데도 필수 종목이 된 이유는 '가장 많은 근육을, 높은 강도로' 동원하기 때문입니다. 전신의 근신경과 협응력을 단숨에 단련할 수 있고, 아나볼릭 호르몬도 강하게 자극하거든요. 특정 부위를 강조하는 운동은 아니지만 다른 운동의 효과를 강화하는 강장제가 됩니다. 그것만으로도 '죽도록' 데드리프트를 하는 의미는 충분합니다.

데드리프트는 최대의 힘을 쓴다는 자체가 중요하므로 일단 자세가 익숙해진 후에는 고중량으로 세트당 5~6회 이내로 실시합니다. 피로를 크게 주는 종목이므로 파워리프팅에 주력하는 분이 아니라면 너무 많이 할 필요는 없습니다. 한 번에 3세트 이내로만, 주 1~2회 실시하는 것으로 족합니다.

### 데드리프트와 체형의 상관관계

앞서 언급했듯 데드리프트는 체형의 영향을 많이 받기 때문에 사람마다 제각각의 자세가 나옵니다. 팔 길이, 종아리 비율 등이 모두 미세한 차이를 만들지만 뭐니 뭐니 해도 상하체 비율의 영향이 가장 큽니다. A처럼 하체 대비 상체가 짧다면 엉덩이를 높이 들어 상체를 숙여야 최적의 자세가 됩니다. A의 데드리프트는 엉덩이가 많이 관여하죠. 반면, B처럼 상체가 길면 엉덩이를 낮추고 상체를 세워야 최적의 자세가 나옵니다. B의 데드리프트는 하체가 더 많이 관여합니다. 둘의 데드리프트는 약간 다를 뿐, 둘 다 맞습니다.

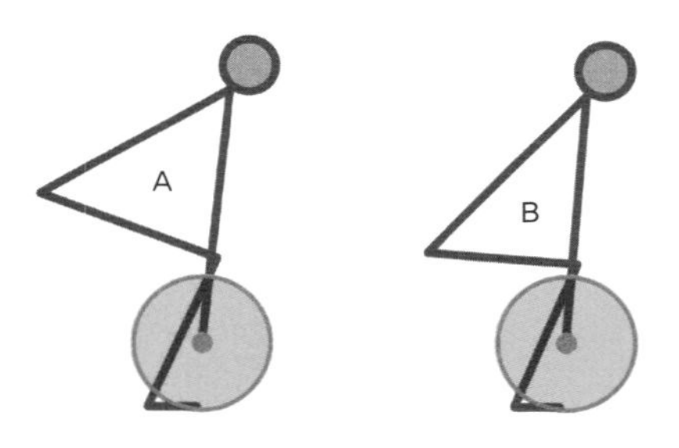


신체 비례에 따른 데드리프트 자세

초보자일수록 상체 숙이기를 두려워하는 경향이 있습니다. 이런 공포가 근거가 없는 건 아닙니다. 실제로 컨벤셔널 데드리프트에서 허리를 곧게 펴지 못해 실패하는 경우가 가장 많으니까요. 하지만 그렇다고 억지로 상체를 세워 시작했다가는 결과적으로 자세가 망가지면서 더 큰 손해를 봅니다. 그러니 기본을 따른다는 전제 아래, 내 몸이 자연스럽게 연출하는 자세가 내 몸에 맞는 데드리프트입니다.

### 데드리프트의 스탠스

컨벤셔널 데드리프트의 일반적인 스탠스는 뒤꿈치를 기준으로 골반 너비입니다. 즉, 양다리가 바닥을 수직으로 디디게 되죠. 하체의 힘으로 바닥을 밀 때 힘의 손실이 가장 적습니다. 바벨은 발의 중심에 놓고, 발끝도 10도 이내로 거의 벌리지 않는 것이 대퇴사두근의 힘을 최대로 사용하기에 유리합니다. 그런데 여기까지는 이론이고, 실제로는 사람마다 신체 구조에 따라 가장 편하게 느끼는 스탠스와 발끝 각도가 제각각이라 위의 내용을 일종의 가이드라인으로 해서 본인에게 가장 편한 스탠스를 찾는 게 좋습니다.

한편 데드리프트에서 굽이 있는 역도화를 신으면 상체가 많이 서고 대퇴사두근이 주도하는 동작이 되기 쉽습니다. 허리가 안 좋은 사람에게는 나름 도움이 될 수 있지만, 데드리프트의 본래 목적은 하체가 아니라 허리와 몸 후면을 단련하는 것이기 때문에 가능한 한 바닥이 평평한 신발이 좋습니다.

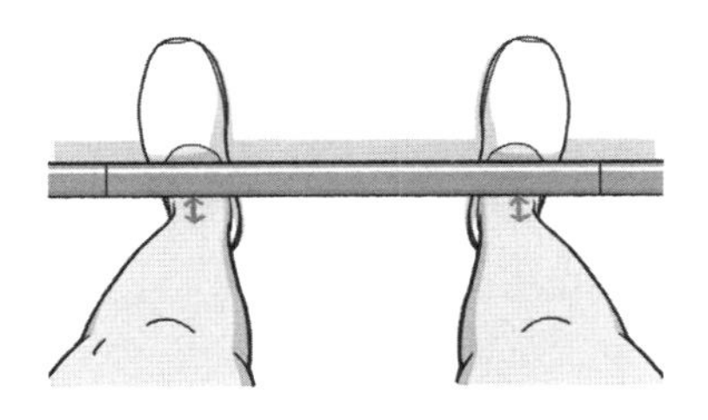

서서 내려다볼 때의 준비자세

### 데드리프트의 그립

데드리프트는 원칙적으로 오버그립입니다. 언더그립은 그립력은 강하지만 팔이 완전히 펴진 상태로 무거운 것을 들면 이두근을 다치기 쉽습니다. 스트랩 없이 고중량 데드리프트를 할 때 '한쪽은 오버그립, 다른 한쪽은 언더그립'으로 잡는 얼터네이트그립을 흔히 쓰는데, 양손 안에서 바벨이 구르려는 방향이 각각 반대가 되어 그립이 잘 풀리지 않기 때문이죠. 스트랩이 금지된 파워리프팅 대회나 각종 개인 기록 인증에서 많이 쓰입니다.

얼터네이트그립을 한다면 주의할 점이 많습니다. 일단 언더그립 쪽 팔에 이두근 부상을 입기 쉽습니다. 또한 양쪽 광배근과 척추기립근에 가해지는 힘이 달라 동작 도중 몸이 한쪽으로 비뚤어지기 쉽죠. 이런 이유로 루마니안 데드리프트처럼 등과 허리를 많이 쓰는 변형에서는 얼터네이트그립을 해선 안 됩니다. 게다가 대부분 본능적으로 강한 쪽 손으로 오버그립을, 약한 쪽 손으로 언더그립을 잡는데, 이 상태가 반복되면 좌우불균형을 초래할 수도 있습니다.

그러니 기록에 연연할 일 없는 일반인이라면 얼터네이트그립은 자제하고, 악력이 빠진 후반 세트에서 후크그립이나 스트랩을 쓰는 편

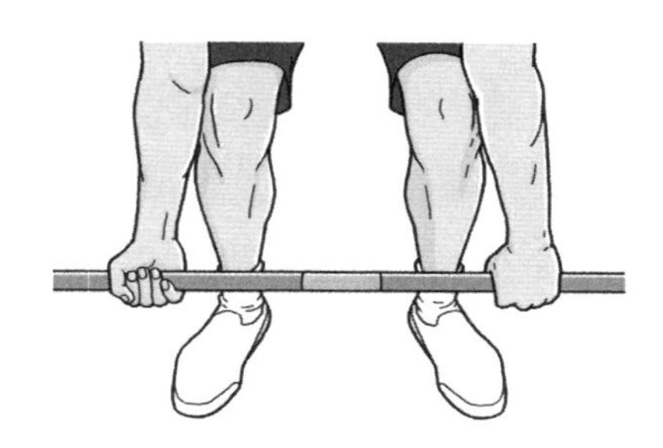

얼터네이트그립

이 낮습니다. 어쩔 수 없이 얼터네이트그립을 써야 한다면 언더그립으로 잡은 손과 오버그립으로 잡은 손을 매 세트 바꿔줍니다.

### 터치 앤 고 vs 데드 스톱

왠지 낯선 이 용어는 데드리프트를 2회 이상 연속으로 하는 방식입니다. '터치 앤 고touch & go'는 바벨이 바닥을 통 찍고 바로 올라가는 것을 말하고, '데드 스톱dead stop'은 바벨을 바닥에 내린 후 한 번 호흡을 가다듬고 다시 들어 올리는 것을 말합니다. 터치 앤 고는 앉을 때 근육이 늘어나면서 생긴 신장반사에 바벨이 바닥에서 튕기는 반동까지 이용할 수 있어 더 많은 중량을 들 수 있습니다. 따라서 데드리프트의 반복은 데드 스톱이 원칙입니다.

둘은 호흡법에서 차이가 있습니다. 데드 스톱에서는 바벨을 내려놓은 후 숨을 내쉬고 들이마시며 새로 브레이싱을 잡습니다. 반면, 터치 앤 고는 하단에서 호흡할 시간이 없기 때문에 바벨을 들고 일어선 상태에서 짧게 호흡을 한 후 바벨을 내립니다.

### 맨몸 스쿼트는 있는데 왜 맨몸 데드리프트는 없을까?

앉았다 일어서는 스쿼트는 체중이라는 기본 부하가 있어 맨몸으로도 어느 정도 운동이 됩니다. 그런데 데드리프트는 중량이 핵심이기 때문에 맨몸에서는 정자세가 나오지 않습니다. 데드리프트의 자세는 바벨 무게를 살짝 당기며 등을 조이는 '예비부하' 단계에서 완성됩니다. 바벨을 잡기 전에 아무리 옳은 자세였어도 정작 들 때 자세가 망가지면 아무 소용이 없습니다. 목봉이나 파이프 등을 쓰면 봉이 따로 놀아 자세 잡기가 더 어렵습니다. 그래서 데드리프트는 빈 봉으로 자세만 익힌 후 바로 무게를 들어야 합니다. 여성은 10~20*kg*, 남성은 20~30*kg* 정도로 시작하는데, 자세만 바르다면 체중의 70% 정도까지는 빠르게 발달합니다. 데드리프트는 웨이트 트레이닝에서 중량 향상이 가장 빠른 종목이거든요.

단, '한 다리 데드리프트'는 맨몸으로도 가능합니다. 스티프레그나 루마니안 데드리프트 자세에서 한 다리로 지지하고, 나머지 한 다리를 뒤로 뻗는 자세입니다. 이때도 무게를 들면 난이도가 높아지는데, 꼭 바벨을 들 필요는 없습니다. 덤벨이나 케틀벨 정도면 무방합니다. 홈트레이닝으로는 햄스트링과 둔근 단련에 유용하고, 기능적으로는 밸런스 훈련이나 햄스트링 스트레칭에 유용합니다.

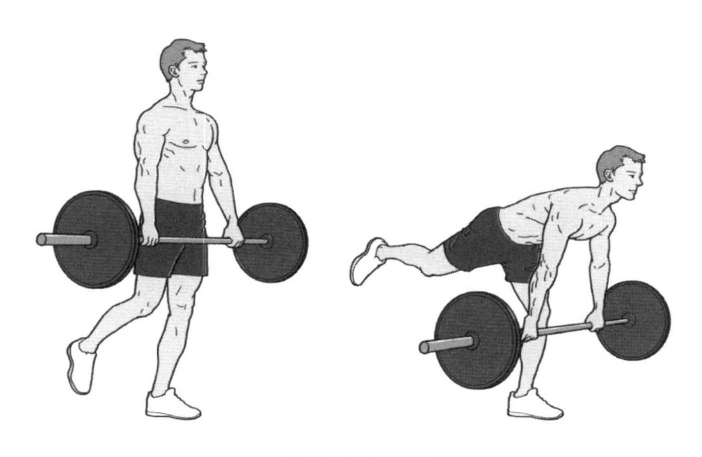

한 다리 데드리프트

### 바벨이 정강이를 친다고요?

데드리프트 준비 자세에서는 정강이가 앞으로 기울며 바벨과 아주 가까워집니다. 그대로 바벨을 들면 정강이에 걸릴 것처럼 보입니다. 실제로도 종종 무릎이나 정강이가 바벨에 긁혀 상처를 입기도 합니다. 그렇다 보니 무릎을 산처럼 넘어(?) '〉' 모양의 UFO 같은 궤적으로 바벨을 들거나, 아예 바벨을 너무 앞에 놓고 시작하거나, 심지어 애꿎은 체형을 탓하기도 합니다.

하지만 컨벤셔널 데드리프트의 퍼스트풀, 그러니까 바벨이 무릎을 지날 때까지는 바벨이 올라오는 만큼 무릎도 후퇴하기 때문에 제대로만 한다면 정강이를 칠 일이 없습니다. 그저 사람이 하는 일이라 실수도 있고, 그래서 데드리프트를 할 때는 목이 긴 양말이나 긴바지를 착용하라고도 하죠. 그런데 가끔이 아니라 매번 정강이를 친다면 퍼스트풀에서부터 상체를 세우고 있을 공산이 큽니다. 엉덩이와 어깨가 같은 속도로 올라가야 하는데 어깨가 더 빨리 올라갔다는 의미죠.

이렇게 하단에서부터 상체를 세우는 건 루마니안 데드리프트의 방식인데, 우리나라에선 소음과 진동 때문에 컨벤셔널 대신 루마니안 데드리프트를 많이 하다 보니 둘을 혼동해서 이런 결과가 빚어지기도 합니다.

### 데드리프트 중량 vs 스쿼트 중량

스쿼트와 데드리프트는 일반적인 근력운동 중 가장 높은 무게를 다루는 종목입니다. 대개는 데드리프트 기록이 더 높은데, 통계상 25% 정도 더 든다고 합니다. 이론적으로만 보면 두 종목은 각각 유리한 면과 불리한 면이 동시에 있어서 기록도 비슷해야 하죠. 그런데 현실적인 면에서 데드리프트가 스쿼트보다 상대적으로 배우기 쉽고, 체형이나 유연성 문제도 덜 겪습니다. 그래서 데드리프트는 초반부터 중량이 쑥쑥 올라가지만, 스쿼트는 초보 때 갖은 시행착오를 겪으며 허우적댄

후에야 비로소 제대로 중량을 다루기 시작합니다.

그런데 일단 두 종목 모두 익숙해지면 중량 차이는 빠르게 줄어듭니다. 고도의 숙련자가 되면 양쪽의 차이가 10% 안쪽으로 거의 비슷해지죠. 심지어 중량급 파워리프터에서는 스쿼트 기록이 데드리프트를 추월하기도 하는데, 이는 중량급 특유의 신체 비례에 따른 결과라서 일반적이지는 않습니다.

### 여성과 데드리프트

데드리프트는 성별간 차이가 적은 운동입니다. 여성도 힘이 강해지는 희열을 느낄 수 있고 하체 뒷면, 특히 엉덩이와 허리의 탄탄한 라인을 발달시키기에 최적의 운동입니다. 처음부터 턱걸이가 가능한 여성은 거의 없지만, 빈 봉 데드리프트 정도는 초보 여성도 충분히 가능합니다. 전신근육을 동원하기 때문에 근력운동 중에서 열량 소모도 단연 으뜸이라 다이어트 효과도 탁월합니다. 섬뜩한 이름 때문에 겁내는 분들이 많지만, 실상은 예쁜 뒤태를 만들고 싶고살을 빼고픈 여성에게 특히 좋은 운동입니다.

## 데드리프트 변형 동작

### 루마니안 데드리프트

| 운동 성격 | 다관절 복합운동 |
|---|---|
| 적합 레벨 | 중급 ~ 상급 |
| 주된 반복수 | 6 ~ 10회 |
| 표적 근육 | 등 하부, 대둔근, 햄스트링 |

루마니안 데드리프트(RDL)를 데드리프트로 아는 분들도 많지만, 바벨을 바닥에서 드는 게 아니니 사전적인 의미의 데드리프트는 아닙니다. 이 운동은 루마니아의 역도선수 니쿠 블라드가 낮은 랙에 걸린 바벨로 허리 훈련하는 법을 시연한 데에서 유래했다고 알려져 있습니다. 이후에 그 자세가 데드리프트와 비슷하다는 데에 착안해 나중에 미국에서 붙인 이름이고, 역학적으로는 굿모닝 엑서사이즈와 유사합니다.

그렇다 보니 대회 규정을 통해 스타일이 정립된 데드리프트와 달리, 루마니안 데드리프트는 상단에서 내렸다 올린다(?)는 것 말고 딱히 확립된 룰은 없습니다. 보디빌더는 등 단련을 위해, 파워리프터는 허리나 둔근, 햄스트링을 단련하기 위해, 때로는 스트레칭을 목적으로 하기도 합니다. 가장 대중적인 방법의 루마니안 데드리프트는 다음과 같습니다.

❶ 바벨은 랙에서 무릎 조금 위의 높이에 세팅한다. 스탠스와 그립 간격은 컨벤셔널 데드리프트와 같다. 데드리프트의 세컨풀 자세로 허리를 곧게 펴고 랙에서 바벨을 뽑아 몸을 세운다. 바벨을 든 상태로 뒤로 물러나면 준비자세다. 랙이 없다면 바닥에서 컨벤셔널 데드리프트로 들어 올려 자세를 잡는다.

❷ 엉덩이를 뒤로 빼며 허리를 천천히 숙여 바벨을 수직으로 내린다. 무릎도 약간 굽지만 종아리는 내내 수직을 유지한다. 바벨은 무릎을 지나 정강이까지 내려간다. 루마니안 데드리프트에서는 바벨을 내리며 근육이 늘어나는 단계가 중요하므로 느린 속도로 집중을 유지한다.

❸ 목표 지점까지 내려가면 잠시 멈춘 후, 바벨을 수직으로 당겨 올린다. 엉덩이가 앞으로 나가고, 무릎이 펴지는 동작이 동시에 일어나며, 무

릎이 완전히 펴지고 엉덩이가 원래 위치로 복귀하면 1회다.

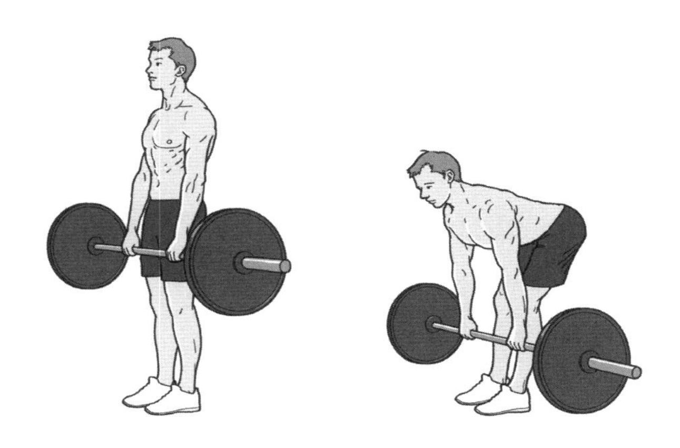

데드리프트와 비교했을 때 루마니안 데드리프트는 상단에서 내려갔다가 올라오므로 근육이 늘어난 후 강하게 수축하는 신장반사가 동원됩니다. 또 대퇴사두근과 무릎 관절을 거의 쓰지 않고, 종아리는 내내 수직을 유지하죠. 대신 햄스트링과 둔근이 주가 되어 상체를 세웁니다. 상체에서는 몸통이 더 많이 기울고 팔과의 각도도 커져 척추기립근이 더 큰 부담을 느끼고, 등 근육도 더 동원됩니다. 결국 전신을 단련하는 컨벤셔널 데드리프트에 비해 다리는 덜 쓰고, 등 하부부터 허벅지 뒤쪽에 걸친 몸 뒤쪽은 집중적으로 자극합니다.

루마니안 데드리프트는 대개 두 가지 방법으로 실시합니다. 하나는 위의 자세 설명대로 무릎을 약간 굽혀 엉덩이를 뒤로 빼는 방법이고, 다른 하나는 무릎을 거의 펴고 스티프레그 데드리프트와 유사하게 실시하는 방법이 있습니다. 엉덩이를 뒤로 뺄수록 둔근에, 다리를 곧게 펼수록 햄스트링이나 척추기립근에 자극이 강해지니 본인 선택에 따라 실시하면 됩니다. 이 운동은 컨벤셔널 데드리프트보다 동원되는 근육이 적기 때문에 대개는 컨벤셔널보다 낮은 중량으로, 횟수도 6~10회 사이로 실시합니다.

### 스티프레그 데드리프트

| 운동 성격 | 다관절 복합운동 |
| --- | --- |
| 적합 레벨 | 중급 ~ 상급 |
| 주된 반복수 | 10회 내외 |
| 표적 근육 | 등 하부, 햄스트링, 대둔근 |

데드리프트의 짝퉁(?) 취급을 받는 루마니안 데드리프트와 달리 스티프레그 데드리프트(SLDL)는 바벨을 바닥부터 든다는 차원에서 데드리프트 정식 패밀리입니다. '다리를 고정한다'는 이름 그대로 무릎관절을 움직이지 않고 고관절만 사용합니다. 그런데 유연성 부족이나 팔다리 비례 때문에 다리를 쭉 펴면 바닥에 놓인 바벨에 아예 손이 안 닿는 사람도 많습니다. 이런 경우는 어쩔 수 없이 무릎을 약간 굽혀야 하다 보니 결국엔 루마니안 데드리프트와 비슷한 동작이 됩니다. 다리를 완전히 펴고 하단에서 시작하면 스티프레그로, 엉덩이를 빼고 상단에서 시작하면 루마니안으로 보지만, '상 · 하단 중 어디서 시작하느냐?'를 빼면 회색지대가 많아 명확히 구분하기는 어렵습니다.

유연성을 늘리고 싶다면 원판 등을 밑에 깔고 그 위에 서서 실시하면 햄스트링의 가동범위를 늘리는 스트레칭 훈련도 됩니다. 스티프레그는 컨벤셔널 데드리프트의 워밍업이나 마무리 보조운동, 때로는 하체의 보조운동으로 주로 쓰이므로 10회 내외의 비교적 고반복이 일반적입니다.

❶ 데드리프트 준비자세와 동일하게 바벨을 놓고 스탠스를 잡는다. 허리는 곧게 펴고, 유연성이 허락하는 한 무릎도 최대한 곧게 펴고 고관절을 접어 바벨을 잡는다. 종아리는 수직으로 서거나 약간 뒤로 기울 수도 있다. 데드리프트처럼 어깨는 바벨보다 앞으로 나간다.

❷ 숨을 들이마시고 상체 브레이싱을 잡은 후, 햄스트링과 엉덩이의 힘으로 고관절만 움직여 몸을 세운다. 바벨은 몸에 최대한 가까이 유지한다.

❸ 다리와 허리를 곧게 세우면 1회가 완수된다. 몸을 뒤로 젖히는 불필요한 동작은 금물이다. 터치 앤 고로 한다면 이때 숨을 내쉬고 들이마신다.

❹ 올라올 때와 역순으로 바벨을 내린다. 햄스트링 스트레칭이 목적이라면 내릴 때 속도를 천천히 조절하며 햄스트링을 늘인다. 데드스톱으로 한다면 바벨을 내려놓은 후 호흡한다.

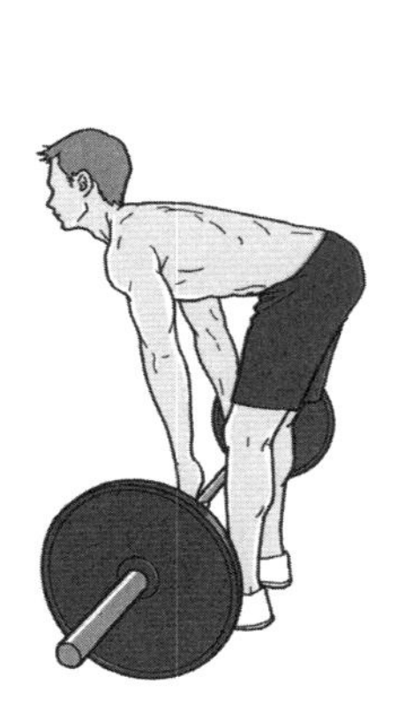

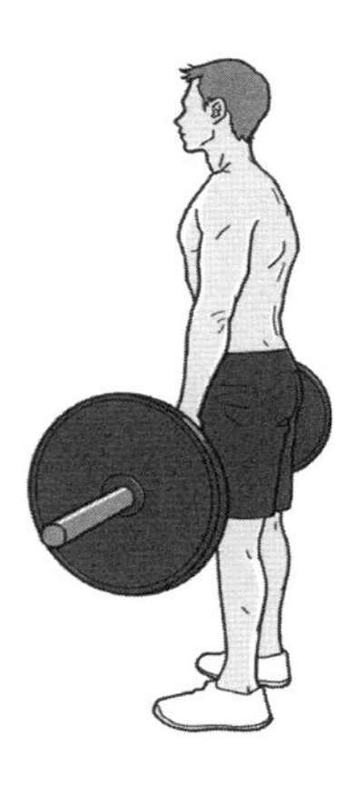

## 스모 데드리프트

| 운동 성격 | 다관절 복합운동 |
|---|---|
| 적합 레벨 | 중급 ~ 상급 |
| 주된 반복수 | 6회 이하 |
| 표적 근육 | 대둔근, 내전근, 햄스트링, 대퇴사두근 |

스모 데드리프트(SDL)는 정식 데드리프트 패밀리의 하나로, 스탠스와 발끝을 넓게 벌리고 상체를 세운 자세가 스모와 비슷해서 붙은 이름입니다. 컨벤셔널 데드리프트에 비해 상체가 곧게 서고 바벨이 엉덩이에 가까이 붙어서 허리 부담이 적고, 바벨의 이동 거리도 짧습니다. 체형에 따라 차이는 있지만 스모가 컨벤셔널보다 높은 중량을 들 수 있는 경우가 제법 많습니다. 이 둘은 파워리프팅 대회에서 대결하는 경우가 많고, 일반인도 많이 하는 만큼 자주 비교됩니다.

| | 컨벤셔널 데드리프트 | 스모 데드리프트 |
|---|---|---|
| 주로 쓰는 근육 | 엉덩이, 허벅지(뒷면 위주)<br>허리와 등 | 엉덩이,<br>허벅지 (앞면과 내전근 위주) |
| 허리 부담 | 큰 편 | 작은 편 |
| 실패 지점 | 주로 마무리에서 | 주로 시작 지점에서 |
| 유리한 체형 | 팔다리가 긴 사람 | 팔다리가 짧은 사람 |
| 운동의 성격 | 전신운동 성격 | 하체운동 성격 |

컨벤셔널은 서구인이나 몸이 아주 큰 중량급에서 유리한 특성이 많고, 스모는 아시아인이나 경량급에서 유리한 특성이 많습니다. 다만 통계일 뿐 사람마다 차이는 있으니 어느 쪽이 맞는지는 해본 후 판단하면 됩니다. 중장년층 이상에서도 스모 데드리프트가 비교적 안전한 선택

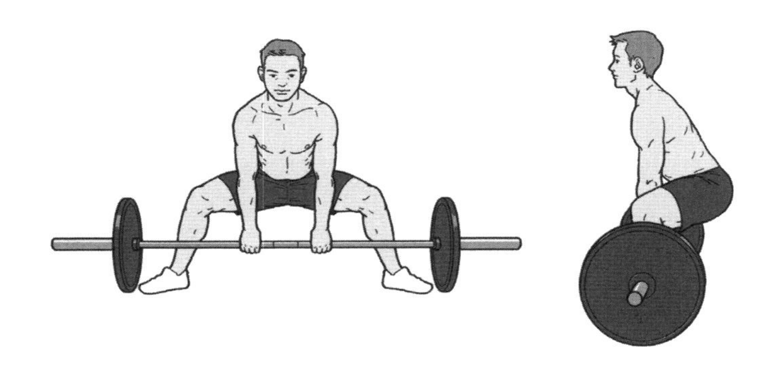

이 됩니다. 스모 데드리프트는 하체를 많이 사용하므로 운동 프로그램을 짤 때는 하체 운동의 하나로 구성하는 것이 좋습니다.

### 트랩바 데드리프트

| 운동 성격 | 다관절 복합운동 |
|---|---|
| 적합 레벨 | 중급 ~ 상급 |
| 주된 반복수 | 10회 이하 |
| 표적 근육 | 대퇴사두근, 햄스트링, 승모근 |

육각형의 트랩바로 뉴트럴그립을 이용해 실시하는 데드리프트입니다. 컨벤셔널 데드리프트보다 상체가 곧게 서서 허리, 광배근, 둔근은 적게 관여하고 대퇴사두근, 햄스트링, 등 상부는 많이 관여합니다. 이름이나 방식은 데드리프트이지만 허벅지 근육을 주로 사용하기 때문에 최근에는 '파머스 스쿼트'라고 해서 스쿼트의 일종으로 분류하기도 합니다. 바벨 스쿼트와 비교해 햄스트링이 많이 관여해서 허벅지 앞뒤면을 고루 단련할 수 있으며, 바벨 데드리프트보다 허리 부담도 적습니다.

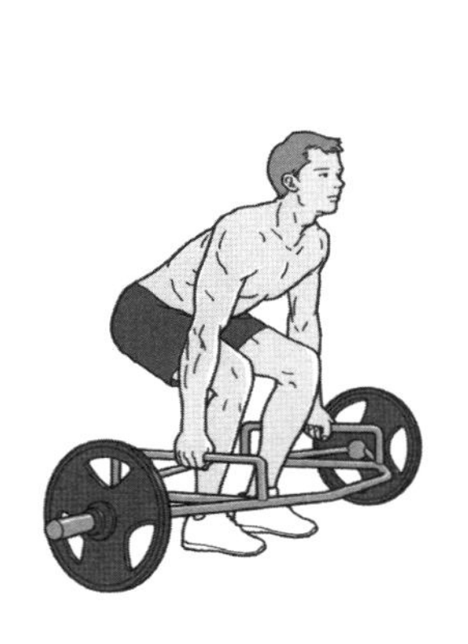
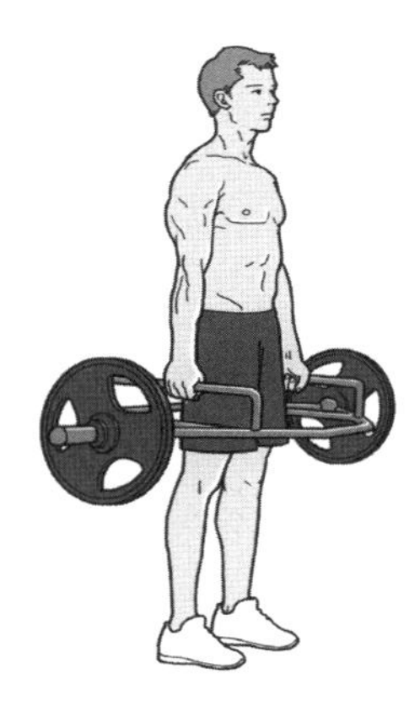

### 스내치그립 데드리프트

| 운동 성격 | 다관절 복합운동 |
|---|---|
| 적합 레벨 | 중급 ~ 상급 |
| 주된 반복수 | 8회 이하 |
| 표적 근육 | 승모근, 척추기립근, 둔근, 햄스트링 |

스내치그립 데드리프트는 역도의 스내치(인상)처럼 그립을 아주 넓게 잡는 변형입니다. 규격 바벨봉이라면 제일 바깥쪽 링 마킹 주변을 잡습니다. 컨벤셔널 데드리프트의 50~70% 정도 중량밖에 들 수 없지만, 팔을 받치는 등 상부를 함께 단련할 수 있습니다. 컨벤셔널 데드리프트보다 몸이 많이 숙여져 척추기립근, 둔근, 햄스트링에도 강한 자극을 줍니다. 결론적으로 몸 후면 전체에 가장 집중하는 변형입니다. 손목이 안쪽으로 꺾여 불편하다는 게 단점인데, 역도에서 쓰는 후크그립을 활용하면 부담이 줄어듭니다.

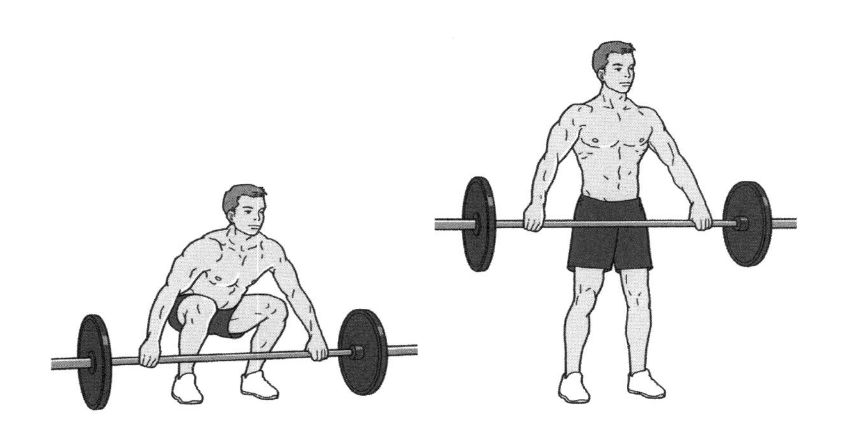

### 굿모닝 엑서사이즈

| 운동 성격 | 단관절 복합운동 |
|---|---|
| 적합 레벨 | 상급 |
| 주된 반복수 | 10회 내외 |
| 표적 근육 | 등 하부, 대둔근, 햄스트링 |

굿모닝 엑서사이즈는 아침인사 하는 자세와 비슷하다고 해서 붙은 이름입니다. 굿모닝이라는 이름도, 자세도 데드리프트와는 딴판이지만 역학적으로는 바벨을 등에 얹고 하는 루마니안 데드리프트나 스티프 레그 데드리프트로 볼 수 있습니다. 스쿼트처럼 바벨을 승모근 위에 얹고 엉덩이를 뒤로 빼면서 상체를 앞으로 천천히 숙였다가 다시 일으키는 동작입니다. 허리운동 중 몇 안 되는 모멘트성 운동으로, 부상 위험이 높아 근부피 향상을 위한 운동보다는 몸 뒤쪽을 단련하거나 스트레칭을 위한 보조운동으로 쓰입니다. 상급자라 해도 빈 봉 같은 낮은 중량으로, 포지티브나 네거티브 모두 천천히 실시합니다. 무릎을 약간

굽히면 둔근을, 다리를 곧게 펴면 햄스트링을 강하게 자극합니다.

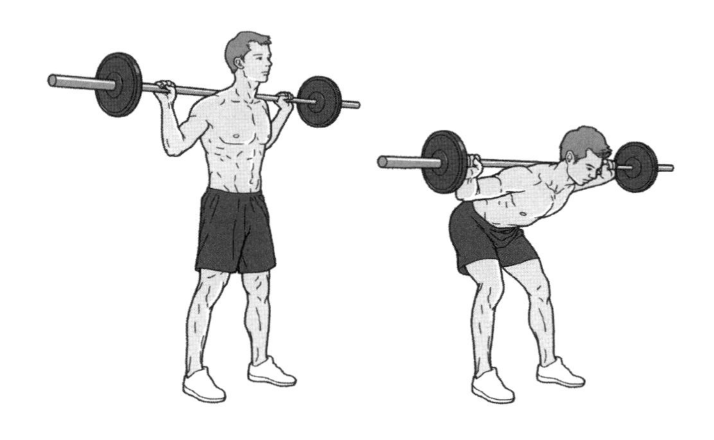

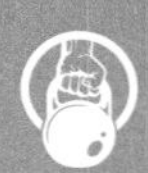

쉬어가기

## 고깃집에서 즐기는 해부학 시간

치느님은 앞에서 맞이했으니 이번에는 돼지고기와 소고기를 먹으러 갑니다. 첫 번째 메뉴는 삼겹살입니다. 《헬스의 정석-이론편》에서 잠시 다뤘듯 삼겹살은 돼지의 옆구리 살입니다. 사람으로 치면 복횡근, 내복사근, 외복사근 3개의 근육층이 삼겹살입니다. (시중에서 오겹살이라고 파는 건 껍데기를 남겨둔 같은 고기입니다.) 비계가 두껍고 단단한 쪽이 피부 쪽이고, 반대편은 갈비뼈와 맞닿았던 내장 쪽이라 비계도 말랑거립니다. 피하지방은 보호기능도 겸하고 있어 내장지방보다 단단하죠. 자신의 몸을 만져봤을 때 단단하다고 섣불리 근육으로 착각하면 안 됩니다.

복사근과 복횡근은 다른 근육에 비해 얇으니 삼겹살의 살코기도 얇아야 정상입니다. 살코기 좋아하는 저 같은 사람에게는 매우 슬픈 노릇이지만, 살코기 두툼한 삼겹살은 뭔가 문제가 있는(?) 삼겹살일 공산이 큽니다. 삼겹살 한쪽에서 종종 씹히는 오돌뼈는 갈비뼈의 끝부분인 늑연골입니다. 흉골과 갈비뼈는 단단한 뼈가 아닌 연골로 이어져 있거든요. 오도독 씹는 맛 때문에 일부러 오돌뼈 삼겹살을 찾기도 하죠.

기름기 많은 삼겹살을 먹었으니 돈 좀 써서 한우 등심을 먹어볼까요? 등심은 소의 어느 부위일까요? 등심을 썰기 전에 보면 굵은 갈비뼈 자리가 선명하고 책처럼 넓적합니다. 바로 척추기립근이죠. 격한 움직임보다 지지 기능 위주라 근육의 결이 상대적으로 부드럽습니다. 지방꽃이 하얗게 핀 꽃등심은 소 허리에 살이 잔뜩 쪘다는 의미인데, 사람도 살이 많이 찌면 '뒷구리'라 해서 등 뒤가 통통해집니다. 그런 분들은 기름진 꽃등심을 보거든 자신의 척추기립근을 생각하며 자제하기 바랍니다.

이번에는 자리를 옮겨 스테이크 집으로 가보겠습니다. 스테이크 재료는 등심의 짝꿍인 안심이 많이 쓰이는데, 둥글둥글한 게 마치 요리사가 예쁘게 보이려고 자른 것처럼 보입니다. 안심은 원래 원통 모양입니다. 오이 썰듯 두툼하게 썰면 스테이크감이 나오죠. 언뜻 생각해도 굉장히 큰 근육이겠죠? 골반과 허벅지를 잇는 중요한 근육이지만 속근육이라 결은 부드럽고 지방도 적습니다. 어떤 근육일까요? 답은 마지막에 있으니 맞추신 분은 어디 가서 자랑하셔도 됩니다.

그런데 우리가 운동하면서 단련하는 그 유명한 근육들은 다 어디 갔을까요? 왜 이런 근육들이 '고급 부위' 리스트에는 없는 걸까요? 그만큼 많이 사용하다 보니 대체로 결이 질기기 때문입니다. 해부학에 정통한 고깃집 주인장에게 소의 광배근을 달라고 하면 불고기용으로 주로 쓰는 앞다리살(부채살)을 줄 겁니다. 대퇴사두근을 달라 하면 장조림이나 찜용으로 쓰는 설도, 흉근이라면 양지, 승모근이라면 목심이 나올 겁니다. 부드러운 고급 부위는 도리어 우리가 잘 모르는 속근육일 공산이 큽니다.

그럼 고기로 배를 든든하게 채웠으니 입가심하고 집에 가기 전에, 문제의 답을 알려드려야죠. 스테이크에 쓰이는 둥글둥글하고 부드러운 안심은 바로 소의 장요근입니다.

# 백 익스텐션

| 운동 성격 | 단관절 고립운동 |
| --- | --- |
| 적합 레벨 | 초급 ~ 상급 |
| 주된 반복수 | 10회 이상 |
| 표적 근육 | 허리 하부, 대둔근, 햄스트링 |

백 익스텐션은 척추기립근 같은 허리 뒷면의 지지 근육들을 타깃으로 하는 운동입니다. 눈에 보이는 몸을 변화시키는 운동이라기보다는 기초 근력과 허리 건강을 위해 실시하는 '베이스 트레이닝'입니다. 바닥에서 맨몸으로도 할 수 있고, 전용 벤치에서도 할 수 있습니다. 아래의 기본 동작은 전용 벤치를 이용한 백 익스텐션입니다.

## 기본동작

❶ 백 익스텐션 벤치에 발목과 골반을 고정하고 몸을 곧게 편다. 고관절이 접히는 부분이 정확히 벤치의 끝과 일치하도록 발판을 맞춘다.

❷ 숨을 들이마시며 몸이 90도로 접히도록 상체를 천천히 낮춘다. 상체는 구부정해지지 않고 곧은 상태를 유지한다.

❸ 숨을 내쉬며 상체를 다시 천천히 올려 몸 전체를 곧게 편다. 숨을 참고 잠시 버틴 후 ❷를 반복한다. 고개는 위로 쳐들지 않고 척추와 일직선이 되게 한다. 지지력을 훈련하는 운동이므로 느린 동작으로, 10회 이상 통증이 없는 범위에서 실시한다.

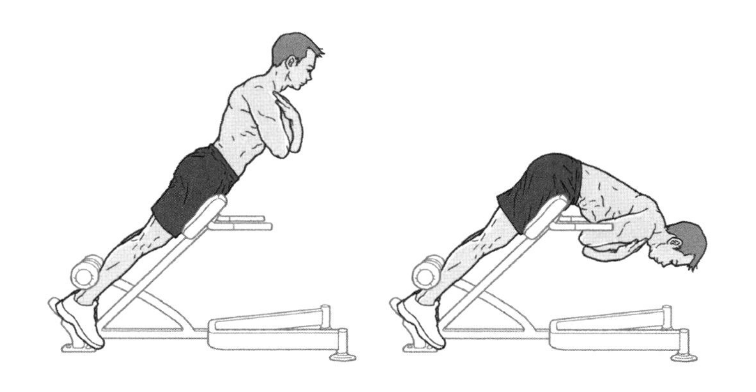

## 백 익스텐션, 그것이 알고 싶다

### 백 익스텐션의 난이도는 어떻게 조절할까?

백 익스텐션은 모멘트암을 이용하는 운동이므로 자세를 바꾸는 것만으로 난이도가 달라집니다. 쉬운 것부터 나열하면 '양팔을 몸 옆으로 붙이기 → 양팔을 가슴 앞에 모으기 → 양팔을 앞으로 뻗기 → 바벨이나 원판 등 중량을 들기'의 순서입니다. 이 운동을 일부에서는 하이퍼

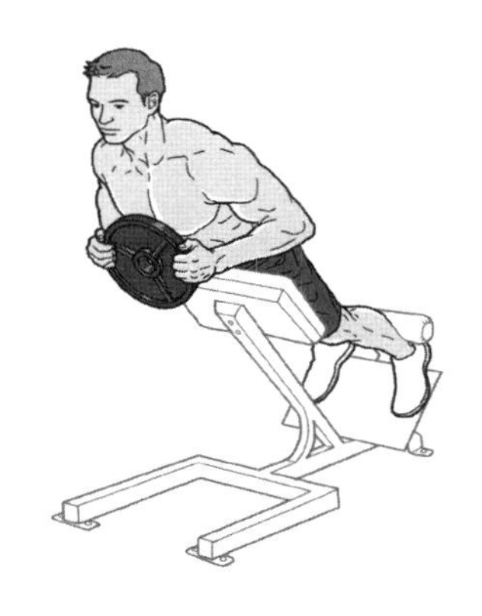

중량 백 익스텐션

익스텐션Hyper Extension이라고 하는데, 허리의 과신전을 뜻하는 용어이기 때문에 자칫 오해할 수 있습니다. 난이도를 높이겠다고 상체를 등 쪽으로 젖혀 하이퍼 익스텐션하면 절대 안 됩니다.

### 백 익스텐션을 할 때 주의할 점

백 익스텐션은 특별한 도구 없이도 허리를 단련할 수 있다는 것이 가장 큰 장점입니다. 누구나 쉽게 할 수 있다 보니 그만큼 잘못 하기도 쉽습니다. 다음 세 가지는 특히 주의합니다.

- 일부에서 허리 환자의 재활운동으로 잘못 알고 무분별하게 실시하는데, 증세가 안정되고 운동이 가능하다는 진단을 받은 후에 실시합니다.
- 운동 도중에 통증이 느껴진다면 즉시 중단합니다.
- 등척성이 강한 운동이므로 느린 동작으로, 네거티브와 정지자세에 집중합니다. 이 운동을 '씩씩하게' 하는 건 미련한 짓입니다.

## 백 익스텐션 변형 동작

### 슈퍼맨 자세

| 운동 성격 | 다관절 복합운동 |
|---|---|
| 적합 레벨 | 초급 ~ 중급 |
| 주된 반복수 | 10회 이상 |
| 표적 근육 | 등, 대둔근, 햄스트링 |

맨몸 버전의 백 익스텐션으로, 엎드려 양팔을 뻗은 자세가 슈퍼맨이

날아가는 모습과 비슷하다고 해서 슈퍼맨 자세라 부릅니다. 한 번 들으면 잊히지 않는 이름이죠. 주로 허리 뒤쪽과 엉덩이, 허벅지 뒤쪽을 단련하지만 평소 운동을 안 하던 완전 초보자라면 등 상부까지도 운동이 됩니다. 기본 동작은 복부를 바닥에 붙인 상태에서 가슴 위와 허벅지를 동시에 올려 잠시 버틴 후 다시 바닥에 엎드리는 동작을 10회 반복합니다. 짧게는 1초 이상으로 시작해서 길게는 10초까지 조금씩 시간을 늘려줍니다.

상체와 하체를 동시에 올리기 힘들다면 둘 중 하나만 들거나, 한쪽 팔과 대각선 방향의 반대편 다리를 동시에 올리는 변형도 가능합니다.

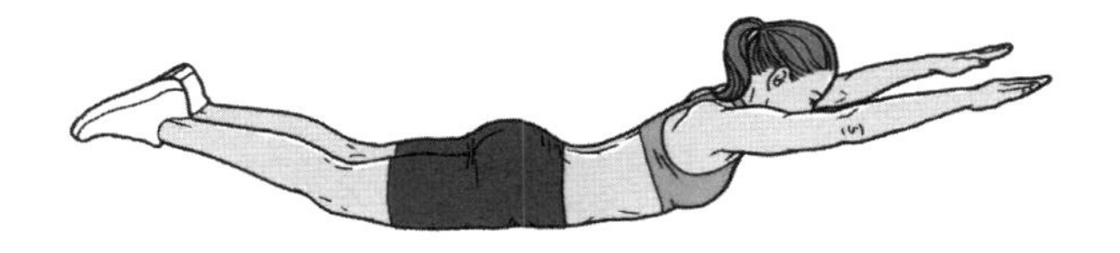

## 프론 코브라

| 운동 성격 | 다관절 복합운동 |
|---|---|
| 적합 레벨 | 초급 ~ 상급 |
| 주된 반복수 | 10회 이상 |
| 표적 근육 | 등, 대둔근, 햄스트링 |

슈퍼맨과 비슷하지만 팔을 몸의 측면에서 45도 사이로 벌려주는 자세입니다. 보통의 슈퍼맨보다 등 상부 근육을 많이 쓰며, 어깨가 앞으로 구부정하게 말린 '라운드 숄더'를 교정하는 운동으로도 널리 쓰입니다. 고개는 하늘로 쳐들거나 푹 숙이지 말고 척추와 일직선을 유지합

니다. 슈퍼맨과 마찬가지로 가슴과 하체를 동시에 올리며 팔다리를 최대한 곧게 펴줍니다. 슈퍼맨처럼 조금씩 시간을 늘려 최대 10초까지 버틴 후 내려옵니다. 유연성과 근력이 허락하는 범위까지만 올린 상태로 버티면 되고, 무리해서 몸을 더 많이 젖히려고 애쓰다가는 부상만 불러옵니다.

흔한 실수는 가슴부터 무릎까지는 바닥에 찰싹 붙인 채 종아리와 팔, 고개만 공중에서 까딱까딱하는 것입니다. 이때는 표적에는 자극이 없고 허벅지 뒷면과 어깨에만 의미 없는 자극이 될 수 있습니다. 10회 이상, 허리에 통증이 없는 범위에서 반복합니다.

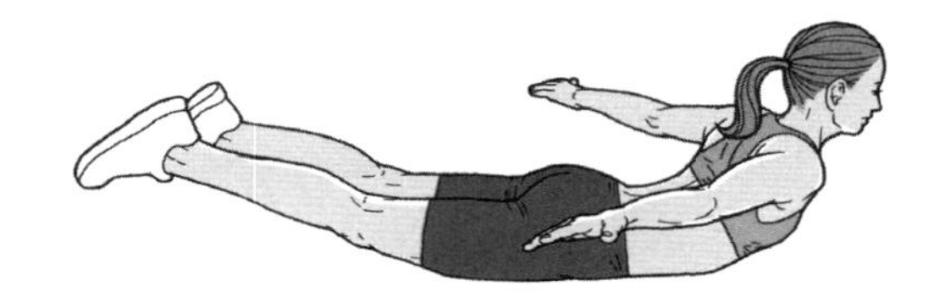

## 03
# 복근운동

복근은 미용상 많이 주목하는 부분이라 별도로 다루지만 기능 면에서는 허리와 뗄 수 없는 사이입니다. 허리를 많이 쓰는 운동을 하면 복근도 함께 단련되거든요. 이 때문에 복근만 따로 훈련하는 것을 탐탁지 않게 보는 시선도 있지만 허리의 기능을 보완하는 차원에서는 물론이고 심리적인 자신감이나 패션 코드로서도 나름의 중요한 의미가 있습니다.

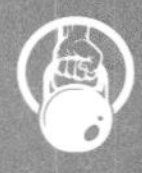

쉬어가기

### 복근, 그것이 알고 싶다

**• 복근운동은 강도보다 횟수 위주로 해야 한다던데요?**

복근도 근육입니다. 말라서 드러난 난민복근 말고 볼륨감 있는 복근은 고강도 운동이 필요합니다. 초보자는 고난이도 동작이 불가능해 횟수로 승부할 수밖에 없죠.

**• 그렇다면 복근운동은 세트당 몇 번을 하라는 건가요?**

복근처럼 지구력이 강한 근육은 '번Burn'이라는, 근육이 한계치에 가까워졌을 때의 타는 느낌이 올 때까지 실시합니다. 느린 동작으로 올라가 꼭대기에서 정지해 잠시 버티고, 천천히 내려옵니다. 여러 회 반복해서 타는 느낌이 오면 2~3회쯤 더 하고 세트를 마무리합니다. 정자세로 했는데도 횟수가 20~30회를 넘어간다면 매

횟수 자극이 부족하다는 의미이니 좀더 강도 높은 운동법을 찾아 횟수를 줄입시다.

• 복근운동을 매일 해도 되나요?

횟수 위주로 크런치 같은 기본 동작만 한다면 매일 해도 됩니다. 하지만 행잉 레그 레이즈나 중량을 실어서 하는 싯업 같은 고난이도 동작은 주당 2~3회 이내로 족합니다.

• 복근이 짝짝이예요!

저도 짝짝입니다. 팔자려니 하세요.

• 운동을 많이 하면 6팩이 8팩이 되나요?

수다 많이 떤다고 입이 2개가 되지는 않습니다.

• 복근이 선명해지려면 복근운동을 많이 해야 하나요?

그 위를 덮은 체지방부터 먼저 줄이고 생각합시다.

• 여자도 남자처럼 살만 빼면 6팩이 되나요?

남성은 마르면 난민복근이라도 드러나지만 여성은 복근 자체가 얇아 들입다 살만 빼서는 내천자(川) 복근이 한계입니다. 제대로 식스팩이 되려면 '살빼기+고강도 복근운동'을 겸해야 합니다.

• 옆구리운동은 어떻게, 얼마나 해야 하나요?

《헬스의 정석-이론편》에서 옆구리운동이 과하면 자칫 허리가 굵어 보일 수 있다고 했습니다. 복사근운동은 사이드 벤드 같은 순수한 측면 동작보다는 트위스트 크런치, 바이시클 매뉴버, 사이드 행잉 레그 레이즈처럼 '비틀기' 운동이 유용합니다. 단, 너무 마르고 허리까지 가늘어 불만이라면 사이드 벤드 같은 운동이 비주얼을 개선할 수 있습니다.

# 싯업

| 운동 성격 | 복합운동 |
|---|---|
| 적합 레벨 | 초급 ~ 상급 |
| 주된 반복수 | 10회 이상 |
| 표적 근육 | 복직근, 복사근, 장요근, 대퇴직근 |

싯업(윗몸일으키기)은 누운 상태에서 복근을 이용해 상체를 완전히 일으켜 세우는 동작을 말합니다. 허리에 좋은지 아닌지를 두고 논란이 많지만 가장 대중적인 복근 운동이자 주요 체력검정 종목이기도 합니다. 대한민국 국민 대부분이 할 줄 안다고 생각하지만 그만큼 잘못된 상식도 많습니다. 싯업은 복근운동의 대표선수이므로, 첫 번째로 다루겠습니다.

## 기본동작

❶ 무릎을 세우고 바닥에 누워 양손을 머리 양옆, 혹은 뒤통수에 댄다.

❷ 숨을 내쉬면서 허리를 둥글게 말며 등 윗부분을 먼저 바닥에서 뗀다. 뒤이어 허리를 바닥에서 떼며 팔꿈치가 무릎에 닿을 정도까지 상체를 세운다. 동작 내내 고개는 척추와 일직선을 유지한다.

❸ 숨을 들이마시며 올라올 때와 역순으로 내려간다. 허리가 먼저 바닥에 닿고, 그 다음에 윗등이 닿는다. 복부 근육에 타는 듯한 느낌이 들 때까지 실시하고, 2~3회 더 반복한 후 세트를 끝낸다.

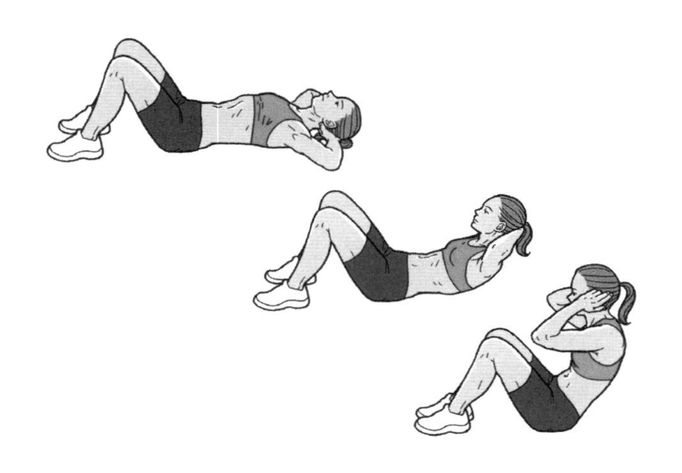

## 싯업, 그것이 알고 싶다

### 싯업이 복근운동으로 유용할까?

최근에 싯업은 복근운동으로 유용하지도 않을뿐더러 허리에 나쁘다는 말이 많습니다. 실제로도 싯업이 복근에 주는 자극은 동생격인 크런치나 레그 레이즈보다 떨어집니다. 그런데도 불구하고 여전히 주요 체력 검정 종목이고, 전 세계 운동선수들의 훈련에 빠지지 않는 단골종목입니다. 이유가 뭘까요?

싯업은 허리를 굽히는 근육을 모두 동원하는, 복합성이 크고 실전적인 운동입니다. 바닥에서 등 상부를 떼는 시점까지는 복근이, 그 위까지 상체를 세우는 데에는 골반의 장요근과 허벅지 앞면의 대퇴직근이 힘을 씁니다. 이런 근육들은 달리기나 허리 안정에 매우 중요하기 때문에 운동선수의 경기력 향상은 물론이고 허리 힘을 많이 써야 하는 군인, 경찰, 소방관 지원자의 테스트에도 유용한 면이 있습니다. 그렇다면 이런 논란은 무엇 때문일까요?

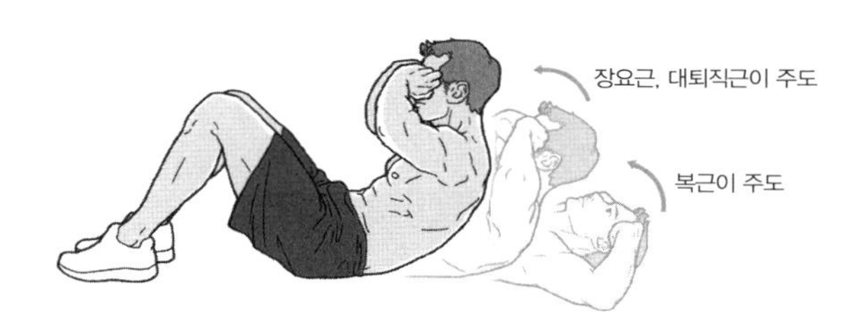


싯업 각도에 따라 동원되는 근육

### 싯업을 할까, 말까?

싯업의 안전성 문제는 주로 의학계에서 등장하는 이슈입니다. 싯업은 모멘트성 운동으로 척추에 큰 압박을 주는 게 사실입니다. 다음과 같은 경우에 특히 심합니다.

- 잘못된 자세 등을 둥글게 말지 않고 뻣뻣한 상태로 세우려 하면 그 부담을 고스란히 허리가 떠안습니다. 허리를 말아먹는 낙제 자세죠. 올라갈 때나 내려갈 때 모두 카펫을 말고 깔듯이 스르르 오르내려야 합니다. 습관적으로 상체를 뻣뻣하게 세우려 한다면 등 상부를 떼는 동작과 허리를 떼는 동작을 분리해서 따로 실시합니다. 이외에 거북이처럼 고개만 앞으로 쭉 내미는 동작도 목 부상을 불러오기 쉽습니다.

- 운동 부족 평소에 걷기 같은 기본적인 활동조차 거의 안 해본 사람들은 척추기립근이나 소근육들이 덜 발달했을 수도 있습니다. 싯업뿐 아니라 허리에 힘을 쓰는 모든 동작에서 부상을 잘 입습니다.

• **디스크, 골반 전반경사 등** 이미 허리에 문제가 있다면 싯업뿐 아니라 모든 허리운동을 할 때 주의해야 합니다. 요통 환자, 운동과 담을 쌓은 일반인을 주로 접하는 의사들이 싯업에 도끼눈을 뜨는 것도 무리는 아닙니다. 하지만 척추와 자세에 문제가 없고, 주변 근육이 잘 발달한 건강한 운동인이라면 해당 사항 없습니다.

결론을 말하자면, 싯업은 '제대로만 하면' 척추 부담이 크지 않지만, 운동능력이 떨어지는 일반인은 원치 않게 잘못된 자세를 구사할 가능성도 높습니다. 그러니 이미 허리에 문제가 있거나, 단순히 보기 좋은 복근이 목적이라면 크런치나 레그레이즈 등으로 대체해도 됩니다. 하지만 정자세를 구사할 수 있고, 운동선수처럼 강인한 허리를 원한다면 싯업이 유용한 허리-복근 복합운동이 될 수 있습니다.

고개만 바짝 추켜듦
허리에 아치를 만들거나
꼿꼿한 상태로 세우려 함

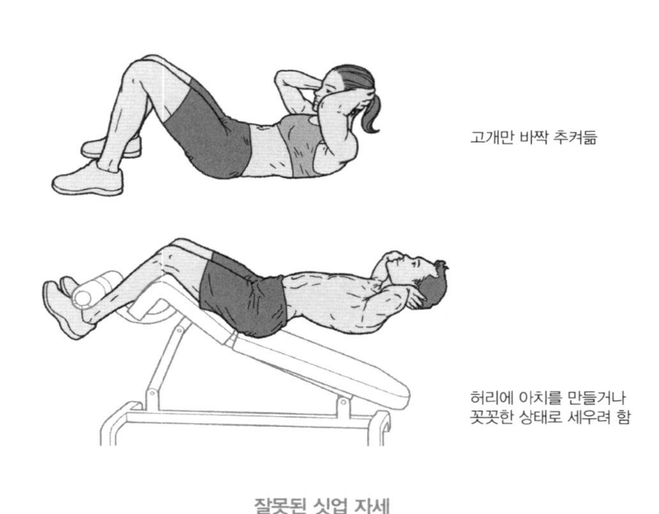

**잘못된 싯업 자세**

### 복근운동과 호흡법

싯업뿐 아니라 복근을 단련하는 모든 고립운동에서는 힘을 줄 때 숨을 내쉬는 호흡이 중요합니다. 숨을 참으면 상체가 경직되어 몸이 제대로 말리지 않고, 복근 대신 허리와 골반 근육이 동원됩니다.

## 싯업 변형 동작

### 크런치(초급~중급)

상체를 완전히 드는 싯업과 달리 크런치는 허리 뒤를 바닥에 붙이고 등 상부만 바닥에서 떨어지도록 말아 올립니다. 싯업의 전반부 동작이라 할 수 있죠. 허리가 뜨는 후반부가 생략돼 허리 부담이 작고, 장요근과 대퇴직근 사용이 제한되어 복근을 집중적으로 자극합니다. 허리가 바닥에서 떨어지기 직전 상태에서 복근에 힘을 주고 잠시 버틴 후 천천히 내려옵니다. 복근에 타는 느낌이 들면 2~3회 더 해줍니다. 크런치 역시 상체를 둥글게 마는 것이 핵심입니다. 허리를 뻣뻣하게 펴고 하거나, 고개만 추켜드는 자세는 금물입니다.

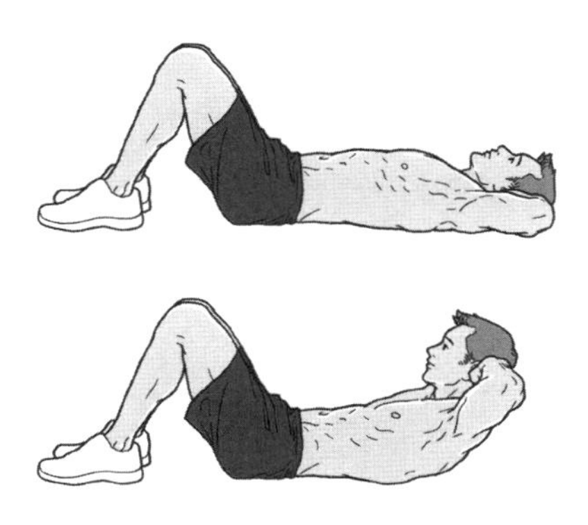

### 머신, 케이블 크런치(초급~상급)

일부 헬스장에는 앱도미널 머신이라는 복근운동 전용 머신도 있습니다. 머신이 없다면 어느 헬스장에나 있는 풀리 케이블을 이용해 케이블 크런치를 할 수 있습니다. 허리를 곧게 펴고, 풀리 머신 앞에 꿇어앉아 로프 손잡이를 목뒤나 어깨에 댑니다. 그 상태로 이마가 거의 바닥에 닿을 때까지 허리를 앞으로 둥글게 말아줍니다. 몸을 꼿꼿하게 편 상태로 숙여선 안 됩니다. 잠시 배에 힘을 준 후 천천히 원래 상태로 돌아옵니다. 동작 전체에 걸쳐 자극이 고르게 분산되기 때문에 허리 부담이 덜합니다.

이런 머신은 중량을 설정해야 하는데, 중량이 과하면 허리와 허벅지 근육을 쓰게 되므로 12회 이상 실시했을 때 복근에서 타는 듯한 느낌을 받을 수 있는 낮은 중량으로 시작합니다.

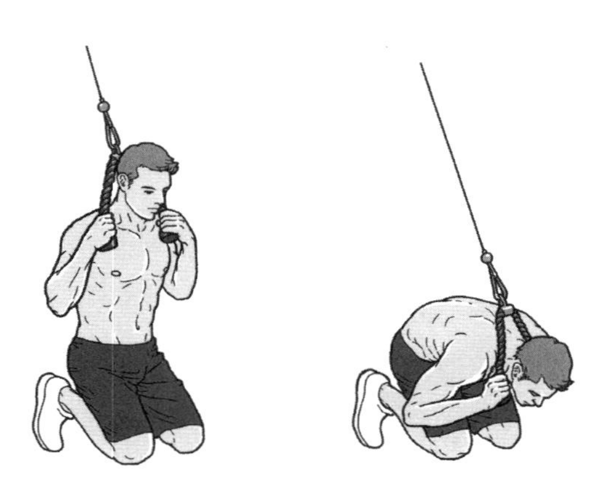

### 트위스트 싯업, 크런치(초급~상급)

복직근과 복사근을 함께 단련하는 운동입니다. 일반 싯업이나 크런치도 이 둘을 함께 단련하지만 트위스트 동작에서는 복사근이 조금 더 관여합니다. 싯업 버전에서는 몸을 비틀며 올라가 한쪽 팔꿈치로 반대편 허벅지를 터치하고, 다음 차례에서는 다른 쪽 팔꿈치로 그 반대편 허벅지를 터치합니다. 크런치 버전에서는 반대편 허벅지를 굳이 터치할 필요는 없으며, 양 어깨 모두가 바닥에서 떨어지면 됩니다. 상단에서 잠시 정지 후, 역순으로 바닥으로 내려갑니다.

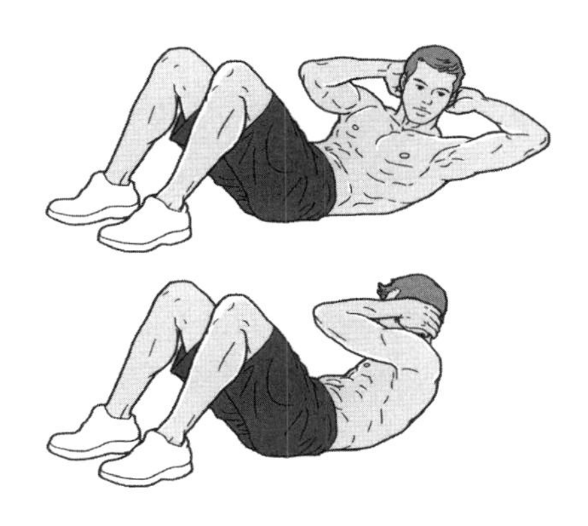

### 바이시클 매뉴버(중급~상급)

바이시클 매뉴버(바이시클 크런치)는 바닥에 누워 실시하는 복근운동 중 가장 효율적이고 강도도 높습니다. 트위스트 크런치와 뒤에 나올 레그 레이즈의 복합동작이라 할 수 있죠. 단, 크런치에 비해 허리에 부담이 클 수 있어 허리에 문제가 있는 분들에게는 맞지 않습니다.

❶ 매트를 깐 바닥에 누워 양손을 귀 옆에 두고, 두 다리는 편 상태로 공중에 살짝 띄운다.

❷ 트위스트 크런치처럼 오른쪽 어깨를 왼편으로 비틀어 말아 올리며, 동시에 왼편 무릎은 명치 쪽으로 당긴다. 명치 위에서 오른쪽 팔꿈치와

왼쪽 무릎이 거의 닿게 된다. 복근에 힘을 주며 짧게 버틴 후, 처음 자세로 돌아간다. 양 발끝은 계속 공중에 떠 있어야 한다.

❸ 이번엔 왼쪽을 같은 방식으로 실시한다. 양쪽을 번갈아서, 한쪽당 10회 이상 실시한다. 한계까지 실시한 후, 발끝을 내리고 트위스트 크런치로 전환해 추가 반복하면 강도를 더 높일 수 있다.

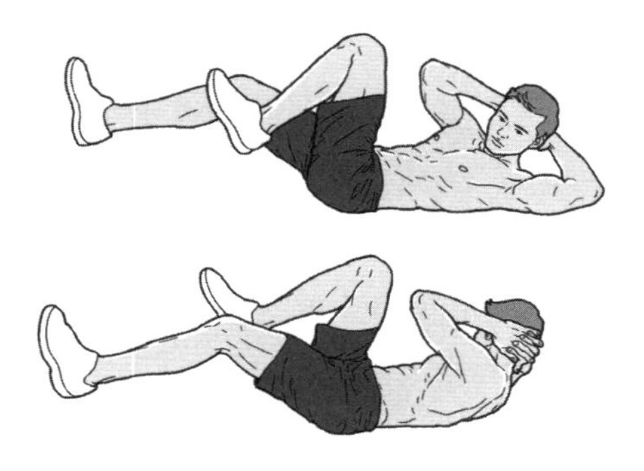

### 자세를 이용한 변형들

싯업이나 크런치 등 누워서 하는 복근운동에서는 머리와 발의 위치가 운동 난이도를 결정합니다. 이 변형만으로도 제각각 이름이 다른 수많은 싯업과 크런치가 나옵니다.

- 팔이 몸 앞쪽으로 갈수록, 즉 팔을 앞으로 내밀거나 팔짱을 끼면 동작이 쉽습니다. 반대로 가슴에 중량을 안거나 머리 뒤에 원판을 이면 강도를 더 높일 수 있지만, 허리의 부담이 매우 커지므로 전문적인 운동선수가 아니라면 권하지 않습니다.

- 발의 위치는 자극이 복근으로 갈지, 장요근이나 대퇴직근 같은 골

반 근육으로 갈지를 결정합니다.

- 발을 어딘가에 고정하면 동작이 쉬워지는 대신 골반과 하체를 많이 씁니다. 발이 자유로우면 동작의 난이도가 높아지지만 복근 자극은 강해집니다. 잡아줄 사람이 없다면 이건 기뻐할 일입니다!
- 발을 벤치에 올리거나 개구리 다리처럼 무릎을 옆으로 벌리면 골반과 하체가 개입하지 않게 되어 복근 자극이 강해집니다. 이때는 싯업은 불가능하므로 크런치로 실시합니다.
- 짐볼에서의 크런치도 하체와 골반이 개입하지 않아 복근 자극이 강해집니다.

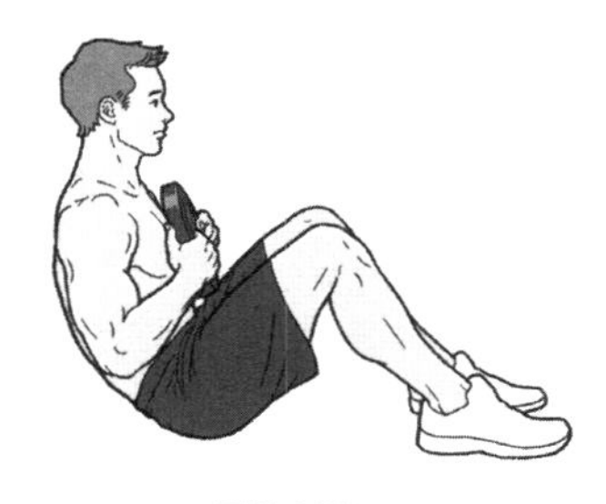

중량 싯업

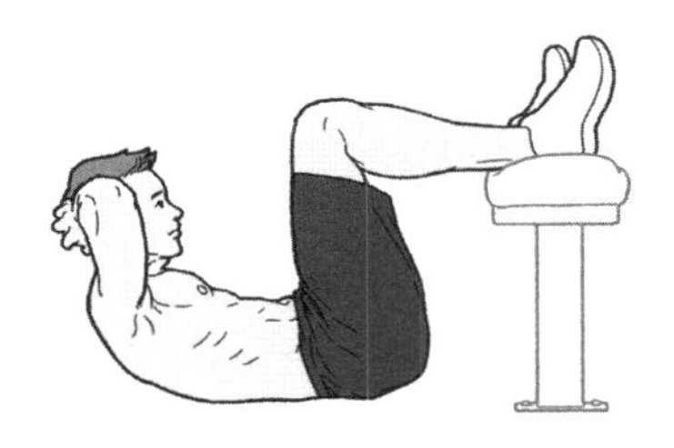

다리 올리고 크런치

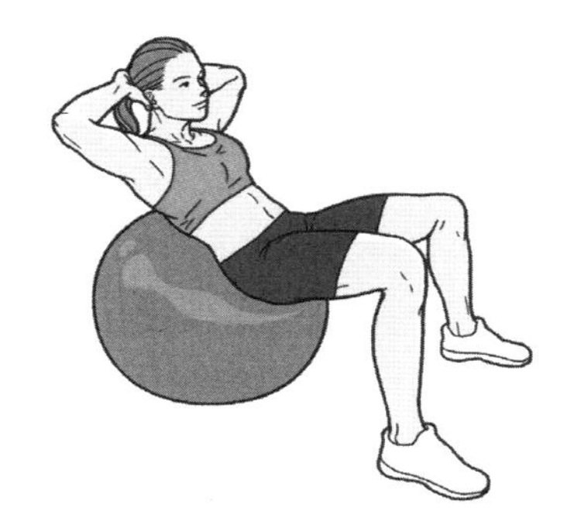

짐볼 크런치

## 레그 레이즈

| 운동 성격 | 단관절 고립운동 |
|---|---|
| 적합 레벨 | 초급 ~ 상급 |
| 주된 반복수 | 10회 이상 |
| 표적 근육 | 복직근, 복사근, 장요근, 대퇴직근 |

레그 레이즈라고 하면 흔히 '아, 누워서 다리 올리는 그거?'를 떠올리는데, 바로 그 '라잉 레그 레이즈'는 최근에는 거의 하지 않습니다. 복근은 골반에서 끝나기 때문에 애당초 다리를 드는 동작에는 관여하지 않습니다. 그저 다리를 들 때 반작용으로 골반이 돌아가지 않도록 잡아주는 역할만 할 뿐이라 효율적인 복근운동이 될 수 없습니다. 게다가 다리가 수평을 이루는 타이밍에 부담이 집중되어 허리에 무리가 가기도 쉽습니다.

사정상 꼭 라잉 레그 레이즈를 한다면 다리가 지면에서 45~60도 정

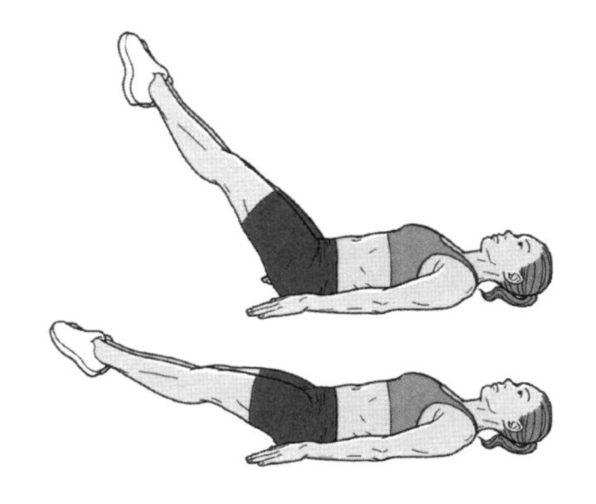

라잉 레그 레이즈

도를 이룰 때까지만 들어 올린 후 잠시 정지하고, 천천히 내리는 동작으로 실시합니다. 횟수 내내 두 다리가 바닥에서 뜬 상태를 유지합니다.

다리를 드는 동작으로 효율적인 복근운동을 하려면 다리가 아니라 엉덩이를 앞으로 말아 올려야 합니다. 이 때문에 최근엔 레그 레이즈 하면 딥바에서 몸을 세우고 하는 '버티컬 레그 레이즈'나 바에 매달려 실시하는 '행잉 레그 레이즈'를 뜻합니다. 한편 다리 전체가 아니라 무릎만 굽히며 올리는 동작은 니업Knee Up 혹은 캡틴 체어Captain's Chair라는 별도의 이름으로도 부릅니다.

버티컬 레그 레이즈로 기본동작을 설명하겠습니다.

## 기본동작

❶ 딥바에 팔꿈치와 전완을 걸치고 손잡이를 잡는다. 어깨에 힘을 줘 몸을 공중에 띄운 후, 골반을 살짝 앞으로 말아주면 허리 뒷면이 등판에 꽉 닿게 된다. 다리를 펴면 발끝이 몸보다 앞을 향한다.

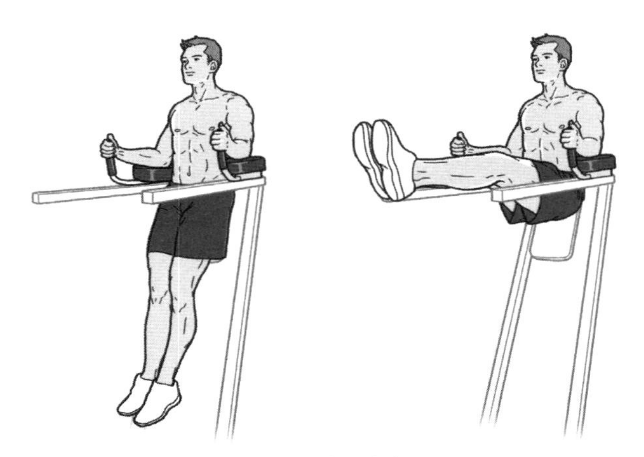

버티컬 레그 레이즈

❷ 숨을 내쉬며 배에 힘을 주고 무릎을 천천히 위로 들어준다. 다리를 곧게 펼수록 강도가 높아진다. 다리가 수평 언저리가 될 때까지 올린 후 잠시 버틴다. 반동으로 튕겨서 올리지 않도록 주의한다.

❸ 숨을 들이마시며 다리를 천천히 내린다. 다리를 완전히 늘어뜨리지 않고 10도쯤 덜 내려간 상태에서 정지하고 ❷를 반복한다.

## 레그 레이즈 변형 동작

### 행잉 레그 레이즈(중급~상급)

행잉 레그 레이즈는 철봉에 매달려 실시하는 레그 레이즈로 악력과 상체 전체의 균형감이 필요한 고난이도 운동입니다. 딥바를 쓰는 버티컬 레그 레이즈와 기본은 같지만 허리를 기댈 등판이 없다 보니, 강한 악력과 상체 근력이 없으면 앞뒤로 그네처럼 흔들려 복근에 집중하기 어렵습니다. 따라서 버티컬 레그 레이즈로 기초 근력을 확보한 후 실시해야 합니다.

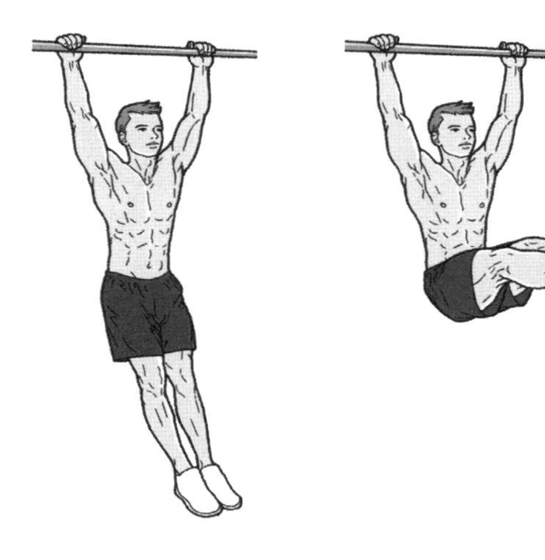

이 자세에서 다리를 양옆으로 비틀어 올리면 복사근과 요방형근에 더 집중해서 단련하는 트위스트 행잉 레그 레이즈가 됩니다.

### 리버스 크런치(중급~상급)

듣기만 해도 자신감이 싹 사라지는 레그 레이즈 패밀리 말고 그럭저럭 할 만한 '다리 드는' 운동으로는 리버스 크런치가 있습니다. 리버스 크런치도 누워서 하다 보니 자칫 라잉 레그 레이즈와 혼동하기 쉬운데, 다리를 쭉 펴는 대신 무릎을 들어 접은 상태에서 시작합니다. 그 상태에서 숨을 내쉬며 엉덩이를 공중으로 말아 올립니다. 이름 그대로 크런치에서의 어깨를 엉덩이로 뒤바꿔놓은 셈입니다. 허벅지가 앞으로 접혀 있어 장요근과 대퇴직근이 관여할 수 없고 복근이 주도하는 동작이 됩니다. 꼭대기에서 셋을 센 후 숨을 마시며 천천히 엉덩이를 내립니다.

복직근에 효율적인 운동이지만 허리가 약하면 실시하기 어려우니 어느 정도 코어가 단련된 중급자 단계에서 실시합니다. 이 운동은 맨 바닥에서 할 수도 있고, 머리 쪽이 높은 인클라인 싯업 벤치에서도 할 수 있습니다.

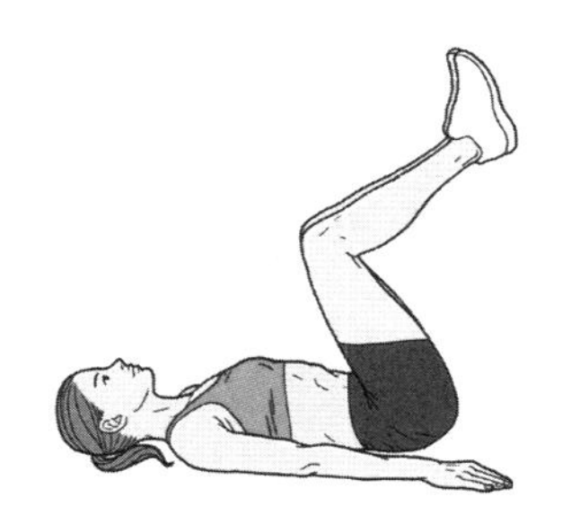

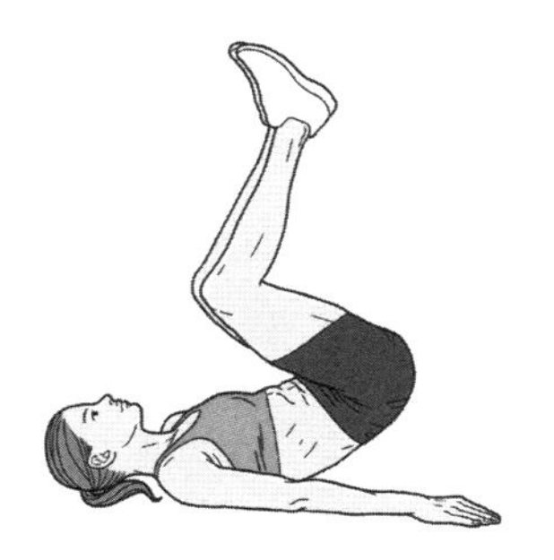

## 기능성 코어운동

소개할 기능성 코어운동들은 복근 자체는 물론 허리와 상체의 전반적인 지지력을 단련하는 데 유용한 동작들입니다.

### 플랭크

| | |
|---|---|
| 운동 성격 | 등척성 운동 |
| 적합 레벨 | 초급 ~ 중급 |
| 주된 반복수 | 15~60초 |
| 표적 근육 | 복근, 척추, 허리 근육 전반 |

나무 판자라는 의미의 플랭크plank는 허리와 복근을 동시에 단련하는 등척성 코어운동입니다. 몸통을 곧은 상태로 만들어 일정 시간 버티는 운동으로, 운동능력이 떨어지거나 부상 전력이 있어도 할 수 있는, 비교적 안전한 운동입니다. 복근을 선명하게 하거나 살을 빼는 운동이 아니라 허리 기능을 개선하고, 몸통의 안정성을 높이는 보조운동입니다. 일부에서 인터벌 트레이닝, 서킷 트레이닝으로 하기도 하는데, 운동의 기본 방향과는 맞지 않습니다.

푸시업을 하듯 두 발을 모은 상태에서 팔꿈치는 90도로 접어 팔꿈치와 전완으로 바닥을 받칩니다. 상완은 지면과 수직을 이룹니다. 엉덩이를 위로 쳐들거나 늘어뜨리지 않고 나무판자처럼 몸을 곧게 편 후 최소 15초 이상, 30초에서 1분까지 버팁니다. 배와 허리에 힘을 주고,

낮게 호흡해서 복부의 긴장을 유지합니다.

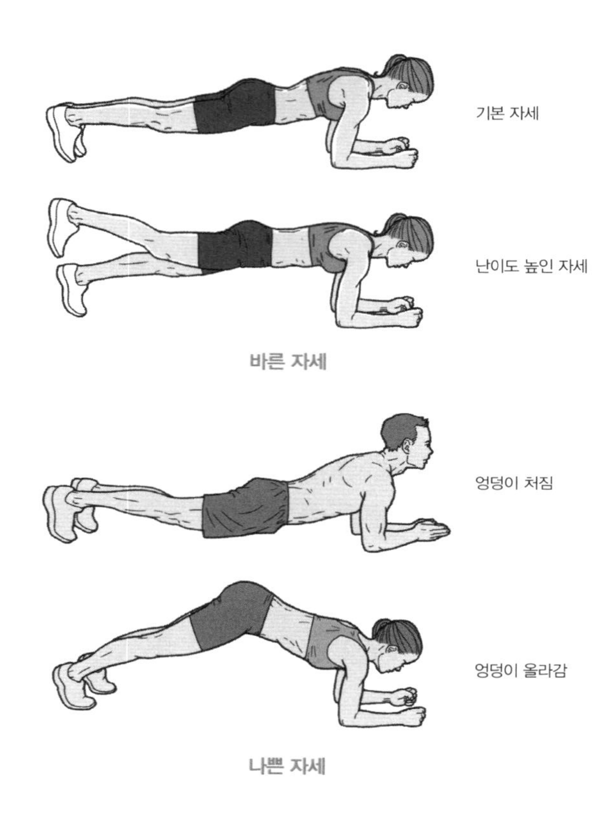


플랭크도 근력운동인 만큼, 무조건 오래 하기만 해서는 실익이 없습니다. 30초~1분 이상 버틸 수 있게 되면 다음과 같이 난이도를 높여 줍니다.

- 팔꿈치를 앞으로 쭉 내밀어 모멘트암을 더 길게 하기
- 발끝을 의자에 올리고 하기
- 한쪽 팔이나 한쪽 다리를 들고 하기

• 반대편 팔과 다리를 엇갈려 동시에 들고 하기

## 할로우바디 홀드

| 운동 성격 | 복합 운동 |
|---|---|
| 적합 레벨 | 중급~상급 |
| 주된 반복수 | 10~60초 |
| 표적 근육 | 코어 전반 |

할로우바디는 복근으로 코어를 단단히 수축시키고 골반 아랫부분을 당겨 허리부터 엉덩이까지 등판을 평평하게 만든 상태를 말합니다. 할로우바디 홀드는 그 상태로 일정 시간 버티는(hold) 운동을 말합니다. 플랭크에서 위아래를 뒤집어놓은 것과 비슷합니다. 할로우 자세는 푸시업이나 턱걸이, 각종 복근운동에서 기본이므로 기본기 단련 차원에서 유용한 운동입니다.

할로우바디 홀드는 난이도에 따라 버전이 다양합니다. 난이도별로 설명합니다.

❶ 평평한 바닥에 무릎을 굽히고 똑바로 눕는다. 엉덩이부터 허리까지 전체가 바닥에 닿아야 하며, 허리에 아치가 생겨 들떠서는 안 된다. 두 팔은 차렷 자세로 몸 옆으로 뻗어준다.

❷ 숨을 내쉬며 배에 힘을 주고 명치 위와 무릎을 말아 올려 공중에 띄운다. 이 자세를 '턱 할로우바디'라고 한다. 고개는 몸통과 같은 방향을 유지한다. 얕은 호흡을 유지하며, 허리 뒤를 바닥에 붙인 채 30초 이상 유지하는 것을 목표로 한다. 허리에 아치가 생겨 들떠서

는 절대 안 된다. 허리 뒤가 바닥에서 뜨면 실패한 것이며, 허리를 다칠 수도 있다.

❸ 턱 할로우바디 30초를 성공하면 다리를 길게 뻗어주는 자세로 난이도를 높인다. 그 자세도 버틸 수 있다면 두 팔을 만세 자세로 머리 위로 쭉 뻗는다.

❹ 최대로 버틴 후 ❶의 상태로 돌아간다. 한 회에 30초를 목표로 실시한다.

이 운동은 미세한 자세 변화에 따라 난이도가 극적으로 달라집니다. 팔이나 다리를 낮게 들수록 모멘트암이 커지면서 난이도가 높아집니다. 따라서 허리가 뜬다면 다리를 최대 45도까지 높일 수는 있습니다.

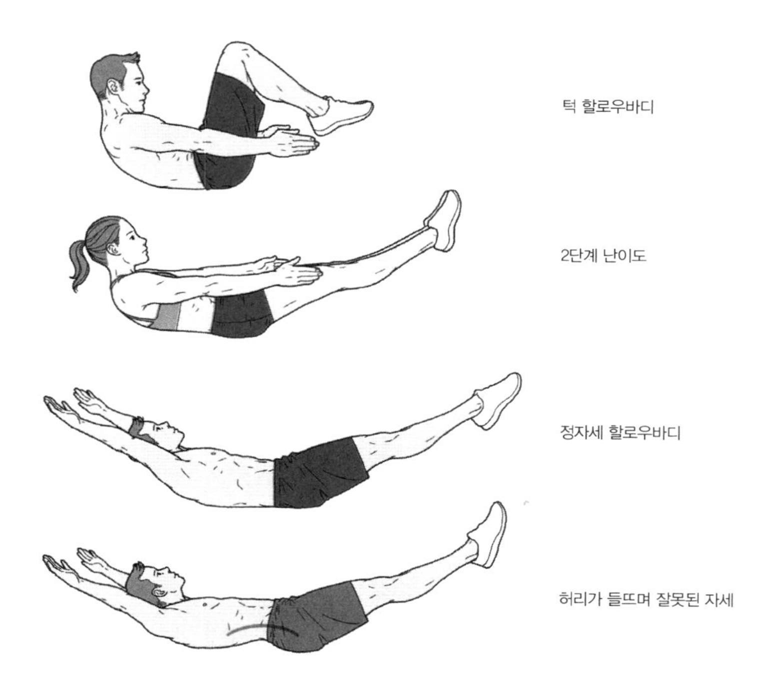

턱 할로우바디

2단계 난이도

정자세 할로우바디

허리가 들뜨며 잘못된 자세

## 롤아웃

| 운동 성격 | 등척성+복합성 운동 |
| --- | --- |
| 적합 레벨 | 중급 ~ 상급 |
| 주된 반복수 | 8회 이상 |
| 표적 근육 | 복근, 척추, 허리 근육 전반 |

롤아웃roll out(애브 휠)은 코어를 단련하는 가장 난이도 높은 운동 중 하나입니다. 바퀴가 달린 간단한 휠이나 원판을 끼운 바벨봉을 잡고 바닥에 무릎을 대고 엎드립니다. 발끝은 살짝 들어 바닥에서 뗀 상태를 유지합니다. 그 상태로 바퀴를 앞으로 천천히 굴려 바닥에 몸이 닿기 직전까지 펴는 동작을 반복합니다. 이때 팔은 곧게 편 상태를 유지합니다.

허리를 곧게 유지하기 위해 코어 전체가 강력하게 자극되고, 어깨와 등 상부 근육도 많이 사용합니다. 앞서 본 할로우바디 상태로 하면 복근을 훨씬 강하게 자극합니다. 횟수를 정하지 않고 할 수 있는 한계치까지 합니다.

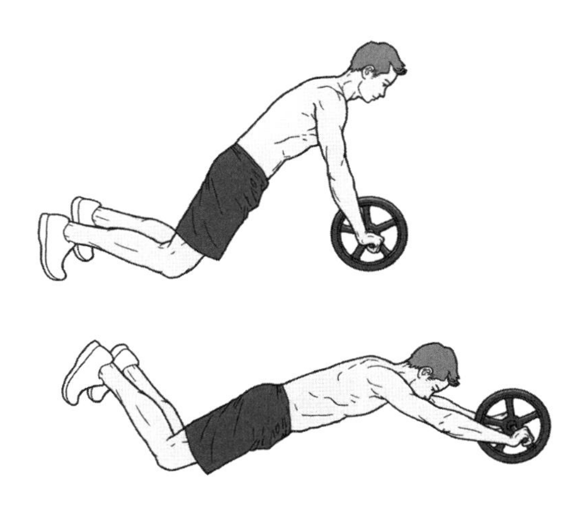

시판되는 여러 가지 애브 휠 제품 중에서는 구조가 단순한 것이 좋습니다. 내부에 스프링이 있어 자동으로 돌아오는 기능을 갖춘 '초보자용'고가 제품도 있지만 애당초 롤아웃 자체가 초보자용 운동은 아닙니다. 그런 기구를 써야만 할 수 있다면 플랭크나 할로우바디 등이 더 효율적입니다.

이 운동은 허리에 문제가 있는 사람은 금물입니다. 허리 힘이 아주 강한 상급자는 무릎을 대지 않고 다리를 완전히 펴는 '파이크 롤아웃'을 하기도 합니다.

Chapter

# 08

# 하체운동-엉덩이와 다리

우리 몸의 상체에서 시작해 드디어 가장 아래까지 왔습니다. 순서상 마지막에 나오긴 했지만 하체는 우리 몸을 받치는 기초이고 골격근의 절반 이상이 몰려 있어 근력운동에서도 가장 높은 비중을 투자해야 하는 부위입니다. 옛날에는 하체 굵기로 건강과 남은 수명을 판별했다고 할 만큼 하체 근육은 삶의 질에 절대적인 역할을 합니다. 몸 관리에 대한 개념이 부족했던 과거에는 젓가락처럼 가는 다리를 예쁘다고 여겼지만, 이젠 라인이 잡힌 힙과 허벅지가 패션코드가 되었습니다. 게다가 하체는 모든 근력운동의 밑바탕이 되기에 밸런스를 못 맞추면 상체 역시 정체되곤 합니다.

한국인은 서구인보다 하체운동에 유리한 체형을 가지고 있지만 운동하면 굵어진다는 걱정에, 이미 발달했다는 착각에, 혹은 너무 힘들어서 하체운동을 기피하곤 합니다. 언뜻 굵어 보이는 대부분의 일반인 하체는 그저 단단한 피하지방이거나 운동부족과 부종 때문에 생긴 '물살'에 불과합니다. 특히 엉덩이는 웬만한 운동으로는 거의 발달하지 않아 제대로 운동한 사람과 아닌 사람을 판별하는 기준이 되기도 하죠.

다들 잘 발달했다고 생각하지만 실상은 전혀 그렇지 못한 엉덩이와 다리에 관해 지금부터 살펴보겠습니다.

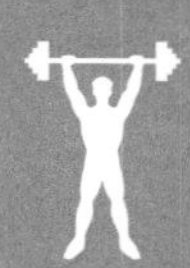

## 01
# 하체의 구조

'골반+다리'로 구성되는 하체의 구조를 자세히 보면 상체에서의 '견갑대+팔'과 비슷한 점이 많다는 사실을 알 수 있습니다. 몸통의 무게를 두 다리로 분배하는 골반은 견갑대와 흡사하고 고관절은 어깨관절과 유사하죠. 허벅지는 팔의 상완과 비슷하고, 종아리의 경골과 비골은 전완과 비슷합니다. 근육 역시 거의 비슷하게 구성되어 있죠. 팔과 다리는 진화론적으로 같은 뿌리에서 시작했으니 유사할 수밖에 없습니다.

발로 내려가면 뒤꿈치뼈인 종골이 뒤로 툭 튀어나와 있는데, 여기에는 아킬레스건이 연결되어 발목 관절을 지렛대처럼 움직입니다. 발뼈

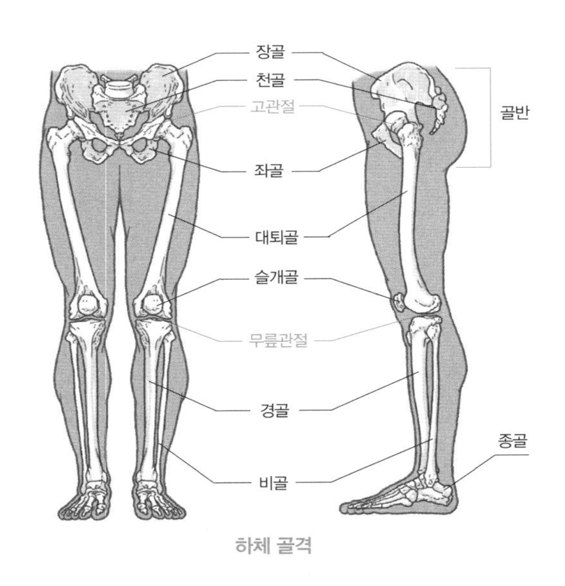


하체 골격

는 중간이 움푹한 아치 구조로 위에서 내려오는 체중을 흡수합니다.

하체의 골격은 하체운동 시 자세에도 영향을 끼칩니다. 특히 상·하체 비율, 허벅지 대 종아리의 비율, 고관절의 방향과 깊이가 사람에 따라 제각각이라 각각의 운동에서 사람마다 조금씩 다른 자세가 나옵니다. 아시아인은 서구인에 비해 대체로 하체가 짧고 고관절의 깊이가 얕고 유연해 비교적 하체운동에 유리한 체형이라 할 수 있습니다.

## 엉덩이

골반 주변에는 여러 장기臟器를 받쳐주고, 고관절의 각도를 조절하는 수많은 근육들이 있습니다. 그 많은 근육 중에서도 운동이라는 측면에서 가장 눈에 띄는 건 역시 대둔근입니다. 대둔근은 골반의 장골과 천골에서 시작해 엉덩이를 비스듬히 내려와 대퇴골 바깥쪽에 붙습니다. 눕거나 매달린 상태처럼 몸통이 고정된 때의 대둔근은 다리를 뒤로 보내거나 중앙으로 모으는 역할을 합니다. 반대로 서 있는 상태처럼 다리가 고정되어 있을 때는 고관절에서 상체를 세우거나 엉덩이를 앞으로 내미는 역할을 합니다.

운동에서 대둔근이 많이 관여하는 경우는 다음과 같습니다.

- 엉덩이를 앞으로 내밀 때(컨벤셔널 데드리프트, 케틀벨 스윙)
- 다리를 벌린 상태에서 일어설 때(스쿼트, 스모 데드리프트)
- 다리를 뒤로 힘껏 찰 때(전력달리기, 킥백)

둔근은 단일 근육으로는 몸에서 가장 크고 강력하지만 이름 그대로 '둔'

해서 운동이 될 만큼 크게 힘을 내는 경우가 많지 않습니다. 걷기나 맨몸 스쿼트 같은 가벼운 동작에서는 다른 하체 근육에게 '너희가 알아서 해'라고 맡겨놓은 채 놀고 있다고 해도 과언이 아닙니다. 앞에서 봤을 때는 멀쩡하게 몸 좋은 사람이 엉덩이만 납작한 경우도 비일비재하고, 걷기운동만으로 살을 뺀 사람들이 엉덩이만 축 처져버리는 것도 이 때문입니다.

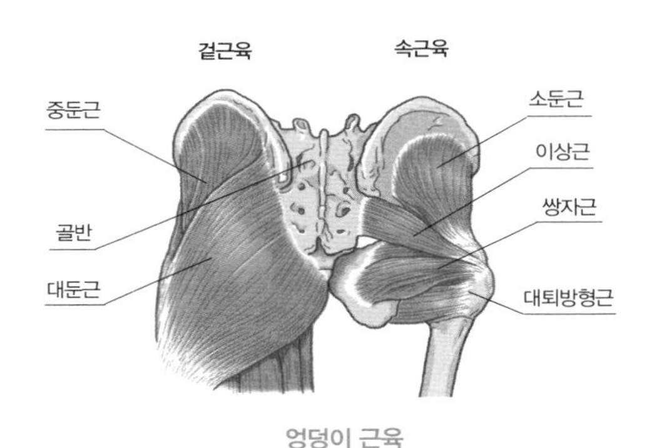


엉덩이 근육

## 허벅지

하체운동이라고 하면 대개가 허벅지를 우선 떠올릴 만큼 허벅지는 하체에서도 가장 많은 근육이 몰려 있는 부위입니다. 허벅지 근육은 크게 앞면(대퇴사두), 뒷면(햄스트링), 옆면(바깥쪽은 대퇴근막장근, 안쪽은 내전근)으로 나눌 수 있습니다. 힘을 기른다는 측면에서는 말할 것도 없고, 밸런스가 잡히고 탄탄한 '보기 좋은' 허벅지를 위해서도 각각의 근육이 고루 발달해야 합니다.

## 대퇴사두근

대퇴사두근은 허벅지 앞쪽을 이루는 근육군으로, 네 군데에서 각각 따로 시작해 무릎에서 하나로 합쳐집니다. 이 중 바깥쪽의 외측광근, 안쪽의 내측광근, 정면의 안쪽에 파묻힌 중간광근은 대퇴골에서 시작해 무릎관절을 지나 종아리에 붙는 단관절 근육입니다. 무릎을 펴는 동작에만 올인하기 때문에 쪼그려 앉은 상태처럼 무릎이 많이 굽었을수록 많이 관여합니다. 세 광근은 각각 다른 방향에서 힘을 발휘하면서 무릎이 좌우 한쪽으로 치우치지 않도록 균형을 맞춥니다.

정면에 있는 대퇴직근은 별종입니다. 이 근육은 골반에서 시작해 고관절과 무릎관절을 지나 종아리에 붙습니다. 즉 중간에 두 개의 관절을 지나죠. 공을 찰 때처럼 다리를 앞으로 들거나, 윗몸일으키기처럼 상체를 세우거나 무릎을 펴는 데에 관여합니다. 눕거나 몸을 세운 상태처럼 몸과 다리가 일직선에 가까운 상태에서 동작하면 강하게 단련됩니다.

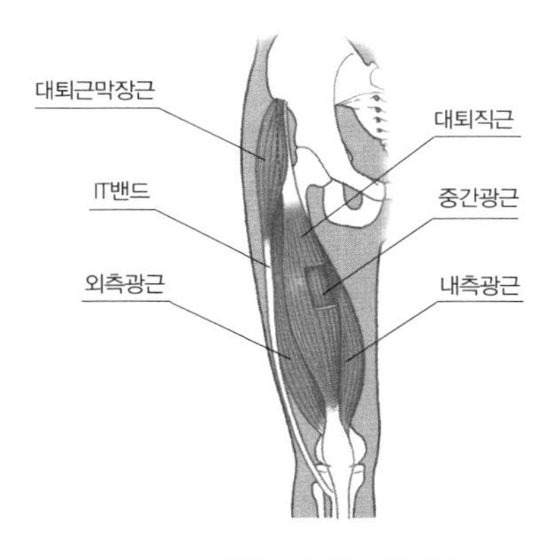


대퇴사두근(허벅지 앞면)

### 햄스트링

햄스트링은 허벅지 뒤쪽에 있는 3개의 근육(반건양근, 반막양근, 대퇴이두근)을 말합니다. 이 중 반건양근, 반막양근은 안쪽에서 골반의 좌골과 종아리의 경골을 잇는 2관절 근육입니다. 고관절을 엉덩이 쪽으로 펴거나 무릎관절을 굽히는 동작에 모두 관여합니다.

바깥쪽 대퇴이두근은 이름 그대로 머리가 2개입니다. 장두는 골반의 좌골에서, 단두는 대퇴골에서 시작해 밑으로 내려가서 종아리의 경골과 비골에 동시에 붙습니다. 즉 장두는 2관절 근육이고, 단두는 무릎관절을 굽히는 데에만 특화된 단관절 근육입니다.

합쳐보면 햄스트링에는 고관절까지 지나는 2관절 근육이 세 개, 무릎관절만 지나는 단관절 근육이 하나입니다. 데드리프트나 굿모닝 엑서사이즈처럼 고관절을 주로 쓰는 동작에서는 2관절 근육이 주로 관여하고, 단관절 근육인 대퇴이두 단두는 덜 관여합니다. 햄스트링 운동을 할 때는 단두만 뒤처지지 않도록 배분하는 것도 필요합니다.

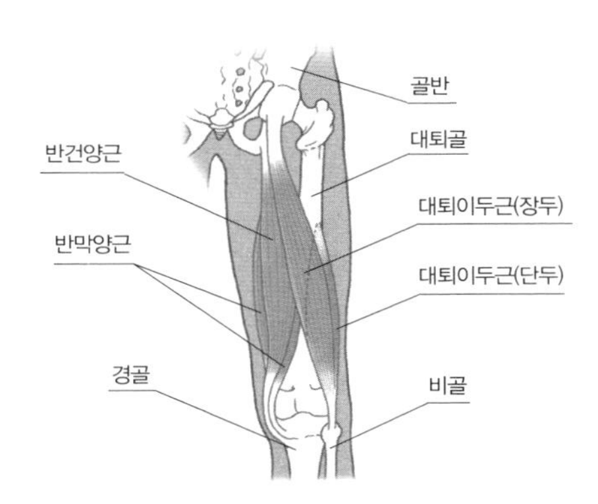


햄스트링(허벅지 뒷면)

### 대퇴근막장근, 내전근

허벅지 앞뒤만 주력하다가 빠뜨리기 쉬운 것이 양 측면입니다. 허벅지 바깥쪽 측면에는 이름도 어려운 대퇴근막장근(TFL)이 있습니다. 대퇴근막장근은 고관절 옆에서 대둔근과 Y자로 합쳐지며 정강이까지 이어지는 '엉덩정강띠(IT밴드)'라는 중요한 근막 구조를 이룹니다. 이 근육은 '달리기 근육'으로 알려졌을 만큼 달릴 때나 걸을 때 많이 쓰이고, 웨이트 트레이닝에서도 무릎의 안정에 매우 중요합니다. IT밴드가 굳어져 자세가 망가지는 일이 잦기 때문에 운동 전후에 스트레칭이나 마사지, 폼롤러 등으로 뭉치지 않게 자주 관리해줘야 하죠.

허벅지 안쪽 측면에는 흔히 통칭해서 내전근이라 불리는 장내전근, 대내전근, 단내전근, 박근 등이 허벅지를 안쪽으로 모으는 기능을 합니다. 내전근은 고관절의 돌림축 위에 위치해 있어서 다리의 각도와 위치에 따라 고관절을 굽히기도 하고, 펴기도 합니다. 이 중 대내전근은 대퇴사두 외측광근에 이어 허벅지에서 두 번째로 큰 근육입니다. 풀 스쿼트처럼 깊이 앉았다 일어서는 동작에서 매우 중요한 역할을 하는 사실이 최근 밝혀져 관심을 받고 있습니다.

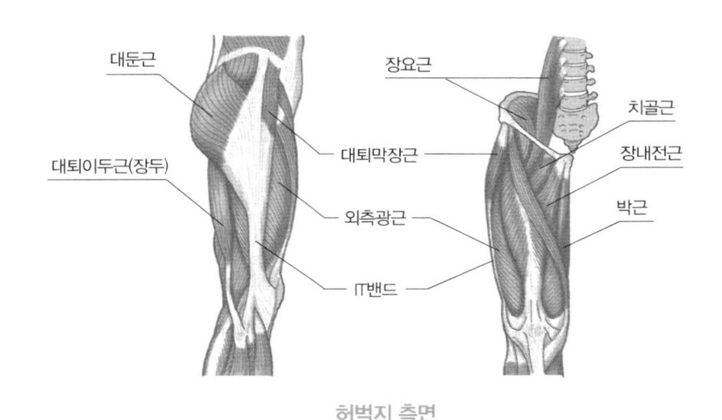


허벅지 측면

## 종아리

팔에 전완이 있다면 다리에는 종아리가 있습니다. 둘은 해부학적으로도 비슷한데, 두 개의 긴 뼈가 나란히 지나고, 종아리의 작은 근육들이 피아노 줄처럼 힘줄을 통해 발목과 발가락을 모두 움직이는 것도 같습니다. 손과 손목이 그렇듯, 발과 발목도 돌리거나 비트는 등 다양한 방향의 움직임을 수행합니다. 종아리 근육군을 셋으로 나누면 다음과 같습니다.

- 발목을 발바닥 쪽으로 꺾는 근육(저측굴곡근) : 비복근, 가자미근, 후경골근, 장 · 단 비골근
- 발목을 발등 쪽으로 꺾는 근육(배측굴곡근) : 전경골근
- 발목과 발가락을 동시에 움직이는 근육 : 지굴근 무리, 지신근 무리

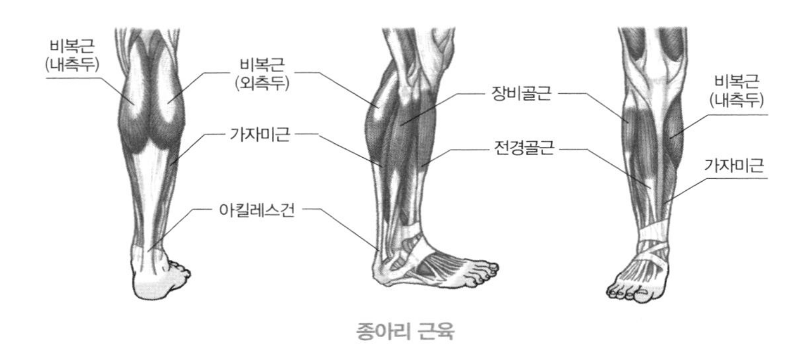


종아리 근육

보통의 근력운동에서는 후면의 비복근과 가자미근 위주로 단련합니다. 흔히 '알'이라고 하는 종아리 뒤편 2개의 덩어리가 비복근인데, 허벅지 뒷면에서 시작해 무릎관절과 발목 관절을 모두 지나 뒤꿈치에 붙

는 2관절 근육입니다. 따라서 발목을 당기는 역할 외에 무릎을 굽히는 동작에도 어느 정도 관여합니다. 비복근보다 안쪽에 있는 넓적한 가자미근은 비골과 경골 상단에서 시작해 뒤꿈치까지 이어진 단관절 근육이라 발목을 당기는 일에만 올인합니다.

비복근과 가자미근의 관계는 '대퇴사두근에서 대퇴직근과 3광근', '상완삼두근에서 장두와 내·외측두' 관계와 비슷해서 무릎을 굽혔는지 아닌지에 따라 관여하는 정도가 달라집니다. 이런 이유로 일부에서는 비복근과 가자미근을 한 덩어리로 보아 '하퇴삼두근'이라 하기도 합니다.

전경골근은 비복근과 가자미근의 길항근으로, 특히 달리기나 점프, 유산소 운동에서 매우 중요합니다. 무리한 달리기 후 정강이에 통증을 호소하는 사례의 상당수가 전경골근이나 주변 조직에 탈이 나서입니다.

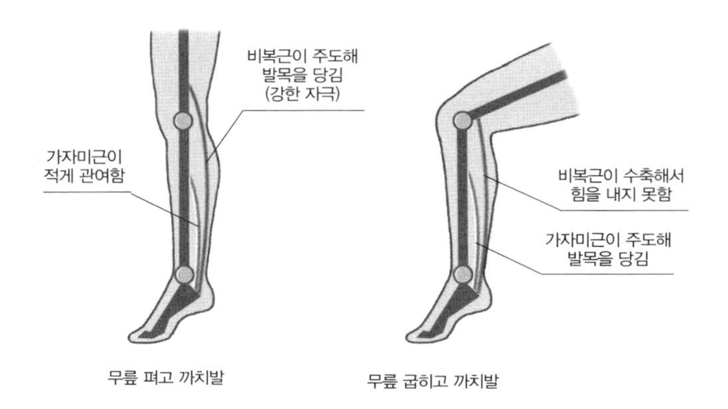

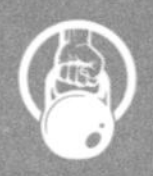

쉬어가기

## 치느님과 함께하는 맛있는 해부학 2

다시 치느님을 영접하러 왔습니다. 이번엔 닭다리입니다. 닭다리를 보려면 골반부터 찾아야 합니다. 배를 가른 닭의 척추를 타고 내려가면 양옆으로 나비 모양의 두꺼운 골반이 있습니다. 닭의 골반은 사람의 골반보다 위아래로 길쭉한데 여기서 닭의 다리뼈가 시작됩니다. 닭다리는 부채 모양의 넓적다리 살인 장각과 종아리인 북채로 구분합니다. 닭다리라고 하면 딱 떠오르는 전형적인 이미지는 북채지만 살점은 넓적다리 살에 더 많습니다. 이름에서 연상되듯 사람의 허벅지에 해당하는 부위로 굵은 뼈대는 대퇴골입니다. '싸이버거'의 패티가 장각으로 만들어 Thigh(허벅지)버거가 되었고요.

넓적다리의 풍성한 살점 밑에는 노란 지방 덩어리와 굵은 혈관, 신경다발이 보입니다. 다이어트라도 한다면 순살인 줄 알고 먹다가 기름 덩이가 씹혀 깜짝 놀라기도 합니다. 우리 허벅지에도 비슷한 부위가 있는데, 가랑이 부근 허벅지 안쪽의 오목하고 말랑한 '대퇴 삼각'입니다. 큰 신경과 혈관이 있어서 자칫 다치면 과다출혈로 사망할 수도 있는 급소 중 하나입니다.

영화나 드라마에서 주인공이 악당을 사로잡기 위해 허벅지에 총을 쏘는 식상한 스토리가 흔히 등장하는데, 사실 허벅지가 총에 맞아도 안 죽는 만만한 부위는 아닙니다. 대퇴골 골절은 접골이 어려워 치료와 회복이 까다롭고, 더 운이 나빠 대퇴 삼각에라도 맞으면 주인공은 살인죄로 감방행입니다.

본론으로 돌아와서 넓적다리 아래는 이름 그대로 북을 치는 채처럼 생긴 북채가 있습니다. 제일 겉에 둥글둥글한 비복근 두 개가 있고, 그 밑에는 얄팍하고 넓은 가자미근이, 가장 안쪽에는 발가락을 움직이는 자잘한 근육들이 있습니다. 생긴 건 먹음직하고 근사한데 넓적다리에 비하면 살점이 많지는 않습니다. 북채도 종아리처럼 뼈가 2개 있어야 하는데, 언뜻 보면 굵은 경골(정강뼈) 하나만 보입니다. 나머지 하나인 비골(종아리뼈)은 거의 가시처럼 생겨서 자칫 놓치기 쉽습니다. 닭을 다 먹고 나면 이쑤시개로 써도 될 정도죠.

아, 잊지 말고 확인할 것이 두 개 있습니다. 넓적다리 살과 북채를 잇는 관절은 사람으로 치면 무릎입니다. 워낙 견고해 손으로 비틀어서는 북채만 예쁘게 떼어낼 수가 없습니다. 용을 써서 비틀면 경골만, 그것도 관절 주머니는 떼어놓은 채 뼈만 혼자 쏙 빠져나오곤 합니다. 살점, 관절 주머니, 인대는 몸통 쪽에 그대로 붙어 있어 허탈하게 하죠.

어찌어찌 관절 속을 드러내면 M자 모양의 경첩처럼 생긴 하얀 무릎 관절면이 보입니다. 속을 자세히 보면 X자로 겹친 십자인대도 보입니다. 북채와 넓적다리 살이 쇠심줄처럼 안 떨어지는 건 바로 이 인대 때문입니다. 이놈들의 인장강도引張強度는 나일론보다 강하니 그냥 칼의 도움을 받는 게 좋습니다. 또 하나 찾아볼 건 북채에서 비복근과 연결된 아킬레스건입니다. 경골을 타고 내려오는 굵고 탱탱한 건을 눈으로 확인할 수 있거든요. 물론 그 밑에 연결되어 있어야 할 닭발은 대부분 잘려나간 상태겠지만요.

그럼 가슴살과 날개, 다리까지 다 먹었습니다. 이제 뼈만 수북하게 남았군요. 닭의 해부학 기초과정을 끝냈으니 앞으로는 닭볶음탕을 먹을 때 토막 부위 맞추기에도 도전해보기 바랍니다.

## 02
# 하체운동

하체는 골격근의 절반이 몰린 큰 부위인 만큼 근력운동에서 절대 빼놓아서는 안 될 부위로 고강도 트레이닝이 필요합니다. 특히 하체운동은 근육 자체를 키우는 효과도 있지만 워낙 큰 근육들을 다루는 만큼 다른 근력운동에 비해 많은 열량을 소모하고 체지방을 줄이는 데도 탁월합니다.

하체가 굵어지기를 원하는 사람도 있고 가늘어지기를 원하는 사람도 있을 텐데, 그에 따라 하체운동의 종목이 달라지지는 않습니다. 다만 운동을 어떻게 구성하느냐에 따라 다리 근육을 크게 만들 수도 있고, 라인이 살아나는 쭉 빠진 다리를 만들 수도 있습니다. 굵고 우람한 다리를 원한다면 대개 대퇴사두근, 그중에서도 3개의 광근에 무게를 더 많이 싣습니다. 탄탄한 엉덩이와 밸런스가 잡힌 다리를 원한다면 엉덩이와 햄스트링, 대퇴직근에 무게를 싣는 것이 더 유리합니다.

지금부터 하체를 조각하는 운동들을 살펴보겠습니다.

# 스쿼트

글을 쓰는 제게도, 독자분들께도 스쿼트Squat(일부에서는 영문 발음 그대로 '스쿼'이라 적지만, 이 책은 국내 스포츠 분야 전반에서 두루 사용하는 일반 표기법을 따릅니다)는 이 책을 통틀어 가장 큰 고비일지 모르겠습니다. 스쿼트는 보디빌딩이나 파워리프팅에 한정되지 않고 사실상 모든 스포츠 트레이닝에 걸쳐 있습니다. 스쿼트 하나만 연구한 서적도 많고, 유명한 지도자들마다 각각의 스쿼트 스타일이 있습니다. 누군가는 운동을 '종교와 유사하다'고 표현하던데, 스쿼트야말로 그런 경향이 가장 강합니다. 온라인 커뮤니티에서는 스쿼트에 관련한 논쟁이 하루가 멀다 하고 벌어지곤 합니다.

데드리프트에서처럼 스쿼트도 체형의 영향이 크고, 변형도 다양합니다. 각 분야마다 일반적인 자세가 있을 뿐 '무조건 옳다!' 할 기준은 없습니다. 지금부터 피트니스 영역에서 가장 널리 쓰이는 하이브리드 스타일 하이바 스쿼트를 기준으로, 기본동작에 앞서 준비자세부터 살펴보겠습니다. 스쿼트는 준비자세가 정자세의 절반을 결정하기 때문입니다.

## 준비자세

❶ 랙과 바벨을 세팅한다. 하이바 스쿼트의 바벨 높이는 똑바로 섰을 때 쇄골 조금 아래, 겨드랑이 높이 정도면 적당하다. 바벨 앞에서 손을 뻗어 어깨보다 약간 넓게 오버그립으로 잡는다.

❷ 바벨 밑으로 상체를 밀어 넣어 중간 승모근 위에 바벨을 얹는다. 바벨이 너무 높으면 목뼈를 누르니 주의한다. 상체를 세우고 무릎을 굽혀 두 발의 아치가 바벨 밑에 오도록 디딘다(한 다리만 앞으로 내밀고 런지 자세로 뽑아선 안 된다). 팔꿈치가 몸 옆에서 바닥을 향하게 하고 견갑골을 모아 가슴을 내민다. 양손은 바벨을 몸에 꽉 밀착시킨다.

❸ 숨을 깊이 들이마시고, 허리와 무릎에 동시에 힘을 줘 바벨을 지고 일어선다. 바벨을 랙에서 뽑는 동작은 스쿼트 마무리 동작과 같다. 이 짧은 동작으로 몸에 준비를 명령하고 바벨의 무게도 가늠할 수 있다.

❹ 숨을 참고 한 걸음 뒤로 물러나 뒤꿈치를 어깨너비로 하고 선다. 발끝은 약간 바깥을 향하며, 발끝과 무릎은 같은 방향을 향한다.

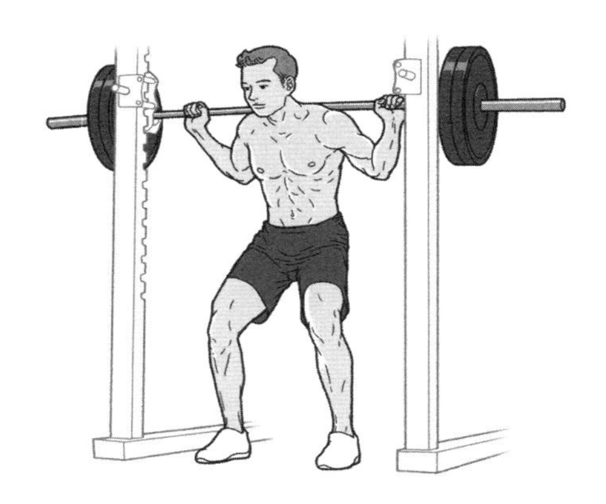

랙에서 바벨을 뽑는 자세

만일 기본세팅이 잘못되었다면 랙에 걸고 처음부터 다시 시작해야 합니다. 바벨을 등에 걸친 상태에서 고쳐선 안 됩니다.

그럼, 본동작으로 넘어가겠습니다.

## 기본동작

❶ 무릎을 굽히면서 엉덩이를 뒤로 빼며 하강한다. 하이바 스쿼트는 무릎이 주도하고, 엉덩이는 따라간다. 동작 중 허리는 중립을 유지, 고개는 정면 또는 척추와 일직선, 동작 중에도 무릎은 발끝과 같은 방향을 향한다. 무릎 끝이 발끝 수직선상에 가까워지면 엉덩이를 수직으로 내린다. 발끝의 약간 앞에 물건을 세워두고 기준점으로 삼는 것도 좋다.

❷ 무게중심이 발의 중심 약간 뒤쪽에 실린 상태에서 허리가 곧게 유지되는 한도까지 내려간다. 무게중심만 제 위치에 유지된다면 하단에서 무릎이 발끝보다 더 나가도 상관없다. 바닥에서 양쪽 엉덩이 사이를 의도적으로 벌려주면 이후 둔근을 쓰기에 좋다.

❸ 최대한 내려간 상태에서 하체에 힘을 주고 엉덩이를 조이며 올라간다. 초반에는 상체 각도를 고정한 상태에서 엉덩이를 밀어 올린다는 느낌으로 힘을 준다. 엉덩이부터 추켜올리거나 상체부터 세워선 안 된다. 입에 든 공기를 살짝 내쉬며 부분 발살바 호흡법을 쓰거나 기합을 넣어도 좋다. 동작 내내 무게중심은 발의 중심 약간 뒤쪽을 유지한다.

❹ 마지막 타이밍에서 무릎과 고관절을 동시에 힘차게 펴서 마무리한다. 엉덩이를 앞으로 내밀거나 무릎을 과하게 펴서는 안 된다. 무릎은 수직에서 5~10도쯤 더 펴질 수 있으므로 완전히 펴면 '뒤로 굽어' 관절 앞면을 짓누르는 나쁜 자세가 된다. 1회가 끝났으면 남은 숨의 일부를 내쉬고 다시 크게 들이마시며 다음 회를 준비한다.

❺ 목표 횟수를 채운 뒤, 앞으로 나아가 랙의 양 기둥에 바벨이 '탕' 하고 닿는 것을 확인한다. 그 뒤 무릎을 굽히고 몸을 낮추어 랙에 바벨을 거치하면 한 세트가 완료된다.

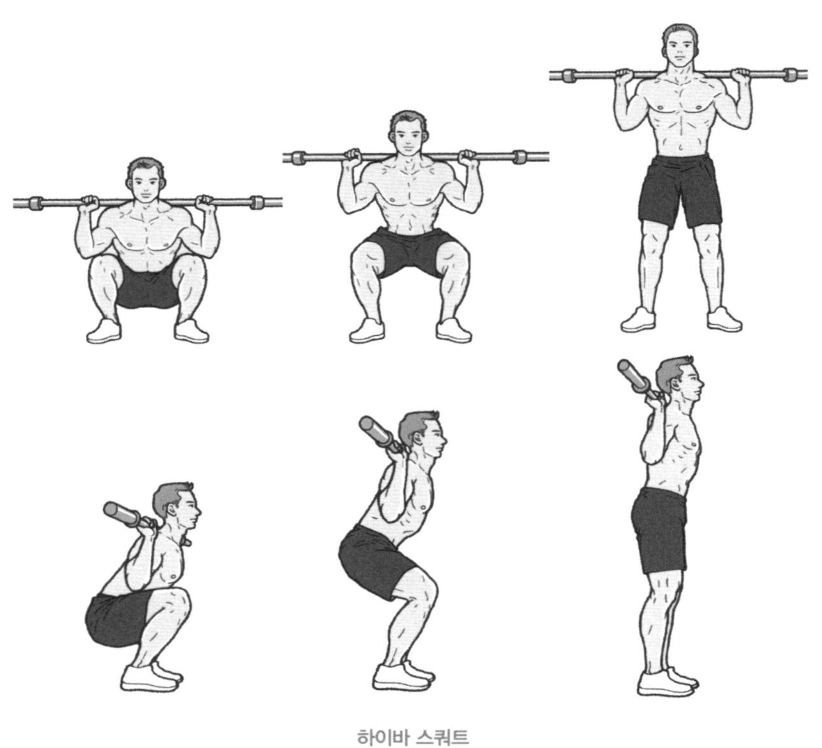

하이바 스쿼트

## 스쿼트, 그것이 알고 싶다

### 엉덩이를 얼마만큼 내려야 할까?

스쿼트를 나누는 기준은 여러 가지이지만, 그중 첫 번째는 엉덩이가 어디까지 내려가느냐입니다. 파워리프팅의 규정 자세인 풀 스쿼트를 제외하면 나머지 구분은 자료에 따라 다소 차이가 있습니다.

- ATG 스쿼트 ATG(Ass To Ground) 스쿼트는 엉덩이가 거의 바닥에 닿을 만큼 내립니다. 고관절과 발목이 매우 유연해야 하며, 주로

역도에서 하이바나 프론트 방식 스쿼트로 실시합니다. 무릎이 앞으로 많이 나가고 상체가 곧게 서는 것이 특징입니다.

- **풀 스쿼트** 풀full 스쿼트는 파워리프팅의 기준 자세로 고관절이 슬개골 아래까지 내려갑니다. 국제파워리프팅연맹(IPF) 심사 규정에서는 고관절의 살이 접히는 지점이 슬개골 윗부분보다 낮아야 유효한 스쿼트로 인정합니다. 하이바, 로우바 스쿼트가 모두 쓰입니다.

- **패럴렐 스쿼트** 풀 스쿼트의 전 단계로, 허벅지 윗면이 지면과 수평 언저리에 놓이는 상태를 패럴렐 스쿼트라 합니다. 스쿼트를 하프와 풀 2단계로만 나눈다면 이 단계가 경계점이 됩니다.

- **하프 스쿼트** 이름으로는 '절반만 내려가는' 스쿼트이지만 보통은 허벅지 각도가 45도부터 패럴렐까지를 하프로 간주하고, 45도보다 덜 내려가면 쿼터 스쿼트라고 합니다. 하프나 쿼터 스쿼트는 대퇴사두근을 많이 사용하고, 달릴 때나 앞으로 밀 때 또는 점프 시의 무

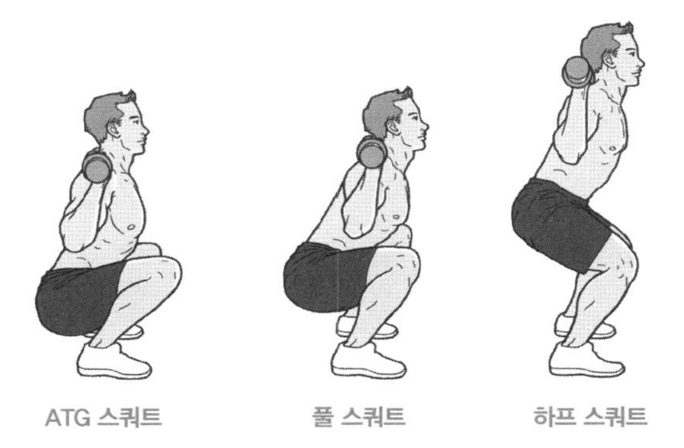

릎 각도와 비슷합니다. 허벅지를 집중적으로 단련하려는 보디빌더, 달리기나 미는 능력을 기르려는 스프린터나 미식축구, 농구 등에서 주로 실시합니다. 하이바 방식으로 합니다.

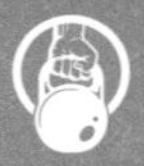

쉬어가기

## 풀 스쿼트를 할까, 하프 스쿼트를 할까?

스쿼트 고유의 기능적인 목적에서나 하체 근육을 전반적으로 단련할 때나 풀 스쿼트가 하프 스쿼트보다 유리한 건 사실입니다. 그런데 안전성은 어떨까요? 스트렝스 전문가들은 하프 스쿼트는 중량을 과하게 치기 쉽고, 풀 스쿼트보다 무릎에 부하가 집중되니 위험하다고 주장합니다. 한편 의사나 임상 전문가, 피트니스 분야 일부 전문가들은 풀 스쿼트가 더 위험하다고도 합니다. 대체 어느 쪽이 맞을까요? 사실 두 주장 다 일리는 있습니다. 다만 풀 스쿼트가 안전하다고 주장하는 밑바탕에는 '완벽하게 구사했을 때'라는 전제조건이 달려 있습니다. 문제는 현실에서 지도자 없이 혼자 중량 스쿼트를 하는 사람들 중 그런 케이스는 정말 드물다는 점입니다. 심지어 트레이너 중에도 풀 스쿼트를 좋은 자세로 못 하는 경우가 흔합니다. 실제 풀 스쿼트를 완벽하게 하려면 상당한 유연성이 필요하고, 무릎을 다치는 사람만큼이나 허리를 다치는 사람도 많습니다. (개인적으로는 후자가 더 많아 보입니다.) 풀 스쿼트처럼 깊이 쪼그려 앉은 자세에서도 단단하고 곧은 허리를 유지할 만큼의 유연성과 코어의 힘을 갖추지 못한 결과죠.
결국 스쿼트의 안전은 풀인지 하프인지보다는 자세와 기본기가 결정합니다. 초보 일반인은 자세가 무너지면 그게 하프든 쿼터든 그만 내려가야 합니다. 완벽한 자세로 반복하면 점점 더 깊이 내려갈 수 있게 되니, 안 되는 풀 스쿼트를 처음부터 억지로 고집해 위험을 자초할 필요는 없습니다.

### 하이바와 로우바, 뭐가 다를까?

스쿼트를 나누는 또 하나의 기준은 바벨을 등의 어디에 거치하는가입니다. 견갑골을 뒤로 조이고 등 상부를 만져보면 제일 위에는 목 양옆으로 솟은 상부 승모근이 있고, 그 아래에는 등 중앙에서 수직으로 올라와 양어깨를 향해 ㄱ자로 꺾여 나가는 불룩한 중간 승모근이 만져집니다. 이 중간 승모근 위에 바벨을 걸치는 것을 '하이바'라고 하며, 가장 일반적인 방식입니다. 이때는 상부 승모근이 바벨과 목뼈 사이에서 완충 역할을 하는데, 바벨을 너무 높이 올려 상부 승모근 위에 걸리면 목뼈를 눌러 통증이 올 수도 있습니다. 또 하나의 방식은 중간 승모근 끝과 후면 삼각근 사이 우묵한 자리에 걸치는 로우바입니다. 로우바는 바벨이 조금 낮게 위치하는데, 그 차이 때문에 자세가 달라집니다.

다음의 표는 하이바와 로우바 스쿼트의 일반적인 성향이니 개인별 스타일에 따라 일치하지 않을 수도 있습니다.

| | 하이바 스쿼트 | 로우바 스쿼트 |
|---|---|---|
| **바벨 위치** | 섰을 때 중간 승모근 위 | 중간 승모근과 후면 삼각근 사이 |
| **상체 각도** | 수직에 가까움 | 앞으로 기울어짐 |
| **발 간격** | 대체로 좁음 | 대체로 넓음 |
| **주동 드라이브** | 무릎 동작 | 엉덩이(고관절) 동작 |
| **주동 근육** | 대퇴사두근 위주, 깊이 앉으면 둔근이 많이 관여함 | 대퇴사두근이 중요하지만 둔근도 다소 많이 관여함 |
| **유연성이 문제되는 부위** | 발목 | 어깨 |
| **부담 부위** | 무릎 | 허리, 고관절 |
| **리프팅 중량** | 불리함 | 유리함 |
| **유사한 운동** | 레그 프레스 | 데드리프트 |
| **선호 분야** | 피트니스, 역도 | 파워리프팅 |

하이바와 로우바에서 바벨 잡는 법은 다음과 같습니다.

• 하이바 스쿼트

어깨보다 약간 넓은 오버그립으로, 팔꿈치는 몸 옆에서 바닥을 향하게 하고, 양 견갑골을 바짝 모아 가슴을 앞으로 내밉니다. 근골격에 문제만 없다면 하이바로 바벨 잡기는 쉽습니다. 바벨이 안정적이라 설사 바벨을 손에서 놓더라도 어깨에 얹혀 있습니다. (그렇다고 진짜 놓아서는 안 되겠지만요.) 스쿼트 후 손목이 아프다면 가슴을 충분히 내밀지 않고 팔꿈치가 앞으로 가서 손목이 뒤로 꺾였을 가능성이 높습니다.

• 로우바 스쿼트

바벨을 근육 사이에 끼워 넣은 불안정한 상태이므로 손을 놓으면 바벨은 툭 떨어집니다. 그런 일이 안 생기도록 바벨을 앞으로 밀어 꽉 밀착시켜야 합니다. 그래서 팔꿈치는 약간 뒤를 향하고, 손목을 곧게 펴야 합니다. 어깨 유연성이 좋다면 썸리스그립이 손목을 곧게 펴기에 유리합니다.

그립이 좁을수록 가슴을 더 내밀면서 근육의 골이 깊어져 등판과 바벨의 위치가 견고해집니다. 그렇다고 무리해서 좁게 잡으면 팔꿈치가 뒤로 가지 않아 바벨을 제대로 밀 수 없고, 손목이 뒤로 꺾이기도 합니다. 때로는 허리가 과신전(과한 아치)되기도 합니다. 따라서 유연성이 허락하는 범위에서 잡고, 장기적으로 유연성을 늘려 그립 간격을 좁혀갑니다.

그럼 하이바와 로우바의 동작 차이를 봅시다.

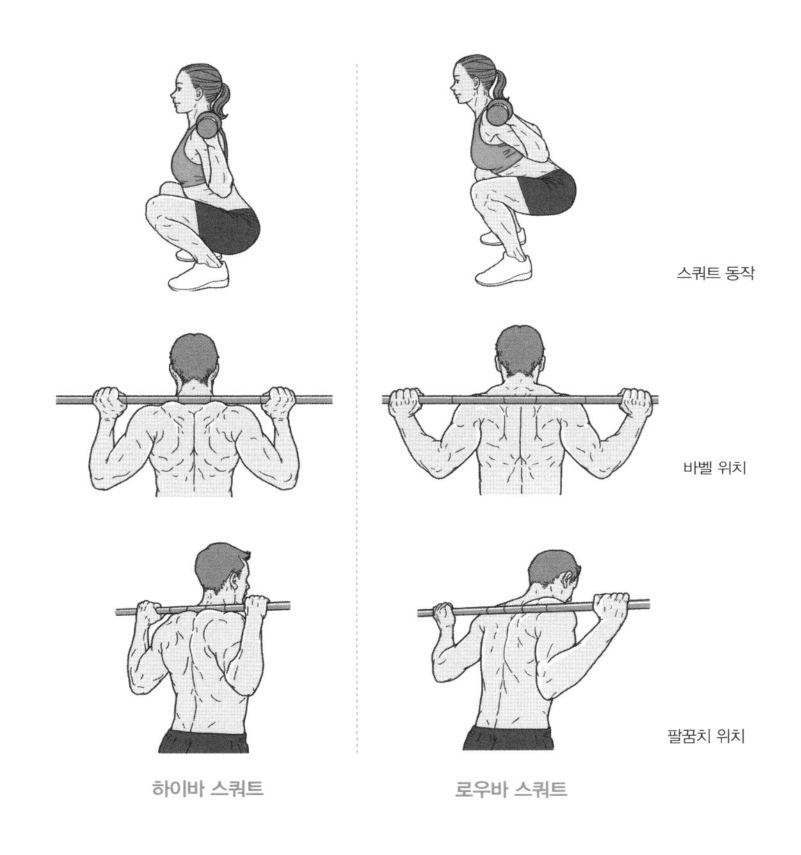


• 하이바 스쿼트

바벨이 로우바보다 다소 앞쪽에 있기 때문에 중심을 잡으려면 상체를 세워야 합니다. 덕분에 허리 부담이 적고, 유연성만 뒷받침되면 엉덩이를 아주 깊이 내릴 수도 있습니다. 하이바 스쿼트는 내려갈 때도, 올라갈 때도 대퇴사두근이 주역이므로 스쿼트를 하체 기초훈련으로 보는 피트니스나 역도에서 선호합니다.

흔히 역도식으로 불리는 '올림픽 스쿼트'는 가장 전형적인 하이바 스쿼트입니다. (물론 스쿼트는 올림픽 종목은 아닙니다.) 스탠스가 약간 좁은 대신 무릎과 발끝을 많이 벌리고, 상체는 수직에 가깝습니다. 엉덩이를 뒤로 빼는 소위 '싯백sit-back'이 거의 없이 수직으로 깊이 내리는 게 특징입니다. 하이바 스쿼트는 대퇴사두근 위주의 운동이지만 풀 스쿼트 이하로 깊이 앉으면 둔근도 많이 관여합니다.

단점은 무릎에 부담이 많이 실리고, 몸 후면 근육의 사용이 줄어 최대중량이 낮습니다. 엉덩이가 뒤로 덜 빠지는 대신 무릎이 앞으로 많이 나가므로 발목 유연성도 많이 필요합니다. 유연성이 떨어지면 뒤꿈치가 들리거나 체중이 앞으로 쏠려 무릎에 악영향을 주고, 허리가 말리기도 합니다. 이런 이유로 하이바 스쿼트에서는 굽이 있는 역도화를 신거나, 뒤꿈치 밑에 원판 등을 고여 높이기도 합니다.

피트니스 현장에서는 역도식보다는 '하이브리드 스쿼트'를 많이 실시합니다. 스탠스는 어깨너비 정도로 약간 넓게, 상체도 로우바와 역도식의 중간 정도로 숙인 채 엉덩이도 조금만 빼고 풀이나 패럴렐 스쿼트 정도까지만 내려갑니다. 즉 바벨은 하이바 방식으로 지되, 동작은 로우바의 색깔을 일부 띱니다. 이 동작은 대퇴사두근과 함께 둔근도 어느 정도 단련할 수 있죠.

• 로우바 스쿼트

바벨이 하이바보다 뒤에 있다 보니 중심을 잃지 않으려면 상체를 앞으로 더 기울여야 합니다. 하단에서 허벅지와 배가 닿지 않으려면 무릎 간격도 넓어야 합니다. 이런 자세 덕분에 둔근을 더 많이 쓸 수 있습니다. 내려갈 때는 엉덩이를 뒤로 깊이 빼고, 올라올 때도 엉덩이에 우선 힘을 주며 상체 각도를 유지한 상태로 몸을 세웁니다. 엉덩이가 많이 빠지는 만큼 무릎은 덜 굽어도 되고, 종아리도 앞으로 덜 기울어 발목과 무릎 부담이 적습니다. 덕분에 로우바 스쿼트에서는 굳이 역도화를 안 신어도 무릎이 발끝보다 더 나가는 경우는 드뭅니다. 후면 근육을 적극적으로 쓸 수 있어 리프팅 중량도 높아지죠.

로우바의 단점은 허리에 부담이 크고, 어깨 유연성이 부족하면 바벨을 제대로 견착하기 어렵다는 겁니다. 또한 패럴렐과 풀 스쿼트에 최적화되어 다른 깊이의 스쿼트에서는 쓰기 어렵습니다. 로우바에서 엉덩이를 많이 쓸 수 있는 건 상체를 숙이고 엉덩이를 뒤로 뺀 덕분인데, 아주 깊이 내려가려 하면 상체가 서고 엉덩이는 도로 몸쪽으로 붙으면서 하이바 자세와 비슷해져 버립니다. 그렇다면 바벨의 불안정을 감수하고 로우바를 할 이유가 없죠.

결국 최대 중량과 몸 후면 단련에는 로우바가, 다양한 스쿼트에 모두 활용하는 면에서는 하이바가 유용하다고 할 수 있습니다.

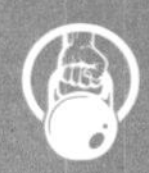

쉬어가기

## 하이바와 로우바, 허리 부담이 더 큰 쪽은?

로우바 스쿼트는 고관절에서부터 바벨까지의 직선거리가 짧습니다. 역학적으로는 모멘트 암이 짧아지는 셈이니 허리 부담도 적어야 합니다. 단, '상체의 각도와 바벨의 무게가 같다'면 말이죠. 그럼 '로우바 1, 하이바 0'으로 시작합니다. 그런데 실제로는 로우바 스쿼트에서 상체를 더 숙여야 하니까 모멘트암이 길어져 부담은 같아지거나 도리어 높아집니다. 하이바가 시작 즉시 따라잡아 무승부가 됩니다. 여기서 끝이 아닙니다. 대부분이 하이바보다 로우바에서 더 큰 중량을 듭니다. 게

다가 로우바는 상체를 숙였다 드는 동작도 더 큽니다. 이 둘에서 연타를 맞으면서 결과적으로는 로우바가 하이바에서보다 더 많은 허리 부담을 안게 됩니다.

하지만 관점을 바꾸면 허리와 둔근, 햄스트링 같은 몸 후면을 단련하는 데 로우바가 유리하다는 결론이 나옵니다. 자극 부위로 보면 로우바 스쿼트는 데드리프트와도 유사한 면이 많습니다.

그런데 허리에 가장 부담이 큰 자세는 하이바도, 로우바도 아닙니다. 바로 '바벨은 하이바로 지고, 동작은 로우바로' 하는 것입니다. 하이바와 로우바의 단점만 골라서 떠안은 셈이 되니까요. 그럼 바벨은 로우바로 지고 하이바 자세로 스쿼트를 하면 허리 부담이 적을까요? 허리만 보면 말이 되겠지만 로우바에서 상체가 곧게 서면 바벨 무게를 몸통 대신 손목이 받쳐야 하는 황당한 상황이 됩니다. 결론적으로 하이바, 로우바는 본인의 선택이지만 한다면 어느 쪽이든 방법을 확실히 하는 것이 좋습니다.

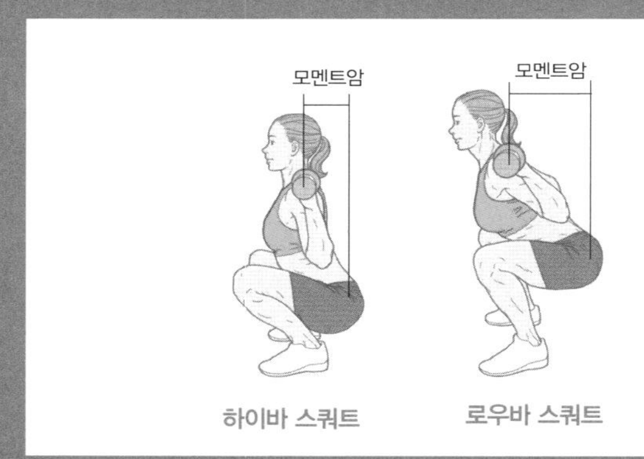

### 무릎이 발끝을 넘어가면 안 된다던데?

수십 년 전 스쿼트 강좌에서 단골로 등장했던 문구인데, 스쿼트를 제대로 하려는 사람들을 혼란에 빠뜨린 잘못된 문구였죠.

스쿼트에서는 무게중심이 발 앞쪽에 실릴수록 무릎이 앞으로 나가는데, 그만큼 무릎관절에 부담이 되는 건 맞습니다. 하지만 깊이 내려갈수록, 발 간격이 좁을수록, 상체를 세울수록, 허벅지가 긴 체형일수록 무게중심과 무관하게 무릎은 앞으로 나갑니다. 역도식 스쿼트는 말할 것도 없고, 하이바 풀 스쿼트에서 대부분은 무릎이 발끝보다 더 나갈 수밖에 없습니다. 특히 한국인을 포함한 아시아인은 허벅지가 길어서 당연히 나간다고 봐도 될 정도입니다.

반면, 하프나 쿼터 같은 얕은 스쿼트에서 무릎이 발끝을 넘어간다면 잘못된 스쿼트입니다. 다리를 넓게 벌리는 와이드 스탠스, 로우바 스쿼트도 종아리가 상대적으로 곧게 서기 때문에 무릎이 발끝을 넘어가는 경우가 드물죠.

정리하면, 무게중심이 발 중심에서 약간 뒤쪽에 실리고, 무릎과 발끝이 같은 방향을 향한다면 무릎이 발끝보다 나가는 건 아무 문제가 없습니다. 오히려 억지로 무릎만 뒤로 빼려 하면 상체가 과하게 기울거나 허리가 말려 자세가 무너집니다. 하프 스쿼트나 로우바 스쿼트에서 무릎이 과도하게 나간다면 스탠스를 좀더 벌리고, 상체를 숙이며 엉덩이를 뒤로 빼 주면 무릎은 자연스럽게 뒤로 빠집니다.

### 스쿼트에서 허리가 굽는 많고 많은 이유

스쿼트에서 허리가 구부정해서는 안 된다는 건 헬스장 처음 나가는 초보자도 대개 아는 내용이지만 알아도 굽는 게 진짜 문제입니다. '알아도 굽는' 대표적인 이유들을 짚어보겠습니다.

① 항상 굽는다 그런데 정작 본인은 굽었는지도 모르니 탈입니다. 왕초보자에게 자주 있는 문제입니다. 훈련이 덜 되고 근신경이 덜 발달해 머리로 생각하는 자세와 실제 자세가 '따로 노는' 것이라 자신의 자세를 파악하며 훈련하는 것밖에 방법이 없습니다.

② 밑으로 내려가면 굽는다 고관절이나 발목 유연성이 부족한 경우입니다. 발뒤꿈치가 들리거나 중심도 잘 잃습니다. 스쿼트를 하기 전에 엉덩이, 허벅지, 발목과 발바닥 스트레칭을 하거나 폼롤러를 이용해 충분히 풀어줍니다. 유연성이 해결되기까지는 뒷굽이 높은 신발을 신거나, 스탠스를 넓게 잡거나, 뒤꿈치에 단단한 물건을 디뎌 높이는 방법도 있습니다. 최근에는 스쿼트 발판이라고 해서 쐐기 모양으로 경사진 발판도 시판되니 활용해도 좋습니다.

③ 중량이 무거워지면 굽는다 허리힘이 약해서입니다. 무게를 줄이

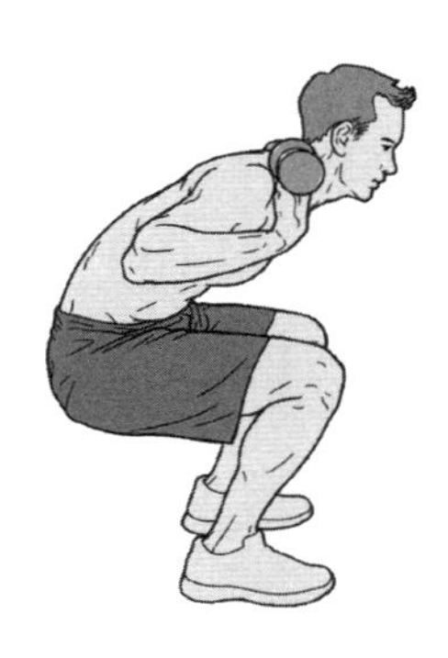

허리 말림

는 게 우선이고, 루마니안 데드리프트나 백 익스텐션도 보조운동으로 도움이 됩니다. ②와 중복되는 경우도 많습니다.

④ 허리의 과신전 '반대 방향으로 굽은' 과한 아치도 허리가 말리는 것만큼이나 나쁩니다. 과신전은 코어 근육이 무게를 감당하지 못해 그 부담을 척추에 전가하려는 자세입니다. 무게를 줄이고 등과 복부에 힘을 주되, 척추와 고개를 일직선으로 하면 척추 중립을 만들기 쉽습니다.(338쪽 참고) 플랭크나 롤아웃 같은 코어운동이 도움이 되고, 로우바 스쿼트라면 그립을 약간 넓게 잡는 것이 도움이 되기도 합니다.

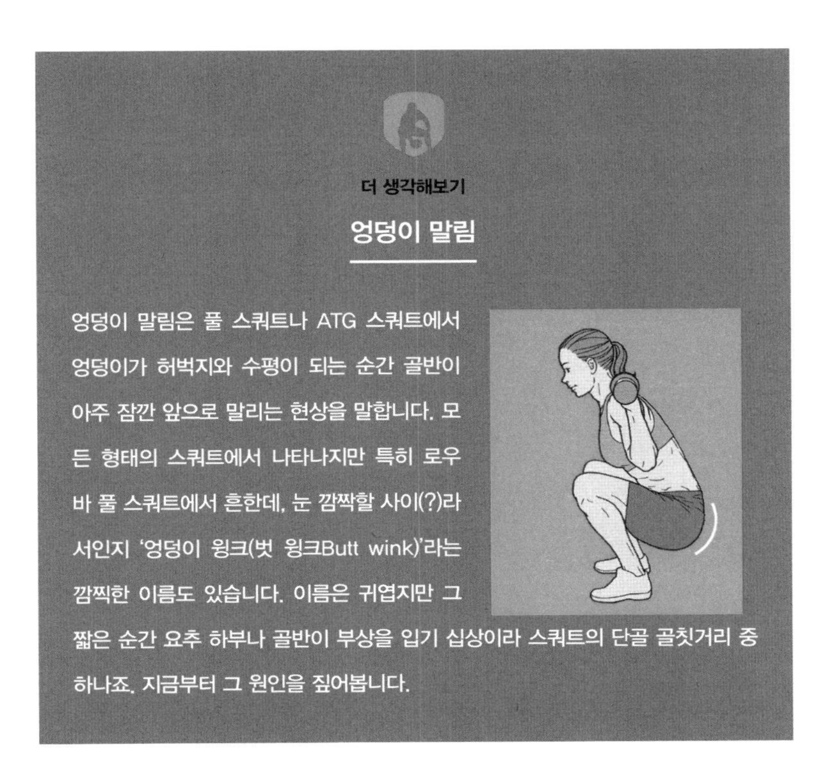

더 생각해보기

## 엉덩이 말림

엉덩이 말림은 풀 스쿼트나 ATG 스쿼트에서 엉덩이가 허벅지와 수평이 되는 순간 골반이 아주 잠깐 앞으로 말리는 현상을 말합니다. 모든 형태의 스쿼트에서 나타나지만 특히 로우바 풀 스쿼트에서 흔한데, 눈 깜짝할 사이(?)라서인지 '엉덩이 윙크(벗 윙크Butt wink)'라는 깜찍한 이름도 있습니다. 이름은 귀엽지만 그 짧은 순간 요추 하부나 골반이 부상을 입기 십상이라 스쿼트의 단골 골칫거리 중 하나죠. 지금부터 그 원인을 짚어봅니다.

가장 흔한 원인은 허리 말림과는 정반대 상황, 즉 과도한 아치 때문입니다. 대부분 스쿼트 하단에서 고관절이 접히는 한계에 도달하는데, 허리에 아치까지 깊다면 고관절은 더 심하게 접힙니다. 이쯤 되면 고관절과 주변 근육들이 '더는 못 해!'라고 반기를 들어 아치가 탁 풀리고 척추 중립이 되면서 '윙크'하는 것처럼 보입니다. 애당초 척추 중립 상태로 했다면 윙크도 없었겠죠. 척추 중립으로 고쳐서 해 보고 (252쪽 참고) 윙크가 안 일어나면 문제 해결입니다. 이건 아예 윙크가 아니라고 보는 사람도 있습니다.
그런데 척추 중립을 해도 엉덩이가 쑥 말려 들어간다면 심각한 문제입니다. 과거에는 이런 엉덩이 말림이 햄스트링의 유연성이 부족해서라고 했지만, 최근에는 복합적이고 다양한 원인이 제시되고 있습니다.

- 코어와 몸통 지지력, 어깨 유연성의 부족
- 발목, 내전근의 유연성 부족
- 골반, 고관절 자체의 구조적인 문제
- 잘못된 스탠스 넓이

결국 이 중 하나 이상이 원인입니다. 그런데 원인이 무엇이든 해법이 크게 달라지지는 않습니다. 일단은 엉덩이가 윙크하지 않는 스탠스 넓이를 찾고, 몸통 전반의 지지력을 강화하는 백 익스텐션, 플랭크, 롤아웃 같은 보조운동을 해줍니다. 발목과 고관절, 어깨 주변 근육을 스트레칭하거나 폼롤링을 하는 방법도 있습니다. 그래도 안 되는, 지구상에 몇 안 되는 불운한 인간 중 하나라면 하이바 자세로 바꾸거나 윙크 지점 아래로는 안 내려가는 게 상책입니다.

### 스쿼트 하단에서 무릎이 모아지는 이유는?

스쿼트에서 양 무릎은 발끝과 같은 방향을 향해야 합니다. 그런데 하단에서 힘을 주는 순간에 무릎만 중간으로 모이는 현상이 종종 일어납니다. 이렇게 되면 무릎 외측 연골이나 내측 인대가 손상되기도 하고, 고관절의 가동범위가 줄면서 도미노처럼 허리까지 말리기도 합니다. 그 원인으로는 여러 가지가 제기됩니다.

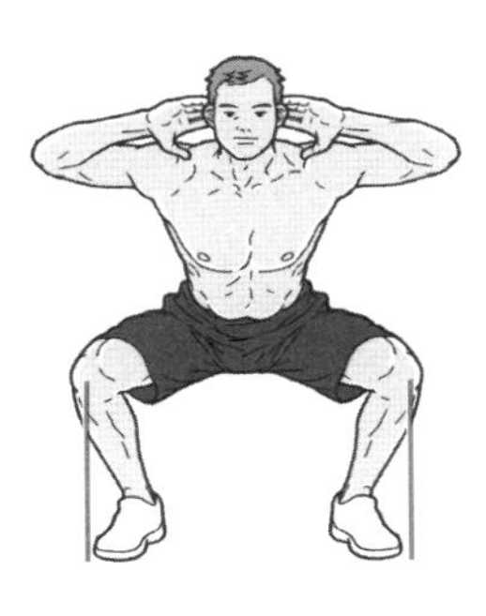

바른 자세

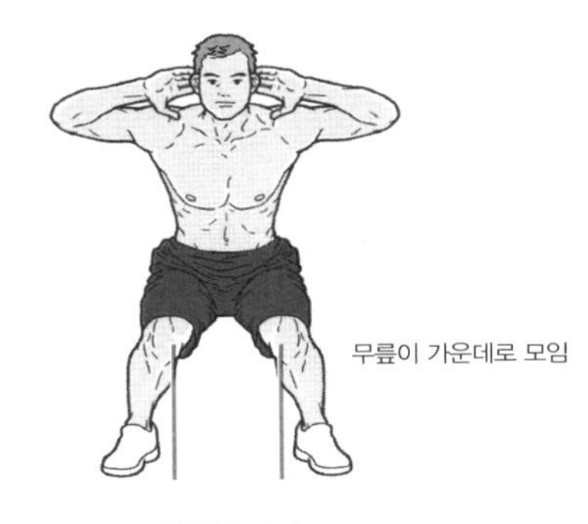


잘못된 자세

• 심한 평발이나 팔자걸음

심한 평발이라면 힘을 줘 앉거나 일어설 때, 걸을 때도 발목이 안쪽으로 무너지며 무릎이 모이는 경향이 있습니다. 팔자걸음이 심한 사람들도 평소에 발끝이 무릎보다 바깥으로 돌아간 경우가 많은데, 이때 다리에 힘을 주면 무릎이 안으로 무너지곤 하죠. 사실 평발과 팔자걸음은 중복된 경우도 많습니다. 대개 무릎을 밖으로 밀어내는 반복 훈련을 통해 개선되지만, 평발이 아주 심하다면 교정용 신발이나 평발용 깔창을 써야 합니다. 외상이나 선천적인 기형으로 발끝이 심하게 돌아갔다면 전문 트레이너나 재활 전문가의 지도를 받아 발끝 방향을 적절히 조절해 줍니다.

• Q각과 하체 내 · 외측 불균형

무릎이 모이는 원인으로 예전부터 지목하던 것이 바로 Q각입니다. 팔꿈치에 운반각이 있듯이 무릎도 앞에서 보면 안쪽으로 약간 휘어 있습니다. 이것을 Q각(Quad Angle)이라고 하는데 남성의 Q각은 약 10도, 여성은 골반이 커서 15도 정도로 더 많이 휘었습니다.

스쿼트에 관여하는 근육 중 대퇴사두근의 외측광근은 외측에서 무릎을 당기는데, 그 힘으로 이미 휜 무릎이 더 구부러져 안으로 모이려 합니다. 이것을 '활시위 힘'이라고 하죠. 최근에는 허벅지 안쪽 대내전근이 무릎을 골반 가까이 당기는 힘도 여기에 큰 역할을 한다고 알려졌습니다.

당연히 몸은 대책 없이 무릎이 모이도록 놔두지 않습니다. 내측광근이 안쪽에서 무릎을 당겨 외측광근에 저항하고, 둔근도 골반 가까이에

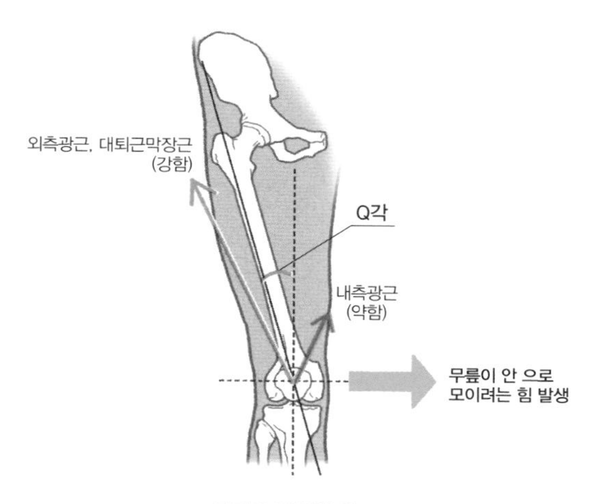


무릎의 활시위 힘

서 대퇴골을 바깥으로 벌리며 내측광근을 돕습니다. 양쪽의 힘이 균형을 이루면 무릎은 모이거나 벌어지지 않겠지만, 대개는 앞의 힘이 더 강해 결과적으로 무릎이 모이게 됩니다. 특히 Q각이 큰 여성은 활시위 힘 자체가 더 크다 보니 무릎이 모이기도 쉽습니다.

따라서 스쿼트를 할 때는 무릎이 모이지 않도록 의식적으로 무릎을 밖으로 밀어내 발끝과 일치하도록 반복해서 훈련합니다. 이런 동작은 약한 내측광근과 엉덩이를 더 많이 쓰게 하고 무릎을 보호하는 긍정적인 효과도 있죠. 스쿼트를 하기 전에 허벅지 외측의 경직을 푸는 스트레칭이나 폼롤링도 도움이 됩니다.

한편, 무릎 둘레에 팽팽한 고무밴드(스쿼트 밴드)를 감은 상태로 무릎을 벌리며 맨몸 스쿼트를 하기도 합니다. 이 운동은 스쿼트의 보조운동이 되기도 하고, 엉덩이를 단련하는 별도의 운동으로도 유용합니다.

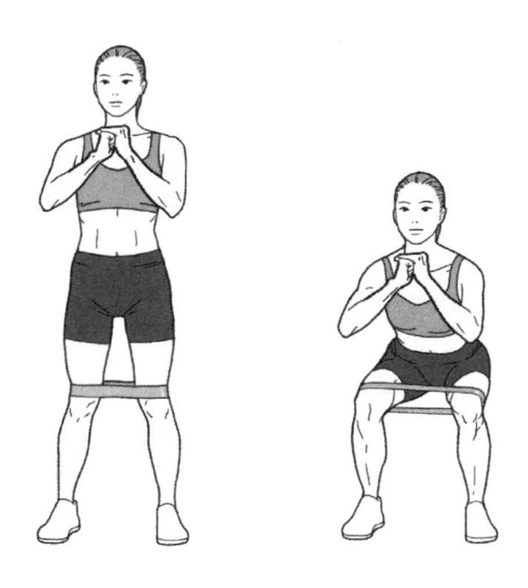

밴드를 이용한 스쿼트

## 고개를 들어야 할까, 말아야 할까?

스쿼트, 데드리프트에서 또 하나의 논란은 고개를 얼마나 쳐들지입니다. 고개를 하늘로 쳐들면 목에 통증이 오거나 허리가 과신전되기 쉽습니다. 반대로 발이 보일 정도로 푹 숙이면 허리가 말리기 쉽고, 엉덩이부터 쳐드는 '굿모닝 스쿼트'가 되기도 쉽습니다. 양극단은 이론의 여지도 없이 잘못된 자세인데, 문제는 고개가 척추와 일직선을 이룰지 아니면 위로 조금 들거나 정면을 볼지입니다.

목과 허리는 비슷한 커브를 그리려는 속성이 있어서 고개를 들면 허리도 자동으로 긴장하면서 아치(신전)가 생기기 쉽고, 고개를 척추선과 일직선으로 하면 요추도 곧게 펴지려 합니다. '허리는 중립이 좋다고 하니 고개도 중립이 가장 좋음. 결론 끝!'이라고 하면 좋겠지만, 중량 스쿼트로 오면 그리 간단치 않습니다.

바벨 스쿼트처럼 중량이 들어가면 허리에 무게가 실리는데, 이때 사람은 허리가 앞으로 굽지 않도록 본능적으로 고개를 쳐듭니다. 즉, 고개를 드는 자세는 후면에 힘을 몰아주는 스위치인 셈이죠. 따라서 허리가 약점인 파워리프터는 고개를 들어 약점을 줄일 수 있고, 동작이 빠르고 허리에 순간적으로 큰 힘이 실리는 역도 선수들도 대개 고개

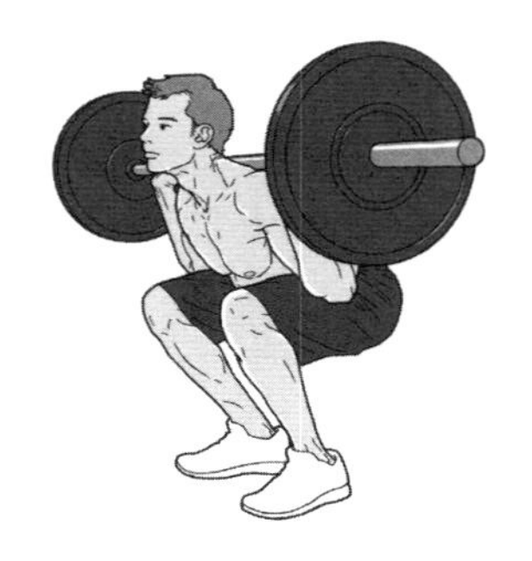

고개를 든 스쿼트

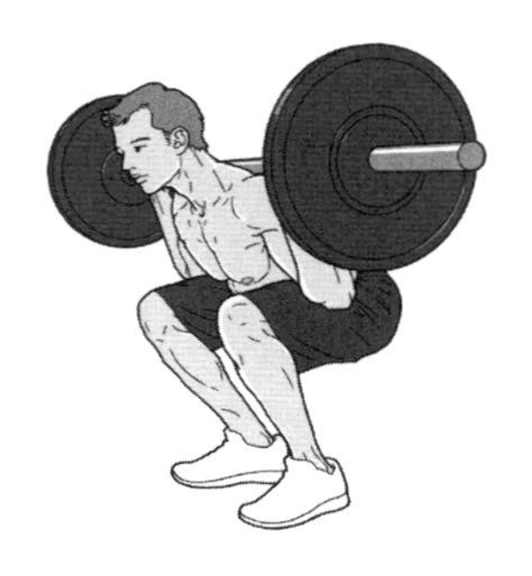

고개를 중립으로 한 스쿼트

를 쳐듭니다. 하이바 스쿼트에서도 허리가 앞으로 말릴 위험을 줄이면서 대퇴사두근에 자극을 쉽게 느낄 수 있습니다.

한편, 고개를 척추와 일직선으로 한 중립 자세는 대퇴사두근이나 복근 같은 몸 앞면을 긴장시킵니다. 허리의 과신전이 심하면 고개를 중립으로 하면 문제를 줄일 수 있습니다. 로우바 스쿼트, 데드리프트, 백익스텐션처럼 몸 후면을 단련하는 것이 목적일 때도 고개를 중립으로 해야 후면 자극을 더 잘 느낄 수 있습니다. 특히 로우바 스쿼트는 어깨의 유연성이 부족하면 허리가 과신전되기 쉬워서 고개 중립 자세를 많이 합니다. 어느 쪽을 택할지는 각자의 선택이지만 유불리를 정리하면 다음과 같습니다.

- **고개를 약간 들거나 정면을 향하는 것이 유리한 경우** 허리가 앞으로 말릴 때, 하체 단련에 집중하고 싶을 때, 폭발적인 동작의 종목일 때
- **고개 중립이 유리한 경우** 허리가 과신전이 될 때, 등과 엉덩이 단련에 집중하고 싶을 때, 동작이 느린 종목일 때

### 스탠스와 자극 부위

풀 스쿼트에서 기본 스탠스는 어깨너비입니다. 뒤꿈치 사이를 기준으로 남성 35~40㎝, 여성 30㎝ 정도지만 사람마다 선호하는 너비는 차이가 있습니다. 발 사이가 좁을수록 발목과 무릎이 많이 굽어 대퇴사두근이 많이 관여합니다. 대신 무릎 부담이 커지고, 발목 유연성도 많이 필요하죠. 한편, 발 사이가 넓어지면 발목이나 무릎이 덜 굽고 엉덩이 근육을 더 많이 씁니다. 유연성 이슈에서도 상대적으로 자유롭습니다.

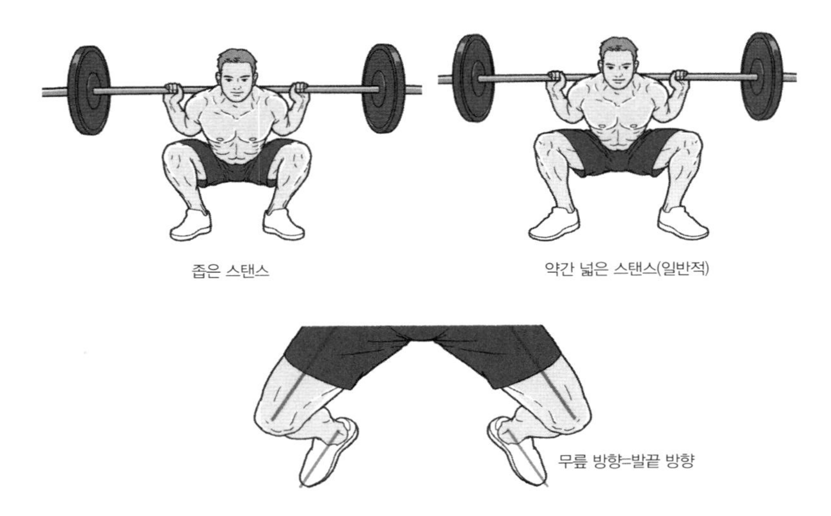

스쿼트의 스탠스

이때 무릎과 발끝의 방향은 어떻게 해야 할까요? 풀 스쿼트라면 대개는 20~35도 내외로 벌려주지만, 이 역시 사람마다 목적이나 신체 구조에 따라 차이는 있습니다.

| | 좁은 간격 | 넓은 간격 |
|---|---|---|
| **무릎과 발끝을 11자에 가깝게** | • 대퇴사두근에 자극을 최대로 주는 자세로 주로 보디빌딩에서 실시<br>• 가동범위 감소, 허벅지와 복부의 충돌로 깊이 앉기는 어려워 하프나 패럴렐 스쿼트에 적합 | • 일부 역도선수나 파워리프터들이 무릎관절과 종아리 근육을 동원하려는 변칙적인 스탠스로 일반인에게는 부적합 |
| **무릎과 발끝을 벌려서** | • 대퇴사두근을 많이 쓰지만 내전근도 활용 가능<br>• 상체를 곧게 세우면서도 깊이 앉을 수 있어 역도나 하이브리드 스쿼트에서 실시 | • 상체를 숙여 둔근, 내전근, 햄스트링을 가장 적극적으로 활용하는 자세로 주로 로우바, 파워리프팅에서 활용<br>• 중량에서 가장 유리 |

### 스쿼트에서 바벨은 어떻게 움직일까?

바벨 혹은 덤벨처럼 중량을 쓰는 스쿼트에서는 중량물이 움직이는 궤적이 매우 중요합니다. 원칙적으로 스쿼트에서는 바벨이 중앙에서 무게중심이 되어 몸의 중심선을 따라 수직으로 오르내려야 합니다. 자신의 바벨이 수직으로 움직이는지 확인하려면 정측면의 허리 높이 정도에서 동영상으로 찍어보거나, 랙의 수직 프레임에 바벨봉을 바짝 붙여 실시하면 바벨이 앞이나 뒤로 쏠리지 않는지 볼 수 있죠.

그런데 현실에서는 바벨이 내려가면서 '점점 앞으로' 쏠리는 경우가 많습니다. 애당초 잘못 배워서 바벨이 터무니없이 앞으로 간다면 당연히 잘못된 스쿼트지만, 빈 봉 스쿼트처럼 체중 대비 바벨이 너무 가벼워도 완벽한 수직 궤적이 어렵습니다. 이때는 무게중심을 결정하는 주인공이 바벨이 아니라 내 몸이 되는데, 쪼그렸을 때는 엉덩이가 있는 뒷쪽이 앞쪽보다 무거워지기 때문입니다. 맨몸 스쿼트에서는 팔을 앞

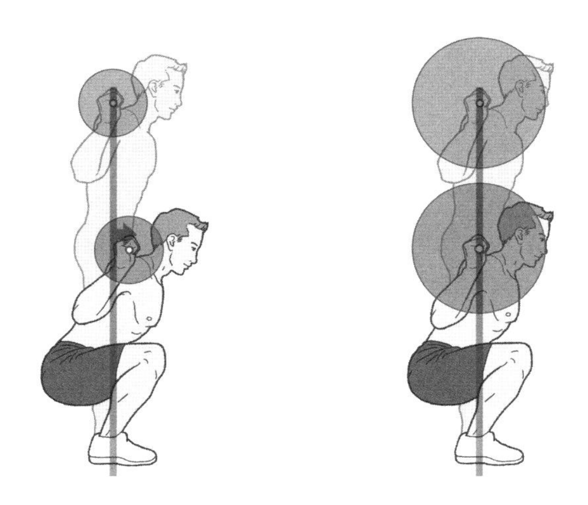

저중량과 고중량 스쿼트에서 바벨의 움직임

으로 내밀어 중심을 잡을 수 있지만, 봉을 지고 있다면 어쩔 수 없이 바벨을 몇 센티 앞으로 더 움직여 중심을 잡을 수밖에 없습니다.

### 스쿼트를 위한 마사지와 스트레칭

스트레칭이나 마사지의 목적은 워밍업과 유연성 확보, 회복 촉진 등입니다. 운동과 스트레칭을 같이 한다면 '본운동 전에는 동적 스트레칭과 마사지, 본운동 후에는 정적 스트레칭'이 일반적인 원칙입니다.

이 중 동적 스트레칭은 목이나 어깨를 돌리는 것처럼 운동할 부위를 적극적으로 움직여 혈액 순환을 촉진하고 관절을 풀어주는 동작입니다. 마사지도 뭉치거나 굳은 근육을 푸는 데에 도움이 되지만 스스로 하기에는 제약이 많아 대개는 폼롤러나 볼 등을 많이 활용합니다.

스쿼트 전에 풀어주면 좋은 부위는 대퇴사두근, 엉덩이, 햄스트링, 종아리, 내전근, 대퇴부 외측(엉덩정강띠), 등 상부(흉추)입니다.

정적 스트레칭은 외력을 주어 근육의 길이와 관절의 가동범위를 강제로 늘리는 동작을 말합니다. 즉각적으로 유연성을 확보하기에는 좋지만 본운동으로 몸이 충분히 데워진 후에 해야 효과가 좋습니다. 다만 스쿼트에서는 유연성 때문에 자세가 제대로 안 나오는 경우도 많으니 이때는 본운동에 들어가기 전, 워밍업과 동적 스트레칭, 마사지 후에 실시합니다.

본인의 약점에 따라 아래와 같은 동작을 최소 10초 이상 자세를 유지하면서 3~5회 실시합니다.

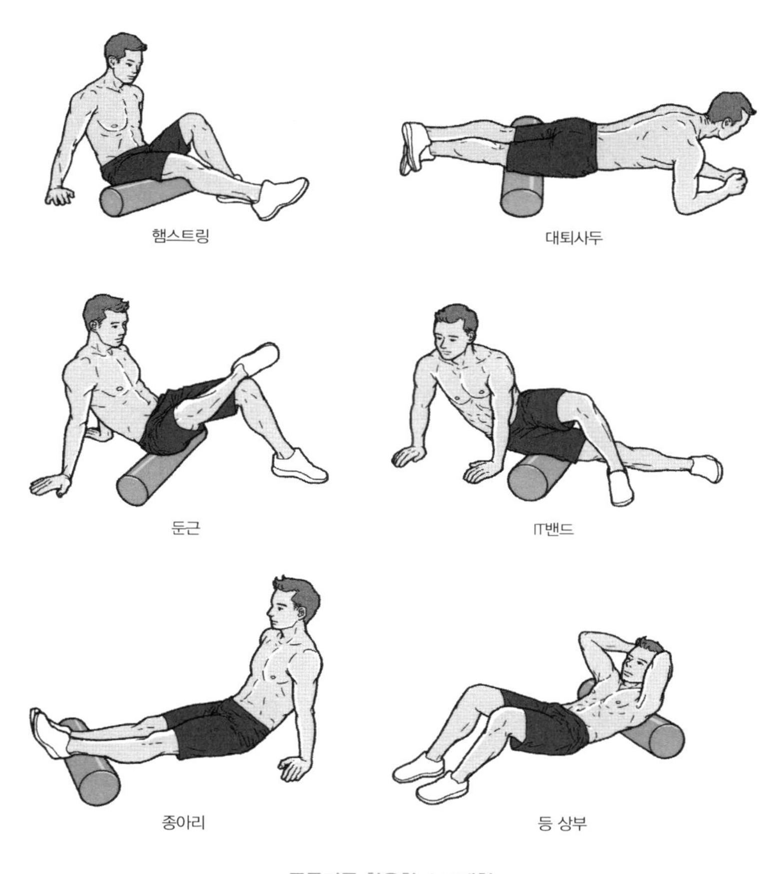

폼롤러를 활용한 스트레칭

① 등, 허리 유연성을 위한 스트레칭

양팔을 쭉 뻗어 랙이나 무거운 머신, 기둥 등을 붙들고 몸을 최대한 깊이 웅크려 앉습니다. 그 상태로 체중을 뒤에 실어 엉덩이를 뒤로 당기며 몸을 최대한 잡아 늘입니다. 열을 셀 때까지 자세를 유지한 후 잠시 쉬었다 최소 3회 이상 반복합니다.

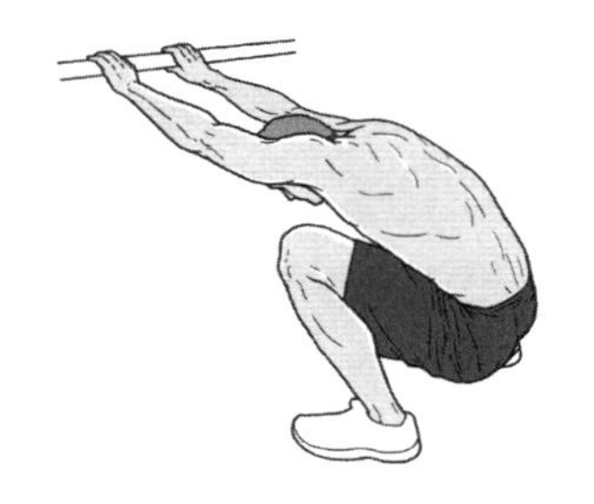

② 무릎, 고관절 유연성을 위한 스트레칭

스쿼트 하단 자세로 쪼그리고 앉아 무릎 사이에 팔꿈치를 끼우고 양 손바닥을 맞댑니다. 이를 프레이어 스쿼트Prayer squat라고도 하는데, 이름 그대로 기도하는 자세입니다. 이 자세로 열을 셀 때까지 버티는 동작을 3세트 이상 실시합니다.

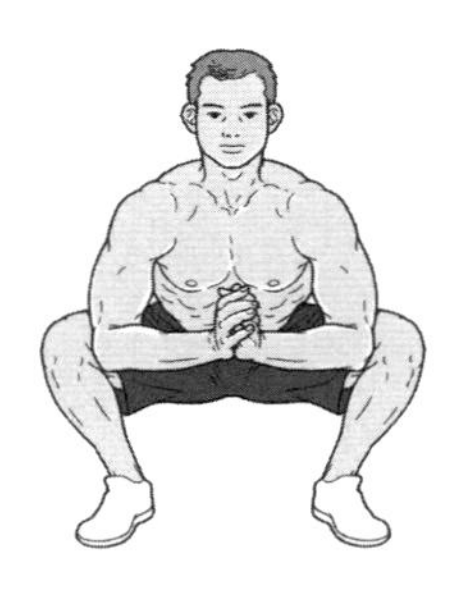

③ 발목 유연성을 위한 스트레칭

양손으로 벽을 짚고, 한쪽 발을 내밀어 벽과 약간 떨어진 곳을 디딥니다. 그 상태로 무릎이 벽에 닿을 때까지 최대한 앞으로 밀어 발목을 굽혀줍니다. 열을 셀 때까지 버틴 후 풀어줍니다. 좌우 각각 3회 이상 반복합니다. 발끝과 벽과의 거리는 충분한 유연성이 확보될 때까지 조금씩 늘려갑니다. 그밖에 둥근 봉이나 테니스공 등을 발밑에 놓고 발바닥으로 굴려주는 방법도 좋습니다.

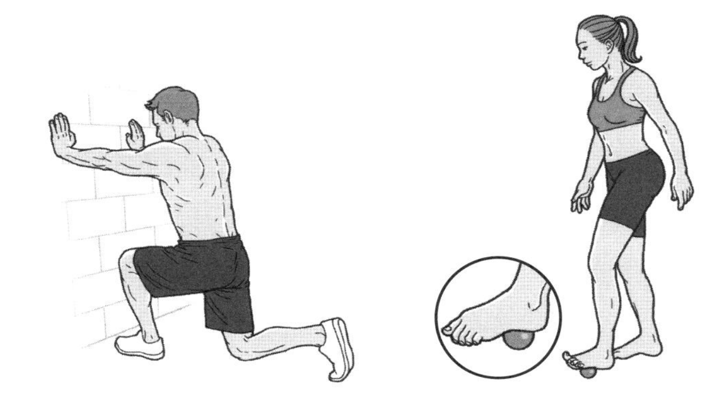

④ 흉근, 어깨 스트레칭

벽이나 기둥을 손으로 잡거나 팔꿈치를 대고 몸을 앞으로 밀어 흉근과 회전근개를 이완해줍니다. 막대나 줄, 수건을 쥐고 팔을 머리 위로 돌려 크게 회전시켜 주는 방법도 좋습니다. 이 스트레칭은 로우바 스쿼트 외에 등이나 가슴 같은 상체운동에도 필수입니다.

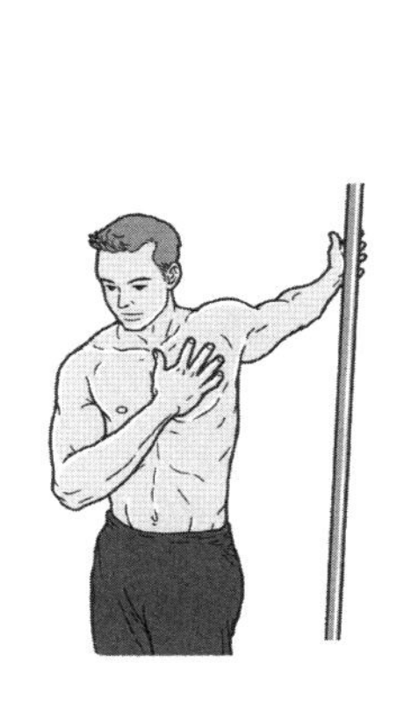

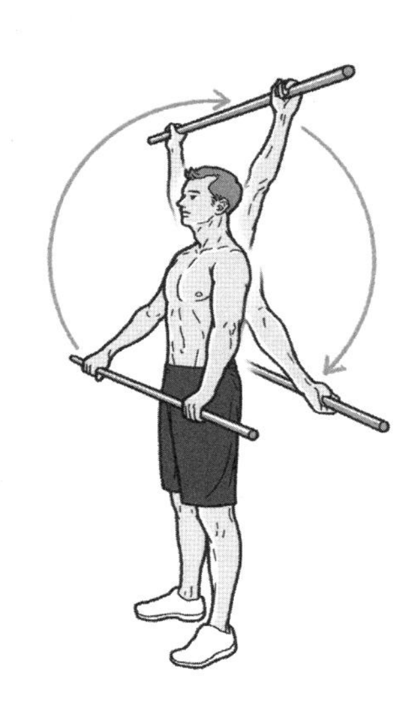

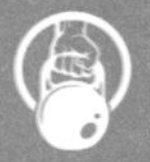

쉬어가기

## 맨몸 스쿼트가 더 어렵다?

스쿼트는 체중이라는 기본 부하 덕분에 맨몸으로도 할 수 있습니다. 바벨 스쿼트가 당연히 힘은 더 드는데, 이상하게 맨몸 스쿼트가 중심을 잡기는 더 어렵습니다. '맨몸 스쿼트는 초보자가 많이 하니까!'라고 생각할 수도 있지만, 바벨 스쿼트에 닳고 닳은 상급자도 맨몸에선 중심을 잘 잃습니다. 왜냐하면 중심은 힘보다는 균형감과 무게의 분산이 관건이기 때문입니다. 맨몸 스쿼트에서는 앞뒤 전반적으로 무게가 분산되어서 조금만 흔들려도 균형을 잃습니다. 그에 비해 바벨 스쿼트에서는 바벨이 있는 무게중심선에 중량이 집중되어 약간의 흔들림으로는 균형을 잃지 않습니다. 심지어 바벨이 무거울수록 더 안정적이죠. 좌우로도 바벨봉이 줄타기 곡예사의 막대처럼 균형추 역할을 합니다. 맨몸 스쿼트에서는 팔이 균형추 역할을 할 수 있기 때문에 팔 자세에 따라 난이도에도 차이가 생깁니다.

**앞으로 뻗기 < 가슴 앞에서 교차시키기 < 귀 옆에 두기**

런지도 좌우 균형을 잃기 쉬운 운동인데, 이때도 맨몸보다는 빈 바벨이나 덤벨을 잡으면 균형을 잡기가 오히려 쉬워집니다.

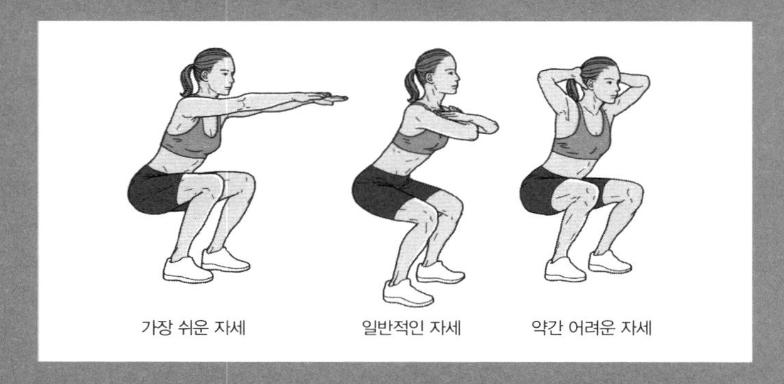

가장 쉬운 자세 / 일반적인 자세 / 약간 어려운 자세

### 스쿼트의 속도

스쿼트는 동작 거리가 매우 긴 운동이므로 속도 조절도 중요합니다. 초보자나 맨몸 스쿼트, 저중량 고반복의 피트니스 스쿼트에서는 바른 자세와 동작에 집중하는 것이 우선이니, 네거티브를 중시해 느리게 내려가고 그보다 조금 빨리 올라오는 웨이트 트레이닝의 기본 원칙을 따릅니다.

기본을 다진 후에는 스스로에게 맞는 속도를 찾습니다. 중량을 중시한다면 약간 빠르게 내려가는 편이 신장반사를 쓸 수 있어 유리하지만 너무 빠르면 가속도 때문에 자세가 무너지고, 너무 천천히 내려가면 신장반사 기능을 잃어 중량을 들기가 힘들어집니다. 따라서 하체의 긴장이 유지되는 범위에서 근력과 중량에 맞춰 속도를 조절합니다. 중량이 무거워질수록 제어하는 데 더 큰 힘이 들어 내려가는 속도도 느려집니다.

## 스쿼트 변형 동작

스쿼트는 이름값만큼 변형 동작이 다양합니다. 그중 전문적인 지도 없이는 하기 어려운 동작은 다루지 않고, 일반인들이 무난히 연습할 수 있는 변형 동작을 중심으로 다루겠습니다.

### 프론트 스쿼트

| 운동 성격 | 다관절 복합운동 |
|---|---|
| 적합 레벨 | 중급 ~ 상급 |
| 주된 반복수 | 12회 이하 |
| 표적 근육 | 대퇴사두근, 상체 지지력 |

프론트 스쿼트는 바벨을 몸 앞쪽으로 들고 하는 스쿼트로, 바벨을 몸 뒤쪽에 지는 일반적인 백 스쿼트와 대응되는 운동입니다. 역도에서는 용상(클린 앤 저크)의 부분 동작이기도 하고, 일상이나 경기 스포츠에서도 자주 구사하는 실전적인 동작입니다.

백 스쿼트는 몸 뒤쪽에 바벨이 있다 보니 몸을 앞으로 기울여야 하고, 그만큼 허리의 요추에 모멘트가 집중됩니다. 그에 비해 프론트 스쿼트는 어깨 앞에 바벨이 오면서 상체 상부인 흉추에 모멘트가 걸립니다. 상체를 세워야 중심을 잡을 수 있어서 복근을 포함한 상체의 앞뒤 전반이 견고해야 합니다. 하체에서는 대퇴사두근에 부하가 집중됩니다.

프론트 스쿼트는 대개 백 스쿼트로 기본을 갖춘 중급자 이상에서 실시합니다. 엉덩이 사용이 제한되기 때문에 백 스쿼트에 비해 중량은 조금 낮습니다. 백 스쿼트의 절반 정도 중량으로 시작해 익숙해지면 70~80%까지 들기도 합니다.

역도식 그립으로 하는 프론트 스쿼트의 동작은 다음과 같습니다.

❶ 가슴 높이에 바벨을 건 후, 어깨보다 약간 넓은 정도로 바벨을 짚는다. 몸을 낮추고, 팔꿈치를 바벨 밑으로 반 바퀴 빙 돌리며 몸을 밀어 넣어서 '바벨이 전면 삼각근 위에 오게' 한다. 바벨을 굳이 꽉 잡지 않고 손가락 두세 개만 걸려도 된다. 바벨의 수직선상에 발의 아치가 오게 선다. 가슴을 앞으로 내밀고, '팔꿈치는 앞'을 향하게 한다.

❷ 숨을 가득 들이마셔 상체 전체를 단단히 한 후, 바벨을 랙에서 뽑아 들고 뒤로 물러난다. 상체는 직립하고, 고개는 정면이나 약간 위를 바라보며 내내 이 상태를 유지한다. 스탠스는 하이바 백 스쿼트와 같거나 약간 좁게 디딘다.

❸ 무릎을 굽히며 바벨을 수직으로 내린다. 상체는 곧게 선 상태를 유지한다. 무게중심은 발 중심에서 약간 뒤쪽에 유지하며 풀 스쿼트까지 내려간다. 유연성이 좋다면 엉덩이가 ATG 가까이 내려갈 수도 있다.

❹ 하단에서 정지 후, 발의 중심 약간 뒤쪽에 힘을 실어 엉덩이를 수직으로 올린다. 무릎을 곧게 편 후, 숨을 내뱉는다.

프론트 스쿼트에서 바벨은 전면 삼각근 위에 얹고, 바벨을 잡은 손은 삼각근 바로 바깥에 위치합니다. 팔꿈치는 앞으로 쑥 내밀어야 합니다. 팔꿈치를 밑으로 늘어뜨리는 실수가 흔한데, 손목이 심하게 꺾이는 데에

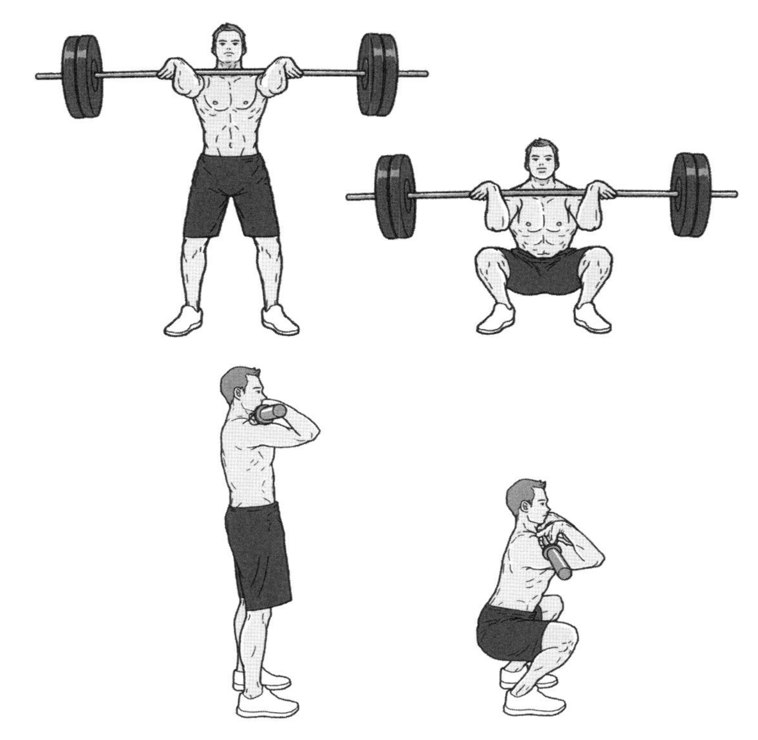

프론트 스쿼트

다 바벨 무게를 팔이 받게 되어 상체가 앞으로 무너지기 쉽고, 바벨이 쇄골이나 견봉을 눌러 통증을 일으키기도 합니다.

한편, 팔꿈치나 손목 유연성이 심하게 떨어지면 팔꿈치를 앞으로 내밀고 바벨을 잡는 '역도식 그립'은 다소 어려울 수 있습니다. 이때는 양팔을 목 앞에서 X자로 겹쳐 잡는 보디빌더식 그립을 잡기도 하는데, 바벨이 한쪽으로 기울기 쉽고, 가슴을 앞으로 내밀지 못해 상체의 견고함이 떨어지는 단점이 있어 권하지는 않습니다. 스트랩에 바벨을 걸어 위에서 잡아주는 또 다른 대안도 있습니다.

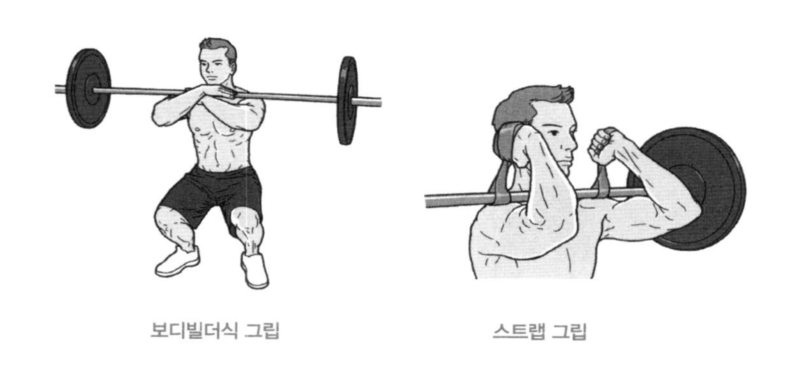

보디빌더식 그립 스트랩 그립

프론트 스쿼트의 또 다른 변형으로 '고블릿 스쿼트Goblet Squat'가 있습니다. 덤벨이나 케틀벨 등을 고블릿(포도주잔처럼 받침대가 있는 술잔)처럼 가슴 앞에 양손으로 받쳐 든 자세를 말합니다. 바벨 프론트 스쿼트보다 중량이 더 앞쪽으로 가기 때문에 흉추에 걸리는 모멘트암이 커지면서 전반적으로 운동 강도가 높아집니다. 상체의 견고함을 단련하기에 좋고, 적은 무게로도 강도를 높일 수 있는 장점이 있어서 스쿼트의 보조운동으로, 혹은 홈 트레이닝에 많이 씁니다.

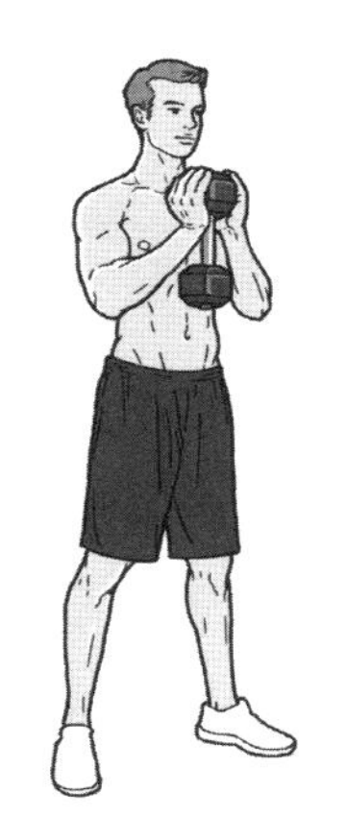
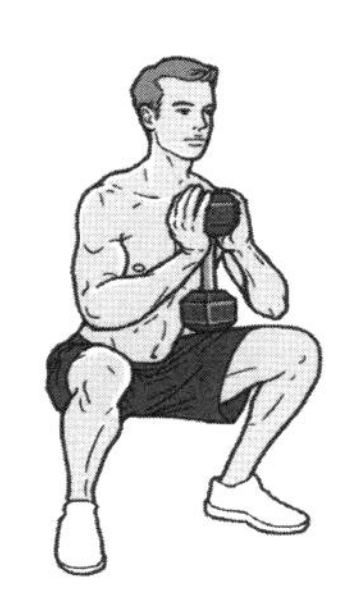

고블릿 스쿼트

최근에는 프론트 스쿼트와 백 스쿼트의 중간 격인 '세이프티 바 스쿼트Safetybar Squat'도 많이 씁니다. 세이프티 바는 중앙에 2개의 손잡이가 나와 있고, 바벨을 거는 부분은 계단식으로 꺾여 내려온 특이한 형태의 바벨입니다. 언뜻 보면 한글 모음 'ㅛ'처럼 생겼습니다. 1980년대에 등장했지만 2010년 이후 여러 연구를 통해 장점이 알려지면서 새롭게 주목받는 기구입니다.

세이프티 바는 바벨이 사실상 몸 중앙에 얹히는 셈이어서 손잡이를 잡기만 해도 자연적으로 무게중심이 바로 잡힙니다. 상체를 곧게 세울 수 있고, 허리나 무릎 부담도 줄어듭니다. 어깨나 손목 유연성 때문에 백 스쿼트나 프론트 스쿼트 자세가 잘 안 나오는 사람도 어렵지 않게 고중량의 스쿼트를 할 수 있죠.

세이프티 바는 바벨을 거는 슬리브 부분이 약간 밑으로 내려와 있어서 손잡이를 어떻게 잡느냐에 따라 원판의 위치가 앞뒤로 달라집니다. 손잡이를 몸 앞쪽으로 높게 들면 원판도 몸 앞쪽으로 와서 상체가 더 직립하고, 프론트 스쿼트처럼 대퇴사두근을 타격하는 운동이 됩니다. 반면, 손잡이를 밑으로 내려 몸 가까이 붙이면, 원판이 뒤로 가면서 백 스쿼트와 비슷해져 상체가 숙여지고 엉덩이를 더 많이 쓰게 됩니다.

다만 보통의 바벨보다는 10kg 정도 무거워서 반드시 랙이 있어야 하고, 스쿼트나 런지 같은 하체운동 외에는 활용하기가 어렵습니다.

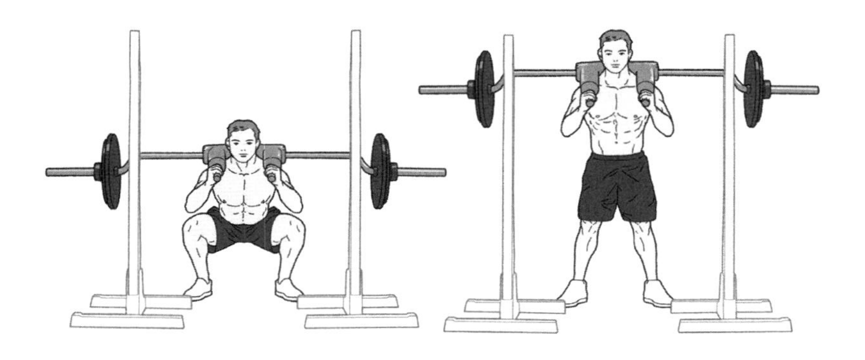

세이프티 바 스쿼트

### 덤벨 스쿼트

| 운동 성격 | 다관절 복합운동 |
|---|---|
| 적합 레벨 | 초급 ~ 상급 |
| 주된 반복수 | 8회 이상 |
| 표적 근육 | 대퇴사두근, 햄스트링 |

덤벨을 이용한 스쿼트는 다리가 주 타깃입니다. 엉덩이와 허리는 적게 사용하는 편이고, 덤벨이 무거우면 악력 훈련도 됩니다. 역학적으로는 앞서 데드리프트 편에서 다룬 트랩바 데드리프트(274쪽 참고)와 이름만

다를 뿐 거의 같은 운동입니다.

무거운 덤벨을 양손에 뉴트럴그립으로 잡습니다. 다리 양옆에 팔이 걸리기 때문에 양발 간격은 골반 넓이로 좁게 디디고 발끝도 11자에 가깝게 섭니다. 패럴렐 정도까지 천천히 내려가 멈춘 후, 힘을 주어 일어납니다. 스탠스가 좁아 패럴렐 이하로는 내려가기 어렵습니다. 덤벨을 잡은 손은 몸의 무게중심선상에서 움직이며, 가슴은 내밀고 허리는 곧게 중립을 유지합니다. 동작 자체는 하이바 혹은 프론트 스쿼트와 거의 같습니다.

다른 종목보다 무거운 덤벨을 쓰는 데에다 손잡이 높이가 낮아 바닥부터 들면서 일어나면 부상의 위험이 있습니다. 벤치나 의자 등 높은 곳에 덤벨을 세팅해 두었다가 상단에서 잡고 내려가면서 시작하는 것이 안전합니다.

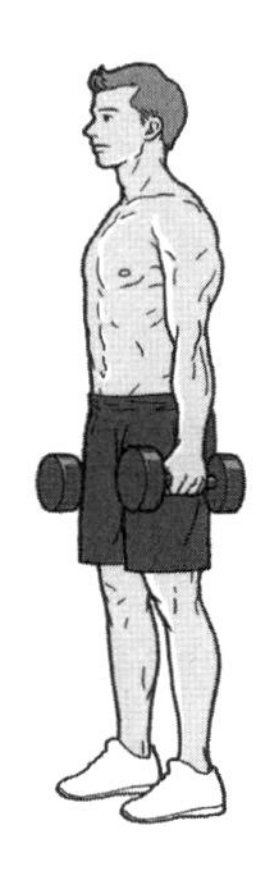
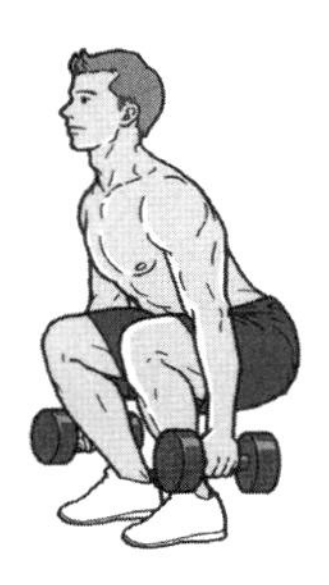

## 박스 스쿼트

| 운동 성격 | 다관절 복합운동 |
| --- | --- |
| 적합 레벨 | 초급 ~ 상급 |
| 주된 반복수 | 다양 |
| 표적 근육 | 대퇴사두근, 둔근, 척추기립근 |

박스 스쿼트는 하단 자세에서 엉덩이가 닿는 곳에 박스나 의자, 벤치 등을 두는 것으로 초급자부터 최상급자까지 여러 용도로 활용할 수 있습니다.

바벨을 지고 박스 위에 완전히 앉았다 일어나는 방식은 주로 중급자 이상에서 훈련합니다. 탄력을 되이용하는 신장반사가 사라지고 엉덩이를 뒤로 많이 뺄 수 있어 몸 후면을 많이 사용하게 됩니다. 허리 부담이 큰 게 흠이지만 파워리프팅에서 초반 스트렝스를 향상시키는 보조훈련으로도 실시합니다. 박스 없이 하단에서 1초 정도 정지했다가 일어나는 퍼즈 스쿼트Pause Squat도 신장반사를 뺀다는 면에서

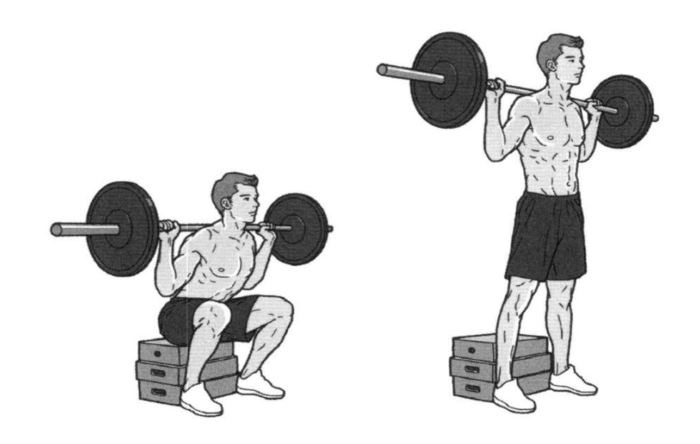

박스 스쿼트

는 같은 원리입니다.

중심을 잘 잃거나 스쿼트 깊이를 가늠하지 못하는 초보자는 적절한 위치에 박스를 둔 후, 천천히 앉다가 엉덩이가 박스를 터치하면 바로 일어나는 방법으로 자세를 교정할 수 있습니다. 이때는 박스에 기대서는 안 됩니다.

변형으로는 한 다리를 앞으로 들고 실시하는 '박스 피스톨 스쿼트'가 있습니다. 특별한 도구 없이도 맨몸 스쿼트의 강도를 높일 수 있는데, 하체 전반의 근력을 강화하고 균형감과 발목을 단련하는 데 좋습니다. 팔을 앞으로 내밀면 중심을 잡기에 좋고, 필요하다면 중량을 가슴에 안아 강도를 높일 수도 있습니다. 이후 완전한 피스톨 스쿼트로 나가는 훈련도 됩니다. 홈트레이닝에서 스쿼트의 강도를 높이는 변형으로 유용합니다.

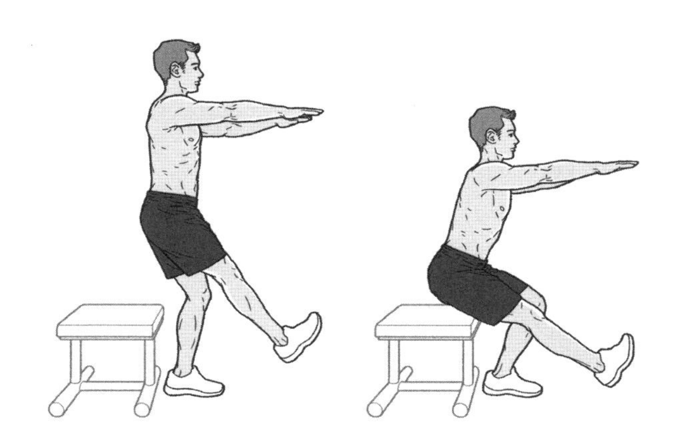

박스 피스톨 스쿼트

### 스미스머신 스쿼트

| 운동 성격 | 다관절 복합운동 |
| --- | --- |
| 적합 레벨 | 초급 ~ 상급 |
| 주된 반복수 | 6회 이상 |
| 표적 근육 | 대퇴사두근, 둔근 |

스쿼트는 프리웨이트나 맨몸이 일반적이지만 스미스머신을 활용해야 할 때도 있습니다. 이때는 다음과 같은 점을 감안해 실시합니다.

#### 첫째, 머신으로서 한계가 있다

스미스머신도 머신인 만큼 바벨이 정해진 구간만 움직이므로 밸런스를 잡는 보조 근육을 거의 쓰지 않습니다. 표적 근육에 집중하기에는 유리하지만, 스쿼트를 수행하는 테크닉이나 근신경 학습 그리고 스쿼트의 중량을 높이는 데에는 불리할 수밖에 없습니다. 특히 초보 단계부터 스미스머신에서만 운동하면 실제 프리웨이트로 스쿼트를 수행할 때 잘못된 자세를 구사할 가능성이 큽니다.

#### 둘째, 스미스머신은 과연 안전할까?

스미스머신의 안전성에 관해서는 이런저런 논란이 많은데, 이 문제는 안전을 어떤 관점으로 보는지에 따라 달라집니다. 넘어진다거나 깔리는 등 큰 사고를 본다면 스미스머신이 안전합니다. 대부분의 헬스장에서 스미스머신을 두는 것도 이 때문입니다. 그런데 관절이나 힘줄 등의 만성적인 손상에서는 또 다릅니다. 프리웨이트 스쿼트를 멀쩡히 잘하던 사람이 스미스머신으로 옮긴 몇 주 후 무릎이나 허리에 통증을 호소하는 경우도 있거든요. 왜 그럴까요?

프리웨이트 스쿼트에서는 상체를 숙이면 바벨이 뒤로 흘러내리려는 힘에도 저항해야 하지만, 수직의 스미스 머신은 수직으로 누르는 힘밖에 없습니다. 그래서 스미스머신에서 프리웨이트와 같은 자세로 하면 무게중심이 앞쪽에 쏠리고 대퇴사두근과 무릎 부담이 커집니다. 따라서 스미스머신에서는 프리웨이트보다 몸을 조금 더 세우고, 발은 3~6cm 정도 앞쪽을 디뎌야 무게중심이 발 중심으로 옮겨집니다. 허리가 직립해서 부담이 줄기 때문에 허리에 문제가 있는 분들에겐 프리웨이트보다 안전할 수 있습니다.

일부에서는 엉덩이 자극을 강화한다며 발을 아주 많이 내밀어 하단에서 무릎이 ㄱ자로 굽어지는 자세로 실시하는데, 그때는 허리와 무릎 부담이 외려 커집니다.

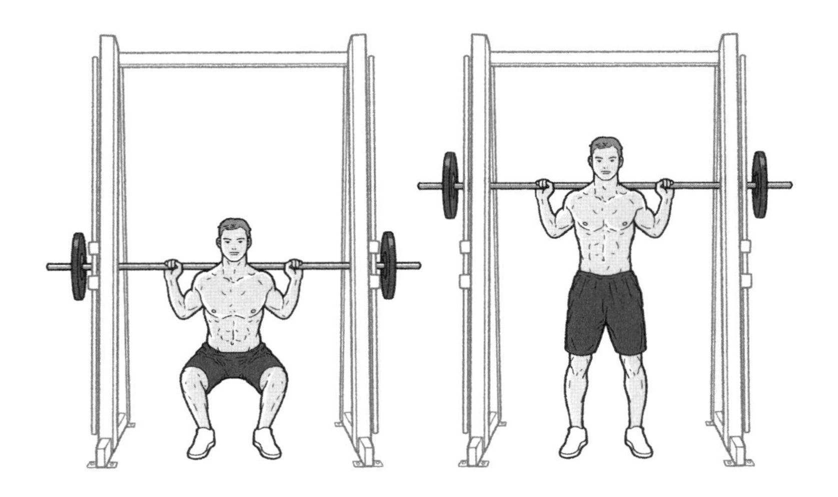

### 셋째, 경사진 스미스머신에서는 어떻게 해야 할까?

수직이 아니라 경사가 진 스미스머신에서는 방향에 주의해야 합니다. 프레임이 앞으로 기운 방향으로는 프리웨이트 스쿼트와 비슷한 자세로 실시합니다. 그 반대 방향, 즉 뒤로 눕는 듯한 자세로는 수직 스미스머신에서보다 발을 앞으로 조금 더 내밀고 실시합니다.

### 넷째, 스미스머신 스쿼트에서 주의할 점

- **초보자의 경우** 맨몸 스쿼트나 빈 봉 스쿼트로 기본기부터 연습합니다. 스미스머신은 프리웨이트를 연습하면서 보조운동으로 활용합니다.
- **스미스머신에서 '폭발적인 동작'은 금물** 프리웨이트에서는 앉았다 일어나는 변환점에서 근신경과 보조 근육들이 속도와 충격을 분산하지만 머신처럼 궤적이 고정되면 주동근만 원맨쇼를 벌여 '뚝 떨어지고, 팍 쳐올리는 자세'가 되기 쉽습니다. 자동차로 치면 후진하다 중립 없이 바로 전진기어를 넣는 셈인데 관절, 인대, 건이 매번 충격을 입게 되죠. 머신은 머신답게 감속, 정지, 힘을 주는 패턴으로 느리게 실시합니다.
- **사정상 스미스머신밖에 쓸 수 없다면** 데드리프트, 백 익스텐션 같은 몸의 후면을 단련하는 운동을 추가합니다.

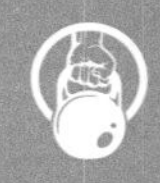

쉬어가기

## 스미스머신을 피해야 할 운동 vs 오히려 유리한 운동

스쿼트 외에도 스미스머신으로 할 수 있는 운동이 있습니다. 그중에는 가능하지만 유독 안 맞는 운동이 있고, 때로는 더 유리한 운동도 있습니다.

**• 스미스머신 No! 무조건 랙으로!**

높은 중량을 쓰고 바벨 궤적도 긴 큰 운동은 스미스머신에서는 금물입니다. 아예 할 생각조차 말아야 할 종목은 클린, 스내치, 저크 같은 역도 종목이나 파워트레이닝 종목입니다.

일반적인 근력운동에서도 상체가 앞뒤로 움직이는 고전적인 프레스 같은 종목은 스미스머신이 맞지 않습니다.

벤치프레스도 깔리는 공포 때문에 스미스머신을 쓰는 사람이 많지만, 프리웨이트 벤치프레스는 바벨 궤적이 머리 쪽으로 기울어진 사선이니 탈입니다. 다행히 경사 스미스머신이라면 그에 맞춰 실시하면 됩니다. 문제는 수직 스미스머신인데, 바벨을 유두 정도 위치에서 수직으로 올리는 것이 일단 최선입니다. 대신 디클라인 벤치프레스와 비슷해져 어깨를 덜 쓰고 삼두근을 많이 쓰게 되죠. 바벨을 어깨 위치에서 수직으로 올리는 보디빌딩 스타일 벤치프레스도 할 수는 있지만 어깨에 부담이 커 권하지는 않습니다.

**• 스미스머신으로 할 만한 운동**

제자리 런지, 프론트 스쿼트처럼 상체가 수직으로 서고 앞뒤 움직임이 거의 없는 운동에서 스미스머신을 쓰면 표적 근육에 더 강하게 집중할 수 있습니다. 단, 주변 근육과 균형감각을 단련하기는 어렵기 때문에 지쳐서 중심을 잃기 쉬운 마지막 한두 세트에서 활용하는 것이 가장 좋습니다.
인클라인 벤치프레스도 궤적이 수직이고 동작범위가 길지 않아 스미스머신이 나름 유용합니다. 한편 카프 레이즈나 슈러그처럼 동작의 궤적이 매우 짧은 운동은 스미스머신이 오히려 유리합니다.
또한 스미스머신에서는 프리웨이트에서 불가능한 스로우throw 동작이 가능합니다. 평소 리프팅 중량의 절반 정도 무게의 바벨을 살짝 던졌다가 다시 받는 것으로 순간 파워 향상에 유리합니다. 벤치프레스로 바벨을 던졌다가 다시 받는 '스미스머신 벤치프레스 스로우'가 비교적 널리 실시됩니다.

## V스쿼트 머신

| 운동 성격 | 다관절 복합운동 |
|---|---|
| 적합 레벨 | 초급~상급 |
| 주된 반복수 | 6~12회 |
| 표적 근육 | 대퇴사두근, 둔근(리버스) |

V스쿼트 머신은 최근 헬스장에 널리 보급된 하체운동 머신입니다. 등받이로 허리를 고정할 수 있어 높은 중량에서도 허리의 부담이 적은 것이 장점이며, 파워스쿼트 머신이라고도 합니다.

이 기구는 두 가지 버전으로 사용할 수 있는데, 대퇴사두가 표적일 때는 등받이에 등과 허리와 어깨를 단단히 기대고 어깨 패드로 무게를 집니다. 두 발 간격은 하이바 스쿼트를 할 때의 어깨너비 혹은 그보다 조금 좁게 딛습니다. 허리나 뒤꿈치가 뜨지 않는 깊이까지 천천히 내려가고, 허벅지에 힘을 주며 그보다 조금 빠르게 일어납니다. 동작 도

중 허리가 굽어 등판에서 떨어지면 안 됩니다. 근벌크가 주 목적이므로 6~12회 정도의 중간 중량을 권장합니다.

언뜻 보면 뒤에 다룰 핵 스쿼트와 비슷하지만 직선으로 오르내리는 핵 스쿼트와 달리 내려가며 상체가 숙여지는 곡선 궤적이기 때문에 실제 스쿼트와 더 유사하고, 엉덩이의 쓰임도 더 많습니다.

한편, 이 기구는 등판을 마주 보는 '리버스 V스쿼트' 방식으로도 사용합니다. 이때는 허리 패드가 없어 엉덩이를 뒤로 많이 뺄 수도 있고, 반대로 상체를 세우고 몸에 바짝 붙일 수도 있습니다. 프리웨이트에서 이렇게 되면 중심을 유지하기 어렵죠. 엉덩이를 뒤로 뺄수록 엉덩이 자극은 강해지지만 허리 부담이 커지고, 엉덩이를 덜 빼고 상체를 세우면 대퇴사두를 많이 쓰고 무릎 부담이 커집니다.

리버스 V스쿼트는 프리웨이트에 더 가깝고, 펜듈럼 스쿼트라는 기구와도 비슷합니다. 다만 펜듈럼 스쿼트는 등받이가 있고, 상단에서 부하가 높아지는 면에서 차이가 있습니다. 펜듈럼 스쿼트는 아직 국내에 많이 보급되지는 않았습니다.

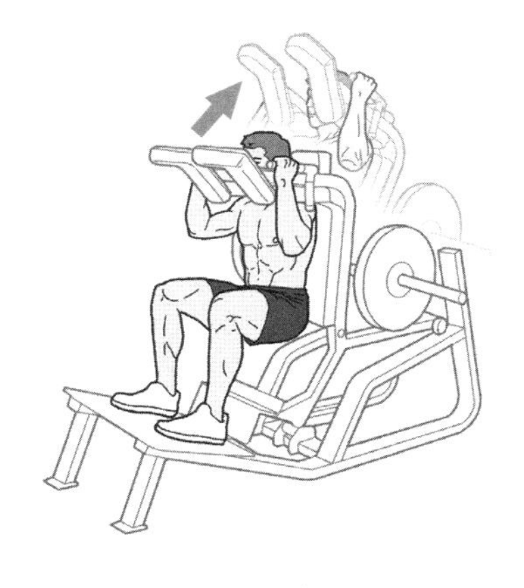

V스쿼트

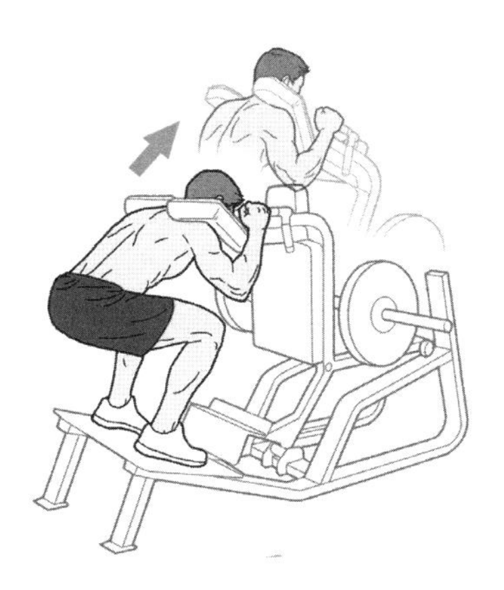

리버스 V스쿼트

# 레그 프레스

| 운동 성격 | 다관절 복합운동 |
|---|---|
| 적합 레벨 | 초급 ~ 상급 |
| 주된 반복수 | 6 ~ 12회 |
| 표적 근육 | 대퇴사두근, 햄스트링, 둔근, 내전근 |

스쿼트 패밀리를 제외하고 대퇴사두근을 가장 효율적으로 단련하는 대중적인 근력운동을 꼽는다면 레그 프레스입니다. 레그 프레스와 핵 스쿼트는 V스쿼트나 펜듈럼 스쿼트가 대중화되기 전까지는 스쿼트를 대체할 수 있는 몇 안 되는 머신운동이었습니다. 발 디딤이나 등판 각도에 따라 하체의 여러 근육군을 자극할 수 있고, 한쪽 다리만으로도 운동할 수 있습니다.

레그 프레스에는 자리에 앉아 앞쪽으로 미는 수평 레그 프레스와 45도로 경사진 발판을 위로 밀어 올리는 파워 레그 프레스가 있습니다. 기구 사용에 서툰 초보자나 고령자, 심혈관계 질환이 있는 경우는 수평 방식이 안전합니다. 본문은 파워 레그 프레스로 설명합니다. 수평 레그 프레스도 방법은 같습니다.

## 기본동작

❶ 원판을 세팅한다. 파워 레그 프레스는 원판이 없이도 기본 중량이 높은 편이므로 처음 쓰는 머신이라면 빈 상태로 밀어본 후 중량을 얹는다.

❷ 기구에 앉아 무릎을 약간 굽히고 플레이트에 발을 얹는다. 이때 허리 하부나 엉덩이가 등판에서 뜨면 안 된다.

❸ 플레이트를 살짝 밀어 올린 후 안전레버를 풀고 손잡이를 잡는다. 숨을 들이마시며 무릎이 90도 굽을 때까지 천천히 내린다. 스쿼트처럼 무릎과 발끝은 같은 방향을 향하고, 엉덩이는 등판에 딱 붙인다. 엉덩이가 뜨는 것은 스쿼트에서 허리가 말리는 것과 같다.

❹ 숨을 내쉬며 플레이트를 밀어올린다. 무릎관절 끝이 털컥 걸릴 때까지 완전히 펴지 않고 아주 조금 덜 펴진 상태까지 올린다.

❺ 목표 횟수를 완수한 후, 안전레버를 잠그고 플레이트를 살짝 내려 걸어준다. 하체가 상체보다 높은 상태에서 운동했으므로 혈류를 회복하려면 일어서서 휴식해야 한다. 머신운동 중에서는 고중량을 쓰며 6~12회 사이의 중간 반복수가 일반적이다.

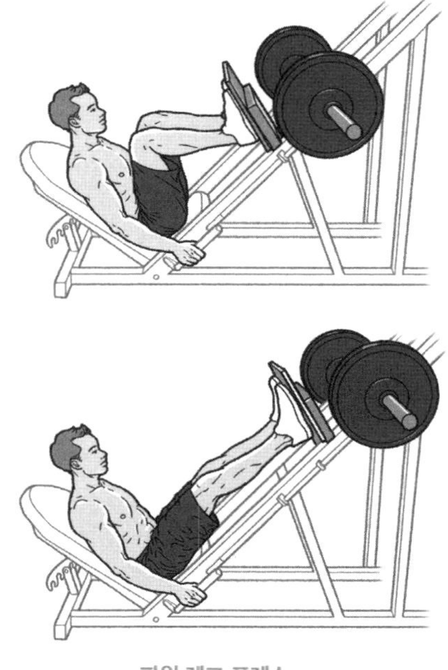

파워 레그 프레스

## 레그 프레스, 그것이 알고 싶다

### 발을 두는 위치에 따른 자극 부위

레그 프레스에서는 발을 플레이트 아래쪽에 둘수록 대퇴사두근을, 위쪽에 둘수록 햄스트링과 둔근을, 넓게 벌릴수록 내전근을, 모을수록 대퇴사두근(특히 외측광근)을 추가로 자극합니다. 다만 너무 위쪽을 디디면 엉덩이가 등판에서 떨어져 허리에 부담이 될 수 있고, 너무 아래쪽을 디디면 뒤꿈치가 떨어져 무릎에 부담이 될 수 있으니 주의합니다.

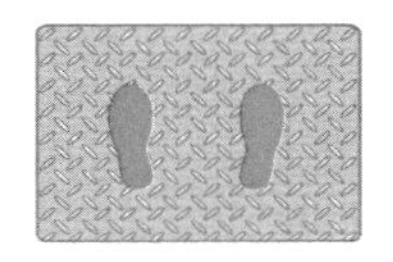

기본 스탠스
(하체 전반)

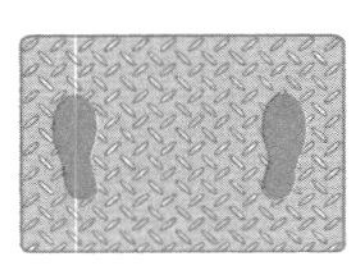

넓은 스탠스
(내측광근, 내전근)

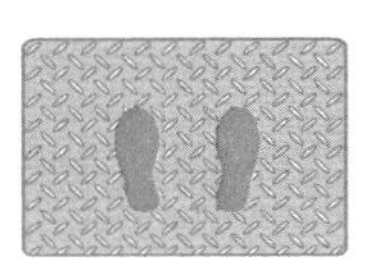

좁은 스탠스
(대퇴사두 외측)

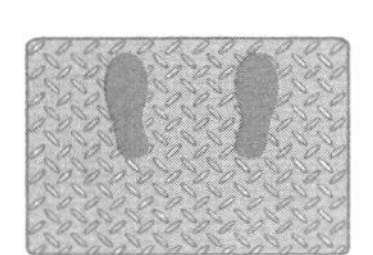

높은 스탠스
(둔근, 햄스트링)

발 위치에 따른 자극 부위

### 뻥 중량에 속지 말자!

레그 프레스, 특히 45도 파워 레그 프레스에서는 본인도 깜짝 놀랄 만큼 중량에 거품이 많습니다. 일단 자신의 체중이 빠져 있으니 기계의 기본 저항에 원판을 더한 무게가 체중보다도 적다면 그냥 평상시 일어서는 것만도 못합니다.

게다가 각도의 장난이 있습니다. 파워 레그 프레스에서 중량이 나를 누르는 힘은 $\sin 45^\circ \fallingdotseq 70\%$ 정도에 불과합니다. 기본저항+원판 무게가 100㎏이어도 70㎏의 힘으로만 밀면 되는 것이죠. 게다가 머신이기 때문에 궤적이 고정되어 프리웨이트에 비해 30%쯤 힘이 덜 듭니다. 이것저것 다 합치면 파워 레그 프레스에 달리는 중량은 프리웨이트 스쿼트 중량의 2~3배 이상이어도 크게 이상하지 않습니다. 다만 파워 레그 프레스는 원판이 없을 때의 기본저항이 상당히 높은 편이라 적게는 40kg 정도부터, 많게는 80kg이 넘는 제품도 있으니 초 · 중급자 단계에서는 무리해서 중량을 실을 필요가 없습니다.

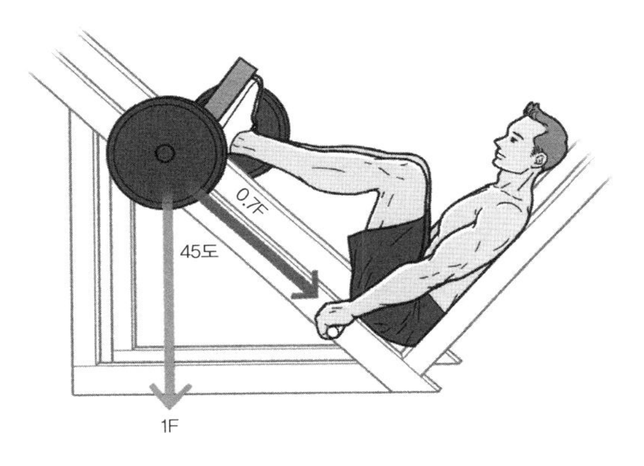


파워 레그 프레스의 원리

### 파워 레그 프레스와 핵 스쿼트

파워 레그 프레스는 몸이 고정되어 있고 발판을 밀어 올리는 '열린 사슬 운동'입니다. 그런데 여기서 위아래를 뒤집으면, 그러니까 위쪽에 등과 어깨받이를 대어 위아래로 움직이게 하고, 아래쪽에 고정 발판을 두면 어떨까요? 그 기구가 핵 스쿼트Hack Squat로, 레그 프레스와 유사하지만 발이 고정되어 있어 '스쿼트'라는 이름을 사용합니다.

파워 레그 프레스는 동작 내내 상체와 하체가 90도로 기울어 있어 엉덩이 근육이 늘어난 상태라 어느 정도 개입합니다. 하지만 핵 스쿼트는 몸을 세운 것과 유사한 상태에서 위아래를 오가기 때문에 대퇴사두에 더 집중하는 운동이 됩니다. 이때 앞쪽으로 발을 디디면 엉덩이 자극을 어느 정도 분산시킬 수 있습니다. 핵 스쿼트는 앞서 다룬 V스쿼트에 비해서도 대퇴사두에 더 집중합니다. 무릎 부담은 큰 편이지만 대신 허리 부담은 적으니 몸 상태에 따라 선택합니다.

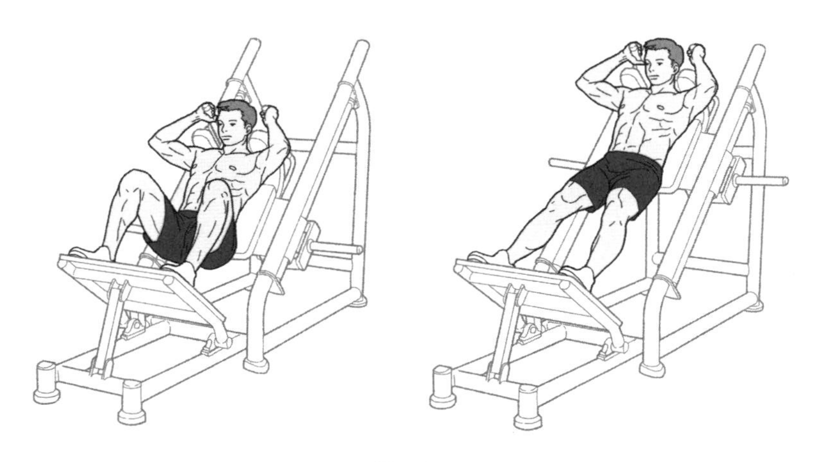

핵 스쿼트

# 레그 익스텐션

| 운동 성격 | 단관절 고립운동 |
|---|---|
| 적합 레벨 | 초급 ~ 상급 |
| 주된 반복수 | 12회 이상 |
| 표적 근육 | 대퇴사두근 |

레그 익스텐션은 허벅지 앞면 대퇴사두근을 단련하는 대표적인 고립운동입니다. 초보자들이 만만하게 보고 시도하는 경우가 많지만 사실 하체를 어느 정도 완성한 중 · 상급자 단계에서 유용한 운동입니다. 대다수 초보자는 허벅지 앞면보다 뒷면이 약하기 때문에 우선순위 운동은 아닙니다.

## 기본동작

❶ 의자와 발목 패드를 자신에게 맞게 세팅한다. 발목 패드는 발목 조금 위에 와야 하고, 무릎 뒤 오금이 의자에 밀착되어야 한다.

❷ 12회 이상 집중할 수 있는 중량을 설정한다. 등판에 등과 허리를 기댄 후 손잡이를 잡는다. 양발은 골반 간격, 발끝은 11자, 발목은 90도로 굽힌다. 무릎은 90도 이상 굽혀 대퇴사두근을 최대한 이완한다.

❸ 숨을 내쉬며 발목을 빠르게 올려 무릎을 180도 가까이 펴준다. 무릎뼈가 탁 걸릴 때까지 완전히 펴지는 않는다. 올릴 때 양 무릎이 안쪽으로 모이거나 엉덩이가 등판에서 떨어지기 쉬우므로 주의한다.

❹ 숨을 들이마시며 천천히 뒤꿈치를 내려 시작할 때처럼 대퇴사두근을 이완한 상태로 돌아온다. 대퇴사두근에서 번Burn이 올 때까지 12회 이상 반복한다. 양다리를 따로 실시할 수도 있다.

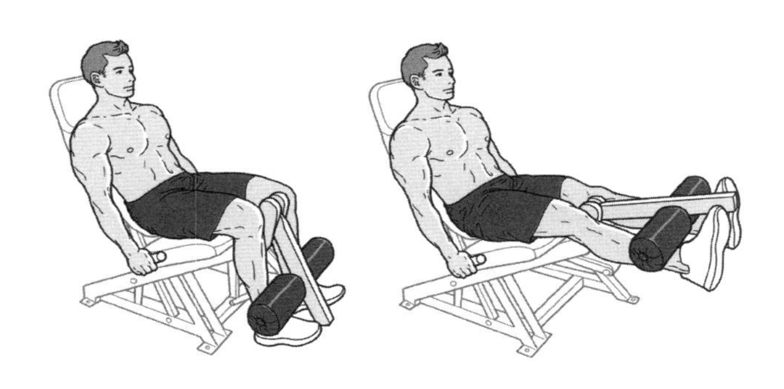

레그 익스텐션의 주 타깃은 대퇴사두 중에서 대퇴직근입니다. 대퇴직근은 선명하게 갈라진 근육 라인이 필요한 보디빌더나 프로필 촬영 등에 특히 중요하죠. 그런데 고관절과 무릎관절을 지나는 2관절 근육이다 보니 스쿼트나 레그 프레스처럼 고관절과 무릎을 동시에 펴는 운동에서는 길이가 거의 변하지 않고 보조적인 역할만 합니다. 그에 비해 레그 익스텐션은 고관절을 고정하고 무릎만 쓰기 때문에 대퇴사두도 적극적으로 참여합니다.

레그 익스텐션은 대퇴사두근이 늘어난 하단에서 초기 수축이 중요합니다. 무릎을 90도 이상 최대한 굽힌 후, 힘을 주어 빠르게 발목을 앞으로 밀어냅니다. 이때 엉덩이와 고관절을 의자에 단단히 고정합니다.

# 런지

| 운동 성격 | 다관절 복합운동 |
|---|---|
| 적합 레벨 | 초급 ~ 상급 |
| 주된 반복수 | 10회 이상 |
| 표적 근육 | 둔근, 대퇴사두근, 햄스트링 |

지금까지 다룬 운동은 대부분 허벅지 앞면 대퇴사두근이 주인공입니다. 그렇다면 앞뒷면에 엉덩이까지 고루 단련하는 운동은 없을까요? 여기에는 런지Lunge가 있습니다.

런지는 한 발은 뒤로, 한 발은 앞으로 내민 상태로 앞발만을 이용해 체중을 밀어 올리는 동작입니다. 골반이 중립에 고정되고 둔근과 햄스트링이 길게 늘어난 상태에서 운동하게 되어 대퇴사두 외에 엉덩이와 햄스트링에도 강한 자극을 주죠. 한 다리로 중심을 잡는 과정에서 주변 다른 근육군도 동원되므로 하체의 종합 선물 세트라고 할 수 있습니다. 허리 부담이 비교적 적어서 허리에 문제가 있다면 스쿼트를 대체하는 운동도 됩니다. 또한 달리기 등 실전 경기 동작과 비슷하고, 균형감 발달에도 좋아서 실전 스포츠에 유용한 근력운동으로 꼽힙니다.

아래의 설명은 포워드 방식의 덤벨 얼터네이트 런지입니다.

## 기본동작

❶ 양손에 덤벨을 뉴트럴그립으로 쥐고 선다. 숨을 들이마시며 한쪽 발을

앞으로 내밀어 바닥을 디딘다. 양발이 앞뒤로 일직선상에 놓이면 중심을 잃기 쉬우므로 양발이 대각선이 되도록 선다.

❷ 앞발의 무릎은 직각이 되도록, 뒷발의 무릎은 바닥에 닿기 직전까지 엉덩이를 수직으로 낮춘다. 상체는 곧게 선 상태를 유지하며 엉덩이와 햄스트링 근육이 늘어나는 것이 느껴져야 한다.

❸ 숨을 내뱉으며 엉덩이와 앞다리에 힘을 주어 일어난 후, 앞 다리를 원위치로 되돌린다. 반대편 발로 바꿔 반복한다. 양쪽을 번갈아 10회 이상 실시한다.

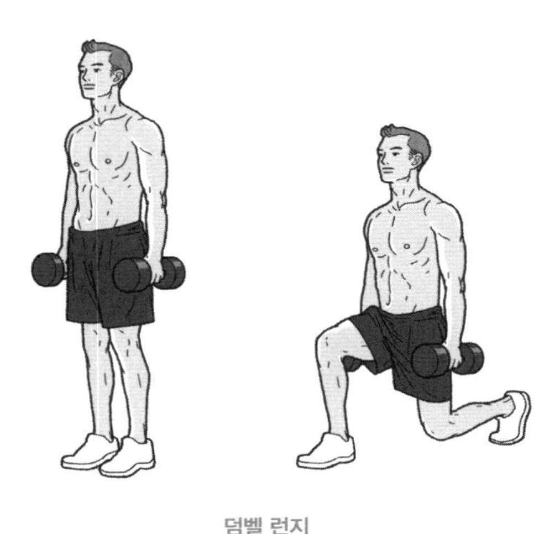

덤벨 런지

## 런지 변형 동작

### 다리 동작에 따른 변형

- 제자리 런지 발 디딤을 바꾸지 않는 런지로, 한쪽 발을 내밀고 선 자세 그대로 엉덩이만 수직으로 앉았다 일어납니다. 일부에서는

제자리 런지를 대표자세로 보기도 합니다. 제자리 런지는 스테이셔너리 런지Stationery Lunge라고도 합니다. 한 다리로 한 세트를 끝까지 실시한 후 반대 다리로 바꿔줍니다. 동작이 수직으로 이루어지기 때문에 스미스머신을 활용하면 중심을 잡기가 수월해집니다.

- **백워드 런지Backward Lunge** 기본 동작과는 반대로 한 다리를 뒤로 빼며 엉덩이를 내리는 방식입니다. 체중을 싣는 앞쪽 다리 대신 뒤쪽 다리를 움직이므로 다른 런지보다 안정적입니다. 리어 런지Rear Lunge라고도 합니다. 뒷발을 바닥에서 떼지 않고 발끝으로 끌며 뒤로 빼면 관절 부담도 줄고 중심 잡기도 쉬워서 초보자나 고령자에게 적합합니다.
- **워킹 런지** 앞발로 앉았다 일어난 후, 뒷발을 들어 앞으로 디디며 걷듯이 전진하는 방식입니다. 20회 이상 고반복으로 근육이 쉴 타이밍을 주지 않고 자극할 수 있고, 에너지를 많이 소모해 다이어트 운동으로 쓰기도 합니다.
- **앞뒤 간격이 좁은 런지 vs 넓은 런지** 앞발과 뒷발 사이의 간격이 좁아질수록 대퇴사두근의 자극이 커지고, 간격이 넓어질수록 둔근

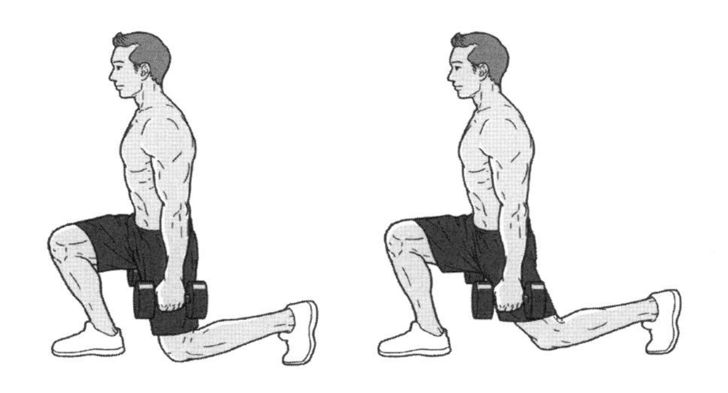

보폭에 따른 차이

과 햄스트링에 자극이 커집니다.

### 스플릿 스쿼트(중급~상급)

런지와 비슷한 운동으로 스플릿 스쿼트Split Squat가 있습니다. 스플릿 스쿼트는 이름 그대로 '양쪽을 분리한 스쿼트', 즉 한 다리로 하는 스쿼트라는 뜻인데, 실상 보폭이 좁은 제자리 런지와는 구분이 모호해서 함께 쓰기도 합니다. 둘 다 대퇴사두를 타깃으로 하는 운동이고, 무릎이 앞으로 많이 나가는 특징이 있죠. 무릎이 많이 나갈수록 대퇴사두근의 자극이 커지지만 발끝보다 더 나가서는 안 됩니다.

스플릿 스쿼트에서 뒷발을 벤치 등에 높이 올리면 뒷발이 관여하지 않도록 확실히 배제해서 난이도를 높일 수 있는데, 이를 '불가리안 스플릿 스쿼트'라고 합니다.

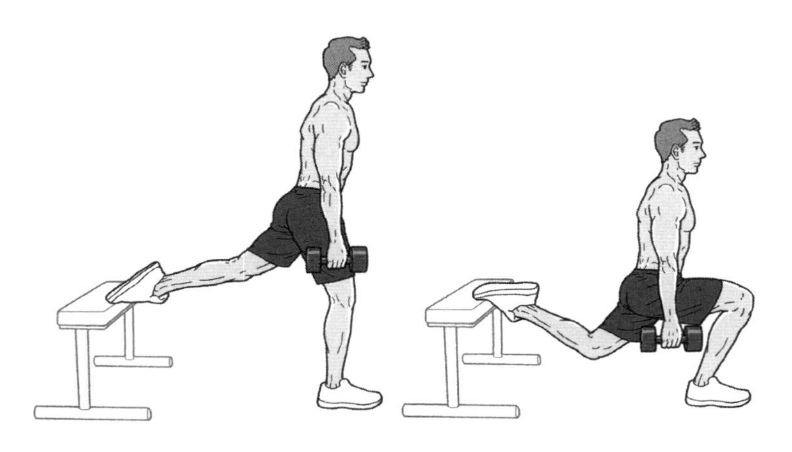

불가리안 스플릿 스쿼트

## 레그 컬

| 운동 성격 | 단관절 고립운동 |
|---|---|
| 적합 레벨 | 초급 ~ 상급 |
| 주된 반복수 | 12회 이상 |
| 표적 근육 | 햄스트링, 비복근 |

허벅지 앞면인 대퇴사두근을 단련하는 고립운동이 레그 익스텐션이라면, 뒷면인 햄스트링을 단련하는 고립운동은 레그 컬Leg Curl(햄스트링 컬)입니다.

햄스트링은 대퇴사두근을 제어하는 길항근이기 때문에 대퇴사두근의 70% 이상 힘을 내야 하지만, 운동을 하는 사람들조차 50~60% 정도가 보통입니다. 보통 허벅지 뒤쪽을 단련할 때는 데드리프트처럼 고관절을 쓰는 운동이 기본인데, 이때는 고관절을 지나는 반막양근, 반건양근, 대퇴이두근 장두가 주로 쓰입니다. 햄스트링 중 제일 바깥쪽에 있는 대퇴이두근 단두는 순수하게 무릎관절만 접는 단관절 근육이라 이런 복합운동에서는 단련이 더딥니다. 그래서 고른 볼륨을 발달시켜야 하는 보디빌더라면 레그 컬이 필수입니다.

단, 주의할 점이 있습니다. 레그 컬에는 햄스트링뿐 아니라 종아리의 비복근도 관여하는데, 햄스트링과 비복근 모두 소위 '쥐'가 잘 나는 근육입니다. 그래서 대개 레그 컬은 몸이 다 풀린 운동 후반에 12회 이상 반복할 수 있는 낮은 중량을 씁니다. 물론 쥐가 잘 나지 않는 사람이라면 슈퍼셋 차원에서 레그 컬을 먼저 하고 스쿼트 같은 기본 운동을 할 수도 있습니다. 아래의 동작은 시티드 레그 컬입니다.

## 기본동작

❶ 의자와 발목 패드를 조절해 패드가 발목 뒤에 오게 한다. 등판에 엉덩이를 바짝 밀착시켜 앉은 후, 무릎 받침을 내려 허벅지가 들리지 않게 고정한다(무릎 받침 대신 정강이 받침이 있는 머신도 있음). 다리는 11자로 뻗고 발목은 직각으로 굽힌다. 가슴은 펴고 몸을 곧게 고정한다.

❷ 숨을 내쉬며 무릎을 굽혀 뒤꿈치를 몸쪽으로 빠르게 당긴다. 이때 반작용으로 허리나 허벅지가 의자에서 떨어지지 않도록 주의한다.

❸ 숨을 들이마시며 굽힐 때보다 천천히 무릎을 편다. 무릎관절의 한계까지 펴지 말고 완전히 펴지기 직전까지 올린다. 중량에 욕심내지 말고 세트당 12회 이상 집중해서 실시한다.

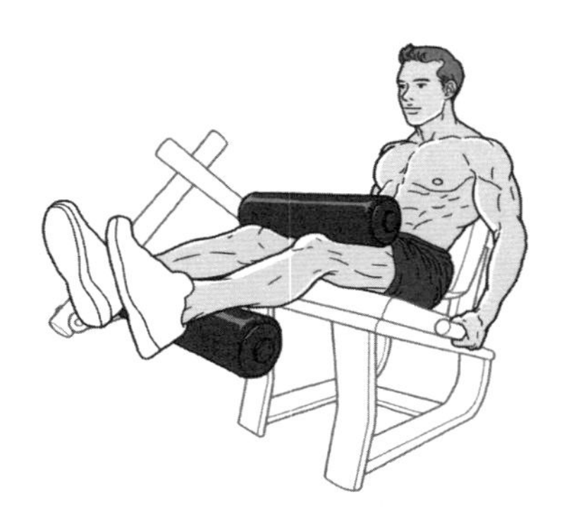
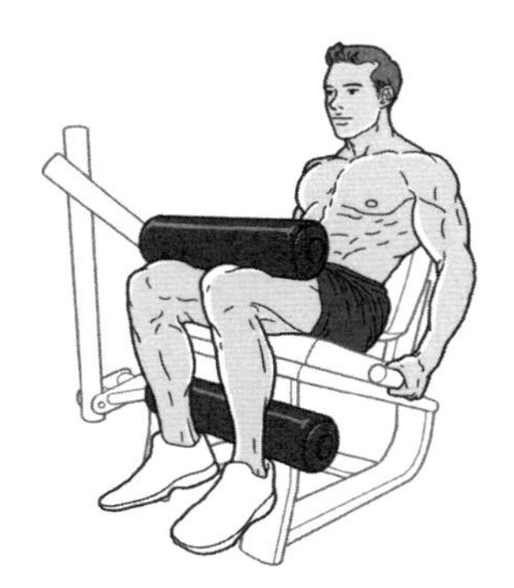

시티드 레그 컬

## 레그 컬 변형 동작

### 라잉 레그 컬과 시티드 레그 컬의 차이

대표적인 레그 컬은 앞서 설명한 시티드 레그 컬과 엎드려서 하는 라잉 레그 컬이 있습니다. 국내에서는 보기 어렵지만 스탠딩 레그 컬 머신도 있죠. 이것들은 무슨 차이가 있을까요?

라잉 레그 컬은 기구에 엎드리면 골반과 허벅지가 거의 일직선을 이룹니다. 스탠딩 레그 컬이나 닐링 레그 컬도 라잉 레그 컬과 비슷한 자세죠. 이 기구들은 햄스트링 중 골반과 연결된 세 근육(반건양근, 반막양근, 대퇴이두근 장두)이 수축한 상태가 되면서 바깥쪽의 대퇴이두근 단두에 집중하는 동작이 됩니다.

그에 비해 시티드 레그 컬은 골반과 다리가 90도 경사를 이루다 보니 골반과 연결된 근육도 늘어난 상태가 됩니다. 그 상태로 운동할 수 있어 햄스트링에 전반적으로 유리해지지만, 가동범위가 짧고 바깥쪽 단두에는 소홀해지는 단점이 있다고 보았습니다.

그런데 둘의 근성장을 비교한 최근 연구[9]에서는 시티드 레그 컬이 골반을 지나는 근육들에서는 당연히 큰 우위를 보였고, 불리할 줄

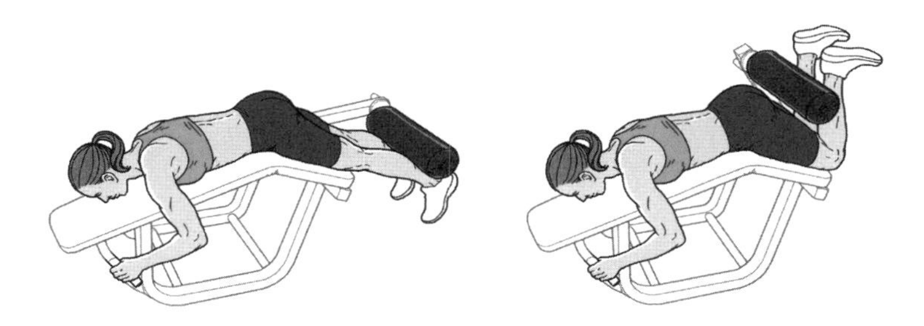

라잉 레그 컬

알았던 대퇴이두 단두에서도 라잉 레그 컬과 비슷한 발달을 보였습니다. 초보자 대상의 연구라 아직 추가 연구가 필요하겠지만, 두 기구 중 선택할 수 있는 조건의 초 · 중급자라면 시티드 레그 컬을 우선으로 권장합니다.

### 맨몸 레그 컬

레그 컬은 머신 없이 홈트레이닝이나 맨몸운동으로도 가능합니다.

#### • 짐볼 레그 컬

바닥에 똑바로 누워 짐볼 위에 발뒤꿈치를 올리고 몸을 곧게 펴 브릿지 자세처럼 엉덩이를 바닥에서 띄웁니다. 이 상태에서 발목을 몸쪽으로 당기면 햄스트링과 둔근에 힘이 들어가고, 코어도 함께 자극됩니다. 언뜻 쉬워 보이지만 밸런스를 잡기 어렵고, 동작을 반복하는 동안 긴장을 계속 유지해야 하기 때문에 후반부에는 매우 힘이 듭니다. 짐

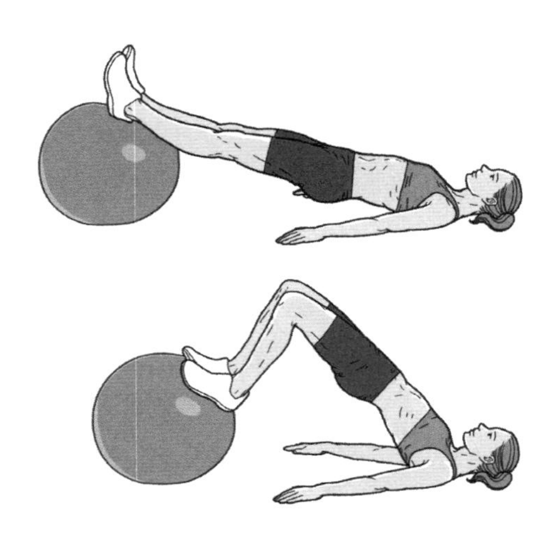

볼이 없다면 바퀴 달린 의자를 활용할 수 있어 홈트레이닝으로 좋은 운동입니다.

• 닐링 햄스트링 컬

러시안 레그 컬이라고도 하는 이 동작은 보통의 레그 컬과는 반대로 무릎 아래를 고정하고 몸통을 움직여 실시합니다. 무릎 밑에 패드를 대고 꿇어앉은 후, 뒤꿈치를 보조자가 잡아주거나 고정된 기구 밑에 끼웁니다. 바벨을 무겁게 세팅해 놓고 발목을 걸기도 합니다. 그 상태로 천천히 무릎을 펴 바닥까지 내려갔다가 올라옵니다.

몸 위쪽이 무릎 아래보다 훨씬 무겁다 보니 이 운동은 난이도가 극도로 높아서 전체를 정자세로 수행하기는 어렵습니다. 대개 네거티브로 천천히 내려온 후, 바닥이 가까워지면 팔로 바닥을 짚고 속도를 늦춥니다. 그 후 푸시업처럼 팔의 도움으로 약간 올라온 후, 햄스트링의 힘으로 무릎을 굽히며 마무리합니다.

글루트 햄 벤치(GHB, GHD)라는 기구가 있다면 이 운동과 백 익스텐션을 결합한 글루트 햄 레이즈(GHR)라는 운동으로 할 수 있지만, 국내에는 장비를 갖춘 곳이 많지 않습니다.

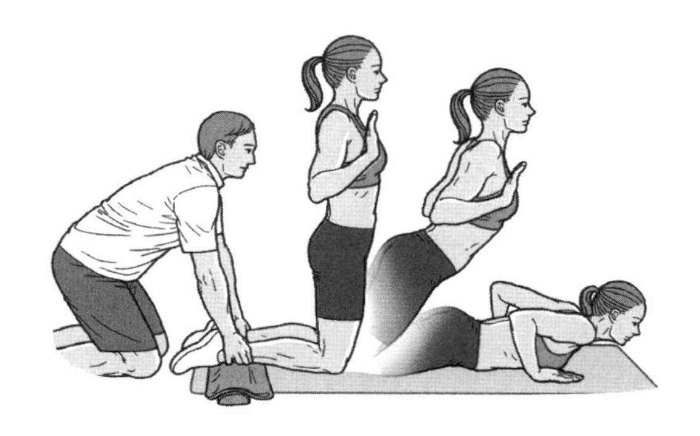

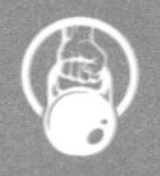

쉬어가기

## 햄스트링과 종아리에서 쥐를 몰아내는 법

네, 네, 고양이를 키우세요. 썰렁한 농담이고요. 근육에 쥐가 나는 이유는 여러 가지입니다. 탈수, 피로, 글리코겐 고갈, 칼륨이나 마그네슘 부족, 크레아틴 섭취 등등 다 헤아리기가 어렵습니다. 그런데 무릎을 굽히는 두 주인공인 햄스트링과 비복근은 쥐가 유독 잘 납니다. 이 둘이 비정상적으로 경직된 경우가 많기도 하거니와, 무릎관절을 제어하다 보면 순간적으로 큰 힘을 낼 때도 많아 속근 비중이 높기 때문이죠. 같은 종아리 근육이어도 지근 비중이 크고 발목만 제어하는 가자미근은 쥐가 잘 안 납니다.

쥐가 너무 자주 난다면 물을 충분히 마시고, 과로하지 않으며, 탄수화물과 칼륨을 충분히 섭취하는 등 TV 건강 프로그램에나 나옴 직한 교과서적인 방법이 있습니다. 그 외에 다음과 같은 실질적인 방법도 있습니다.

- 최소 10분 이상 워밍업한다. 폼롤러나 볼 등으로 근육을 문질러 충분히 풀어주고, 평상시에도 자주 스트레칭한다.
- 쥐가 자주 나는 종목은 운동 중후반에 실시한다.
- 세트 사이에 앉아서 쉬지 말고 가볍게 걸어준다.
- 이전에 근파열, 심한 멍이 든 일이 있거나 단단한 멍울이 만져진다면 전문가의 처치가 필요할 수 있다.
- 쥐가 나기 전에는 대개 근육이 가볍게 저리는 등 전조증상이 있으니 그때 운동을 중단한다. 일단 쥐가 났다면 해당 부위를 스트레칭하고, 더 이상 그 부위를 운동하지 않는다.

## 힙 쓰러스트

| 운동 성격 | 다관절 복합운동 |
|---|---|
| 적합 레벨 | 중급~상급 |
| 주된 반복수 | 6~10회 |
| 표적 근육 | 둔근, 햄스트링 |

힙 쓰러스트는 저명한 스트렝스 트레이너인 브렛 콘트레라스Bret Contreras 박사가 기존의 힙 브릿지라는 맨몸운동에 바벨을 결합해 개발한 운동입니다. 힙 운동에는 힙 브릿지, 킥백 같은 자잘한 운동도 있지만 힙 쓰러스트만큼 강력한 운동은 없습니다. 아래는 가장 대표적인 바벨 힙 쓰러스트입니다.

### 기본동작

❶ 튼튼한 벤치를 찾아 모서리에 견갑골 바로 밑이 걸리도록 기대어 앉는다. 견갑골을 후인해 벤치에 단단히 지지되도록 한다. 턱은 안쪽으로 바짝 당긴 채 정면에서 약간 위쪽을 응시하며, 고개는 동작 내내 이 방향을 유지한다. 발은 골반에서 어깨너비 사이로 벌려주고, 발끝은 무릎과 같은 방향을 향한다.

❷ 바벨은 아랫배와 골반 위에 놓는다. 마른 사람은 골반뼈가 바벨에 눌려 통증이 올 수 있으니 바벨 패드나 수건, 매트 등을 깔아준다.

❸ (숨을 일부 내쉬며) 뒤꿈치에 체중을 실으며 엉덩이에 힘을 주어 올려 몸

이 곧게 펴지도록 한다. 이때 무릎은 직각 상태가 되며, 옆으로 모이거나 벌어져선 안 된다.

❹ (숨을 일부 들이마시며) 천천히 엉덩이를 내린다. 엉덩이가 바닥에 닿기 직전에 정지한 후, ❸을 반복한다.

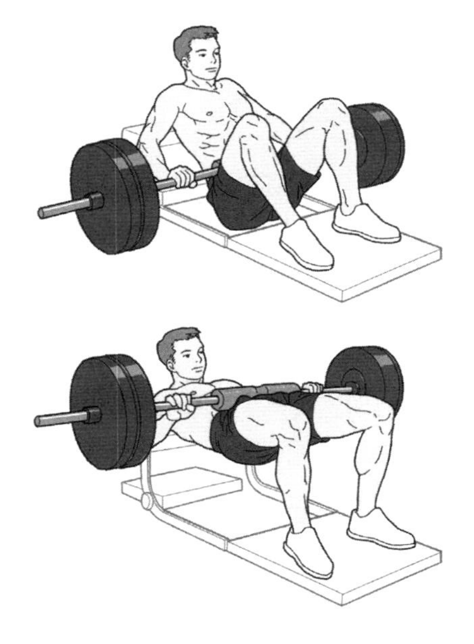

바벨 힙 쓰러스트

힙 쓰러스트는 로우바 스쿼트의 상단 마무리 자세로 접근하면 이해하기 쉽습니다. 앞서 다룬 로우바 스쿼트를 떠올려보면 고개는 척추와 일직선을 이루고, 턱은 안으로 바짝 당겨 넣고, 허리는 곧게 유지한 상태로 엉덩이를 힘차게 밀어 직립하면서 마무리하는데, 이 동작을 비스듬히 앉은 채 무게는 골반에 얹은 상태로 실시하는 셈입니다.

실제로 힙 쓰러스트에는 스쿼트 기록에 육박하는 높은 중량을 쓰는 경우도 많습니다. 높은 중량을 쓰면 자칫 등을 기댄 벤치가 밀리거나 흔들릴 수 있으니 벤치를 밀리지 않는 벽에 기대 세우는 것이 좋죠.

다만 실제로 엉덩이로 힘을 받기까지는 연습이 많이 필요합니다. 발을 너무 멀거나 가까이 디디면 엉덩이 대신 허벅지 근육을 사용하기 쉽습니다. 또한 허리를 S자로 과신전했다가 엉덩이만 앞뒤로 움직이는 남세스러운(?) 자세가 되는 경우도 흔합니다. 초기에 헬스장에서 하기는 왠지 민망한 운동으로 낙인찍혔던 것도 그래서였습니다. 하지만 남세스러운 건 둘째 치고 애꿎은 허리 근육을 쓰게 되어 요통이 오기 십상입니다.

최근 대형 헬스장 중에는 힙 쓰러스트를 더 편하고 안정적으로 할 수 있는 머신을 갖춘 곳도 있는데, 방법 자체는 같습니다.

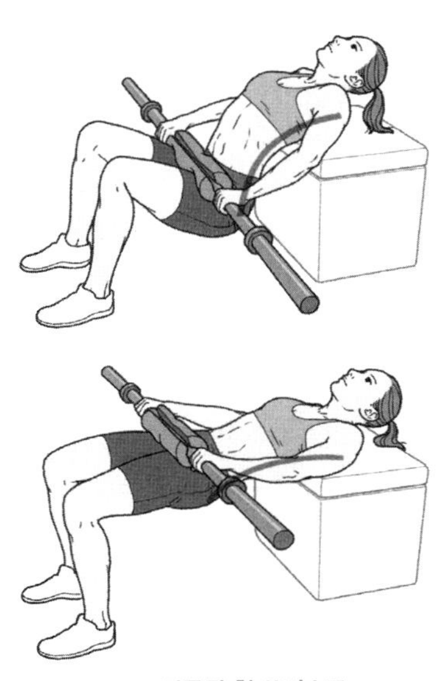

잘못된 힙 쓰러스트

## 카프 레이즈

| 운동 성격 | 단관절 고립운동 |
| --- | --- |
| 적합 레벨 | 중급 ~ 상급 |
| 주된 반복수 | 10회 이상 |
| 표적 근육 | 비복근, 가자미근 |

종아리를 올린다는 뜻의 카프 레이즈Calf Raise 혹은 카프 익스텐션은 종아리를 단련하는 가장 대중적인 운동입니다. 일부 매체에서 종아리를 가늘게 하는 운동이랍시고 카프 레이즈를 권하기도 하는데, 이 운동은 종아리를 강하고 굵게 단련하는 운동이지 가늘게 하는 운동이 아닙니다.

카프 레이즈는 일어서거나 앉은 상태에서 뒤꿈치를 까치발로 들어 종아리를 단련하는 단순한 동작입니다. 발목관절 자체는 여러 관절의 복합체이기 때문에 이론적으로는 복합운동일 수도 있지만 개념상 고립운동에 속합니다. 종아리 근육들은 평상시에도 워낙 많이 쓰이기 때문에 지구력이 강해서 횟수로든 중량으로든 '악' 소리가 날 만큼 극단적으로 훈련하지 않으면 효과를 보기 어렵습니다.

카프 레이즈는 아주 무거운 중량으로 하거나 아니면 정반대로 20회, 30회, 그 이상 초 고반복으로 한계치까지 훈련합니다. 종아리는 아시아인은 선천적으로 굵은 경우가 많고, 스쿼트 같은 덩치 큰 근력운동이나 유산소 운동에도 두루 관여합니다. 따라서 종아리가 너무 가늘어 고민인 사람이 아니라면 초보 단계에는 훈련하지 않아도 좋습니다.

가장 기본이 되는 스탠딩 카프 레이즈로 동작을 설명하겠습니다.

## 기본동작

❶ 바닥에 원판이나 스텝박스 등 단단한 물체를 놓고 발끝으로 올라선다. 종아리 뒤쪽이 최대한 늘어나도록 곧게 서서 앞을 본다. 다리를 곧게 펴면 비복근에 자극이 집중되고, 무릎을 구부리면 가자미근에도 부하가 분산된다. 중심을 잡기 어렵다면 벽 등 고정된 물체를 잡는다.

❷ 종아리에 힘을 줘 발목을 한계까지 끌어올린다. 잠시 정지한 후, 천천히 ❶의 상태로 내려간다.

❸ 덤벨이나 바벨을 들면 강도를 높일 수 있으며, 스미스머신, 핵 스쿼트나 V스쿼트 머신, 레그 프레스 머신 등도 모두 활용할 수 있다. 맨몸이라면 한쪽 다리씩 실시할 수 있다.

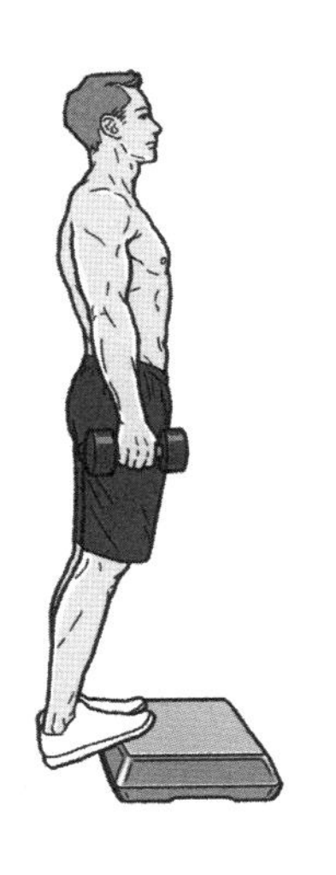

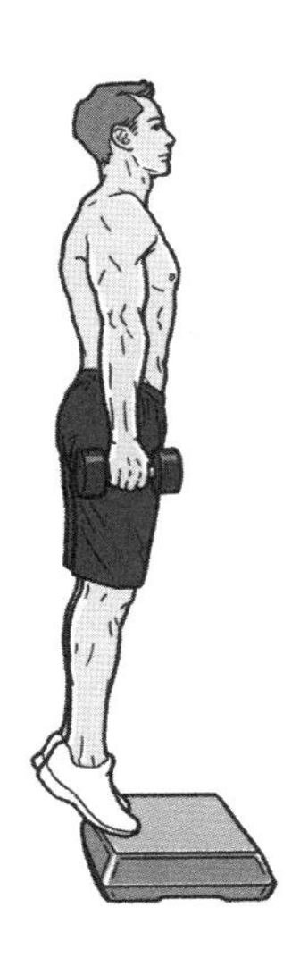

## 카프 레이즈 변형 동작

### 시티드 카프 레이즈(중급~상급)

자리에 앉아 무릎 위에 중량을 얹고 하는 카프 레이즈입니다. 무릎이 굽으면 비복근은 이미 수축해 발목 동작에 관여하기 어려워지므로 이 동작에선 가자미근이 주도하게 됩니다. 별도의 머신이 없다면 벤치에 앉아 무릎 위에 무거운 덤벨이나 원판 등을 올리고 실시합니다.

### 덩키 카프 레이즈 / 토 프레스(중급~상급)

덩키 카프 레이즈는 허리를 앞으로 굽히고 당나귀(donkey)처럼 엉덩이 위에 무게를 싣고 하는 카프 레이즈입니다. 이 자세는 햄스트링을 거쳐 비복근에까지 당기는 힘이 작용해 강하게 자극하는 특성이 있어 예전에는 많이 했습니다. 하지만 최근에는 레그 프레스 머신 하단에 발끝을 걸고 '토 프레스'로 하는 경우가 많습니다. 이때도 무릎을 펴면 비복근이, 무릎을 굽혀 몸쪽으로 붙이고 하면 가자미근 자극이 커집니다.

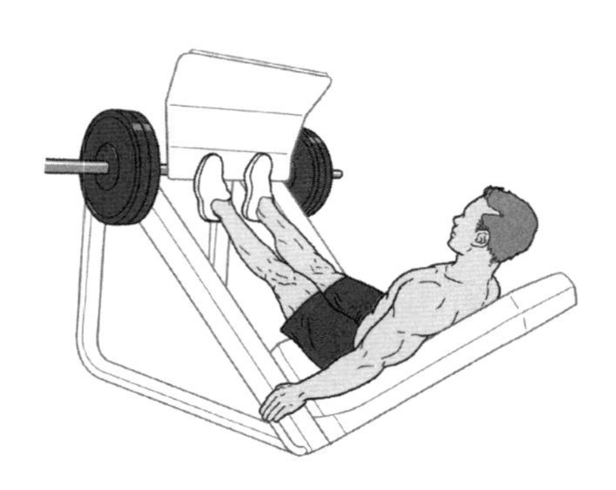

레그 프레스 머신을 이용한 토 프레스

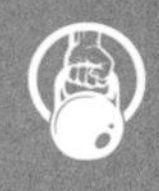

쉬어가기

## 종아리는 가늘어지기도, 굵어지기도 어렵다

종아리는 전완과 함께 선천적, 인종적 요소가 강합니다. 체지방이라는 큰 변수를 빼면 종아리 굵기는 비복근과 가자미근이 결정합니다. 특히 가자미근이 길면 종아리가 전반적으로 굵어지고, 짧으면 가늘어집니다. 운동으로 굵어지는 폭도 크지 않죠. 이 말은 '학교가 언덕 위라 종아리가 굵어졌다(?)'라는 핑계가 터무니없다는 뜻이기도 합니다. 그저 살이 쪘거나, 타고난 팔자소관이죠.

아시아인은 대체로 이 근육들이 길고 종아리가 굵습니다. 그래서 일반인, 특히 여성들은 종아리를 굵게 하는 운동보다는 가늘게 하는 운동(?)에 더 관심이 많죠. (애석하게도 살 빼기 외에는 방법이 없습니다만…) 전문 보디빌더나 태생적으로 마른 사람이 아닌 한, 아시아인의 운동 프로그램에서 종아리 운동은 대개 우선순위에서는 빠져 있습니다.

극단적인 반대 케이스는 사하라 이남의 아프리카인입니다. 이들은 비복근과 가자미근이 짤막한 대신 아킬레스건이 대체로 깁니다. '흑인 종아리 증후군(Blackman's calf syndrome)'이라고도 하는데, 긴 아킬레스건 덕분에 탄력은 좋지만 운동을 해도 종아리가 도무지 굵어지지를 않아 골치를 썩이죠. 현대의 서구인인 코카서스인은 그 중간쯤 되지만 여전히 종아리로 고민하는 사람이 많고요. 거대한 파워리프터나 보디빌더도 허벅지에 비해 부실한 종아리에 깜짝 놀랄 때가 있습니다. 서구권의 헬스 자료에 종아리 운동 분량이 많고, 종아리 확대 수술도 흔하고, 심지어 일부 보디빌더들이 종아리에 신톨(액체 보형물)을 주입했다는 의심을 받는 것도 이런 이유 때문입니다.

# 03

# 운동

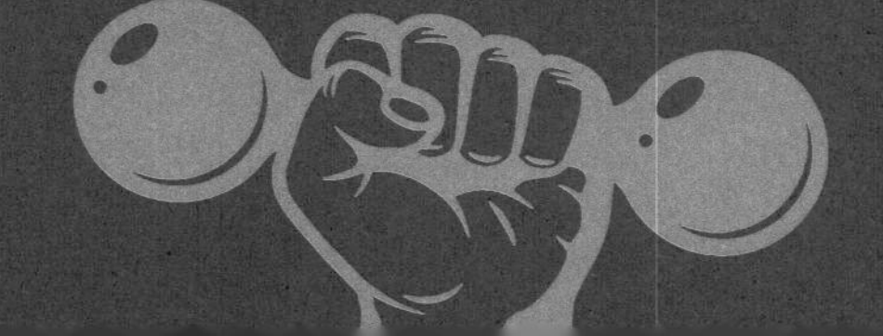

WEIGHT
TRAINING

# 프로그램

지금까지 개별 운동의 큰 윤곽을 파악했습니다. 각각의 개별 동작만 익히면 혼자서도 거뜬히 운동할 수 있을 것 같지만 생각처럼 쉽지 않습니다. 막상 운동을 시작하려고 하면 '어떤 운동을? 얼마나? 어느 순서로?……' 등의 난감한 벽에 부딪히게 되거든요.

헬스장에 처음 발을 들여놓은 사람들은 이름도 낯선 운동기구들 사이에서 대체 무엇부터 해야 할지 갈팡질팡합니다. 누군가는 다른 사람의 운동 순서와 방법을 그대로 따라 하기도 하고, 보이는 기구마다 한 번씩 다 돌기도 합니다. 둘 다 옳은 방법은 아닙니다. 초급자와 상급자의 구성이 다르고, 근부피를 키우려는 사람과 힘을 우선 기르려는 구성이 또 다르니까요. 또 모든 기구가 다 필요한 것도 아닙니다.

3부에서는 앞에서 다룬 여러 운동들 중 어떤 종목이 내게 필요하고, 어떻게 구성해서, 어떻게 실시해야 하는지를 알아보겠습니다.

Chapter

# 09
# 운동 프로그램 짜는 법

운동 동작은 책을 보거나 동영상만 검색해도 비슷하게 흉내는 낼 수 있습니다. 체형의 영향을 크게 받는 몇몇 종목을 제외하면 동작은 누구에게나 거의 같습니다. 하지만 각각의 운동을 엮어 구성한 '프로그램'은 각자의 경력과 목표, 신체 상태 등에 따라 제각각입니다. 그래서 운동 프로그램을 짜는 건 개별 동작을 훈련하는 것보다 훨씬 어렵고 고려할 점이 많습니다.

다음 장에서 구체적인 실전 프로그램의 예를 제시하겠지만, 그 전에 운동 프로그램이 어떻게 만들어지는지 짚어보겠습니다. 구성 원리를 알아야 제시된 프로그램을 자신에게 맞춰 발전시킬 수도 있고, 자신만의 프로그램을 스스로 짜 나갈 수도 있을 테니까요.

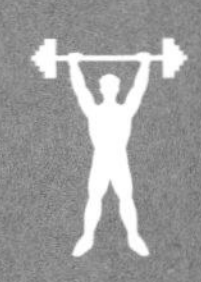

# 01
# 프로그램 설계의 기본원리

운동 프로그램은 달달 외우는 암기과목이 아닙니다. 개별 종목의 특성을 알아야 하고(운동역학), 그걸 수행하는 사람의 몸을 이해하고(운동생리학), 주어진 상황에 맞게 바꿔서 적용하는 임기응변과 적응력(폭넓은 경험)도 있어야 합니다. 실제로 개인에게 맞는 최적의 운동 프로그램을 설계하는 것은 트레이너들에게도 쉽지 않은 영역입니다.

이미 만들어진 운동 프로그램이 시중에 많이 나와 있지만 구성 원리를 설명한 자료는 찾기 힘듭니다. 어떤 원리로 짠 프로그램인지를 모르면 내게 맞는지 파악하기도 어렵습니다. 그래서 지금부터 잡은 물고기를 주기보다는 물고기를 잡는 법에 관해 먼저 설명하려고 합니다. 기본원리부터 하나씩 살펴보겠습니다.

## 근육 발달의 원리

근육은 새로운 자극을 통해 발달합니다. 이 원리를 흔히 GAS(General Adaptation Syndrome)라고 합니다. 우리말로 옮기면 '일반 적응 증후군'쯤 될 텐데, 스트레스를 대하는 몸의 반응 단계를 말합니다.

몸에 스트레스를 주면 처음에는 약해지지만 결국 그 스트레스를 버틸 수 있도록 몸이 적응합니다. 근력운동도 일종의 스트레스로 보면 힘이 세지거나 근육이 커지는 것이죠. 일단 적응 후에는 같은 스트레스를 받아도 그 상태를 유지할 뿐 더 변하지는 않습니다. 한 운동을 똑같은 중량으로 1년간 주야장천 열심히 해도 몸이 별반 달라지지 않는 이유입니다. 하지만 더 강한 자극을 주면 다시 '약해지고 더 강해지고'를 반복합니다. 지난주에 5번을 들었다면 이번 주에는 6번을 시도해야 하고, 한 달 동안 발전이 없다면 그때는 운동 방법을 뒤엎어야 합니다. 한 운동법을 조강지처로 삼아선 안 됩니다. 운동법이든 운동 프로그램이든 편안하고 익숙해지면 이젠 버릴 때가 되었다는 뜻입니다.

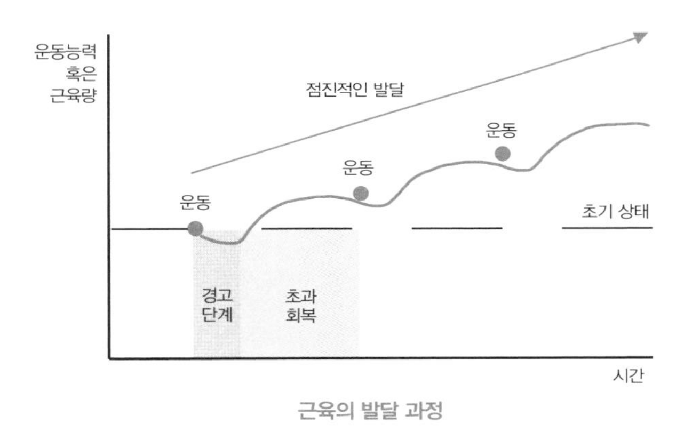


근육의 발달 과정

## 며칠에 한 번, 어디를 단련할까?

일반인의 생활 패턴이 대개 일주일 단위이므로 운동 프로그램도 주 단위가 가장 실용적입니다. 직업이 있는 일반인은 주당 3~5회 내외가 보통인데 3일 운동이라면 '월수금/화목토'처럼 격일이 가장 좋고, 4일 운동이라면 '2일 운동-1일 휴식-2일 운동-주말 휴식'이 가장 무난합니다. 5일 운동은 주중(월~금)에 운동하고 주말에 이틀을 쉬거나, 주

중 하루와 일요일을 쉬기도 합니다. 휴식이 적을수록 정체기가 빨리 오기 때문에 주당 최소 이틀 이상은 쉬는 게 좋습니다.

부상이 없다면 몸 전체를 운동해야 합니다. 어깨가 좁아 보인다고 주야장천 어깨운동만 하거나, 허벅지가 굵어 보인다고 다리운동을 빼는 건 안 될 말입니다. 운동 초반에는 몸이 자연스럽게 스스로의 균형을 찾아 약한 부위도 뒤따라 발달합니다. 그래도 균형이 안 맞는 부위에 '좀더' 노력을 들이는 건 그 다음 문제입니다. 하루에 전신을 모두 운동하는 무분할이 있고, 전신을 부위별로 나눠 각각 다른 날 훈련하는 2분할과 3분할, 때로는 그 이상도 있습니다. 분할이 많아질수록 개별 부위 운동 빈도가 적어집니다. 불법 약물을 사용하지 않는 대개의 일반인에게 운동 효과는 24~48시간 이내, 상급자도 72시간이 한계입니다. 따라서 한 부위를 주 1회씩 운동하는 일부 4분할, 5분할 프로그램은 대다수 일반인에게는 비효율적입니다.

최근의 비약물(내추럴) 운동 프로그램은 과거처럼 단순히 몸 부위로 분할하기보다는 '상하체 스트렝스 2분할+보디빌딩 스타일 3분할' 혹은 '전신 컨디셔닝 서킷 1일+보디빌딩 스타일 4분할'처럼 아예 성격이 다른 운동을 묶어 각 부위를 자주 자극할 수 있도록 복합적으로 구성하는 추세입니다.

## 어느 종목을, 어떤 순서로 할까?

종목마다 중요성은 다릅니다. 해당 부위를 단련할 때 반드시 들어가야 하는 기본운동이 있고, 옵션에 해당하는 보조운동이 있습니다. 몇몇 예외를 제외하면 기본운동은 '다관절 복합운동'입니다. 피트니스 목적의 초급자를 기준으로 할 때 종목 중요도는 다음과 같습니다. 기본운동은 초급자가 제일 먼저 배워야 하는 종목입니다.

| | 기본운동 | 보조운동 |
|---|---|---|
| 가슴 | 플랫 벤치프레스(바벨/덤벨/머신), 푸시업 | 딥스, 인클라인 벤치프레스, 플라이(덤벨/머신) |
| 등 | 로우(바벨/덤벨/머신), 풀업(불가능하면 풀다운) | 풀다운, 케이블 로우 |
| 어깨 | 오버헤드 프레스(바벨/덤벨) | 레이즈(래터럴/비하인드/프론트), 업라이트 로우, 슈러그 |
| 하체 | 스쿼트, 런지 | 레그 프레스, 레그 컬, 레그 익스텐션, 카프 레이즈, 힙 쓰러스트 |
| 복근 | – | 싯업 또는 크런치, 레그 레이즈, 플랭크 |
| 팔 | – | 컬(바벨/덤벨/머신), 삼두 익스텐션, 프레스다운, 킥백 |
| 전신 | 데드리프트 | 파워클린 |

일반적인 운동 순서는 '폭발적인 힘을 내는 힘든 종목 → 느리고 덜 힘든 종목'입니다. 따라서 클린이나 스내치 같은 역도나 파워트레이닝 종목이 있다면 가장 먼저 실시합니다. 나머지 대부분의 프로그램에서는 아래 순서가 일반적입니다.

- 1순위 핵심 종목은 1종목 이상
  - ㉠ 스쿼트나 런지, 데드리프트, 풀업, 벤치프레스, 오버헤드 프레스 등
- 2순위 기타 복합운동이나 기본운동 1~2종목
  - ㉠ 로우, 바벨 컬, 레그 프레스 등

• 3순위 여유가 있다면 순수 고립운동 1~2종목 추가하거나 생략

예 래터럴 레이즈, 컨센트레이션 컬 등

같은 날 여러 부위를 운동한다면 큰 중량을 다루는 부위가 우선입니다. 하체, 등, 가슴, 허리가 우선이고 어깨와 팔은 그 뒤입니다. 복근은 지구력이 강한 부위로 대개 마지막에 실시합니다. 같은 순위 내에서는 한 부위를 다 끝낸 후 다른 부위로 넘어가는 방식과, 각 부위를 돌아가며 운동하는 방식이 있습니다. 보통 전자의 방식을 많이 쓰지만, 긴 휴식이 필요한 스트렝스 트레이닝이나 쉬는 시간이 아예 없는 서킷 트레이닝 등에서 후자도 씁니다. 최근에는 반대되는 부위를 번갈아 운동하는 '슈퍼셋'도 새로 주목받고 있는데, 이에 관해서는 뒤에서 다룹니다.

• 예제 **가슴운동, 등운동, 팔운동을 할 때의 운동 순서**

**방법** ① 가슴운동 1 → 가슴운동 2 → 등운동 1 → 등운동 2 → 팔운동

**방법** ② 가슴운동 1 → 등운동 1 → 가슴운동 2 → 등운동 2 → 팔운동

## 중량과 횟수의 방정식

우리 몸은 비상시를 위해 여분의 능력을 지니려는 속성이 있습니다. 대개 본인 최대 근력의 70% 정도를 경제적으로 근력을 쓰는 범위로 보고, 그 이상을 비상용 여분 능력으로 봅니다. 이때 운동으로 여분 능력치 이상을 계속 두드리면 몸은 '지금 근력으로는 안전하지 않아!'라

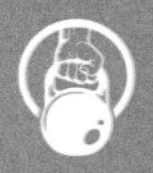

쉬어가기

## 데드리프트는 상체운동에 넣을까, 하체운동에 넣을까?

3대 운동 중 벤치프레스는 상체 위주의 운동이고, 스쿼트는 하체 위주 운동입니다. 그런데 상하에 다 걸친 데드리프트 패밀리가 말썽입니다. 부위별로 분할 운동을 한다면 데드리프트는 상체와 하체 중 어디에 넣어야 할까요?

일반적으로 상하체 2분할에서는 상체 쪽 종목들이 많아 데드리프트는 하체운동으로 실시하는 편이 유리합니다. 3분할 이상이라면 컨벤셔널 데드리프트나 루마니안 데드리프트(등운동 버전)는 등운동과 묶는 것이 보통입니다. 이때는 첫 종목으로 넣거나, 아예 기운을 조금 회복한 마지막에 보조운동으로 넣습니다. 반면, 루마니안 데드리프트(햄스트링/둔근 버전), 스티프레그나 스모 데드리프트는 하체운동으로 하는 편이 유리합니다.

무분할이나 2분할에서 스쿼트와 데드리프트가 같은 날에 들어간다면 둘 다 하체인데 무얼 먼저 할까요? 둘 다 힘든 운동이지만 대개 스쿼트를 먼저 하고 데드리프트는 다른 운동을 다 끝낸 마지막에 넣습니다. 스쿼트는 하체를 집중적으로 타격하지만, 데드리프트는 몸 전체에 큰 부담을 줘서 다른 운동을 못 할 만큼 녹초로 만들거든요. 한편, 총 세트 수가 매우 적은 고중량 스트렝스 루틴에서는 아예 고중량 스쿼트를 일종의 워밍업으로 보고 일부러 스쿼트 직후에 데드리프트를 1, 2세트만 넣기도 합니다.

고 판단하고 근육과 신경계를 키우기 시작합니다. 근신경과 근력은 자극 강도(중량)의 영향이 절대적이지만 근부피는 중량과 함께 반복수나 동작 속도 등 다른 요소에도 영향을 받습니다.

그래서 근력운동에서는 일반적으로 1회 최고치인 1RM(Repetition Max) 대비 백분율로 중량을 설정합니다. 무거울수록 한 세트에 들 수 있는 횟수가 적어지므로 고중량은 저반복, 저중량은 고반복과 일맥상통합니다. 아래는 각 중량 범위의 특징입니다.

단, 초급 단계에서는 1RM이 의미가 없습니다. 동작이 몸에 익지 않았고, 근력도 트레이닝마다 변하기 때문에 자세를 익히고 중량이 안정

| | 고중량 | 중간 중량 | 저중량 |
|---|---|---|---|
| 1RM 대비 | 80% 이상 | 70~80% | 50~70% |
| 동원 근육 | 많다 | 중간 | 적다 |
| 통상적인 본 세트 | 1~5세트 | 3~5세트 | 2~4세트 |
| 반복 횟수 | 1~5회 | 6~12회 | 12회 이상 |
| 부상 요인 | 무리한 중량 시도 | 위험도가 비교적 낮음 | 후반 집중력 저하 |
| 최소 휴식 시간 | 2분 이상 | 60~120초 | 60초 이내 |
| 주목적 | 근력, 파워 | 근부피 | 근부피, 지구력 |
| 발달 양상 | 미세근섬유,<br>근신경 신호강도,<br>테스토스테론 효과 | 다목적 운동,<br>근형질 발달 | 미토콘드리아, 혈관,<br>에너지대사,<br>성장호르몬 효과 |
| 가장 유리한 종목 | 전신성 복합운동<br>(3대 운동, 역도) | 다관절 복합운동<br>(바벨 로우 등 대부분의 복합성 운동) | 맨몸운동, 단관절 고립운동<br>(이두 컬, 레이즈, 레그 익스텐션 등) |
| 주 대상 | · 중/고급자의 스트렝스 훈련<br>· 파워리프터의 시즌기 훈련<br>· 경기종목 선수의 근력 훈련 | · 보디빌딩/피트니스의 근부피 운동<br>· 파워리프터, 경기종목선수의 비시즌기 훈련 | · 초급자의 기본기 훈련<br>· 개별 근육 강조와 균형감 관리<br>· 재활운동<br>· 다이어트 운동 |
| 연관이 큰 프로그램 구성 | 선형 주기화,<br>파동 주기화,<br>어센딩 세트<br>3×3 / 5×5 / 531 등 | 역선형 주기화<br>컴파운드 세트<br>디센딩 세트<br>슈퍼 스쿼트, HIT | GVT,<br>서킷 트레이닝,<br>강제 반복/드롭세트<br>21's 세트 |

기에 접어들어야 제대로 파악할 수 있죠. 안전 등의 문제로 1RM을 혼자 측정하기 어렵다면 5~6RM, 즉 5~6번 반복할 수 있는 최대중량을 재고 여기에 20%를 더해 추산합니다. (그 이상의 반복수에서는 정확도가 떨어집니다.)

다음 표는 1RM 대비 중량 추정치입니다. 예를 들어, 100㎏으로 스쿼트를 한 번 겨우 하는 사람은 95㎏으로 2번, 90㎏으로는 3번까지 들 수 있으리라 추정한다는 의미죠. 단, 여성은 근지구력과 회복력이 남성보다 좋아 최대중량 대비 반복 횟수도 높은 경향이 있습니다. 그래서 여성은 한두 회 낮은 기준으로 보정해서 추정합니다. 또한 개인별로도 차이가 있으니 이 수치는 참고치로만 활용합니다.

| 1RM | 2RM | 3RM | 4RM | 5RM | 6RM |
|---|---|---|---|---|---|
| 100% | 95% | 90% | 88% | 86% | 83% |
| 7RM | 8RM | 9RM | 10RM | 11RM | 12RM |
| 80% | 78% | 76% | 75% | 72% | 70% |

- 예제 1 **60㎏ 벤치프레스 7번째에 깔릴 뻔한 철수(남)**

  철수의 6RM은 60㎏ → 1RM 추정치 : 60㎏÷0.83≒72.3㎏

- 예제 2 **40㎏ 데드리프트 5번 후 바벨을 놓친 영희(여)**

  영희의 5RM은 40㎏ → 4RM으로 보정해 1RM 산출

  : 40㎏÷0.88≒45.5㎏

실제 대부분의 트레이닝에서는 여러 세트를 수행하므로 세트를 반복할수록 더 힘들어지거나 횟수가 줄어드는 것이 정상입니다. 그럼 각

중량 범위별 운동의 특성을 알아봅니다.

### 고중량 : 근력

세트당 5회 이하이고 1RM의 80~85% 이상의 고중량 운동은 근력 향상에 유리합니다. 이런 운동은 중·고급자 이상에서 스쿼트, 데드리프트, 벤치프레스 같은 전신 복합운동으로 실시합니다. 처음부터 이 정도의 힘을 내기는 쉽지 않으므로 1RM의 50% 이하에서 몸을 달구며 조금씩 중량을 늘려 워밍업을 실시합니다. 매 세트 최대 강도로 운동할 수 있도록 휴식시간은 2~5분 내외까지 길게 잡습니다. 종목당 세트수도 딱 1세트부터 10세트 이상까지 매우 다양합니다. 평상시는 1RM의 90~95% 이하에서 훈련하고, 1회 최고중량 도전은 몸에 부담이 크므로 꼭 필요한 경우에만 실시합니다. 1회 최고중량을 꼭 직접 들지 않아도 3~5회 드는 중량이 늘면 함께 늘어납니다.

근력운동 직후에는 일시적으로 테스토스테론의 분비도 왕성해지는데, 많은 근육과 관절을 동시에 강하게 사용하고 복합성이 강한 운동일수록 이 효과도 강해집니다. 언뜻 고중량 운동일수록 큰 부상을 입기 쉬울 것 같지만 반복 횟수가 적어 고도의 집중력을 유지할 수 있는 게 장점입니다. 자세를 완벽히 갖춘 숙련자라면 고반복보다 안전할 수도 있습니다.

### 중간 수준 중량 : 근부피

세트당 6~12회, 1RM 대비 70~80% 수준의 운동은 근 부피에 주력하는 사람이나 초급자에게 유리합니다. 근력을 결정하는 미세근섬유와 부피에 영향이 큰 근형질이 동시에 발달하는 중간 범위입니다. 보디빌딩에서 선호하는 범위이지만 경기종목 선수나 일반인 등 다른 목적으로 운동할 때도 무난한 횟수입니다. 대부분의 복합운동, 컬 같은 덩치 큰 고립운동은 주로 이 범위를 기본 횟수로 실시합니다. 복합운동일수록 적은 횟수, 고립운동일수록 많은 횟수가 일반적이며, 각 세트는 '악을 쓰면 한두 번쯤 더 들 수 있을까?' 싶을 때까지 실시합니다.

피로 상태에서 계속 자극해야 부피 성장도 자극되므로 세트 사이 휴식은 1~2분 전후에서 복합운동은 길게, 고립운동은 짧게 잡습니다. 세트를 반복할수록 회복이 더뎌지기 때문에 본 세트는 3~5세트를 넘기지 않는 것이 좋습니다. 세트 수가 많아질수록 힘만 들 뿐 효율은 떨어집니다.

### 저중량 : 근부피, 지구력

세트당 12회를 넘고 1RM의 50~70%에서 운동하는 방식입니다. 이보다 낮은 중량은 자극이 너무 적고 시간 대비 비효율적이라 워밍업이나 일부 특수한 세트법에서만 씁니다.

저중량 운동은 대개는 고립운동에 쓰지만, 초급자는 동작에 숙달되기 위해 반복 연습이 필요하므로 종목에 상관없이 중간 이하의 중량으로 운동합니다. 그 외에 전신을 돌아가며 쉬지 않고 근력운동을 반복하는 서킷 트레이닝도 낮은 중량을 씁니다. 상당수의 크로스핏 WOD(work of the day)나 맨몸운동에서도 저중량을 많이 씁니다.

저중량 운동의 세트 전반부는 근육을 지치게 하는 것이 목적이고, 실질적인 근성장 효과는 마지막에 기를 쓰며 하는 몇 회에서 얻습니다. 그래서 드롭셋, 강제반복법, 정지세트처럼 막판에 근육을 한계까지 몰아붙이는 트릭들도 사용하죠. 저중량 운동은 대개 그날의 운동 후반에 실시하고, 세트 자체가 오래 걸리는 대신 세트 수는 2~4세트로 적게 잡습니다.

저중량 운동은 안전할 거라고 믿기 쉽지만 실제로는 집중력이 떨어지고, 횟수 채우기에 급급해져 자세가 망가지기 쉽습니다. 크로스핏처럼 시간 기록과 횟수를 중시하는 운동에서 부상이 많은 것도 이런 이유 때문입니다. 초급자도 과도한 반복수에서는 도리어 자세가 망가지기 쉬우니 원칙적으로 15회 이내로 실시하고, 대신 쉬는 시간을 최소로 줄여 자극을 강화합니다.

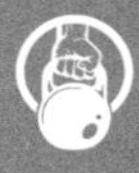

쉬어가기

### 저중량으로도 근부피 운동이 될까?

스트렝스를 강조하는 분위기가 팽배하면서 일부에서는 저중량 고반복 운동을 '쓸모없는 운동'으로 취급하기도 합니다. 물론 저중량 운동이 근력에는 도움이 '덜' 되는 것이 맞지만 그렇게까지 폄훼당해야 하는지는 생각해 볼 문제입니다. 2010년대 이후에 발표된 따끈따끈한 연구결과로 시야를 확장해봅시다. 리프팅을 반복할수록 들 수 있는 최대중량은 점점 낮아집니다. 벤치프레스로 40㎏까지 들던 사람이 동작을 반복하면 어느 시점에서는 20㎏ 빈 봉도 버거워집니다. 이 사람의 능력이 낮아졌으니 낮은 중량을 강제로 반복하는 것도 강한 운동이 됩니다. 이를 '고반복 볼륨운동'이라고 합니다. 다음은 고반복 볼륨운동의 예제입니다. 이보다 더 극단적인 세트법도 많습니다.

- 1RM의 50% / 30회 이상 고반복 × 5세트 이상
- 1RM의 60% / 10회 이상 반복 × 10세트 이상

70년대 유럽에서 유행했던 저먼 볼륨 트레이닝(GVT)도 이와 맥락이 같습니다. 고반복 볼륨운동에서는 세트 사이 휴식을 30~90초 이내로 짧게 잡는 것이 중요합니다. 근육 피로를 한계까지 몰아붙여야 하므로 휴식이 길면 효과가 말짱 꽝이 됩니다.
최근의 메타 연구[10]에 따르면, 1RM의 30% 범위까지 낮춰서 운동했어도 한계치까지 반복만 할 수 있다면 최소한 근부피에서는 6~12회 반복하는 전통적인 프로그램과 비슷하게 발달했습니다. 물론 근력 발달은 더뎠습니다.
그런데 귀를 솔깃하게 하는 이런 고반복 트레이닝법이 일반인에게는 인기가 없고, 저도 권하지 않습니다. 더럽게 힘들고 시간도 오래 걸리기 때문이죠. 집중력이 풀려 자세가 무너지기도 쉽습니다. '차라리 무거운 것 화끈하게 6번 들고 말걸……'이라는 생각도 듭니다. 이 운동은 자세가 확고히 몸에 밴 분들에 한해 일종의 변칙으로 혹은 만성질환으로 고중량을 들기 어렵게 된 경우에 한해 실시합니다. 단기 효과는 있지만 장기적으로 근성장 효과가 지속되지는 않으므로 2~3개월 이내 일회성으로 실시합니다.

## 어떻게 무게를 늘려갈까?

인간이라면 누구나 강해지고 싶은 본능이 있습니다. 근력운동에서도 무게를 늘리고 싶어 해야 합니다. 웨이트 트레이닝에서 무게를 늘려가는 방법은 크게 두 가지로, 점진적 향상(Progressive Overload)과 이중 향상(Double Progression)이 있습니다.

점진적 향상은 매 트레이닝이나 매 주마다 중량이나 횟수를 일정하게 늘려가는 것입니다. 예를 들어, 매주 데드리프트 5kg씩을 늘리거나 횟수를 한 회씩 늘리는 식이죠. 초급자들은 성장이 빨라 이 방법이 잘 통합니다.

이중 향상은 횟수와 중량을 번갈아 올리는 방식입니다. 목표 횟수를 정해 조금씩 늘려간 후, 목표를 달성하면 다음 트레이닝엔 중량을 높이면서 횟수를 낮춰 다시 시작합니다. 예를 들어, 60kg 벤치프레스를 10회 들 수 있다면 65kg×6회부터 시작해 횟수를 늘려갑니다. 한 달 후 65kg도 10회 들 수 있게 되면 70kg×6회부터 다시 시작합니다. 이 방법은 중급자 이상에서 잘 통합니다.

한편, 상급자의 중량 향상은 그리 간단치 않습니다. 이 경우 목표 중량치를 설정하고 4주 이상 강약 조절과 적응기를 거쳐 마지막 트레이닝에서 1RM에 도전하는 방식으로 이루어집니다.

## 휴식이 중요한 이유

과거에는 휴식이 피로물질을 제거하고, 운동하면서 쓴 글리코겐을 재충전하고, 미세 손상된 근섬유가 초과 회복되는 물리적인 회복과 성장만을 고려했습니다(근육통과 근육의 성장에 관해서는 《헬스의 정석-이론편》 참고). 이런 근육 피로는 피트니스 개념의 운동이나 초·중급자에서 주로 문제가 되는데, 지연성 근육통(DOMS)만 아니면 근육 자체는 대개 24~48시간이면 거의 회복됩니다.

그런데 최근에는 스트렝스 트레이닝, 크로스핏 등이 부각되면서 근육만이 아닌 신경의 피로도 따져야 하는 상황이 되었죠. 운동은 이전의 훈련을 통해 만들어진 신경회로를 '점화'하는 과정입니다. 이 과정에서 신경에도 피로가 누적되면서 근육에 전달하는 신호가 점차 약해지는데, 심한 경우 신경계 전체의 기능이 일정 기간 크게 떨어지기도 합니다. 개인 최고기록을 성공한 사람들이 한동안 이유 없이 무

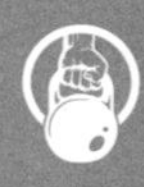

쉬어가기

## 운동에서 수확체감의 원칙과 한계효용의 원칙

수확체감의 원칙은 노동력, 시간 등을 추가로 투입해도 실 생산량은 그에 비례해 늘지는 않는다는 경제 원리입니다. 이 원리는 운동에도 그대로 적용됩니다. 운동도 처음 30~60분 동안은 시간을 투자하는 만큼 효과를 얻지만 그 이상에서는 실익이 급속도로 감소합니다. 1시간에 100%의 효과를 얻는다면 90분은 107%, 2시간은 110%, …… 때에 따라서는 역효과를 낼 수도 있습니다. 직업선수라면 1%의 차이가 승부를 결정하니 효율 따위는 무시할 수도 있겠습니다. 하지만, 가정과 직업이 우선인 일반인이라면 손톱만 한 추가 이득을 위해 장시간 운동에 투자하느니 그 시간에 공부를 하거나 가정에 충실한 편이 삶의 질에 훨씬 유익합니다.

한계효용의 원칙은 동일한 재화를 계속 소비할 때 처음의 효용이 점점 낮아지는 것을 말합니다. 한동안 고기를 못 먹은 사람에게 불고기를 해주면 처음엔 걸신들린 듯 먹을 테고, 두 번째는 그냥 먹을 테고, 세 번째는 다른 반찬 없냐고 투덜댈 겁니다. 운동도 새 프로그램이나 새 운동법으로 첫 달에 10만큼 효과를 거뒀다면 다음 달에는 5, 그 뒤로는 아무 효과도 못 얻을 수 있습니다. 같은 패턴을 반복할수록 한계효용에 빨리 다다르는 만큼 운동 방식도 종목이든 횟수든 어느 정도 변화를 주는 것이 좋습니다.

기력해지는 것도 이런 이유입니다.

이런 신경계 피로는 근육 피로와는 별개로 택싱taxing이라고 합니다. 많은 근육을 쓰고, 중량이 높거나 근육이 오래 수축할수록 택싱이 큽니다. 근력운동의 경우, 같은 무게에선 역도처럼 짧고 역동적인 동작보다 3대 운동처럼 느린 동작에서 택싱이 큽니다. 그중에서도 데드리프트가 택싱이 가장 커서 고중량 데드리프트는 주1회 이상은 잘 하지 않습니다.

근육 피로든, 신경계 피로든 누적된 후에 본격적으로 악영향을 드러내기 때문에 당장은 피로를 체감하지 않아도 주당 2일 이상은 쉬어야 운동을 오래 지속할 수 있습니다. 높은 중량을 다루는 상급자들은 최고기록을 든 후 가벼운 무게로 1~2주 남짓의 디로딩deloading이라는 회복기를 두기도 합니다.

## 특수한 경우

운동을 장기간 쉬었거나 만성질환을 가지고 있는 경우라면 프로그램을 짤 때 어떤 점에 주의해야 할까요?

### 장시간 운동을 쉬었다 다시 시작하는 경우

운동을 중단했다가 다시 시작하려는 분들은 '내가 이전에 OO*kg*을 들었는데 말이야……'라는 생각에 '전성기'의 방식을 바로 시도하기 쉽습니다. 하지만 지금의 몸은 이전의 그 몸이 아닙니다. 근신경은 패턴 기억이 가물가물해서 자세도 틀어지고 부상을 입기 쉽습니다. 장기간 운동을 쉰 근육을 갑자기 강하게 자극하면 미세 손상을 입거나 근육통도 극심해집니다.

그래도 좋은 소식이라면 이전에 한 번 만들었던 근육은 처음 시작하는 사람에 비해 훨씬 빠르게 복귀한다는 점입니다. 그러니 일단은 낮은 단계부터 시작하되 진도를 빠르게 나아가는 방식으로 운동에 다시 적응하면 됩니다.

- **1주 내외의 휴식** 중량만 낮춰 1~2일 운동 후 이전 프로그램으로 복귀
- **1개월 이내의 휴식** 2주 이상 무분할로 컨디션 회복기를 가진 후 이전 프로그램으로 복귀
- **3개월 이내의 휴식** 운동 단계를 낮춰 프로그램 전면 수정(고급자는 중급자 운동으로, 중급자는 초급자 운동으로)해서 낮은 단계로 1개월 이상 수행 후에 이전 단계로 복귀
- **6개월 이내의 휴식** 초급자 프로그램부터 시작해서 수행능력 적응 정도에 따라 프로그램을 빠르게 변경
- **6개월 이상의 휴식** 기초체력 단련부터 시작해 진도를 빠르게 진행

레벨을 낮춰 시작하는 첫 번째 이유는 근신경 때문입니다. 패턴 기억이 흐려진 상태로 이전 중량과 동작을 바로 시도하려 들면 자세도 틀어지고 부상을 입기 쉽습니다. 두 번째 이유는 근육의 구조적인 문제입니다. 장기간 휴식으로 근육이 자연 감소되는 단계에서 갑자기 강한 자극이 들어가면 근육통이 훨씬 심해집니다. 심한 경우 근육이 녹는 병으로 알려진 '횡문근 융해증'도 훨씬 잘 일어납니다.

무리하지 않아도 근육은 쉽게 이전으로 돌아가니 '아, 옛날이여'만 생각하다가 낭패 보지 말고 차근차근 단계를 밟아나가는 것이 좋습니다.

### 만성질환이 있는 경우

당장 근골격계 질환이나 부상이 있다면 근력운동을 해서는 안 됩니다. 또 의학적인 회복이 끝나 운동이 가능하다는 진단을 받았다 해도 조심해야 할 운동이 있습니다. 다음에 제안하는 운동법은 '만성질환자가 좀더 주의해야 할 사항일 뿐 재활법이나 치료법이 아닙니다.' 구체적인 재활 프로그램은 개별 질환이나 상태에 따라 다르므로 담당 의사나 물리치료사와 상담 후에 실시하기 바랍니다.

• 허리디스크 등의 척추질환

- 로우바 스쿼트 → 경증이라면 급성기에서 회복 후 하이바 스쿼트나 트랩바 데드리프트로 대체. 고령이거나 만성화했다면 회복 후 레그 프레스나 V스쿼트 머신으로 대체
- 굿모닝, 중량 싯업, 라잉 레그 레이즈 → 금지
- 루마니안 데드리프트, 벤트오버 로우처럼 허리를 굽히고 장시간 실시하는 종목 → 중량을 낮춰 가슴받이가 있는 기구나 머신으로 대체

• 충돌증후군, 회전근개 손상 등의 어깨질환

- '비하인드넥~' 종목(프레스, 랫 풀다운, 풀업), 키핑 풀업 → 금지
- 딥스 → 금지
- 보디빌딩 스타일 벤치프레스 → 파워스타일이나 언더그립, 덤벨로 대체
- 오버그립의 어깨 레이즈 운동 → 뉴트럴그립이나 언더그립으로

• 무릎 인대, 건 손상

- 레그 익스텐션, 레그 컬 → 회복할 때까지 금지. 회복 후에도 라잉 방식보다는 시티드 방식으로
- 하이바 스쿼트 → 무게를 줄이고 하프 혹은 로우바 스쿼트로 실시
- 핵 스쿼트, 스미스머신 스쿼트 → 금지

• 무릎 퇴행성관절염

- 고중량 스쿼트 → 금지. 저중량 레그프레스와 레그 익스텐션, 레그컬로 실시
- 킥백이나 힙머신, 힙브릿지 등 힙의 고립 운동 추가

• 고도비만

- 고중량 스쿼트, 컨벤셔널 데드리프트 → 맨몸이나 중량을 낮춰서
- 파워 트레이닝(펜들레이 로우, 푸시프레스 등) → 중량을 낮춰서
- 풀업, 행잉 레그 레이즈처럼 매달려 하는 운동, 싯업이나 라잉 레그 레이즈처럼 허리 부담이 큰 운동 → 금지

## 02
# 세트 구성하기

종목과 무게도 정했고, 주당 며칠씩 운동할지도 결정했습니다. 이제 좀더 구체적으로 들어가 각 세트를 구성하고 중량을 설정할 차례입니다. 여기에 필요한 최소한의 가이드라인을 알아봅니다.

### 워밍업 세트

각 부위별 메인 운동 직전에는 워밍업 세트가 필수입니다. 워밍업은 그날 운동할 자세를 미리 연습해보고, 해당 부위의 관절을 풀고, 순환을 자극하기 위해서 합니다. 보조운동에서도 강도가 높거나 자세가 나쁘다면 워밍업이 필요합니다. 워밍업 세트는 최대 가동범위로, 본운동을 방해하지 않는 약한 강도로 실시합니다. 과거에는 본운동보다 한참 낮은 저중량, 빈봉에서 수십 회씩 반복하는 방법을 썼지만, 최근에는 적은 횟수로, 본운동과 유사한 수준까지 점차 중량을 늘려가며 실시합니다.

피트니스 프로그램은 본운동의 중량이 낮아 워밍업도 대개 3세트 이내지만, 고중량의 스트렝스 프로그램은 본 세트보다 워밍업 세트가 더 많기도 합니다. 워밍업 세트 사이의 휴식은 1분 이내로 짧게 잡습니다. 워밍업 후 잠시 쉬고 3분 이내에 본운동을 시작합니다.
워밍업은 대개 당일 본운동 중량의 90% 남짓까지만 실시하지만, 당일 트레이닝 중량(때로는 그 이상)으로 1회를 실시하기도 합니다. 이를 옵셔널 싱글Optional Single이라고 하는데, 몸에 본운동의 중량을 준비시키고 자신감을 주는 효과가 있으며, 실제로 일시적으로 근력을 높이기도 합니다.

| 당일 본운동 최대중량 대비 | 워밍업 횟수 | 당일 본운동 최대중량 | | |
|---|---|---|---|---|
| | | 1RM의 70% 이내 | 1RM의 70~85% | 1RM의 85% 이상 |
| 빈 봉(선택) | 8~10회 | | 선택 워밍업 | |
| 20~40% | 6~8회 | • | | |
| 40~60% | 5~8회 | • | | |
| 60~75% | 3~4회 | | 필수 워밍업 | |
| 75~85% | 1~3회 | | | |
| 85~95% | 1~2회 | | | |
| 100%+(옵셔널 싱글) | 1회 | | | |

• 예제 1 **40kg 벤치프레스(1RM의 75%) 6회/3세트를 하려는 영희**

필수 워밍업 4세트, 40*kg*의 40~60%에서 시작

: 20kg/6회 – 28kg/4회 – 32kg/3회 – 36kg/2회 – 40kg/1회(선택)

• 예제 2 **60kg 스쿼트(1RM의 65%) 10회/5세트를 하려는 영주**

필수 워밍업 3세트, 60*kg*의 60~75%에서 시작

: 빈 봉/8회(선택) – 42kg/4회 – 48kg/3회 – 54kg/2회 – 60kg/1회(선택)

• 예제 3 **200kg 데드리프트(1RM의 90%) 3회/2세트를 하려는 영호**

필수 워밍업 5세트 이상, 200*kg*의 20~40%에서 시작

: 60kg/7회 – 100kg/6회 – 140kg/4회 – 160kg/3회 – 180kg/2회 – 200kg/1회 (선택)

## 본운동 세트별 횟수와 중량은 어떻게 배분할까?

이제 본운동입니다. 워밍업으로 예열을 했으니 세트별로 몇 번을 들고, 얼마만큼의 중량을 설정하는 게 좋을까요? 일부 변칙 세트법을 제외하면 각 세트는 가동범위가 줄어들거나 자세가 흐트러지기 전까지 실시합니다.

### 스트레이트 세트

모든 세트를 같은 중량, 같은 횟수로 하는 방법입니다. 초반 세트에서는 한두 번쯤 더 들 수 있을 것 같은 느낌이 들어야 하고, 후반 세트에서는 한계에 가깝게 도달합니다. 여러 세트를 소화하기 때문에 해당 반복수의 최고중량을 그대로 사용할 수는 없습니다. 총 세트 수가 5세트 이상이면 단일 세트에서 최대로 들 수 있는 무게의 85~90% 이내로 실시합니다. 총 3~4세트면 90% 내외, 2~3세트면 최대 95%까지도 가능합니다.

• 예제 **스쿼트 5회 최고중량(5RM)이 100kg인 민호의 스트레이트 세트**

5회×5세트 : 100*kg*의 85~90% → 최대 85~90*kg* 사용

5회×3세트 : 100*kg*의 90~95% → 최대 90~95*kg* 사용

이 수치는 최대치를 잡는 일반적인 가이드라인일 뿐 실제 개인별, 부

위별로 근지구력과 회복력이 다르고 프로그램 배치와 휴식시간에 따라서도 차이가 있으니 실제 해본 후 적절히 가감합니다.

### 앰렙

앰렙AMREP은 'As Many Reps as possible(할 수 있는 최대한의 횟수)'의 줄임말로 더 이상 할 수 없을 때까지 실시하는 세트를 말합니다. 저중량 고립운동(레이즈, 레그 익스텐션 등)에서는 마지막 한두 세트에서 앰렙을 사용합니다. 복근이나 전완처럼 지구력이 강한 근육도 매 세트 한계까지 실시하고, 맨몸운동도 강도 조절이 어려워 횟수로 운동량을 조절하다 보니 앰렙을 많이 사용합니다.

반면, 많은 근육을 쓰는 복합운동이나 고중량에서는 신경계 피로가 심하므로 앰렙은 자제합니다. 6회 이하 고중량의 3대 운동에서는 꼭 필요한 경우만 예외적으로 실시합니다.

### 어센딩 세트

낮은 중량의 고반복으로 시작해 중량을 높이고 횟수를 줄여가는 방법입니다. (피라미드 세트라고도 하는데, 정확한 표현은 '어센딩 하프 피라미드 세트'입니다.) 횟수와 중량을 바꿀 때는 대개 '중량 2~3% 증가 ≒ 횟수 1회 감소' 정도로 보지만 중량 범위나 개인별로 차이는 있습니다. 과거 보디빌딩에서 널리 썼으나 초반부가 이도저도 아닌 애매한 운동이 되거나, 후반부에서 제대로 힘을 못 내는 문제점이 있습니다. 반복수가 아주 낮은 상급자용 스트렝스 트레이닝에서 일부 쓰기도 합니다.

• 예제 **벤치프레스 8회 최고중량이 45㎏인 영호가 4세트로 어센딩 세트를 할 때**

(1RM 추정치는 58kg)

1세트 38kg/12회 → 2세트 40kg/10회 → 3세트 42kg/8회 → 4세트 44kg/6회 또는 앰렙

### 디센딩 세트

워밍업 후 바로 해당 반복수의 최고중량으로 시작해 조금씩 중량이나 횟수를 낮춰가는 방법입니다. (역 피라미드 세트라고도 하지만 정확한 표기는 '디센딩 하프 피라미드 세트'입니다.) 최근에는 어센딩 세트보다 많이 쓰며, 초·중급자가 중량을 높일 때 유용합니다. 높은 중량으로 스트레이트 세트를 실시한 후, 마지막 한두 세트에서 무게를 확 낮춰 고반복으로 실시하는 소위 백오프Back-Off 세트법으로 활용하기도 합니다.

• **예제 데드리프트 6회 최고중량(6RM)이 48kg이었던 민영이가 50kg/6회에 처음 도전하는 날 가능한 6가지 시나리오**

① 1세트 50kg/6회 성공 → 2세트 48kg/6회 → 3세트 46kg/6회 → 4세트 44kg/6회 또는 앰렙(무게로 디센딩)

② 1세트 50kg/6회 성공 → 2, 3, 4세트 45kg/6회(디센딩 후 스트레이트)

③ 1세트 50kg/6회 성공 → 2세트 42kg/6회 → 3세트 44kg/6회 → 4세트 46kg/6회 또는 앰렙(디센딩 후 어센딩)

④ 1세트 50kg/6회 성공 → 2세트 50kg/5회 → 3세트 50kg/3회 → 4세트 50kg/1회 또는 앰렙(횟수로 디센딩)

⑤ 1세트 50kg/6회 성공 → 2세트 50kg/앰렙 → 3세트 48kg/6회 → 4세트 46kg/6회 또는 앰렙(무게로 디센딩)

⑥ 1세트 65*kg*/1회 성공(옵셔널 싱글) → 2세트 50*kg*/6회(스쿼트와 데드리프트를 같은 날 실시할 때)

### 피라미드 세트

어센딩 세트와 디센딩 세트를 연이어 실시하는 것으로, 강도를 높였다가 낮춘다고 해서 '풀 피라미드 세트'라고도 합니다. 근부피를 중시하는 피트니스 트레이닝에서 많이 씁니다.

**고반복/저중량 → 저반복/고중량 → 고반복/저중량 : 피라미드 세트**

**(중량/반복수의 크기는 상대적인 개념입니다.)**

• 예제 **밀리터리 프레스 10회 최고중량이 40㎏인 성훈이가 풀 피라미드 세트로 5세트를 할 때**

1세트 32*kg*/12회 → 2세트 37*kg*/10회 → 3세트 40*kg*/9회 → 4세트 40*kg*/7회 → 5세트 35*kg*/12회 또는 앰렙

## 하루에 몇 세트를, 몇 분간 할까?

오랜 시간, 많은 세트를 운동한다고 좋은 운동은 아닙니다. 사람의 몸은 기계가 아니어서 소화할 수 있는 운동량과 집중할 수 있는 한계가 있고, 그 안에서 효율적으로 체력을 배분하는 기준이 필요합니다.

### 종목당 세트 수

몇몇 예외적인 루틴을 빼면 한 종목의 세트 수는 워밍업을 빼고 많아

야 4~5세트를 넘기지 않습니다. 세트 수가 과도하면 근신경 경로가 피로해져 같은 동작에 집중하기 어렵습니다. 근육 내의 ATP-PC 같은 출력 좋은 고급 연료가 고갈되어도 효율적으로 근육을 자극하기 어려워집니다. 이 지경이 되기 전에, 매 세트 끝장을 본다는 느낌으로 집중해서 4~5세트 이내에 결판을 냅니다.

### 하루의 총 세트 수

횟수×세트 수를 볼륨이라고 하고, 중량kg×횟수×세트 수를 중량볼륨(load volume, tonnage)이라고 합니다. 대개 이 기준으로 운동량을 잡기 때문에 강도가 높을수록 세트 수는 줄고, 강도가 낮을수록 세트 수는 많아지는 경향이 있습니다. 워밍업을 뺀 본운동을 기준으로 할 때 '가장 일반적인' 세트 수는 아래 정도입니다.

- 본운동 ~10세트 저볼륨으로 파워리프팅이나 고중량 스트렝스 트레이닝에서 주로 활용
- 본운동 11~20세트 중간 볼륨으로 스트렝스 트레이닝, 강도 높은 근벌크 운동, 4분할 이상으로 분할 수가 높은 경우에 활용
- 본운동 20~30세트 고볼륨 운동으로 근벌크에 주력하거나 무분할, 2~3분할 등에서 주로 활용

일부 특수한 구성을 빼면 일반인 프로그램에서 하루에 소화되는 본운동이 30세트를 넘기는 경우는 거의 없습니다. 30~40세트를 하고도 힘이 남아돈다면 체력이 킹왕짱(?)이어서가 아니라 충분한 강도로 운동하지 않아서일 가능성이 큽니다.

### 하루의 적정 운동시간

최적의 운동시간이 정해진 것은 아닙니다. 강습이나 기술 훈련처럼 보고 듣는 시간이 많거나, 휴식시간을 길게 잡는 일부 스트렝스 루틴이라면 두세 시간 이상 걸리기도 합니다. 반대로 파워리프터가 중량 기록을 세울 때, 타바타 같은 고강도 인터벌 트레이닝(HIIT)은 몇 분 이내로 본운동이 끝날 수도 있습니다.

이런 예외는 접어두고, 일반인 기준의 일상적인 근력운동은 40~70분 정도가 적당합니다. 고강도 운동은 본세트가 적은 대신 워밍업과 휴식이 길고, 강도가 낮은 운동은 세트 수가 많아도 휴식이 짧아서 결과적으로 총 소요 시간은 거기서 거기입니다. 매 운동 마지막 세트에서는 죽을 것 같은 느낌이 들도록 하고, 그 뒤엔 미련 없이 다른 종목으로 넘어갑니다.

계획한 종목을 다 끝냈다면 더 끌지 말고 마무리한 후 쉽니다. 운동의 결과는 '질 좋은 세트'가 결정할 뿐 얼마나 탈진했는지는 중요치 않습니다. 오래 하는 만큼 좋다면 종일 막노동하는 사람의 몸이 가장 좋아야 하겠지만 운동과 노동은 다릅니다.

운동생리학적으로도 연속적인 운동은 시작 후 50~60분을 넘기는 시점부터 근육을 만드는 동화호르몬보다 근육을 분해하는 이화호르몬의 작용이 본격적으로 강해집니다. 직장은 초과근무 하면 야근수당이라도 받지만 운동에서 초과근무 하면 있는 돈도 날립니다.

## 강도를 높이기 위한 변형 세트법

기존 프로그램에 익숙해진 중·상급자 단계에서는 그간의 방법에 근육과 신경이 익숙해져 단순히 중량과 반복수만 바꾸는 것으로는 자극이 부족할 수도 있습니다. 이때는 변칙적인 방법으로 근육에 색다른 자극을 주기도 합니다.

### 다중 세트법

다중 세트법은 특성이 다른 여러 세트를 결합해 색다른 자극을 추구하는 것을 말합니다. 다만 남발하면 과도한 피로를 불러오거나 효과를 보지 못할 수도 있으니, 꼭 필요한 경우에 충격요법으로 실시합니다.

- **길항근 슈퍼세트** 길항근 슈퍼세트(Antagonist Super Set)는 서로 반대 역할을 하는 길항근을 번갈아 단련하는 방식으로, 흔히 슈퍼세트라고 합니다. 가슴-등, 이두근-삼두근, 대퇴사두근-햄스트링 등이 이런 길항 관계입니다.

  일반적인 슈퍼세트에서는 길항 관계의 두 근육 모두가 타깃입니다. 한 근육을 고반복으로 훈련한 후, 바로 뒤이어 길항근 운동을 실시합니다. 양쪽 근육 모두를 강제로 운동시키는 효과가 있어 근 벌크에 유리합니다. 예를 들어, 바벨 컬을 10회 실시한 직후 삼두 프레스다운을 실패 지점까지 운동합니다. 양 운동 사이의 간격은 10~15초를 넘기지 않습니다. 팔 · 다리 같은 사지에서 특히 유용하지만, 등과 가슴의 운동도 종종 실시합니다.

  언뜻 생각하면 아무리 길항근이어도 앞서 비슷한 부위를 운동했다면 뒤에 하는 운동은 지쳐서 제대로 못 할 것 같죠. 그런데 최근 몇몇 연구로 길항근 슈퍼셋이 뒤에 하는 운동의 횟수를 오히려 높일 수 있다는 의외의 사실이 밝혀졌습니다. 이유는 아직 확실치 않지만, 길항근이 서로의 브레이크 역할을 하기 때문으로 추정합니다. 제대로 통제하며 실시할 수 있다면 시간 투자 대비 효율적인 운동을 구성할 수 있습니다.

스트렝스 트레이닝 같은 고중량에서의 길항근 슈퍼셋은 차이가 있습니다. 이때는 뒤에 하는 운동의 중량을 높이는 것이 목적입니다. 길항근을 2~3회 정도 먼저 운동해 '적당히' 지치게 한 후, 본운동을 실시합니다. 예를 들어, 주목적이 벤치프레스라면 길항근인 등을 쓰는 풀업이나 랫 풀다운을 2~3회 실시한 후, 즉시 벤치프레스를 실시합니다. 고중량에서 길항근의 기능을 떨어뜨리는 것은 안전에 문제가 될 수 있으니, 앞 운동의 강도를 어느 정도로 하는 것이 본운동을 방해하지 않는지 파악하는 것이 관건입니다. 그래서 이 방식은 초·중급자에게는 권하지 않습니다.

- **자이언트 슈퍼세트** 한 부위에 각기 다른 종목으로 3세트 이상 연이어 실시하는 극도의 고반복 세트로, 주로 근벌크 운동으로 실시합니다. 세트 사이 간격은 10~15초를 넘겨서는 안 되며, 고중량을 시도하기는 어렵습니다. 많은 에너지를 소모할 수 있고, 근지구력 향상과 시간 절약에도 유리합니다.

  예를 들어, 등운동으로 '바벨 로우 10회 → 풀업 10회 → 랫 풀다운 10회'를 연이어 실시합니다. 체력이 많이 필요한 프리웨이트 복합운동으로 시작해 집중력이 덜 필요한 머신이나 고립운동으로 넘어갑니다.

- **선피로법** 선先피로법(Pre-exhaust Super Set)은 고립운동을 먼저 실시

해 표적근육을 피로하게 만든 후 복합운동을 하는 것을 말합니다. 특정 근육이 유독 발달이 더딜 때 보완 운동으로 자주 쓰며, 팔이나 어깨 같은 상체의 작은 근육, 하체에서 유용합니다. 등이나 가슴 같은 몸통의 큰 근육은 선피로법보다는 뒤에 나올 후피로법이 좀더 효과적입니다. 다음은 선피로법의 예입니다.

- 이두 : 머신 컬(컨센트레이션 컬) → 덤벨 컬(바벨 컬)
- 삼두 : 삼두 프레스다운 → 라잉 삼두 익스텐션
- 어깨 : 레이즈 머신 → 밀리터리 프레스
- 하체 : 레그 익스텐션 → 스쿼트

• **후피로법** 후後피로법(Post-exhaust Super Set)은 선피로법과는 반대로 복합운동을 실시한 후, 즉시 고립운동을 이어서 하는 방법을 말합니다. 등이나 가슴처럼 관여하는 근육이 많은 상체의 큰 근육군에 유리합니다.

- 등 : 턱걸이 → 머신 로우
- 가슴 : 벤치프레스(체스트 프레스 머신) → 플라이 머신

• **PAP** PAP(Post Activation Potentiation)은 1980년대에 알려진 파워트레이닝 기술로 3~5회 정도의 고중량 리프팅 후 전력달리기나 점프 같은 폭발적인 파워 위주의 운동을 실시합니다. 고중량을 들고 나면 지칠 텐데 어떻게 힘을 내냐고 의아해 할 수도 있지만 제한된 횟수로만 실시해 신경신호와 속근의 동원을 일시적으로 강화한다

는 원리입니다. 워밍업에서의 옵셔널 싱글과 비슷한 개념입니다. 실제 짧은 순간에 승부가 갈리는 100미터 달리기나 역도에서 순간 파워를 향상시키는 것으로 확인되었습니다. 1988년 서울올림픽 100미터 달리기에서 당초 금메달을 차지했던 캐나다의 벤 존슨(이후 금지약물 문제로 박탈)이 600파운드(272kg)로 스쿼트 3회를 한 직후에 경기장에 나간 것이 알려지면서 유명해졌습니다.

한편 PAP을 근부피 향상을 목적으로 하는 일반적인 트레이닝에도 적용할 수 있습니다. 6~8회 정도의 근력운동 후 폭발적인 파워 동작을 곧바로 이어서 실시합니다. '스쿼트 후 제자리 점프, 벤치프레스 후 플라이오 푸시업, 풀업 후 메디신볼 슬램' 등의 구성이 있습니다.

### 강제반복법

강제반복법은 정자세로는 더 이상 할 수 없는 단계에서 몇 회를 더 반복하기 위해 실시하는 방법입니다. 근부피 향상을 중시하는 고반복 트레이닝에서, 주로 마무리 한두 세트에서 활용합니다.

- **드롭세트** 평소 중량으로 한계치까지 리프팅한 후, 바로 중량을 낮춰 다시 한계치까지 반복하는 것을 말합니다. 중량 변경이 어려운 바벨보다는 무게를 즉시 바꿀 수 있는 덤벨이나 핀 방식 머신에서 주로 활용합니다. 최대 3~4단계까지 중량을 낮출 수 있습니다. 예를 들어, 덤벨 래터럴 레이즈를 5kg, 4kg, 3kg으로 바꿔 들며 실패 지점까지 계속할 수 있습니다.

• **정지세트** 실패 지점까지 리프팅 후, 10~15초 내외로 잠시 숨을 가다듬고 다시 같은 중량을 실패 지점까지 추가로 시도합니다. 바벨운동이나 플레이트 방식 머신 등 중량을 바꾸기 힘든 종목에서 많이 활용합니다.

• **보조자 활용** 마지막 횟수까지 완수 후, 보조자의 도움을 받아 2~3회를 더 실시합니다. 능숙한 보조자가 필요합니다.

• **동작 바꾸기** 저중량을 쓰는 종목에서 실패지점에 다다르면 그보다 높은 중량을 쓰는 유사한 동작으로 즉시 바꿔 강제반복 합니다. 예를 들면 다음과 같습니다.

- 컨센트레이션 컬 → 덤벨 컬
- 덤벨 컬 → 해머 컬
- 덤벨 래터럴 레이즈 → 프론트 레이즈 또는 덤벨 오버헤드 프레스

• **치팅+네거티브** 한계까지 실시한 후나 아직 근력이 약해 아예 한 개도 못 하는 종목에서 쓰는 변칙입니다. 반동이나 치팅으로 일단 수축동작을 한 후, 이완하는 네거티브 동작을 최대한 느리게 실시합니다. 이 방법은 치팅을 해도 부상 위험이 비교적 적은 팔이나 어깨의 고립운동에 주로 쓰이고, 풀업 초보 단계에서도 자주 쓰입니다.

- 이두 컬, 래터럴 레이즈 : 반동으로 올린 후 아주 천천히 내리기

• 풀업 : 뛰어서 일단 봉 위에 턱을 올린 후 천천히 내려오기

## 기타 변형 운동법

• **슈퍼슬로** 아주 천천히 수축과 이완을 실시하는 방법입니다. 통상적인 리프팅의 2~3배 이상 느리게 수행합니다. 옳은 자세를 취하고 특정 근육에 집중하기에 쉬워 초급자 단계에서도 실시할 수 있는 안전한 방법입니다. 근부피 향상을 위주로 훈련할 때 유리합니다.

• **벨로시티 트레이닝** 벨로시티 트레이닝Velocity Training은 최대한 빠르고 폭발적으로 리프팅해 자극을 강화하는 방법으로 슈퍼슬로우와는 정반대입니다. 다이나믹 훈련(Dynamic Effort, DE)이라고도 하며, 순간 파워를 높이므로 경기종목 선수나 파워리프터들이 즐겨 사용합니다. 대개 본인 최고 중량의 50~70% 사이를 사용하며, 8~10회 이내의 반복횟수로 여러 세트를 실시합니다.

• **부분반복** 근력운동의 대원칙은 최대가동범위이지만 의도적으로 일부분만 부분반복(Partials)을 실시하기도 합니다. 과거에는 근육의 긴장을 장시간 유지하거나 혹은 특정 지점에서 많이 쓰이는 근육을 타격할 목적으로 주로 썼습니다. 최근에는 근육이 늘어난 지점을 집중 반복하는 방식으로 많이 씁니다. 아래는 대표적인 부분반복법입니다.

• 하프, 쿼터 스쿼트 : 대퇴사두근에 자극이 집중되는 범위를 활용

- 벤치프레스, 오버헤드 프레스 : 완전가동범위에서 위아래 4분의 1씩을 빼고 중간 범위만 실시해 세트 내내 근육의 긴장을 유지
- 체스트 플라이, 이두 컬, 레이즈 등 : 근육이 최대로 늘어난 하단부위 절반만 운동

- **자극을 강화하는 보조용품** 탄력밴드나 쇠사슬 등을 바벨에 연결하는 방법입니다. 바벨을 올릴수록 밴드가 늘어나거나 체인의 매달린 부분이 많아져 저항이 커집니다. 대부분의 미는 운동과 당기는 운동은 초반 저항이 강하고 후반으로 갈수록 가속이 붙어 저항이 줄어드는데, 이런 기구를 쓰면 그 반대 효과를 줄 수 있어 근육을 좀더 강하게 단련할 수 있습니다.

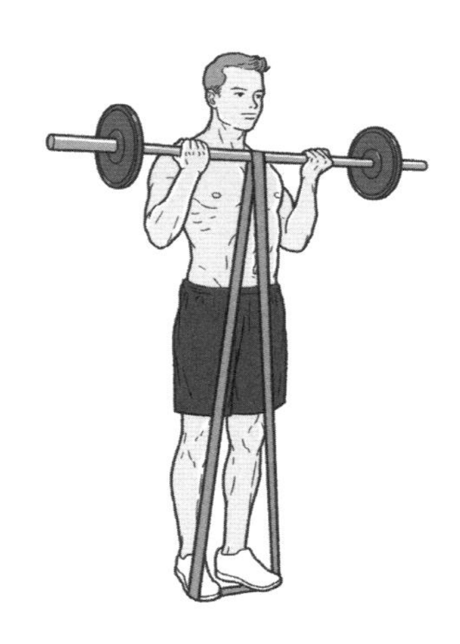

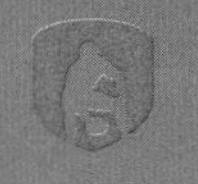

더 생각해보기

## 반복수에서 1-3-5-12는 뭘 의미할까?

세트당 횟수 설정에 어떤 이론적인 근거가 있을까요? 일단 운동생리 측면에서는 연료가 다릅니다. 가장 효율이 좋은 연료인 ATP는 10초 이내, 길어야 1~3회 반복이 가능하며 이때 최고 무게를 들 수 있습니다. 그 뒤 20초 남짓까지는 크레아틴으로 재활용한 ATP를 쓰는데, 원래의 ATP보다 약간 떨어지기는 해도 여전히 출력이 좋습니다. 여기까지가 ATP-PC단계로, 리프팅 횟수로는 5~6회 정도입니다. 이때는 산소가 필요 없고 가장 힘이 강해 스트렝스 트레이닝에 최적입니다. 경기 종목에서도 20초 이내가 가장 파워가 좋다고 보는데, 달리기의 경우 가속도까지 고려해 200미터 기록이 인간이 낼 수 있는 평균속도로는 가장 빠릅니다.

그 뒤로는 당분을 태워 ATP를 만들어야 합니다. 초반 약 1분 이내까지는 산소 없이 당분을 태우는 불완전연소인 젖산대사가 일어나는데, 이 영역은 근육의 피로를 유발해 근부피를 키우는 볼륨 트레이닝에 적합합니다. 최대 반복 횟수는 12~15회 정도로, 그마저 넘어가면 산소로 당분과 지방산을 태우는 '유산소대사'가 됩니다.

이제 근신경 차원에서 보죠. 신경의 전기신호를 체크하는 EMG테스트 결과도 에너지대사와 보조를 맞춰갑니다. 일단 5~6회까지의 신경신호는 안정적인 패턴을 보입니다. 고중량을 드는 분들은 알겠지만 일단 1회만 들면 2~3회까지는 비교적 쉽게 늘어납니다. 같은 ATP를 연료로 쓰고, 1회의 신경신호도 계속 유지되기 때문입니다. 그래서 '최고의 한 방'이 중요한 파워리프터들은 싱글(1회)-더블(2회)-트리플(3회) 훈련을 많이 실시합니다.

그보다 출력이 약간 떨어지는 ATP-PC 구간 역시 신경신호는 여전히 양호하므로 스트렝스 트레이닝에 적합합니다. 일반 스트렝스 루틴에서 3×5, 5×5세트가 많이 등장하는 게 이 때문입니다. 5~6회는 근력에서 근벌크로 넘어가는 경계점으로 다재다능한 반복수인데, 반대로 생각하면 양극단의 전문 영역인 파워리프터나 보디빌더에게는 이도저도 아닌 애매한 영역일 수도 있습니다.

6회 반복을 넘어 젖산대사에 접어들면 근신경의 피로로 전기신호가 흐트러지기 시작합니다. 하지만 중량이 높지 않다면 여전히 할 만합니다. 그런데 동작이 계속되어 10~12회를 넘어 유산소대사에 접어들면 신경신호도 눈에 띄게 불규칙해집니다. 집중력이 떨어지고 동작이 흐트러진다는 의미죠. 이 영역은 다이어트 운동이나 근지구력을 단련하는 서킷 트레이닝에 널리 쓰이고, 이때 발생하는 피로를 역으로 이용해 근부피를 키우는 '고반복 볼륨 트레이닝'도 가능해집니다.

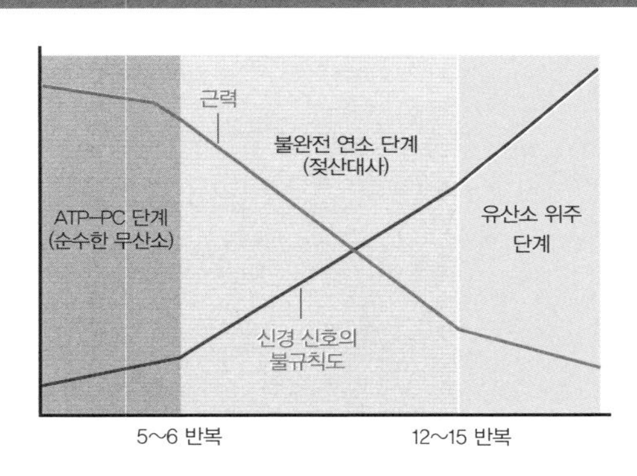


반복수에 따른 에너지 효율의 변화

# 03
# 내 단계에서는 뭐가 필요할까?

모든 학습이 다 그렇듯이 운동도 단계에 따라 방법이 달라야 합니다. 운동을 계속하면서 기량이 향상되고 몸도 발달하면서 그에 따라 필요한 운동량과 강도가 계속 달라지기 때문입니다. 초급자가 상급자용의 복잡하고 느린 프로그램을 따라하는 건 비효율적이고, 상급자가 초급자의 단순하고 빠른 프로그램을 따라 하다가는 몸이 망가집니다. 머리로만 하는 공부는 이해가 안 되면 그냥 책을 내던지면 그만이지만, 중량을 다루는 운동에서는 지금 하는 운동이 내게 맞는지 아닌지 알기도 어렵고 자칫 잘못하면 부상으로 이어지기 십상입니다. 그러니 내 단계에서 어떤 운동을 하는 것이 효율적인지 파악하는 것은 아주 중요합니다.

크게 초급자, 중급자, 상급자로 나누어 그 기준과 각 단계에 따른 운동방법의 차이를 살펴보겠습니다.

## 운동 숙련 정도에 따른 가이드

### 초급자, 뭘 해도 다 통한다

초급자를 단순히 경력으로 구분하는 게 썩 옳은 방법은 아니지만, 주 3회 이상 꾸준히 원칙대로 운동해왔다면 대개 초반 6~12개월까지에 해당합니다. 이맘때는 원칙 따위는 접어두고 자주 빡세게만 하면, 심지어 말도 안 되는 엉터리 운동도 근부피든 힘이든 뭔가는 발달합니다. 초급자 효과라고도 하는데, 고급자가 1년간 이루는 성과를 단 1주 만에 이룰 수도 있습니다. '내년쯤이면 보디빌더 되겠네?'라는 터무니없는 착각에 빠지기도 하고, 자신감이 넘쳐 오지랖도 심해집니다. 단, 시작을 잘못하면 한계에도 빨리 부딪힙니다. 발달이 얼마나 지속되느냐는 얼마나 '제대로 했느냐'로 결정되니까요.

이 시기의 운동은 단순해야 합니다. 첫 달은 동작부터 익힙니다. 3대 운동의 중량 총합 500kg이 목표든, 옷발 받는 늘씬한 몸매가 목표든 이때의 운동은 '빈 봉으로 자세잡기'로 똑같습니다. 기본종목 7개를 마스터하는 것이 우선이므로 종목 수는 늘리지 않습니다. 일부 서구권 자료에는 초반부터 중량을 얹는다는 내용을 볼 수 있지만 이건 어릴 때부터 운동을 접할 기회가 많은 해외의 이야기이고, 우리나라에서는 대개 어른이 되어 처음 바벨을 잡는 데다 대부분이 체계적인 지도 없이 독학으로 시작하기 때문에 적합한 방법이 아닙니다.

일단 동작이 익숙해지면 중량이나 횟수를 높여갑니다. 분할운동은 시간 낭비입니다. 이때는 2~3일마다 강도를 올릴 수도 있습니다. 이때 강도를 안 올리는 건 최고의 황금기를 포기하는 셈입니다. 중량을 기준으로 볼 때, 젊고 건강한 성인 남성은 초반 몇 주간 스쿼트나 데드리프트의 경우 주당 5~10kg 이상, 벤치프레스도 3~5kg은 가능하고 여성도 그 절반 이상씩 올릴 수 있습니다. 근부피, 근력, 지구력 모두 함께 쑥쑥 자랍니다. 초급자인데도 안 자란다? 아는 것이 없어서가 아니라 쓸데없는 것만 너무 많이 알아서일 공산이 큽니다. 뭐가 맞는지 가려낼 능력이 아직 없으니 정해진 대로 무조건 따라 합니다.

중량을 기준으로 초 · 중급자를 나누기는 정확하지는 않지만, 초급자 딱지를 떼는 목표치를 제시한다면 남성의 경우 본인 체중만큼의 벤치프레스, 체중 1.3~1.5배의 스쿼트와 데드리프트입니다. 여성의 경우 벤치프레스는 체중의 0.5~0.6배, 스쿼트와 데드리프트는 체중의 0.8~1배입니다.

### 중급자, 바꿔야 변한다!

달력이 바뀔 때마다 눈에 띄게 발전하다 어느 순간 벽에 부딪히면 좋은 시기는 다 갔습니다. 이때부터는 단기 프로그램을 다양화해야 합니다. 회복능력의 발달은 근력 발달보다 더디기 때문에 경력이 길수록 휴식도 많이 필요합니다.

이때는 몸이 적응을 못 하도록 짧은 주기(일 단위나 주 단위)로 패턴을 바꿔줍니다. 오늘은 고중량, 다음 운동에는 고반복을 하기도 하고, 주별로 고중량, 고반복을 번갈아 실시하기도 합니다. 근육을 쓰는 느낌도 터득했으니 자잘한 보조운동들도 본격적으로 연습하기 시작합니다.

적절히 변화만 주고, 충분히 노력만 하면 근부피든, 근력이든 모두 발달하니 아직까지는 할 만합니다. 하지만 이맘때는 한계를 직감하면서 점점 겸손해집니다.

### 상급자, 특단의 대책 없이는 제자리걸음

몇 년간 운동을 계속하고, 중량도 생물학적 한계치에 가까워지면 모든 능력이 동시에 좋아지기는 불가능한 상급자 단계가 됩니다. 이때는 남들 시선에는 무관심해지고 자신과의 싸움에만 전념하게 됩니다. 대중 헬스장에서 상급자를 보기는 쉽지 않지만, 대개 자기 운동에만 전념하느라 있어도 티가 나지 않습니다.

이 단계부터는 근부피, 근력이나 지구력, 체지방 관리 등을 주기별로 나눠 집중하게 됩니다. 운동 경력이 길어질수록 주기도 점점 길어집니다. 이런 주기화는 일 단위의 단기 사이클부터 주 단위, 월 단위 이상의 장기 매크로 사이클에 모두 적용됩니다.

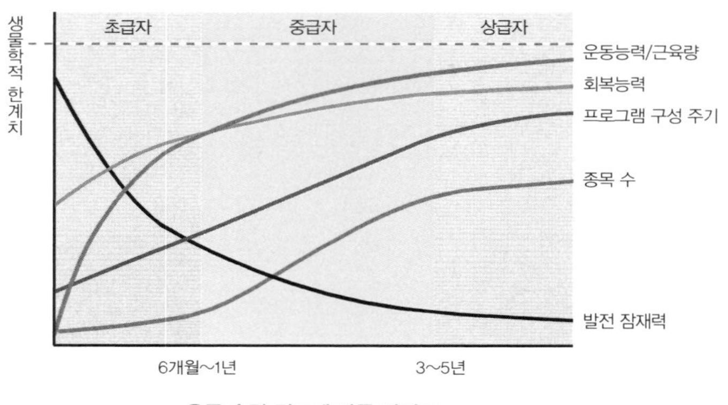


운동 숙련 정도에 따른 가이드

## 중장기 프로그램

운동 프로그램은 '마이크로 사이클'이라는 주 단위 구성이 있고, 월이나 연 단위 장기 계획인 '매크로 사이클'도 있습니다. 이런 매크로 사이클에서는 운동 종목이 아니라 운동 강도나 휴식을 어떻게 변화시켜 나갈지 미리 계획을 세워둡니다. 그럼 이런 매크로 사이클은 어떻게 잡을까요?

### 주기화

매크로 사이클을 잡는 대표적인 방법으로, 주기에 따라 프로그램을 바꾸는 방식입니다. 전공서 한 권이 나올 만큼 방대한 내용이지만 단순화하면 다음과 같습니다.

- **선형주기화** 선형주기화(Linear Periodization)는 초반에는 '낮은 강도+많은 반복수'로 근력의 밑바탕이 되는 근부피를 키우고, 후반에는 '높은 강도+적은 반복수'로 근력 훈련에 치중합니다. 스트렝스 트레이닝이나 역도처럼 힘을 목적으로 하는 운동에서 많이 씁니다.

- **역선형주기화** 역선형주기화(Reverse Linear Periodization)는 초반에는 '높은 강도+적은 반복수'로 근력부터 키우고, 후반에는 '낮은 강도+많은 반복수'로 근부피와 지구력에 치중하는 트레이닝으로 넘어갑니다. 주로 보디빌더나 마라톤 같은 지구력 종목 선수들이 애용합니다.

- **파동주기화** 선형이나 역선형주기화는 시즌이 정해져 있는 선수나 장기적인 목표가 있는 일반인에게는 적당하지만 단순히 건강이나 미용을 위해 운동하는 대다수 일반인이나 시시때때로 경기에 참여하는 종목에는 맞지 않습니다. 파동주기화(Undulating Periodization)는 이름 그대로 트레이닝 패턴에 규칙적인 변화를 주는 것입니다. 예를 들어, 첫 한두 주는 스트렝스, 다음에는 지구력, 그 다음에는 근부피 위주로 바꾸는 방법이 있습니다. 단기적으로는 파동주기를 쓴다 해도 월이나 연 단위 큰 틀에서는 대개 선형이나 역선형 주기를

따릅니다.

세 가지로 간략히 정리했지만 실제 프로그램에는 이를 뒤섞거나 종목별로 복합해 사용하기도 합니다.

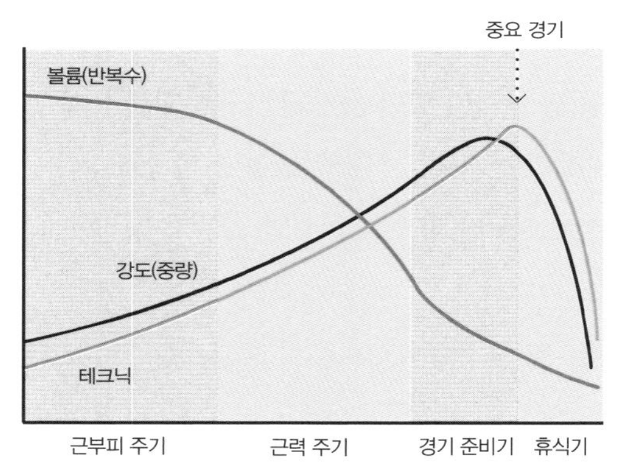


선형주기(역도선수, 파워리프터 등)

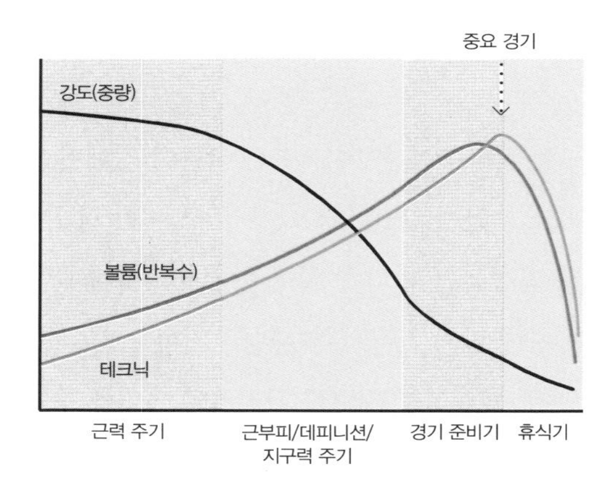


역선형주기(보디빌더, 마라톤선수 등)

### 체중 조절 전략

중장기 프로그램에서 빠질 수 없는 항목이 바로 체중 관리입니다. 체중을 구성하는 가장 큰 두 요소는 근육과 체지방입니다. 대부분이 근육은 얻고 싶고, 지방은 빼고 싶어 하지만 현실에서는 이 둘이 함께 늘고 함께 줄어드는 경향이 있습니다. 그나마 초급자 단계에서는 근육 증가와 체지방 감소가 동시에 가능하지만 중·상급자라면 양립하기 어려워 어느 한쪽에 좀더 무게를 싣는 전략이 필요합니다. 이에 따라 중·상급자의 체중 관리는 두 가지로 나뉩니다. 약간의 체지방 증가는 감수하면서 근육 성장도 극대화하는 '벌크업bulk up' 방식과, 체지방 증가는 최대한 억제하면서 상대적으로 적은 양의 순수 근육을 얻는 '린매스업lean mass up' 방식입니다.

#### 벌크업-커팅 방식

지난 수십 년간 가장 널리 쓰인 방법입니다. 1단계로 2~3개월 이상 '고열량 섭취+고강도 운동'으로 벌크업을 하는데, 이때는 약간의 체지방 증가를 감수하면서 최대한의 근육을 얻습니다. 주의할 건 체지방이 최소한 정상 범위(남성은 18~20%, 여성은 25%) 이상 올라가선 안 됩니다. 2단계인 커팅기에는 '저열량 섭취+고볼륨 운동'으로 약간의 근육 손실을 감수하며 체지방을 걷어냅니다.

'성공만 한다면' 많은 근육을 얻을 수 있지만, 벌크업에서 체지방이 과하게 쌓이면 그만큼 커팅 과정에서 근육도 많이 잃게 됩니다. 1보 전진에 1보 후퇴를 반복하면서 빈손이 되기도 하고, 최악의 경우 더 나빠질 수도 있습니다. 높은 운동강도와 노하우가 필요하기 때문에 초보 단계에서는 실패할 확률이 높아 권하지 않습니다. 체중이 급변하는 과정에서 건강이 망가지기도 하고, 사회생활에도 큰 스트레스가 됩니다. 최근에는 아주 마른 사람이나 체중 관리에 능숙한 전문 보디빌더를 제외하면 린매스업을 선호하는 경향입니다. (불법 약물을 사용할 때도 벌크업 약물과 커팅 약물, 휴지기인 PCT 사이클을 맞추기 위해 벌크업-커팅을 많이 써왔습니다. 최근에는 불법 약물의 종류가 다양하고 교묘해지면서 이 구분도 애매해졌습니다.)

### 린매스업 방식

린매스업은 이름 그대로 '제지방(lean mass)만 늘리기'입니다. 언뜻 이것이 가능한가 싶지만, 체지방량의 변화 없이 근육량만 늘려 체지방의 비율을 떨어뜨린다는 접근입니다. 예를 들어, 체중 60*kg*에 체지방량 10*kg*인 영호의 체지방률은 17%입니다. 영호가 체지방량은 유지하면서 근육량만 늘려 83*kg*이 된다면 체지방률은 12%로 떨어집니다.

벌크업과 커팅이 에너지 상태를 플러스에서 마이너스로 극단적으로 바꿔 가는 것과 달리, 린매스업은 에너지 상태를 균형치에서 대략 200~300kcal 정도로만 플러스로 장기간 유지하며 근력운동에 매진합니다. 커팅까지 끝내야 최종 결과를 확인할 수 있는 벌크업과 달리 몸의 변화를 실시간으로 확인할 수 있고, 체중이 극단적으로 변하지 않아 건강이나 일상에도 지장이 적습니다.

린매스업은 체중이 정상 범위 언저리나 그 이하에서 적당하므로 심한 비만이라면 체중부터 낮춰야 합니다. 몸 상태를 체크하며 식단과 프로그램을 끊임없이 보완해야 하기 때문에 꾸준함도 뒷받침되어야 합니다.

### 중장기 사이클 구성의 예

매크로 사이클의 주기와 순서는 운동 경력과 목적에 따라 달라집니다. 다음은 일반인을 기준으로 운동 레벨에 따른 프로그램 변화 방법의 예입니다.

| 경력 | 운동 단계 | | 구성 |
|---|---|---|---|
| 초급자 1년 기본기 프로그램 | 2개월간 무분할 | F1-0, F1-1 | 매주 중량 추가 |
| | 1개월간 무분할 | F1-2 | 매주 중량 추가 + 세트당 1회씩 줄임 |
| | 2개월간 무분할 | F1-2 | 매주 1회씩 세트당 횟수 추가 |
| | 2개월간 2분할 | F4-1 | 격주로 중량 추가 + 세트당 1회씩 줄임 |
| | 1개월간 2분할 | F4-1 | 격주로 1회씩 세트당 횟수 추가 |
| | 2개월간 3분할 | F5 | 격주로 중량 추가 |
| | 2개월간 스트렝스 프로그램 | S1 | 운동 방법의 근본적인 변화 |
| 중상급자 벌크업+ 커팅 1년 | 8주간 스트렝스 프로그램 | S1~S4 중 선택 | 역선형주기 시작 (근력 단계) |
| | 4개월간 3~5분할 + 주 3회 20분 이내 유산소 | F5 또는 F6 | 벌크업, 세트당 6~10회 위주 (일일 필요 열량 + 300kcal 이상) |
| | 3개월간 3분할 + 주 3회 20분 이내 유산소 | F5 | 벌크업, 세트당 8~12회 위주 (일일 필요 열량 + 300kcal 이상) |
| | 2개월간 2분할 + 주 4회 30분 이상 유산소 | F4-1 | 체지방 관리 (일일 필요 열량 – 200kcal 이상) |
| | 1개월간 무분할이나 2분할 + 주 5회 30분 이상 유산소 | F2 또는 F4-1 | 체지방 관리 (일일 필요 열량 – 200kcal 이상) |
| | 1~2주간 휴식 | | 레크리에이션 스포츠, 완전 휴식 |
| 중상급자 린매스업+ 체지방 관리 8개월 | 4개월간 3~5분할 + 20분 이내 유산소 체지방량 유지/체중 증가 | F5 또는 F6 | 세트당 6~10회 위주 + 격주 기준 중량 증가 (일일 필요 열량 + 200kcal) |
| | 2개월간 무분할이나 2분할 + 30분 이상 유산소 근육량 유지/체지방 감소 | F2 또는 F4-1 | 매주 세트당 1회 증가 (일일 필요 열량 ± 100kcal) |
| | 2개월간 스트렝스 프로그램 | S1~S4 중 선택 | 다음 사이클을 위한 근력 확보 |

| | | | |
|---|---|---|---|
| **중상급자**<br>순수<br>린매스업<br>7개월 | 3개월간 3~5분할<br>+ 20분 이내 유산소 | F5, F6 | 세트당 6~10회 위주<br>+ 격주 중량 증가<br>(일일 필요 열량 + 200kcal) |
| | 2개월간 무분할이나 2분할<br>+ 20분 이내 유산소 | F2 또는 F4-1 | 매주 세트당 1회 증가<br>(일일 필요 열량 + 100~200kcal) |
| | 2개월간 스트렝스 프로그램 | S1~S4 중 선택 | 다음 사이클을 위한 근력 확보 |
| **중상급자**<br>스트렝스<br>트레이닝<br>7개월 | 10주간 근부피 트레이닝 | F4-1, F5 | 선형주기 시작 |
| | 17주간 스트렝스 트레이닝 | 레벨에 맞는<br>프로그램 택일 | 8주간 스트렝스 트레이닝 |
| | | | 1주간 디로딩<br>(3대 운동 60%×6반복×4세트) |
| | | | 8주간 스트렝스 트레이닝 |
| | 2주간 휴식 및 디로딩 | | 1주 완전 휴식,<br>1주(60%×4~6반복×4세트) |
| **저체중**<br>**초급자**<br>1년 체중<br>증가<br>프로그램 | 6주간 무분할 | F1-0(2주)<br>F1-1(4주) | 매 종목 횟수를 주당 1회씩 증가<br>(일일 필요 열량+300kcal 이상) |
| | 1개월간 무분할 | F1-2 | 매 종목 횟수를 주당 1회씩 증가<br>(일일 필요 열량+300kcal 이상) |
| | 3개월간 무분할이나 2분할 | F2 또는 F4-1 | 프리웨이트는 매주 중량 추가,<br>머신은 매주 중량과 횟수를<br>번갈아 올림<br>(일일 필요 열량+300kcal) |
| | 2~3개월간 스트렝스<br>프로그램 | S2<br>H1 | S2는 기본으로 실시하고<br>H1은 여유가 있는 날 옵션<br>(일일 필요 열량+200kcal) |
| | 1주간 디로딩 | F1-0 | 주 3회 운동 |
| | 2~3개월간 하이브리드<br>프로그램 | H3, H4 중<br>선택 | 중급자 중량 미만이면 H3,<br>그 이상이면 H4<br>(일일 필요 열량+200kcal) |
| | 3개월간 3분할 | F5 | 높아진 중량 기준으로 운동<br>(일일 필요 열량+300kcal) |

* 프로그램 명에 붙은 알파벳과 숫자는 다음에 나올 실전 프로그램의 코드입니다. 각 프로그램별 구체적인 구성은 438~474쪽을 참고하기 바랍니다.

Chapter

# 10 실전 프로그램

실전 프로그램에서는 근부피 발달과 몸매 관리를 목적으로 하는 피트니스 프로그램, 힘이 목적인 스트렝스 프로그램을 모두 다루려고 합니다. 프로그램 대부분은 제가 실제로 실시했던 것이고, 일부는 이미 알려진 프로그램을 한국인의 운동 스타일과 생활 패턴에 맞게 수정한 것들입니다. 일부 종목은 이 책에서는 소개하지 않았지만 온라인에서 찾아 쉽게 따라 할 수 있는 것들입니다.

운동을 취미로 하는 일반인이 소화할 수 있도록 프로그램을 구성했으며, 전문적인 선수용 루틴이나 위험하고 실패율 높은 루틴은 다루지 않았습니다.

제시한 프로그램으로 계속 향상된다면 지속하되, 수행 능력이나 몸의 비주얼이 한 달 이상 향상되지 않는다면 고치고 바꿔나갑니다. 그러려면 단순히 예제를 따라 하는 것에서 한 발 더 나아가, 9장을 활용해 스스로 프로그램을 만들 수 있어야 합니다. 실전 프로그램의 예를 참고해서 자신에게 맞게 운동 프로그램을 바꿔나가는 것은 읽는 분들의 몫입니다.

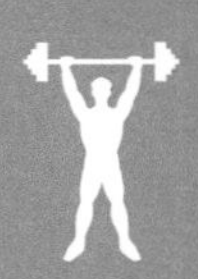

# 01
# 워밍업과 쿨다운

워밍업과 쿨다운은 근력운동 전후의 준비운동과 마무리운동을 말합니다. 워밍업은 빠른 걷기나 10분 이내의 조깅, 로잉머신, 일립티컬 등으로 시작합니다. 고정자전거처럼 하체만 움직이는 동작은 적합하지 않습니다. 그 뒤 근육과 관절을 적극적으로 움직이는 동적 스트레칭을 실시합니다. 국민체조, 청소년체조, 도수체조처럼 본인에게 익숙한 온몸운동도 무방합니다. 큰 근육 부위에 폼롤러를 굴려주는 것도 도움이 됩니다.

본운동이 끝나면 정적 스트레칭을 합니다. 운동 전 꼭 가동범위를 늘려야 하는 게 아니면 정적 스트레칭은 본운동 후에 하는 것이 안전합니다. 그 뒤에 마무리 유산소운동으로 피로물질을 제거하고 근육통을 예방합니다. 다음은 목적에 따른 일반적 일일 구성 원칙입니다.

- **몸이 덜 풀린 아침운동** 워밍업 유산소운동을 30분 이상 길게 실시
- **근력과 근부피 향상, 약간의 체중 감량** 근력운동 전 유산소운동은 10~20분 이내로, 쿨다운 유산소운동 10분. 장시간 유산소운동은 근력운동을 쉬는 날이나 하루 중 다른 시간대에 하는 것이 유리
- **다량의 체중감량 혹은 유산소운동이 주목적일 때** 목표치의 유산소운동을 우선 실시한 후 근력운동
- **전반적인 건강운동** 유산소운동은 근력운동 앞뒤 언제나 무방

## 02
# 피트니스 프로그램

피트니스 프로그램은 체지방 관리, 근육의 크기나 선명도, 신체 밸런스와 같은 미적인 면을 강조하는 프로그램입니다. 그래서 일반인에게도 익숙하고 가장 대중적이죠. 피트니스 프로그램은 크게 전신을 모두 훈련하는 '무분할'과 부위나 운동 특성별로 나눠서 훈련하는 '분할'로 나눕니다.

무분할은 제한된 종목으로 많은 근육군을 단련해야 하므로 대부분을 복합운동으로 구성합니다. 많은 근육을 쓰는 만큼 운동신경 단련과 에너지 소모에 유리합니다.

과거 무분할이나 2분할은 초급자용, 높은 분할은 상급자용으로 여겼습니다. 하지만, 많은 연구[11]에서 운동 단계와 무관하게 부위당 주 2~3회 운동하는 편이 근부피 성장의 효과면에서 주당 1회 운동하는 것과 비슷하거나 더 좋았습니다.

분할은 운동 시간이 부족해 무분할이 어렵거나, 특정 부위에 강한 자극을 주고 장기간 휴식을 주기 위해서입니다. 신체 부위별 분할이 보통이지만 성격 자체가 다른 운동을 결합하기도 합니다. 최근에는 스트렝스+근벌크(파워빌딩) 프로그램이나, 경기종목 선수들을 위한 파워+근벌크 프로그램 등이 있습니다.

# 무분할 피트니스 프로그램

## 초급자 무분할 피트니스 프로그램 F1

초급자일수록 적은 자극에도 몸이 발달하므로 각 부위를 자주 운동하는 편이 효율적입니다. 그러려면 주당 3~5일의 무분할 프로그램이 유리합니다. 너무 드문드문 운동하면 효과가 떨어지고, 너무 자주 운동해도 피로가 누적되어 나중에 탈이 납니다. 운동 목적이 무엇이든, 초반 몇 달은 기본 테크닉 연습이 주가 됩니다.

예상 소요 시간은 운동기구를 대기하거나 사적인 용무를 보는 시간 등이 없이 모든 세트가 일사천리로 진행되었을 때의 추정치이므로 현실에서는 조금 더 걸릴 수 있습니다.

### 운동 적응기 및 디로딩용 순수 머신운동 F1-0

예습이나 훈련 없이 완전 백지 상태에서 처음 헬스장을 갔을 때, 2주 정도 할 수 있는 가벼운 머신운동입니다. 선택 프로그램이므로 본인의

| F1-0 | 종목 | 중량 | 횟수 | 기타 |
|---|---|---|---|---|
| 주 3~5일 | 체스트프레스 머신 | 핀 방식 머신으로 핀 1~3개 | 10~15회 / 5세트 | 해당 머신이 사용 중일 경우 해머프레스 머신 / 파워 레그프레스(원판 없이) / 스미스머신 오버헤드 프레스 / 풀다운 머신으로 대체 가능 |
| | 수평 레그프레스 | | 10~15회 / 5세트 | |
| | 숄더프레스 머신 | | 10~15회 / 5세트 | |
| | 머신 로우 | | 10~15회 / 5세트 | |
| | 기본종목 연습 | 맨몸 스쿼트 / 벤치프레스 / 경량봉 오버헤드 프레스 / 빈 봉 데드리프트 중 하나 택해서 10회 / 3~5세트 연습 | | |

총 23~25세트 / 본운동 예상 소요 시간 : 50~55분
세트 사이 휴식 : 머신은 1분 / 기본종목 연습은 2분

운동신경이 충분히 좋다면 건너뛰고 F1-1로 가도 됩니다. 첫 며칠간은 머신으로 근력운동의 느낌을 익히고, 앞으로 할 기본운동도 하루에 한두 종목씩 연습합니다.

이 프로그램은 장기간 운동을 지속한 중 · 상급자들이 1~2주간 가벼운 컨디션 관리만 하는 '디로딩'에도 사용할 수 있습니다. 이때는 기본종목 연습은 뺍니다.

**기구운동 1단계 F1-1**

근력운동을 시작한 첫 1~2개월을 위한 프로그램입니다. 기본운동을 위주로 매일 같은 운동을 합니다. 이때는 종목을 늘리기보다는 같은 종목을 반복하는 편이 기구 사용과 근력운동 자체에 익숙해지는 데 유리합니다.

| F1-1 | 종목 | 중량 | 횟수 | 기타 |
|---|---|---|---|---|
| 주 4일 | 스쿼트 | 맨몸이나<br>빈 봉(20kg) | 15회+/5세트<br>10~12회/5세트 | 맨몸에서 자세가 익숙해지면<br>빈 봉 → 중량 추가 |
| | 벤치프레스 | 빈 봉이나 경량봉<br>(10~20kg) | 12회/5세트 | 자세가 익숙해지면 중량 추가 |
| | 랫 풀다운<br>또는 머신 로우 | 체중의 30~70% | 12회/4세트 | 기구에 따라 체감 중량이<br>다르므로 그에 따라 가감 |
| | 오버헤드 프레스 | 경량봉 | 10회/4세트 | 자세가 익숙해지면 중량 추가 |
| | 데드리프트 | 빈 봉(20kg) | 10회/4세트 | 자세가 익숙해지면 중량 추가 |

총 22세트 / 본운동 예상 소요 시간 : 50분
세트 사이 휴식 : 프리웨이트 1~2분 / 머신은 1분

* +는 신체 능력에 따라 반복횟수나 세트를 더 추가할 수 있다는 의미입니다.

### 기구운동 2단계 F1-2

예전에 운동을 조금이라도 한 적이 있거나 F1-1을 마친 상태에서 실시하는 기구운동 2단계입니다. A플랜과 B플랜을 번갈아 하며, 주당 3~5회 운동합니다. 더 이상 발전하지 않을 때까지 지속한 후, 무분할 패턴을 지속하려면 F2로, 분할 운동을 시도하려면 F4-1이나 H3으로 넘어갑니다.

| F1-2 | 종목 | 중량 | 횟수 | 기타 |
|---|---|---|---|---|
| A 플랜 | 스쿼트 | 빈 봉(+중량) | 10회/5세트 | 중량이 익숙해지면 5㎏씩 추가 |
| | 벤치프레스 | 빈 봉(+중량) | 10회/5세트 | 중량이 익숙해지면 2~3㎏씩 추가 |
| | 벤트오버 바벨 로우 | 경량봉 혹은 빈 봉 | 10회/4세트 | 요통이 있거나 자세가 어려울 경우 머신 로우 |
| | 덤벨 오버헤드 프레스 | 3~5㎏(여성) 5~8㎏(남성) | 12회/3세트 | |
| | 크런치 | | 15회+/3세트 | 매 세트 한계치까지 |
| B 플랜 | 푸시업 | | 12회+/5세트 | 매 세트 한계치까지, 12회를 못 채우면 무릎 대고 완수 |
| | 풀업 | | 8회+/5세트 | 풀업이 안 될 때는 어시스트 머신을 쓰거나 랫 풀다운 10회 이상 |
| | 오버헤드 프레스 | 빈 봉(남성) 경량봉(여성) | 10회/3세트 | |
| | 데드리프트 | 빈 봉(+중량) | 10회/4세트 | 중량이 익숙해지면 5~7㎏ 추가 |
| | 덤벨 런지 | 양손 각각 5㎏ | 각 15회/4세트 | |

**총 19~21세트 / 본운동 예상 소요 시간 : 50분**
세트 사이 휴식 : 프리웨이트 1~2분 / 머신은 1분

### 홈트레이닝 1단계 F1-3

홈트레이닝은 이런저런 제약이 많기 때문에 기초가 전혀 없는 초급자보다는 근력운동에 익숙한 경력자에게 적합한 방식입니다. 근성장보다는 체중 감량이 주목적인 경우에도 근력운동의 중요성은 상대적으로 낮기 때문에 보조적으로 활용하기도 합니다.

홈트레이닝은 맨몸운동 혹은 주변에서 쉽게 구할 수 있는 기구를 이용한 운동으로 구성합니다. 맨몸운동을 할 때는 자극 시간을 유지하기 위해 휴식은 1분으로 짧게 둡니다. 제시된 횟수는 최소한의 가이드라인이므로 더 많은 횟수를 정자세로 할 수 있다면 한계치까지 하는 것이 좋습니다. 아래는 초반 2개월까지 활용할 수 있는 가장 쉬운 구성으로, 기구 없이도 할 수 있는 운동입니다.

| F1-3 | 종목 | 횟수 | 기타 |
|---|---|---|---|
| 주당 4~5일 | 맨몸 스쿼트 | 20회+/5세트 | |
| | 푸시업 | 10회+/5세트 | 정자세가 어려우면 무릎 푸시업 실시 |
| | 인버티드 로우 | 10회+/5세트 | 철봉, 의자, 치닝디핑, TRX 이용 |
| | 슈퍼맨 자세 | 10회+/3세트 | |

**총 18세트 / 본운동 예상 소요 시간 : 40분**
세트 사이 휴식 : 1분 / 매 세트 한계치까지

### 홈트레이닝 2단계 F1-4

가정용 철봉이나 치닝디핑이 있을 때 할 수 있는 구성입니다. A플랜과 B플랜을 번갈아서 주당 4~5일 실시합니다.

| F1-4 | 종목 | 횟수 | 기타 |
| --- | --- | --- | --- |
| A 플랜 | 고블릿 스쿼트 | 12회/4세트 | 덤벨, 케틀벨이 없으면 가방, 물병으로 |
| | 런지 | 12회/4세트 | 좌우 각각 실시 |
| | 디클라인 푸시업 | 12회+/5세트 | 정자세가 어려우면 기본 푸시업 |
| | 풀업 | 8회+/5세트 | 불가능할 경우 풀업밴드나 네거티브 풀업 |
| | 바이시클 매뉴버 | 10회+/3세트 | 매 세트 실패지점까지 |
| B 플랜 | 한 다리 박스 스쿼트 | 12회+/4세트 | |
| | 짐볼 레그 컬 | 12회/4세트 | 바퀴 달린 의자로 대체 가능 |
| | 인버티드 로우 | 12회+/5세트 | TRX, 의자 이용 가능 |
| | 딥스 | 8회+/5세트 | 정자세가 어려우면 밴드 딥스 |
| | 프론 코브라 | 10회/3세트 | |

**총 21세트 / 본운동 예상 소요 시간 : 55분**

세트 사이 휴식 : 풀업과 딥스는 2~3분, 기타는 1분 / 매 세트 한계치까지

## 중급자 전신 무분할 피트니스 프로그램 F2

중급자 이상에서는 한 프로그램을 매일 똑같이 실시하기는 어렵습니다. 이 단계에선 무분할이든 분할이든 매일 조금씩 성격이 다른 구성을 적용합니다. 본 프로그램에서는 각각 특색이 있는 A · B · C플랜으로, 고강도로 운동할 부위나 종목, 많은 횟수로 자극할 부위나 종목을 다르게 구성했습니다. 각각의 플랜을 순서대로 돌아가며 주 3~5일 사이로 실시합니다.

지금부터의 기구운동 프로그램에서는 기본운동에 중량을 제시합니다. 본인이 1회 들 수 있는 최대중량(1RM) 대비 퍼센트입니다. 하지만 피트니스 프로그램에는 자세와 집중도라는 다른 변수가 있어서 중량은 참고치에 불과합니다. 보조운동, 머신운동은 중량의 중요도가 낮아

해당 횟수를 집중해서 할 수 있는 중량으로 스스로 선택합니다.

| F2 | 종목 | 중량 | 횟수 | 기타 |
|---|---|---|---|---|
| A 플랜 | 스쿼트 | 80% | 5~6회 / 2세트 | · 3대 운동 전에는 워밍업 3세트 이상 실시<br>· 데드리프트는 당일 마지막 순서에 실시 가능<br>· 풀업과 딥스는 15회 이상 시 중량 추가 |
| | | 70% | 6~8회 / 3세트 | |
| | 레그 익스텐션 | | 15회/3세트 | |
| | 루마니안 데드리프트 | 70~75% | 8회/4세트 | |
| | 랫 풀다운 | | 12회/3세트 | |
| | 인클라인 벤치프레스 | 70% | 10회/5세트 | |
| | 시티드 덤벨 오버헤드 프레스 | | 12회/4세트 | |
| | 버티컬 레그 레이즈 | 한계치까지 | 10회+/4세트 | |
| B 플랜 | 데드리프트 | 80% | 5~6회/2세트 | |
| | 바벨 로우 or T바 로우 | 70% | 8회/5세트 | |
| | 벤치프레스 | 75% | 6회/2세트 | |
| | | 70% | 8회/3세트 | |
| | 케이블 크로스오버 or 덤벨 플라이 | | 12회/4세트 | |
| | V스쿼트 or 핵 스쿼트 | | 10회/4세트 | |
| | 레그 컬 | | 12회/3세트 | |
| | 바벨 컬/삼두 익스텐션 슈퍼세트 | | 각 12회/4세트 | |
| C 플랜 | 오버헤드 프레스 | 75% | 6회/2세트 | |
| | | 70% | 8회/3세트 | |
| | 사이드 래터럴 레이즈 or 머신 | | 12회/3세트 | |
| | 파워 레그프레스 | | 8~10회/5세트 | |
| | 풀업 | | ~15회/5세트 | |
| | 딥스 | | ~15회/4세트 | |

| | | | |
|---|---|---|---|
| | 덤벨 컬 | | ~12회/3세트 |
| | 바이시클 매뉴버 | 한계치까지 | 각 10회+/4세트 |

**총 27~29세트 / 본운동 예상 소요 시간 : 70분**
세트 사이 휴식 : 3대 운동 3분 / 10회 이하 운동과 풀업, 딥스는 2분 / 기타는 1분

### 체중감량을 위한 전신 서킷 트레이닝 F3

빠른 감량을 원한다면 전통적인 근력운동보다는 휴식 없이 전신을 돌아가며 단련하는 서킷 트레이닝이 유용합니다. 강한 자극보다는 계속 움직이는 것이 중요하므로 낮은 중량으로 실시하고, 동작이 큰 맨몸운동도 적극적으로 활용합니다. 종목이 너무 많으면 집중력이 떨어지므로 5종목 이내로 합니다. 몸의 각 부위를 돌아가며 운동하고, 나머지 부위는 그 시간 동안 회복을 합니다.

이 프로그램은 중도나 고도비만인 초급자 대상이므로 줄넘기나 버피처럼 관절 부담이 크거나, 풀업이나 딥스처럼 비만인에게 어렵거나, 케틀벨 스윙처럼 자세가 무너지면 부상을 잘 입는 종목은 뺍니다. 팔벌려뛰기 같은 동작에서는 착지할 때 무릎을 살짝 굽히면 충격을 줄일 수 있습니다.

#### 맨몸운동 1단계 F3-1

비만한 상태에서 처음 운동하는 분들을 위한 프로그램입니다. 4가지 기본 근력운동과 온몸을 움직이는 1분간의 전신운동을 휴식 없이 이어서 합니다. 한 라운드를 마친 후, 40초간 쉬고 다시 시작합니다. 총 5라운드를 모두 끝낸 후, 저강도 유산소운동을 30분간 실시합니다. 고정자전거는 강도를 낮게 하고 최대한 빨리 돌리는 데에 집중합니다.

| F3-1 | 종목 | 횟수 | 기타 |
| --- | --- | --- | --- |
| 주당 4~5일 | 맨몸 스쿼트 | 15회/라운드 | 라운드당 4~5분<br>총 5라운드 |
| | (무릎) 푸시업 | 10회/라운드 | |
| | 런지 | 각 12회/라운드 | |
| | 크런치 | 15회/라운드 | |
| | 고정자전거 RPM 100~110 : 1분간<br>또는<br>팔벌려뛰기 20번 후 20초 휴식, 다시 20번 | | |
| | 휴식 40초 | | |
| | 빠른 걷기 30분 (트레드밀 6.0km/h, 야외 5.5km/h 이상) | | |
| 총 5라운드+유산소운동 / 본운동 예상 소요 시간 : 20~25분 + 유산소 30분 | | | |

### 맨몸운동 2단계 F3-2

2단계는 1단계가 몸에 익숙해졌거나, 비만해도 이전에 운동 경험은 있는 분들에게 맞췄습니다. 기본운동의 횟수를 늘렸고, 등운동을 추가했으며, 일반 런지보다 에너지 소모가 큰 워킹 런지를 실시합니다. (공간이 좁다면 덤벨 런지로 대신합니다.) 유산소운동의 강도도 높아집니다.

| F3-2 | 종목 | 횟수 | 기타 |
| --- | --- | --- | --- |
| 주당 4~5일 | 맨몸 스쿼트 | 20회/라운드 | 라운드당 5~6분<br>총 5라운드 |
| | (무릎) 푸시업 | 15회/라운드 | |
| | 워킹 런지 | 각 20회/라운드 | |
| | 인버티드 로우 | 10회/라운드 | |
| | 고정자전거 RPM 110 이상 : 1분<br>또는<br>팔벌려뛰기 50개 연속 | | |
| | 휴식 30초 | | |

| | 빠른 걷기 30분 (트레드밀 6.5㎞/h, 야외 6.0㎞/h 이상) |
|---|---|
| 총 5라운드+유산소운동 / 본운동 예상 소요 시간 : 25~30분 + 유산소 30분 | |

### 기구운동 F3-3

헬스장에서 서킷 트레이닝을 실시한다면 종목 선택의 폭이 넓어집니다. (단, 공용 시설이라 사람이 많다면 서킷으로 진행하기 어렵습니다.) 이 프로그램에는 로잉머신이 포함되어 있는데, 일립티컬로 대체해도 됩니다.

| F3-3 | 종목 | 횟수 | 기타 |
|---|---|---|---|
| 주당 4~5일 | 맨몸 스쿼트 | 20회/라운드 | 라운드당 5~6분, 총 6라운드 |
| | 랫 풀다운 또는 시티드 로우 | 15회/라운드 | |
| | 데드리프트(빈 봉이나 트랩바) | 12회/라운드 | |
| | (무릎) 푸시업 | 15회/라운드 | |
| | 고정자전거 RPM 100 이상 : 2분<br>또는<br>로잉머신 500미터 : 2~3분 | | |
| | 휴식 40초 | | |
| | 빠른 걷기 30분 (트레드밀 6.5㎞/h, 야외 6.0㎞/h 이상) | | |
| 총 6라운드+유산소운동 / 본운동 예상 소요 시간 : 30~35분 + 유산소 30분 | | | |

## 분할 피트니스 프로그램

### 2분할 피트니스 프로그램 F4

2분할은 몸의 각 부위나 운동의 특성에 따라 둘로 나누어 번갈아 운동하는 방식입니다. 무분할보다 특정 부위에 더 집중할 수 있고, 각 부위에 최소 이틀간 휴식을 주는 것이 장점입니다. 대개 복합운동을 위주로 구성하지만 고립운동을 한두 종목 포함시킬 수 있습니다. 대표적인 분할 방식은 다음과 같으며, A와 B를 번갈아 실시합니다.

| A | B | 특징 |
|---|---|---|
| 하체 / 복근 | 상체 | 일반적인 피트니스용 2분할 |
| 하체 / 어깨 | 가슴 / 등 / 허리 | 상체에 더 집중하는 효과 |
| 5대 운동<br>(스쿼트, 데드리프트, 벤치프레스,<br>오버헤드 프레스, 풀업) | 전신 서킷트레이닝<br>+ 유산소운동 | 체중 감량과 기초체력을 위한<br>복합분할로, 부위 기준에서는 무분할 |

### 초 · 중급자 상 · 하체 2분할 기구운동 F4-1

아래는 주 4회(월 · 화 · 목 · 금) 실시하는 상하체 2분할 초급 후반~중급자용 기구운동입니다. 월요일과 목요일(하체), 화요일과 금요일(상체)은 같은 부위를 단련하지만 종목은 다릅니다. 초급자의 경우 6회 반복이 버겁다면 중량을 5% 줄여 8~10회 기준으로 해도 됩니다. 상 · 하체 순서는 바꿔도 됩니다.

| F4-1 | 종목 | 중량 | 횟수 | 대체 운동 |
|---|---|---|---|---|
| 월<br>하체<br>·<br>복근 | 스쿼트 | 75% | 6~8회/3세트 | 덤벨 스쿼트,<br>트랩바 데드리프트 |
| | | 70% | 8회/2세트 | |
| | 레그 프레스 | | 10+2회/4세트<br>정지세트 | 핵 스쿼트, V스쿼트 |
| | 스티프레그 데드리프트 | 65% | 10회/4세트 | 굿모닝, 루마니안 데드리프트 |
| | 레그 컬 | | 12회/3세트 | 짐볼 레그 컬 |
| | 백 익스텐션 | | 10회/3세트 | 슈퍼맨, 프론 코브라 |

| | | | | |
|---|---|---|---|---|
| | 버티컬 레그 레이즈 | | 10회+/4세트 | 리버스 크런치 |
| | 트위스트 크런치 | | 15회+/3세트 | 바이시클 매뉴버 |

**총 26세트 / 본운동 예상 소요 시간 : 60분**

세트 사이 휴식 : 바벨운동과 레그프레스 2~3분 / 기타 머신운동과 복근은 1분

| | | | | |
|---|---|---|---|---|
| 화<br>상체 | 벤치프레스 | 75% | 6~8회/3세트 | 푸시업, 덤벨 벤치프레스 |
| | | 70% | 8회/2세트 | |
| | 딥스 | | 8회+/3세트 | 케이블 플라이,<br>디클라인 벤치프레스 |
| | 오버헤드 프레스 | 65% | 10회/4세트 | 덤벨 오버헤드 프레스 |
| | 사이드 래터럴 레이즈 | | 12~15회/3세트<br>드롭세트 | 레이즈 머신,<br>덤벨 업라이트 로우 |
| | 바벨 로우 | | 10회/5세트 | T바 로우, 덤벨 로우 |
| | 랫 풀다운 | | 12+3회/3세트<br>정지세트 | 풀업, 하이 로우 |
| | 바벨 컬 | | 10회/3세트 | 덤벨 컬, 머신/케이블 컬 |

**총 26세트 / 본운동 예상 소요 시간 : 60~65분**

세트 사이 휴식 : 바벨운동과 딥스 2~3분 / 기타는 1분

| | | | | |
|---|---|---|---|---|
| 목<br>하체<br>·<br>복근 | 스쿼트 | 70% | 8~10회/3세트 | 덤벨 스쿼트, 트랩바<br>데드리프트 |
| | | 65% | 10~12회/2세트 | |
| | 데드리프트 | 75% | 6회/3세트 | 루마니안 데드리프트 |
| | 런지 | | 각 10회/4세트 | 스플릿 스쿼트 |
| | 레그 익스텐션 | | 12~15회/3세트<br>드롭세트 | 핵 스쿼트, 씨씨 스쿼트 |
| | 슈퍼맨 | | 10회+/4세트 | 프론 코브라, GHR |
| | 바이시클 매뉴버 | | 10회+/4세트 | 트위스트 크런치 |
| | 케이블 크런치 | | 15회+/3세트 | 볼 크런치, 롤아웃 |

**총 26세트 / 본운동 예상 소요 시간 : 60분**

세트 사이 휴식 : 프리웨이트 2~3분 / 머신운동과 맨몸운동, 복근은 1분

| | | | | |
|---|---|---|---|---|
| 금<br>상체 | 벤치프레스 | 70% | 8~10회/3세트 | 푸시업, 덤벨 벤치프레스<br>체스트프레스 머신 |
| | | 65% | 10~12회/2세트 | |
| | 인클라인 벤치프레스 | 70% | 8회/3세트 | 언더그립 벤치프레스,<br>덤벨 플라이 |
| | 덤벨 오버헤드 프레스 | 65% | 10회/4세트 | 아놀드 프레스 |
| | 벤트오버 래터럴 레이즈 | | 12~15회/3세트<br>드롭세트 | 리어 델토이드 머신, 페이스풀 |
| | 풀업 | | 8회+/5세트 | 랫 풀다운, 하이 로우 |
| | 원암 덤벨 로우 | | 12회/3세트 | 로우 로우, T바 로우 |
| | 머신 컬+프레스다운<br>슈퍼세트 | | 각 10회/3세트 | 컬바 컬+스컬 크러셔<br>케이블 컬+삼두 익스텐션 |

**총 26세트 / 본운동 예상 소요 시간 : 65분**
세트 사이 휴식 : 프레스와 풀업은 2~3분 / 기타 1분

### 중급자 상·하체 2분할 홈트레이닝 F4-2

다음에 소개하는 프로그램은 철봉(치닝디핑)과 덤벨(또는 케틀벨) 같은 최소한의 기구만 갖춘 상태에서 홈트레이닝을 할 때의 2분할 프로그램입니다. 홈트레이닝은 대개 운동 강도와 종목에 한계가 있어 2분할이 현실적인 한계입니다. 제시된 반복 횟수는 최소한의 가이드라인이며, 체력에 따라 늘리거나 강도를 높인 가중운동으로 실시합니다. 초반 세트는 한두 회 정도의 여유가 있을 때까지 실시하고, 후반 1~2세트에서는 한계점까지 실시합니다.

| F4-2 | 종목 | 최소 횟수 | 대체운동 / 가중운동 |
|---|---|---|---|
| 월/목<br>하체<br>·<br>복근 | 점프 스쿼트 | 10회/3세트 | 점핑 런지 |
| | 맨몸 스쿼트 | 20회+/5세트 | 고블릿 스쿼트, 덤벨 스쿼트 |
| | 불가리안 스플릿 스쿼트 | 12회+/4세트 | 워킹 런지 |
| | 한 다리 데드리프트 | 10회+/4세트 | 러시안 컬, 힙 브릿지 |
| | 슈퍼맨 | 15회/3세트 | 프론 코브라, 플랭크 |
| | 행잉 레그 레이즈 | 10회+/4세트 | 바이시클 매뉴버 |
| | 트위스트 크런치 | 15회+/3세트 | 리버스 크런치 |
| 화/금<br>상체 | 플로어 프레스(덤벨/케틀벨) | 10회/5세트 | 디클라인 푸시업, 플라이오 푸시업 |
| | 딥스 | 8회+/4세트 | TRX 푸시업, 링 푸시업 |
| | 오버헤드 프레스(덤벨/케틀벨) | 10회/5세트 | 업라이트 로우(덤벨/케틀벨) |
| | 풀업 | 6회+/5세트 | 원암 덤벨 로우 |
| | 인버티드 로우 | 10회+/4세트 | 케틀벨 클린 |
| | 삼두 익스텐션 /<br>덤벨 컬 슈퍼세트 | 각 10회/3세트 | 클로즈그립 푸시업 /<br>해머 컬 슈퍼세트 |

**총 26세트 / 본운동 예상 소요 시간 : 60분**

세트 사이 휴식 : 90초~2분

## 3분할 피트니스 프로그램 F5

3분할은 큰 근육과 작은 근육을 묶어 3일에 나누거나, 3쌍의 길항근끼리 묶어 운동하는 방식으로, 피트니스가 목적인 일반인에게 인기 있는 분할법입니다.

과거에는 근력운동 후 회복에 72시간이 걸린다는 이야기가 통용되었고, 그에 따라 3일에 한 번 운동하는 것이 가장 좋다는 근거로 유행했죠. 하지만 실제로는 선수처럼 고강도의 운동을 하거나 고령자가 아닌 일반인 대부분은 이보다 회복에 필요한 기간이 짧습니다. 게다가 3분할로 주당 2사이클을 돌린다면 일주일에 6일을 운동해야 한다는 점도 사회인에게는 부담이 됩니다. 그래서 3분할은 운동을 업으로 하거나 여유시간이 많은 사람에게 적당합니다.

3분할로 주 3일 운동한다면 '월 · 수 · 금' 혹은 '화 · 목 · 토'처럼 격일로 1사이클을, 주 6일 운동한다면 '월 · 화 · 수-목 · 금 · 토'로 전 · 후반 2사이클을 짭니다. 한편 2분할이나 무분할과 엮어 주 4~5일 운동하는 변형도 가능합니다. 일반적인 구성은 다음과 같습니다.

| 1일차 | 2일차 | 3일차 | 특징 |
|---|---|---|---|
| 가슴 / 삼두 / 복근 | 등 / 이두 | 하체 / 어깨 | 가장 대중적인 분할 |
| 가슴 / 삼두 / 어깨 | 등 / 이두 | 하체 / 복근 | 하체 중시 |
| 가슴 / 이두 | 등 / 삼두 | 하체 / 어깨 | 팔, 어깨 중시 |
| 가슴 / 등 | 팔(이두, 삼두) / 어깨 | 하체(전면/후면) | 길항근 분할 |

이 프로그램은 대중적으로 가장 인기가 좋은 소위 '국민 3분할(PPL:Push-Pull-Leg)'입니다. 전반과 후반 사이클을 번갈아 실시합니다.

주의할 점은 이것과 비슷한 종목 구성을 쓰는 분들이 너무 많아 월요일에는 벤치가 미어터지기도 하고, 'World chest monday(전 세계가 가슴 운동을 하는 월요일?)'라는 우스갯소리가 있기도 합니다. 다니는 헬스장이 그렇다면 일부러 하루씩 어긋나게 계획을 짜는 것도 좋습니다.

| F5 | 전반 사이클 종목 | 중량 | 횟수 | 후반 사이클 |
|---|---|---|---|---|
| 1일<br>가슴·삼두·복근 | 벤치프레스 | 75% | 6~8회/3세트 | 덤벨 벤치프레스 65~70%/10회/5세트 |
| | | 70% | 6회/2세트 | |
| | 딥스 | | 8회+/4세트 | 인클라인 벤치프레스 65~70%/10회/4세트 |
| | 덤벨 플라이 | | 15회/4세트 | 머신 플라이 15회/4세트 |
| | 클로즈그립 벤치프레스 | | 10회/4세트 | 삼두 익스텐션 10회/4세트 |
| | 프레스다운 | | 12회+한 칸씩 낮춰 드롭세트/3세트 | 삼두 킥백 15회/3세트 |
| | 버티컬 레그 레이즈 | | 10회+/4세트 | 바이시클 매뉴버, 롤아웃 10회+/4세트 |
| | 트위스트 크런치 | | 15회+/3세트 | 리버스 크런치 15회+/3세트 |
| 2일<br>등·이두 | 데드리프트 | 85% | 5회/1세트 | 루마니안 데드리프트 70%/8회/3세트 |
| | | 80% | 5회/1세트 | |
| | 바벨 로우 or T바 로우 | | 10회/4세트 | 풀업 8회+/5세트 |
| | 랫 풀다운 | | 12회+추가 3회 정지세트/4세트 | 덤벨 로우 or 시티드 로우 10회/3세트 |
| | 백 익스텐션 | | 10회+/4세트 | 프론 코브라, 슈퍼맨 10회+/4세트 |
| | 덤벨 컬 | | 10회+15%씩 낮춰 드롭세트/4세트 | 바벨(컬바) 컬 10회/4세트 |
| | 머신 컬 | | 12회/3세트 | 해머 컬 10회/3세트 |
| 3일<br>하체·어깨 | 스쿼트 | 70% | 10회/3세트 | 스쿼트 80%/5~6회/5세트 |
| | | 65% | 10회/2세트 | |
| | 레그 프레스 | 70% | 10회+추가 2회 정지세트/4세트 | 런지 좌우 각 10회/3세트 |
| | 힙 쓰러스트 | | 8회/3세트 | 스티프레그 데드리프트 10회/3세트 |
| | 레그 컬 | | 12회/4세트 | 레그 익스텐션 15회/4세트 |

|  | 밀리터리 프레스 | 75% | 8회/2세트 | 시티드 덤벨 오버헤드 프레스 70%/10~12회/5세트 |
|---|---|---|---|---|
|  |  | 65% | 10~12회/3세트 |  |
|  | 사이드 래터럴 레이즈 |  | 15회+20%씩 낮춰 드롭세트/3세트 | 케이블 래터럴 레이즈 15회/3세트 |
|  | 페이스 풀 |  | 15회/3세트 | 리어 델토이드 머신 15회/3세트 |

**총 21~27세트 / 본운동 예상 소요 시간 : 70분**

세트 사이 휴식 : 5회 반복 이하는 3분 / 6~10회 종목과 풀업, 딥스는 2~3분 / 그 외 종목은 1분

## 4, 5분할 피트니스 프로그램 F6

4, 5분할법은 각 부위에 주당 한 번의 운동밖에 할 수 없다 보니 한 번에 강한 자극이 필요한 상급자나 회복이 아주 느린 고령자에게 적합합니다. 20세기 중후반까지는 'Bro Split(형씨들의 분할법)'이라 불릴 만큼 널리 썼지만, 최근에는 2, 3분할을 더 많이 쓰는 추세입니다. 아나볼릭 스테로이드 같은 불법 약물 사용자들이 유독 많이 쓰다 보니 '로이더 루틴'이라는 오해도 있지만, 꼭 그 경우에만 사용하는 것은 아닙니다. 대표적인 4, 5분할 방법은 아래와 같습니다.

| 1일차 | 2일차 | 3일차 | 4일차 | 5일차 | 특징 |
|---|---|---|---|---|---|
| 가슴 / 복근 | 하체 | 등 | 어깨 / 복근 | 팔 | 근부피에 유리 |
| 하체 | 가슴 / 복근 | 팔 | 어깨 | 등 | 하체 / 등 중시 |
| 가슴 / 복근 | 하체 | 휴식 | 등 | 어깨 / 팔 | 4분할 |

제시된 프로그램에서는 가슴 · 하체 · 등 · 어깨 · 팔을 분할했고, 복근은 부담이 적은 날 후반에 추가했습니다. 팔운동에서는 길항근을 번갈

아 운동합니다. 횟수와 중량은 개인별 특성에 따라 가감할 수 있습니다. 신체 특성이나 피로에 따라 순서를 바꿀 수 있으며, 부위별 구성을 조절해 4분할로 바꿀 수도 있습니다.

| F6 | | 종목 | 중량 | 횟수 | 대체 운동 |
|---|---|---|---|---|---|
| 월 | 가슴 | 벤치프레스 | 75% | 6~8회/2세트 | 덤벨 벤치프레스 |
| | | | 70% | 8~10회/3세트 | |
| | | 딥스 | | 8회+/5세트 | 디클라인 벤치프레스 |
| | | 인클라인 벤치프레스 | 70% | 8~10회/4세트 | 인클라인 덤벨 벤치프레스<br>언더그립 벤치프레스 |
| | | 케이블 플라이 | | 12회+추가 3회<br>정지세트/4세트 | 덤벨 플라이, 머신 플라이 |
| | | 덤벨 풀오버 | | 15회/3세트 | 바벨, 케이블 풀오버 |
| | 복근 | 롤아웃 | | 10회+/3세트 | V싯, 플랭크, 할로우바디 홀드 |
| | | 버티컬 레그 레이즈 | | 10회+/4세트 | 리버스 크런치 |
| 화 | 등 | 벤트오버 바벨 로우 | 70% | 8회/3세트 | T바 로우,<br>펜들레이 로우 |
| | | | 65% | 10~12회/2세트 | |
| | | 풀업 | | 8회+/5세트 | 어시스티드 풀업 |
| | | 랫 풀다운 | | 12회+추가 3회<br>정지세트/4세트 | 하이 로우,<br>스트레이트암 풀다운 |
| | | 원암 덤벨 로우 | | 10회/4세트 | 시티드 로우 |
| | | 데드리프트 | 80% | 5회/3세트 | 루마니안 데드리프트 |
| | | 백 익스텐션 | | 12회/3세트 | 프론 코브라, 플랭크 |
| | 어깨 | 아놀드프레스(워밍업) | | 10회/2세트 | 쿠반 프레스 |
| | | 오버헤드 프레스 | 75% | 8회/2세트 | 덤벨 오버헤드 프레스 |
| | | | 65% | 10~12회/3세트 | |
| | | 업라이트 로우 | | 12회/4세트 | 프론트 레이즈 |

| | | | | | |
|---|---|---|---|---|---|
| 수 | | 사이드 래터럴 레이즈 | | 15회+20% 낮춰 드롭세트/4세트 | 케이블 레터럴 레이즈, 래터럴 레이즈 머신 |
| | | 벤트오버 래터럴 레이즈 | | 15회+20% 낮춰 드롭세트/3세트 | 페이스 풀, 리어 델토이드 머신 |
| | 복근 | 바이시클 매뉴버 | | 12회+/4세트 | 트위스트 크런치 |
| | | 케이블 크런치 | | 20회/3세트 | 볼 크런치 |
| 목 | 이두·삼두 | 바벨 컬 | | 10회/5세트 | 덤벨 컬, 컬바 컬 |
| | | 클로즈그립 벤치프레스 | | 10회/4세트 | 삼두 딥스 |
| | | 인클라인 덤벨 컬 | | 12회/4세트 | 드래그 컬, 케이블 컬 |
| | | 삼두 익스텐션 | | 10회/4세트 | 케이블 삼두 익스텐션, 라잉 삼두 익스텐션 |
| | | 해머 컬 | | 12회+20% 낮춰 드롭세트/3세트 | 컨센트레이션 컬, 머신 컬 |
| | | 프레스다운 | | 12회+20% 낮춰 드롭세트/3세트 | 덤벨 킥백 |
| | 전완 | 리스트 컬 | | 12회+/3세트 | 리스트 익스텐션, 추감기 |
| 금 | 하체 | 스쿼트 | 75% | 6~8회/2세트 | 덤벨 스쿼트, 런지, 트랩바 데드리프트 |
| | | | 70% | 8~10회/3세트 | |
| | | 레그 프레스 | | 8~10회/5세트 | V스쿼트 |
| | | 레그 익스텐션 | | 15회+1칸 낮춰 드롭세트/4세트 | 핵 스쿼트, 씨씨 스쿼트 |
| | | 스티프레그 데드리프트 | 70% | 8~10회/4세트 | 힙 쓰러스트 |
| | | 레그 컬 | | 12회/3세트 | GHR, 러시안 컬 |
| | | 머신 토 레이즈 | | 20회+/4세트 | 스미스머신 카프 레이즈 |

**총 24~28세트 / 본운동 예상 소요 시간 : 60~70분**

세트 사이 휴식 : 6~10회 종목과 드롭세트, 정지세트 종목, 풀업, 딥스는 2~3분 / 그 외 종목은 1분

## 복합분할 프로그램

최근에는 단순히 부위별로 2분할, 3분할로 나눠서 같은 패턴으로 운동하는 분할법이 아니라 여러 운동법이나 각기 다른 분할법을 섞는 복합분할 프로그램도 널리 쓰입니다. 대표적인 복합분할법을 소개합니다. A, B 2개의 플랜을 한 주에 복합해서 실시합니다.

| A플랜 | B플랜 | 특징 |
|---|---|---|
| **5대 운동** / 8회×5세트<br>(스쿼트/데드리프트/벤치프레스/풀업/오버헤드 프레스)<br>(월/목) | **전신 서킷트레이닝**[F3]<br>**+유산소운동** 30분<br>(화/수/금) | 체중감량과 기초체력을 위한<br>초급자용 복합분할 |
| **파워 / 스트렝스 프로그램**<br>[H2]<br>(월/화/목) | **무분할 프로그램**[F2]<br>**+인터벌 트레이닝 20분**<br>**(토)** | 기본근력 향상을 위한 경기종목<br>선수들의 웨이트 트레이닝<br>프로그램 |
| **스트렝스 프로그램**<br>[S1] [S2] [S3]<br>(월/수/금) | **순수 펌핑운동**[H1]<br>(토) | 스트렝스와 근부피 운동을<br>다른 날에 배치 |
| **3대 운동 상하체 분할**<br>**스트렝스 프로그램**<br>3~5회×5세트(75~85%)<br>월/목 : 하체<br>화/금 : 상체 | **2분할** [F4-1]<br>(스트렝스 프로그램 종목<br>제외)<br>월/목 : 하체<br>화/금 : 상체 | 스트렝스 운동(A플랜) 후<br>바로 근부피 운동(B플랜)을<br>연이어 실시 |
| **3대 운동(65~70%) 무분할**<br>10회×5세트<br>(월/수/금) | **레크리에이션 운동**<br>(댄스, 수영, 요가 등)<br>(화/목/토) | 가벼운 레크리에이션 운동과<br>근력운동을 겸하는 구성 |

## 03
# 스트렝스 프로그램

스트렝스 트레이닝이라고 하면 '근력 향상을 주목적으로 하는 운동'을 뜻합니다. 어느 운동을 해도 몸은 좋아지겠지만 보디빌더나 모델 같은 몸이 꿈이라면 피트니스 스타일로 '자극'을 따지며 운동하는 것이 효율적이고, 강해지고 싶다면 '힘'을 따지는 스트렝스 트레이닝이 빠른 길입니다. 모델 몸매를 바라는 사람이 파워리프터 운동만 하거나, 3대 운동 기록을 세우려는 사람이 보디빌딩 5분할만 주야장천 하고 있다면 효율 면에서 빵점입니다.

지금부터 초급자나 중급자 일반인을 대상으로 한 일반 스트렝스(General Strength) 프로그램을 위주로 소개하겠습니다. 상급자나 파워리프터 지망생은 개인별 특성과 주기화를 고려한 개별 프로그램이 필요하므로 규격화된 프로그램은 맞지 않습니다. 보조자가 필요하거나, 한국의 현실에서 일반인이 하기 어려운 종목은 배제했습니다.

제시된 프로그램을 순차적으로 연결하면 초급자에서 중급자까지 활용할 수 있는 장기 프로그램이 완성됩니다.

### 스트렝스 프로그램의 특징

스트렝스 프로그램에서 종목은 3대 운동과 그 보조운동으로 제한적입니다. 3대 운동을 하루에 다 하거나, 상·하체나 3대 운동별로 나눌 뿐

세세하게 분할하지는 않습니다. 초급자 때는 보조운동도 거의 없고, 중량 향상도 빨라 주 3~4회 이내로 운동합니다. 어설프게 자주 하는 운동은 피로를 누적시켜 중량 향상을 방해하기 때문입니다.

상급자 단계에서는 보조운동이 늘기 때문에 분할도 하고 운동 빈도를 높이기도 합니다. 고중량의 짧고 강한 훈련과 저중량의 긴 훈련도 적절히 안배합니다. 황당하게 들릴지 몰라도, 워밍업 후 고중량 스쿼트 네댓 번만 하고 체육관을 나서면서 '아, 오늘 훈련 잘 됐네!'라고 할 수도 있습니다.

일부에서는 근육통을 근자극의 척도로 보지만 스트렝스 트레이닝에서 근육통은 불청객입니다. 강도가 높고, 횟수가 적고, 복합성이 클수록 근육통의 빈도는 줄어듭니다. 프로그램을 바꾼 직후에 일시적인 근육통이 올 수 있지만 그 이상은 좋지 않은 신호입니다. 네거티브 동작이 너무 길었거나, 파워가 부족해 동작이 굼떴거나, 볼륨(총 횟수)이 과중했을 수도 있으니 자세를 고치고 프로그램도 수정이 필요합니다.

### 왕초보 리프터의 중량은 어디서부터 시작할까?

초급자는 자세도 불안정하고, 매 훈련마다 근력이 발달하니 자신의 근력을 스스로도 정확히 모릅니다. 이런 경우에는 중량을 어떻게 잡아야 할까요?

깜깜한 방에 서 있습니다. 벽은 10㎝ 앞일 수도, 10m 앞일 수도 있습니다. 대부분은 손을 최대한 내밀고 벽에 닿을 때까지 한 걸음씩 전진할 겁니다. 중량도 마찬가지입니다. 빈 봉을 졸업하고 바벨에 무게를 올리기 시작했다면 5~6반복 정도의 무난한 강도에서 매 운동 때마다, 혹은 매주 중량을 높여가면서 첫 정체기가 올 때까지, 즉 첫 번째 벽에 손끝이 닿을 때까지 나아갑니다. 속도가 느린 건 상관없지만 멈춰선 안 됩니다. 그렇게 첫 벽을 짚었다면 그때부터는 중급자라는 새 방으로 나갈 문을 찾는 '정체기'가 시작됩니다.

## 스트렝스 트레이닝이라고 다 같지 않다

스트렝스 트레이닝에도 여러 분류가 있습니다. 파워리프팅은 3대 운동의 1회 최고중량에 특화된 분야로 3회 이하의 고중량을 많이 사용합니다. 반면, 전반적인 힘을 기르는 일반 스트렝스(General Strength) 프로그램은 좀더 다양한 종목, 5회 이내의 반복수를 많이 사용합니다. 하지만 이 분류는 '훈련에서 주력하는 중량'일 뿐 이 중량으로만 운동한다는 의미는 아닙니다.

최근에는 피트니스 스타일과 스트렝스 프로그램을 결합한 하이브리드(파워빌딩) 루틴도 널리 쓰입니다. 하이브리드 루틴은 발달 속도는 느려도 근력과 근부피를 동시에 발달시키려는 사람에게 적합하지만 순수 스트렝스에 주력한 사람들이 '근부피 향상 주기'로 변화를 주거나 보디빌딩 스타일 운동만 해오던 사람이 '스트렝스 주기'로 변화를 줄 때도 활용합니다. 보디빌딩 계에 불법약물이 횡행하기 이전 시기의 프로그램과 유사해서 '내추럴 보디빌딩 프로그램'이라고도 합니다.

## 스트렝스 프로그램의 구성

스트렝스 프로그램에서는 종목 자체는 제한적인 만큼, 다음 운동에서 충분히 회복해 이번보다 높은 중량을 들 수 있을 만큼의 적절한 운동량과 중량, 휴식이 관건입니다.

막 입문한 단계에서는 3대 운동에 주력하는 무분할로 매 트레이닝마다 혹은 1주 사이클로 중량을 높여갑니다. 이때는 사실상 매일 본인 관점에서는 고강도 트레이닝을 하는 셈입니다. 한편 절대강도가 높아지는 중급자 이상에서는 중량을 중시하는 고강도 트레이닝과 테크닉에 주력하는 저강도 트레이닝을 배분해서 피로를 관리합니다. 상급자가 되어 생물학적 한계치에 가까워지면 약간의 중량을 올리는 데도 4~12주 이상 중장기 루틴이 필요합니다.

워밍업은 워크세트(실제 노력을 다하는 세트)의 중량에 따라 3~6세트 정도를 실시합니다. 말 그대로 몸이 중량에 적응하도록 간만 보는 것이기 때문에 여기에 힘을 낭비해선 안 됩니다.

더 생각해보기

## 스트렝스 트레이닝에서 반복수와 세트수는 어떻게 잡을까?

신경계 피로(택싱)가 관건인 스트렝스 트레이닝에서 반복수와 세트수를 잡을 때는 프릴레핀(A.S Prilepin, 구 소련 역도코치)의 차트를 흔히 참고합니다.

| 1RM 대비(%) | 세트당 반복수 | 최적의 총 리프팅 횟수 | 총 리프팅 횟수 | 용도 |
|---|---|---|---|---|
| 55~69 | 3~6 | 24 | 18~30 | 회복기(Deload) |
| 70~79 | 3~6 | 18 | 12~24 | 트레이닝기 |
| 80~89 | 2~4 | 15 | 10~20 | |
| 90+ | 1~2 | $4^{12}$ | 4~10 | 최종 트레이닝기 |

위의 표는 역도나 3대 운동 같은 고중량 종목에만 적용하고, 풀업, 컬 같은 보조운동에는 적용하지 않습니다. 예를 들어, 데드리프트 1RM이 200kg이고, 160kg(80%)으로 훈련한다면 5회×3세트나 4회×4세트가 최적입니다. 185kg(93%)에서는 2회×2세트나 1회×4세트가 최적이지만 3회×3세트도 가능은 합니다. (국내에서는 주로 '반복수×세트수'로 표기하는데, 서구권 자료는 '세트수×반복수'로 표기하니 해외 자료를 볼 때 주의하기 바랍니다.)

그럼 세트별로 중량이 달라지는 디센딩/어센딩 세트는 어떻게 할까요? 프릴레핀 표의 응용법은 흐리스토프(H. Hristov)가[13] 프릴레핀의 리프팅 횟수 점수(Prilepin Number of Lifts Score, PNLS)라는 기준으로 정리했는데, 위에 있는 표에서의 '총 리프팅 횟수'의 상한치 대비 비율입니다.

리프팅 횟수 점수(PNLS) = 리프팅 횟수/총 리프팅 횟수 상한치

75%로 5회×2세트를 들었다면 다 합쳐 10회를 들었고, 이 중량에서의 총 리프팅 횟수는 12~24회니까 지금까지의 PNLS는 10/24≒0.4입니다. 뒤이어 85%로 4회×2세트를 들었다면 PNLS는 8/20=0.4이므로 PNLS의 총 합계는 0.4+0.4=0.8입니다. PNLS 합계는 최적치 0.7~0.8, 최대치 1.0을 권장하고 있으니 이쯤에서 운동을 끝내거나 보조운동으로 넘어갑니다.

그런데 PNLS의 맹점은 중량 기준의 범위가 너무 넓어 실제 운동 강도를 반영하지 못하는 점입니다. 예를 들어, 71%로 6회×4세트와 78%로 6회×4세트는 후자의 강도가 훨씬 높은데도 PNLS는 1.0으로 같습니다. 이를 보완하기 위해 INOL(Intensity Number of Lift) 개념이 등장합니다.

리프팅 강도 지수(INOL) = 리프팅 횟수/(100−1RM대비 중량%)

71%로 6회×4세트의 INOL은 24회/(100−71)≒0.83, 78%로 6회×4세트의 INOL

은 24회/(100−78)≒1.1로 차이를 보입니다. INOL의 합계치는 일당 운동량과 강도를 판단하는 가이드라인도 됩니다.

| 일일 INOL | 기준 |
|---|---|
| 0.4 이하 | 운동량 부족 |
| 0.4~1.0 | 피로가 누적되지 않는다면 최적의 범위 |
| 1.0~2.0 | 힘든 범위지만 중량을 늘려갈 때는 무방 |
| 2.0 이상 | 과중함 |
| **주간 INOL** | **기준** |
| 2 이하 | 쉬운 범위, 휴식기 |
| 2~3 | 힘들지만 버틸 만하고, 중량을 늘려갈 때는 무방 |
| 3~4 | 가혹하고 피로가 누적, 충격요법으로 일시적 사용 |
| 4 이상 | 제정신이 아님(Out of your mind) |

## 스트렝스 초급 프로그램

이제부터는 실제 프로그램 구성입니다. 첫 번째는 스트렝스 트레이닝의 기본이 되는 3대 운동입니다. 여기서 초급은 스트렝스 트레이닝 초급자라는 뜻이지 운동을 전혀 해보지 않았다는 의미가 아닙니다. 최소한 3대 운동의 정자세는 구사할 수 있어야 하니 대개 독학으로 바벨을 처음 잡는 우리나라 기준에서는 사실상 중급자에 가깝습니다. 매일 하는 트레이닝에는 스쿼트와 미는 운동, 당기는 운동을 한 종목 이상씩 넣습니다.

### 스트렝스 초급 1단계 S1

초급 1단계는 2주 단위(주당 3일) 프로그램입니다. 이전에 적극적으로 중량을 늘린 일이 없다면 초급자는 매 트레이닝마다 중량을 높입니다. 스쿼트와 벤치프레스는 6회로 시작합니다. 스트렝스 프로그램으로는 횟수가 다소 많은 편이지만, 국내의 대중적인 프로그램들이 자극을 중시하는 고반복 위주라서 고중량에 익숙해지는 단계가 필요합니다. 본 세트는 총 9세트지만 매 종목 전 워밍업 세트까지 포함하면 총 20세트 가까이 수행하게 됩니다.

프로그램에서는 3대 기본운동의 1RM 대비 중량이 제시되어 있으며, 초반 몇 주간은 매 트레이닝마다 조금씩 중량을 늘립니다. (보조 운동은 1RM이 큰 의미가 없으므로 해당 반복수에서 본인에게 맞는 중량을 찾습니다.) 증량 속도는 체격이나 운동 경력에 따라 제시하는 수치에서 적절히 가감합니다.

증량을 할 때 꼭 필요한 것이 0.5~2*kg* 단위의 작은 원판인데, 주변에서 찾기 어렵다면 묵직한 바벨 마구리를 더 끼우거나 발목에 차는 모래주머니를 감거나 덤벨을 묶어도 됩니다. 매 트레이닝마다 중량을 올리기가 여의치 않다면 주별로 중량을 올려주는데, 젊은 남성의 경우 스쿼트와 데드리프트는 주당 6~10*kg*, 벤치프레스는 2~3*kg* 이상 늘려줍니다. 여성이나 50대 이상의 고령자는 그 절반을 적용합니다.

주어진 증량이 어려워지면 증량 속도를 3분의 2로 줄입니다. 몇 주 후, 그마저도 어려워지면 S2나 S3으로 넘어갑니다.

| S1 | | 종목 | 중량 | 횟수 |
|---|---|---|---|---|
| 1주 | 월 | 스쿼트 | 75% | 6회/3세트 |
| | | 벤치프레스 | 75% | 6회/3세트 |
| | | 루마니안 데드리프트 | | 8회/3세트 |
| | 수 | 스쿼트 | 월요일+4kg | 6회/3세트 |
| | | 인클라인 벤치프레스 | | 8회/3세트 |
| | | 바벨 로우 | | 8회/3세트 |
| | 금 | 스쿼트 | 수요일+2kg | 6회/3세트 |
| | | 벤치프레스 | 월요일+2kg | 6회/3세트 |
| | | 데드리프트 | 80% | 5회/2세트 |
| 2주 | 월 | 스쿼트 | 금요일+3kg | 6회/3세트 |
| | | 오버헤드 프레스 | | 8회/3세트 |
| | | 루마니안 데드리프트 | | 8회/3세트 |
| | 수 | 스쿼트 | 월요일+4kg | 6회/3세트 |
| | | 벤치프레스 | 금요일+2kg | 6회/3세트 |
| | | (중량)풀업 | | 8회/3세트 |
| | 금 | 스쿼트 | 수요일+2kg | 6회/3세트 |
| | | 인클라인 벤치프레스 | | 6회/3세트 |
| | | 데드리프트 | 금요일+6~10kg | 5회/2세트 |

*** 3대 운동의 기본 워밍업 세트**

빈 봉×8회 / 40%×6회 / 50%×4회 / 60%×3회 / 70%×1~2회 (1RM 기준)

*** 다음 주의 최소 시작 중량**

스쿼트는 전주 금요일+3kg / 벤치프레스는 전주 월요일+2kg / 데드리프트는 전주 금요일+6~10kg
(여성, 고령자는 각각 50% 적용)

*** 세트 사이 휴식 시간**

3~5분

## 스트렝스 초급 2단계 S2

1단계 이후를 위한 2주 단위(주당 3일) 프로그램입니다. 고중량 운동 경험이 있는 중급자라면 바로 시도할 수도 있습니다. 기본적으로 1단계와 유사하지만 운동 볼륨과 강도를 분산해서 첫날에는 기본 종목의 고볼륨 트레이닝을, 둘째 날에는 컨디션 조절을 위한 저강도 운동을, 마지막 날에는 고강도 저볼륨 운동을 실시합니다.

| S2 | | 종목 | 중량 | 횟수 |
|---|---|---|---|---|
| 1주 | 월 | 스쿼트 | 75% | 5회/5세트 |
| | | 벤치프레스 | 75% | 5회/5세트 |
| | | 루마니안 데드리프트 | | 8회/3세트 |
| | 수 | 스쿼트 | 월요일의 90% | 5회/2세트 |
| | | 오버헤드 프레스 | | 8회/3세트 |
| | | (중량) 풀업 | | 8회+/3세트 |
| | | 바벨 로우 | | 8회/3세트 |
| | 금 | 스쿼트 | 월요일의 115% | 3회/2세트 |
| | | 벤치프레스 | 월요일의 115% | 3회/2세트 |
| | | 데드리프트 | 90% | 3회/1세트 |
| 2주 | 월 | 스쿼트 | 전주 금요일의 90% | 5회/5세트 |
| | | 벤치프레스 | 전주 금요일의 90% | 5회/5세트 |
| | | 루마니안 데드리프트 | | 8회/3세트 |
| | 수 | 스쿼트 | 월요일의 90% | 5회/2세트 |
| | | 인클라인 벤치프레스 | | 8회/3세트 |
| | | 딥스 | | 8회+/3세트 |
| | | (중량) 풀업 | | 8회+/3세트 |
| | | 스쿼트 | 월요일의 115% | 3회/2세트 |

| | 금 | 벤치프레스 | 월요일의 115% | 3회/2세트 |
|---|---|---|---|---|
| | | 데드리프트 | 전주 금요일의 103~105% | 3회/1세트 |

* 3대 운동의 기본 워밍업 세트
빈 봉×8회 / 40%×6회 / 50%×4회 / 60%×3회 / 70%×1~2회 (1RM 기준)
– 당일 최고중량이 1RM 85% 이상일 때 : 기본 워밍업에 80%×1회 추가

* 3주차의 시작 중량
월요일 스쿼트, 벤치프레스는 2주차 금요일 중량의 90% / 금요일 데드리프트는 2주차 금요일 중량의 103~105%
예 : 월요일 80kg으로 스쿼트를 한 민수 → 화요일 72kg → 금요일 92kg → 다음주 월요일에는 83kg
– 주당 평균 중량 향상 : 스쿼트/벤치 3.5%, 데드리프트 4%

* 세트 사이 휴식 시간
5회 이상 세트는 3~5분 / 3회 세트는 5분

## 스트렝스 중급 상 · 하체 분할 프로그램

스트렝스 트레이닝의 초급자에서 중급자로 넘어갈 때 가장 크게 달라지는 것은 중량 향상의 속도와 주기입니다. 이때부터는 이전처럼 빠른 중량 향상은 어렵습니다. 대신 운동 강도와 패턴을 주기적으로 바꾸고, 그에 맞춰 중량도 느린 속도로 올리게 됩니다.

### 스트렝스 중급 1단계 S3

초급자 1, 2단계에 이어 실시할 수 있는 구성으로 2주 단위(주당 3일) 프로그램입니다. 무분할로는 회복 시간이 부족하거나 고중량 운동 경험이 있는 사람에게 적합한 초·중급자용 상·하체 분할 프로그램입니다. 보조운동이 추가되었고, 중량 향상이 완만합니다.

| S3 | | | 종목 | | 중량 | 횟수 |
|---|---|---|---|---|---|
| 1주 | 월 | 스쿼트 | | 70~75% | 6회/4세트 |
| | | 스티프레그 데드리프트 | | | 8회/4세트 |
| | | 보조 운동 | 프론트 스쿼트 | | 8회/4세트 |
| | | | 백 익스텐션 | | 10회+/3세트 |
| | 수 | 벤치프레스 | | 70~75% | 6회/4세트 |
| | | 바벨 로우 또는 풀업 | | 70% | 8회/3세트 |
| | | 오버헤드 프레스 | | | 6회/4세트 |
| | | 보조 운동 | 바벨 컬 | | 10회/3세트 |
| | | | 싯업/롤아웃 | | 10회+/3세트 |
| | 금 | 스쿼트 | | 월요일의 110% | 5회/3세트 |
| | | 데드리프트 | | 80~85% | 5회/2세트 |
| | | 보조 운동 | 박스 스쿼트 | | 8회/3세트 |
| | | | 러시안 컬/GHR | | 10회/3세트 |
| 2주 | 월 | 벤치프레스 | | 전 수요일의 115% | 3회/2세트 |
| | | | | 전 수요일의 120% | 3회/1세트 |
| | | 바벨 로우 | | | 8회/5세트 |
| | | 오버헤드 프레스 | | 전 수요일의 105% | 6회/4세트 |
| | | 보조 운동 | 딥스 | | 8회+/3세트 |
| | | | 싯업/롤아웃 | | 10회+/3세트 |
| | 수 | 스쿼트 | | 전 금요일의 105% | 3회/2세트 |
| | | | | 전 금요일의 110% | 3회/1세트 |
| | | 스티프레그 데드리프트 | | | 6회/3세트 |
| | | 보조 운동 | 프론트 스쿼트 | | 6회/3세트 |
| | | | 백 익스텐션 | | 10회+/3세트 |
| | 금 | 데드리프트 | | 전 금요일의 105% | 3회/2세트 |
| | | | | 전 금요일의 110% | 3회/1세트 |
| | | (중량) 풀업 | | | 8회+/3세트 |
| | | 인클라인 벤치프레스 | | | 8회/4세트 |
| | | 보조 운동 | 딥스 | | 8회+/3세트 |
| | | | 바벨 컬 | | 10회+/3세트 |

* **3대 운동의 기본 워밍업 세트**
빈 봉×8회(선택) / 40%×6회 / 50%×4회 / 60%×3회 / 70%×1~2회 (1RM 기준)
– 당일 최고중량이 1RM 85% 이상일 때 : 기본 워밍업에 75~80%×1회 추가
– 당일 최고중량이 1RM 90% 이상일 때 : 기본 워밍업에 80~85%×1회 추가

* **3주차의 시작 중량**
월요일 스쿼트, 수요일 벤치프레스는 이전 트레이닝 최고중량의 86~87% / 금요일 데드리프트는 2주차 금요일 최고중량의 95~96%
– 주당 중량 향상 : 스쿼트/벤치 2~2.6%, 데드리프트 2.8%

* **세트 사이 휴식 시간**
5회 이상 세트는 3~5분 / 3회 세트는 5분 / 보조운동은 60~90초

## 스트렝스 중급 2단계 S4

다음은 상하체 분할로 4일에 걸쳐 실시하는 중급자용 1주간(주당 4일) 프로그램입니다. 세트 수가 적은 대신 화요일을 제외한 매일 한 세트씩 3대 운동의 한계 횟수까지 들어보는 앰렙이 있습니다.

| S4 | | 종목 | | 중량 | 횟수 |
|---|---|---|---|---|---|
| 1주 | 월 | 스쿼트 | | 75% | 5회/5세트 |
| | | 데드리프트 | | 80% | 5회/1세트 |
| | | | | 85% | 한계치까지/1세트 |
| | | 보조운동 | 박스 스쿼트 | | 8회/3세트 |
| | | | 러시안 컬/GHR | | 10회+/3세트 |
| | 화 | 벤치프레스 | | 75% | 5회/5세트 |
| | | 바벨 로우 | | | 8회/3세트 |
| | | 오버헤드 프레스 | | 75% | 5회/3세트 |
| | | 보조운동 | 바벨 컬 | | 10회/3세트 |
| | | 스쿼트 | | 80% | 5회/2세트 |
| | | | | 85% | 한계치까지/1세트 |

| | | | | |
|---|---|---|---|---|
| 목 | 스티프레그 데드리프트 | | | 8회/3세트 |
| | 보조 운동 | 프론트 스쿼트 | | 8~10회/3세트 |
| | | 백 익스텐션 | | 10회+/3세트 |
| 금 | 벤치프레스 | | 80% | 5회/2세트 |
| | | | 85% | 한계치까지/1세트 |
| | (중량) 풀업 | | | 8회+/3세트 |
| | 덤벨 오버헤드 프레스 | | | 8회/3세트 |
| | 보조 운동 | 딥스 | | 8회+/3세트 |
| | | 싯업/롤아웃 | | 10회+/3세트 |

*** 3대 운동의 기본 워밍업 세트**
빈 봉×8회(선택) / 40%×6회 / 50%×4회 / 60%×3회 / 70%×1~2회 (1RM 기준)
– 당일 최고중량이 1RM 85% 이상일 때 : 기본 워밍업에 75~80%×1회 추가

*** 다음 주 중량**
지난주 같은 날 중량의 1.5~2.5% 추가

*** 세트 사이 휴식 시간**
5회 이상 세트는 3~5분 / 앰렙은 5분 / 보조운동은 60~90초

## 스트렝스 고급 프로그램

스트렝스 상급자는 파워리프터 지망생이나 경력이 오래된 동호인들로 대개 자신에게 적합한 트레이닝 스타일을 이미 가지고 있습니다. 이 단계에서는 최적화된 개별 프로그램이 필요하기 때문에 정형화된 방법은 맞지 않습니다. 따라서 본인의 주된 프로그램과는 별도로 변화의 차원에서 가끔 시도해보거나 경기 준비를 위한 프로그램을 다룹니다.

### 1일 1종목 집중훈련 프로그램 S5

중급자 이상으로 3대 운동의 고중량 트레이닝을 선호한다면 단일 종목과 그 변형에만 하루를 고스란히 투자하는 구성도 가능합니다. 여기서는 저반복으로 수행하는 대신 세트 수를 극도로 늘린 10×3 구성을 사용합니다. 각 트레이닝은 요일 구분 없이 격일로 하거나, 2일 운동 후 하루 쉬는 방식으로 하거나, 월/수/금 실시 후 주말에 H1 같은 근부피 향상 프로그램을 추가할 수도 있습니다.

저반복 트레이닝에 대한 적응력을 기르고 3대 운동의 테크닉 단련에 주력할 수 있어 파워리프팅 루틴으로 적당하며, 다른 프로그램 수행을 잠시 중단하고 2~4주만 일시적으로 활용할 수도 있습니다.

경기종목 선수처럼 리프팅 중량보다는 퍼포먼스 향상이 주목적이라면 고반복Day에 메인인 3대 운동을 '순간 파워로 빠르게 훅 들어올리기 10회×3세트'의 '벨로시티 트레이닝'으로 실시할 수 있습니다. 이때는 50~70%의 가벼운 중량을 씁니다.

| S5 | | 종목 | 중량 | 횟수 |
|---|---|---|---|---|
| 1일차 | 스쿼트 고반복Day | 스쿼트 | 80% | 3회/8~10세트 |
| | | 박스/퍼즈 스쿼트 | | 8회/3세트 |
| | | 레그 프레스 | | 8회/3세트 |
| | | 카프 레이즈 | | 10회+/3세트 |
| | | 바이시클 매뉴버 | | 10회+/3세트 |
| 2일차 | 벤치프레스 고중량Day | 벤치프레스 | 85% | 3회/2세트 |
| | | | 90% | 3회/1세트 |
| | | 바벨 로우 | | 10회/4세트 |
| | | 플로어/스포토 프레스 | | 8회/3세트 |
| | | 오버헤드 프레스 | | 6회/3세트 |

| | | | | |
|---|---|---|---|---|
| | | 바벨 컬 | | 10회/3세트 |
| 3일차 | 데드리프트 고반복Day | 데드리프트 | 80% | 3회/8~10세트 |
| | | 굿모닝/루마니안 데드리프트 | | 8회/3세트 |
| | | 원암 덤벨 로우 | | 10회/3세트 |
| | | 중량 풀업 | | 6회+/3세트 |
| | | 슈러그 | | 8회/3세트 |
| 4일차 | 스쿼트 고중량Day | 스쿼트 | 85% | 3회/2세트 |
| | | | 90% | 3회/1세트 |
| | | 프론트 스쿼트 | | 8회/3세트 |
| | | GHR | | 10회/3세트 |
| | | 카프 레이즈 | | 10회+/3세트 |
| | | 롤아웃 | | 10회+/3세트 |
| 5일차 | 벤치프레스 고반복Day | 벤치프레스 | 80% | 3회/8~10세트 |
| | | 바벨 로우 | | 10회/4세트 |
| | | 클로즈그립 벤치프레스 | | 8회/3세트 |
| | | 오버헤드 프레스 | | 6회/3세트 |
| | | 바벨 컬 | | 10회/3세트 |
| 6일차 | 데드리프트 고중량Day | 데드리프트 | 85% | 3회/2세트 |
| | | | 90% | 3회/1세트 |
| | | 스티프레그 데드리프트 | | 8회/3세트 |
| | | T바 로우 | | 8회/3세트 |
| | | 중량 풀업 | | 6회+/3세트 |
| | | 슈러그 | | 8회/3세트 |

*** 3대 운동의 기본 워밍업 세트**

빈 봉×8회(선택) / 40%×6회 / 50%×4회 / 60%×3회 / 70%×1~2회 (1RM 기준)

– 당일 최고중량이 1RM 85% 이상일 때 : 기본 워밍업에 75~80%×1회 추가

– 당일 최고중량이 1RM 90% 이상일 때 : 기본 워밍업에 80~85%×1회 추가

*** 세트 사이 휴식 시간**

3회 세트는 5분 / 기타 세트는 1~3분

### 파워리프팅 12주 프로그램 S6

중량 향상이 주목적인 상급자나 파워리프터의 대회 준비를 위한 12주 루틴입니다. 종목은 3대 운동뿐입니다. 보조운동은 본인이 약한 부분에 맞춰 추가해줍니다.

상급자의 경우 비시즌 중에는 하루 한 종목에 집중하는 루틴도 사용하지만 경기가 가까워지면 경기 방식에 맞춰 하루에 세 종목을 순서대로 모두 소화하는 훈련으로 바꿔나갑니다. 최종단계에서는 90% 이상의 트레이닝을 오래 지속하면 과로로 오히려 기록을 망칠 수 있어 대개 2~3주를 넘기지 않습니다. 기록 직전 1주 정도는 운동 강도를 줄입니다. 공식 시합은 대개 주말에 열리기 때문에 해당 주간에 운동 강도를 낮추고 한 세션을 쉽니다.

| S6 | 중량 | 횟수 | 종목별 세트 |
|---|---|---|---|
| 1주 | 70% | 8 | 3 |
| 2주 | 70% | 8 | 4 |
| 3주 | 75% | 6 | 3 |
| 4주 | 75% | 5 | 4 |
| 5주 | 80% | 4 | 3 |
| 6주 | 80% | 4 | 4 |
| 7주 | 80% | 5 | 3 |
| 8주 | 85% | 2 | 8 |
| 9주 | 85% | 3 | 5 |
| 10주 | 85% | 5 | 3 |
| 11주 | 90% | 2 | 6 |
| 12주 | 90% | 2 | 2~3 |
| | 개인기록(PR) 도전 | | |
| 디로딩 | | | |

## 고중량 스팟 프로그램 S7

기존 프로그램 수행 도중 스팟 형식으로 고중량 트레이닝을 시도해보기 위한 구성입니다. 2주(주당 3일)간 '테크닉과 볼륨 → 운동강도'로 전환되는 프로그램입니다. 1주차 초반에는 비교적 높은 볼륨으로 시작해 2주차 후반에는 1RM의 95% 이상 혹은 개인기록에 도전합니다. 이 프로그램은 신체 부담이 매우 크기 때문에 한 사이클만 실시합니다.

| S7 | | | 종목 | 중량 | 횟수 |
|---|---|---|---|---|---|
| 1주 | 월 | | 스쿼트 | 70% | 6회/3세트 |
| | | | 벤치프레스 | 70% | 6회/3세트 |
| | | | 데드리프트 | 75% | 6회/3세트 |
| | | 보조 운동 | 딥스 | | 8회+/3세트 |
| | | | 바벨 컬 | | 10회/3세트 |
| | 수 | | 스쿼트 | 80% | 5회/4세트 |
| | | | 플로어/스포토 프레스 | | 6회/4세트 |
| | | | 오버헤드 프레스 | 70% | 6회/4세트 |
| | | 보조 운동 | 싯업/롤아웃 | | 10회+/3세트 |
| | 금 | | 스쿼트 | 70% | 5회/2세트 |
| | | | 벤치프레스 | 85% | 3회/1세트 |
| | | | | 90% | 3회/2세트 |
| | | | 데드리프트 | 85~90% | 3회/2세트 |
| | | | 바벨 로우 | | 8회/3세트 |
| | | 보조 운동 | 백 익스텐션 | | 10회+/3세트 |
| | 월 | | 스쿼트 | 85% | 3회/1세트 |
| | | | | 90% | 3회/2세트 |
| | | | 스티프레그 데드리프트 | | 8회/3세트 |

| 2주 | | 보조운동 | 프론트 스쿼트 | | 8회/3세트 |
|---|---|---|---|---|---|
| | | | 러시안 컬/GHR | | 10회+/3세트 |
| | 수 | 벤치프레스 | | 95+% | 1회+/2~3세트 |
| | | 풀업 | | | 8회+/3세트 |
| | | 오버헤드 프레스 | | | 8회/3세트 |
| | | 보조운동 | 딥스 | | 8회+/3세트 |
| | | | 바벨 컬 | | 10회/3세트 |
| | 금 | 스쿼트 | | 95+% | 1회+/2세트 |
| | | 데드리프트 | | 95+% | 1회+/1~2세트 |
| | | 보조운동 | 백 익스텐션 | | 10회+/3세트 |
| | | | 싯업/롤아웃 | | 10회/3세트 |

*** 3대 운동의 기본 워밍업 세트**

빈 봉×8회(선택) / 40%×6회 / 50%×4회 / 60%×3회 / 70%×1~2회 (1RM 기준)

– 당일 최고중량이 1RM 85% 이상일 때 : 기본 워밍업에 75~80%×1회 추가

– 당일 최고중량이 1RM 95% 이상일 때 : 기본 워밍업에 85~90%×1회 추가

*** 세트 사이 휴식 시간**

1~4회 세트는 5분 / 5회 이상 세트와 풀업, 딥스는 3분 / 기타 보조운동은 60~90초

## 해외의 대표적인 스트렝스 루틴

좀더 풍부한 참고자료를 원하는 분들을 위해 해외의 유명 스트렝스 트레이닝 루틴을 몇 가지 소개하겠습니다. 약물을 사용하지 않는 일반인이 실시하기 어렵다거나 논란이 많은 루틴은 제외했습니다.

### 빌 스타의 5×5 루틴

스트렝스 5×5의 원조라 할 수 있는 루틴으로, 1976년 출간된 《The Strongest Shall Survive: Strength Training for Football》에 등장하는 루

틴입니다.(보디빌딩 영역에서 5×5는 레그 파크의 루틴이 원조로 알려져 있습니다.) 미식축구 선수를 대상으로 하는 만큼 주 3일 운동에 스쿼트와 벤치프레스, 파워클린을 주 종목으로 합니다. 데드리프트가 없고, 초급의 일반인이 지도자 없이 파워클린을 익히기가 어려워 대중성은 떨어집니다.

### 기타 5×5 스트렝스 루틴

매드카우 루틴은 빌 스타의 루틴을 내추럴 보디빌딩에 적합하도록 변형한 것으로, 주 3일 운동으로 3대 운동과 인클라인 벤치프레스를 기본으로 합니다. 보조운동으로 보디빌딩용 종목도 포함되어 있습니다. 스트롱리프트 루틴은 순수 스트렝스 루틴에 가깝고 3대 운동과 로우, 보조운동으로 구성되어 있습니다. 두 루틴은 비교적 대중적인 종목으로 구성되어 일반인 중급자 단계에서 실시하기에 좋습니다.

### 마크 리피토의 루틴

유명한 스트렝스 코치인 마크 리피토의 루틴으로 대표 저서 《스타팅 스트렝스Starting Strength》의 초급자 루틴이 있고, 또 다른 저서 《Practical Programming for Strength Training》의 각 레벨별 루틴이 있습니다. 3대 운동과 오버헤드 프레스, 역도 종목 위주로 3×5(세트수×반복수) 구성이 많습니다. 순수 스트렝스 트레이닝에 추천할 만한 루틴이지만 대부분의 루틴에 파워클린, 스내치 같은 역도 종목이 포함되어 있어 교육기반이 부실한 국내에서는 대중성이 떨어지는 것이 흠입니다.

### 텍사스 메소드

미국의 역도코치인 글렌 펜들레이가 경기종목 선수를 대상으로 처음 소개한 것으로 3대 운동과 파워클린으로 구성된 주 3일의 (1~5)×5루틴입니다. 마크 리피토의 《Practical Programming for Strength Training》에서 중급자용 루틴으로 소개하고 있습니다. 스타팅 스트렝스의 초급자 루틴과 종목이 이어지므로 연속해 실시하기에 유리합니다.

### 웨스트사이드 바벨의 변화형 메소드

미국의 대표적인 명문 짐인 웨스트사이드 바벨의 창립자 루이 시몬즈의 루틴입니다. 주 종목에 주력하는 서구식 루틴에 다양한 종목과 변형을 섭렵하는 동구권의 트레이닝 기법을 결합한 것으로 평가받습니다.

상·하체 분할 주 4일 프로그램으로 고중량 트레이닝(Max effort day) 2일과 밴드나 쇠사슬 등을 이용한 변형 트레이닝(Dynamic effort day) 2일로 구성합니다. 중량 배분이나 구성 등이 매우 복잡해 세트수와 반복수, 중량만으로 설명하기는 어렵습니다. 자세한 내용은 《The Westside Barbell Book of Methods》에서 볼 수 있습니다. 전문 장비가 없다면 국내 대중 헬스장에서 실시하기 어렵다는 게 흠입니다.

### 쉐이코의 루틴

러시아의 저명한 파워리프팅 코치인 보리스 쉐이코Boris Sheiko의 루틴으로, 목적과 단계에 따라 각각 번호가 붙은 수십 가지의 루틴이 있습니다. 전업 선수를 대상으로 구성한 루틴이라 매일 20~30세트에 육박하는 엄청난 볼륨의 장기 루틴입니다. 저강도 세트가 많고, 3대 운동 외에 보조운동도 많아 고중량 스트렝스와 전반적인 체력, 비주얼을 동시에 원하는 전업선수에게 적합합니다. 원본은 러시아어이지만 가장 유명한 29~40번 루틴은 온라인상에서 영문판을 찾을 수 있습니다.

### 짐 웬들러의 5/3/1루틴

미국의 스트렝스 코치인 짐 웬들러가 본인의 저서 《5/3/1》에서 소개한 루틴입니다. 하루 하나의 메인 종목 운동을 5회-3회-1회의 총 3세트 실시하기 때문에 붙은 제목입니다. 이것만 보면 볼륨이 매우 적은 운동처럼 보이지만, 이 기본 구성에다 필요에 따라 종목을 추가하는 방식이라 다양하게 응용할 수 있습니다. 온라인에 검색하면 여러 마니아가 만든 프로그램 엑셀 시트를 찾을 수 있습니다.

### 캔디토Candito의 루틴

미국의 파워리프터인 조니 캔디토가 개인 사이트(http://www. canditotraininghq.com/free-programs/)에 공개한 루틴입니다. (무료로 내려받을 수는 있지만 자발적 기부금을 받습니다.) 초보자용 리니어 프로그램과 중급자용의 6주 프로그램을 공개했는데, 둘 다 잘 만든 프로그램으로 평가받습니다.

## 04
# 하이브리드 프로그램

보디빌딩의 전성기였던 60~70년대 이후 90년대까지도 보디빌딩은 친정 격인 스트렝스 트레이닝과는 완전히 다른 종목이었습니다. 하지만 기성 보디빌딩계가 약물 문제로 몸살을 앓고, 기능성 운동이나 스트렝스 트레이닝이 대중적인 인기를 얻으면서 양쪽을 다시 섞는 트렌드가 등장했습니다. 힘을 중시하는 사람도 장기적으로 성장 잠재력을 높이려면 근부피를 키워야 하고, 근부피를 중시하는 사람도 약물의 도움 없이 한계점을 넘으려면 높은 중량의 운동이 필요하기 때문입니다. 양쪽은 상호 보완의 관계입니다.

그래서 최근 중급자 이상의 프로그램 상당수는 스트렝스와 피트니스 성격의 운동이 섞여 있습니다. 내츄럴 보디빌딩 루틴이라고 해서 둘을 동시에 하기도 하고, 혹은 일 · 주 · 월 단위로 주기를 잡아 번갈아 하기도 합니다.

이 책에서는 스트렝스와 피트니스(보디빌딩), 때로는 파워 트레이닝과 결합한 단기 프로그램의 예를 제시합니다.(장기 사이클로 관리하는 방법은 433~434쪽 참고)

### 근부피 향상을 위한 일일 추가 프로그램 H1

이 프로그램은 기존에 스트렝스나 파워 트레이닝 프로그램을 하는 분들이 주 1~2회 근부피 트레이닝을 더할 때 사용하는 순수 펌핑용 무분할 보조프로그램입니다. 따라서 기본 종목은 모두 빠져 있습니다. 대개 부담이 적은 종목들이지만 회복을 더디게 할 수 있으므로 휴식이나 영양, 체력 등에 여유가 있는 경우에만 실시합니다. 프로그램 A와 B를 번갈아 실시합니다.

| H1 | 프로그램 A | 프로그램 B | 횟수 |
|---|---|---|---|
| 근부피용 추가운동 | 런지 | 레그 프레스 | 10회/4세트 |
| | 레그 익스텐션 | 레그 컬 | 12회/3세트 |
| | 랫 풀다운 | 케이블 로우 | 8~12회/4세트 |
| | 페이스 풀 | 업라이트 로우 | 10회/5세트 |
| | 사이드 래터럴 레이즈 | 벤트오버 래터럴 레이즈 | 12~15회/3세트 |
| | 케이블 컬 | 스컬 크러셔 | 10회/4세트 |
| | 케이블 크런치 | 볼/머신 크런치 | 10~15회+/4세트 |

## 파워/스트렝스 복합 프로그램 H2

파워/순발력 트레이닝과 스트렝스 트레이닝을 결합했습니다. 체력검정 수험생이나 퍼포먼스 향상을 원할 때 적합한 구성입니다. 각 프로그램을 격일로 혹은 2일 트레이닝 후 하루 쉬는 방식으로 실시합니다.

| H2 | | 종목 | 중량 | 횟수 | 대체 운동 |
|---|---|---|---|---|---|
| 1일차 | 하체·복근 | 박스점프 | | 1회/8~10세트 | 점프 스쿼트, 점핑 런지 |
| | | 하프 스쿼트 | 80% | 5회/3세트 | |
| | | 바벨 런지 | | 각8회/4세트 | |
| | | 카프 레이즈 | | 10회+/3세트 | |
| | | 싯업/롤아웃 | | 10회+/4세트 | |
| 2일차 | 상체 Push | (플랩) 푸시업 | | 한계치까지 /5세트 | 메디신볼 던지기, 스미스머신, 벤치프레스, 쓰로우 |
| | | 벤치프레스 | 80% | 5회/3세트 | 인클라인 벤치프레스 |
| | | 딥스 | | 8회+/4세트 | |
| | | 오버헤드 프레스 | 70% | 8회/5세트 | |
| | | 오버헤드 익스텐션 | | 10회/3세트 | |
| 3일차 | 상체 Pull +허리 | 제자리멀리뛰기 | | 1회/8~10세트 | 파워클린, 케틀벨 클린 |
| | | 데드리프트 | 80% | 5회/3세트 | 루마니안 데드리프트, 랙풀 |
| | | 바벨 로우 | | 8회/5세트 | 펜들레이 로우 |
| | | 풀업 (12회 넘으면 중량 추가) | | 8회+/4세트 | |
| | | 바벨 컬 | | 8회/3세트 | |

* 트레이닝 전 15분 이상 유산소 운동과 동적 스트레칭 필수

*** 3대 운동의 기본 워밍업 세트**
빈 봉×8회(선택) / 40%×6회 / 50%×4회 / 60%×3회 / 70%×1~2회 (1RM 기준)

* 기준 중량은 레벨에 따라 매주 2~3% 사이로 올린다.

*** 세트 사이 휴식 시간**
3대 운동과 풀업, 딥스는 3분 / 기타 종목 1분

## 근부피/스트렝스 복합 프로그램 H3

초급 후반~중급자 대상의 근부피/스트렝스 하이브리드 프로그램으로, 앞서 [S1] 프로그램 이상을 완수한 분이 대상입니다. 주당 4회 운동하며, 중량 향상이 지속되는 한 계속 합니다. 증량이 정체기에 다다르면 2주 단위로 증량하거나 운동량이 적은 프로그램으로 바꿔줍니다.

| H3 | 종목 | 중량 | 횟수 | 대체 운동 |
|---|---|---|---|---|
| 월<br>하체·복근 | 스쿼트 | 75~80% | 5회/3세트 | |
| | 데드리프트 | 80% | 5회/2세트 | |
| | 레그 프레스 | | 10회/4세트 | V스쿼트, 런지 |
| | 레그 익스텐션 | | 12회/3세트 | 핵 스쿼트, 씨씨 스쿼트 |
| | 바벨 컬 | | 10회/4세트 | 덤벨 컬 |
| | 버티컬 레그 레이즈 | | 10회+/4세트 | 리버스 크런치 |
| | 트위스트 크런치 | | 15회+/3세트 | 바이시클 매뉴버 |
| 화<br>상체 | 벤치프레스 | 75% | 5회/5세트 | |
| | 딥스 | | 8회+/4세트 | 중량 푸시업 |
| | 오버헤드 프레스 | 70% | 8회/4세트 | 시티드 덤벨 오버헤드 프레스 |
| | 사이드 래터럴 레이즈 | | 15회/3세트 | 업라이트 로우 |
| | 바벨 로우 | | 10회/4세트 | T바 로우 |
| | 풀업 | | 8회+/3세트 | 랫 풀다운, 하이 로우 |
| | 삼두 익스텐션 | | 10회/3세트 | 클로즈그립 벤치프레스 |
| 목<br>하체·복근 | 스쿼트 | 75% | 5회/5세트 | |
| | 스티프레그 데드리프트 | | 8회/3세트 | 루마니안 데드리프트 |
| | 런지 | | 10회/3세트(좌우) | 레그 프레스 |

| | | | | |
|---|---|---|---|---|
| | 레그 컬 | | 12회/3세트 | 러시안 컬, GHR |
| | 케이블 컬 | | 12회/4세트 | 머신 컬/해머 컬 |
| | 바이시클 매뉴버 | | 10회+/3세트 | 트위스트 크런치 |
| | 케이블 크런치 | | 15회+/3세트 | 볼/머신 크런치 |
| 금<br>상체 | 벤치프레스 | 75~80% | 5회/3세트 | |
| | 인클라인 벤치프레스 | | 10회/3세트 | 언더그립 벤치프레스,<br>덤벨 벤치프레스 |
| | 시티드 덤벨 오버헤드 프레스 | | 10회/4세트 | 오버헤드 프레스 |
| | 벤트오버 래터럴 레이즈 | | 15회/3세트 | 페이스 풀 |
| | 풀업 | | 8회+/4세트 | 랫 풀다운, 하이 로우 |
| | 덤벨 로우 | | 12회/3세트 | 시티드 로우 |
| | 바벨 컬+프레스다운 슈퍼세트 | | 각 10회/3세트 | 케이블 컬/<br>삼두 딥스 슈퍼 세트 |

*** 3대 운동의 기본 워밍업 세트**
빈 봉×8회(선택) / 40%×6회 / 50%×4회 / 60%×3회 / 70%×1~2회 (1RM 기준)

*** 다음 주 3대 운동 트레이닝 중량**
전주 같은 요일 트레이닝의 102~103%

*** 세트 사이 휴식시간**
8회 이하 운동과 풀업, 딥스는 3분 / 기타 종목 1분

## 월간 하이브리드 프로그램 H4

이번에는 근부피와 스트렝스를 병행해 주 3~5일 운동하는 분들을 위한 초급 후반~중급자용 4주 중기 루틴입니다. 1주차는 5일간 보디빌딩 스타일의 근부피 운동에 비중을 뒀고, 2~3주차는 주당 4일간 중량을 높여나가는 것에 비중을 뒀으며, 4주차는 1일 1종목씩 총 3일간 목표기록에 도전할 수 있게 구성했습니다. 4주 후에 달성하려는 3대 운

동 최종목표의 중량을 먼저 정한 후, 그에 따라 단계별 중량을 정해 실시합니다.

중량 목표치는 선천적인 운동능력과 단계에 따라 제각각입니다. 중량이 꾸준히 오르는 초급자 단계라면 적게는 주당 1~2%부터, 많게는 5% 이상까지도 올라가지만 본인의 한계에 가까워질수록 중량 향상은 더뎌집니다. 4주간의 목표치를 반영해 표를 완성하고, 그에 따라 프로그램을 수행합니다.

이 루틴의 장점이자 단점은 '절충'입니다. 순수 스트렝스 트레이닝보다는 볼륨이 높고 보조운동이 많습니다. 고볼륨 프로그램과 단기 루틴을 선호하는 국내 현실을 고려했고, 어느 짐에서나 볼 수 있는 대중적인 장비만으로도 할 수 있게 종목을 선별했습니다. 최소 기간은 4주이지만 근벌크를 중시한다면 1주차를, 제시된 중량을 소화하기 버겁다면 2~3주차를 연장해 5주 이상의 프로그램으로 변형할 수도 있습니다.

| 이름 | | 나이 | | 성별 | | 작성일자 | 년 월 일 |
|---|---|---|---|---|---|---|---|
| 특이사항 | | | | | | | |
| 종목 | 100%<br>(목표) | 95% | 90% | 85% | 80% | 75% | 70% |
| 스쿼트 | kg | kg | kg | kg | kg | kg | kg |
| 벤치프레스 | kg | kg | kg | kg | kg | kg | kg |
| 데드리프트 | kg | kg | kg | kg | kg | kg | kg |

| H4 | | 종목 | 중량 | 횟수 | 대체 운동/기타 |
|---|---|---|---|---|---|
| 1주 | 월<br>하체·복근 | 스쿼트 | 70% | 10회/2세트 | |
| | | | 65% | 10회/3세트 | |
| | | 레그 프레스 | | 10회/3세트 | 런지/V스쿼트 |
| | | 레그 컬 | | 10회/3세트 | 러시안 컬/GHR |
| | | 힙 쓰러스트 | | 10회/4세트 | 스티프레그 데드리프트 |
| | | 버티컬 레그 레이즈 | | 10회+/3세트 | 리버스 크런치 |
| | | 케이블 크런치 | | 12회+/3세트 | 볼 크런치 |
| | 화<br>가슴·등 | 데드리프트 | 80% | 5회/1세트 | * 맨 마지막에 실시 가능 |
| | | | 75% | 5회/2세트 | |
| | | 벤치프레스 | 75% | 8회/2세트 | |
| | | | 65% | 10회/2세트 | |
| | | 인클라인 벤치프레스 | | 12회/3세트 | 언더그립 벤치프레스/<br>덤벨 벤치프레스 |
| | | 케이블 플라이 | | 12회/3세트 | 덤벨 플라이 |
| | | 바벨 로우 | | 10회/4세트 | 시티드 로우/T바 로우 |
| | | 풀업 | | 8회+/5세트 | 랫 풀다운 |
| | 목<br>어깨·팔 | 바벨 오버헤드 프레스 | 70% | 10회/2세트 | |
| | | | 65% | 10회/2세트 | |
| | | 사이드 래터럴 레이즈 | | 12~15회/3세트 | 업라이트 로우 |
| | | 벤트오버 래터럴 레이즈 | | 12회/3세트 | 페이스풀/<br>리어 델토이드 머신 |
| | | 삼두 익스텐션 | | 10회/3세트 | 클로즈그립<br>벤치프레스/삼두 딥스 |
| | | 프레스다운 | | 12~15회/3세트 | 삼두 킥백 |
| | | 바벨 컬 | | 10회/4세트 | 덤벨 컬 |
| | | 케이블 컬 | | 12회/3세트 | 머신 컬 |
| | 금<br>하체·복근 | 스쿼트 | 75% | 8회/2세트 | |
| | | | 70% | 8회/3세트 | |
| | | 런지 | | 12회/4세트(좌우) | 레그 프레스,<br>케틀벨 스모 데드리프트 |

| | | | | | |
|---|---|---|---|---|---|
| | | 레그 익스텐션 | | 10회/3세트 | 핵 스쿼트 |
| | | 박스 스쿼트 | | 10회/4세트 | 퍼즈 스쿼트 |
| | | 바이시클 매뉴버 | | 10회+/3세트 | 트위스트 크런치 |
| | | 플랭크 | | 1분+/3세트 | 할로우바디홀드/ 롤아웃 |
| | 토<br>가슴·등 | 루마니안 데드리프트 | 70% | 8회/4세트 | * 맨 마지막에 실시 가능 |
| | | 벤치프레스 | 75% | 8회/2세트 | |
| | | | 70% | 8회/3세트 | |
| | | 딥스 | | 8회+/4세트 | (중량)푸시업/<br>체스트프레스 머신 |
| | | 덤벨 플라이 | | 12회/3세트 | 케이블 크로스오버 |
| | | T바 로우 | | 10회/4세트 | 덤벨 로우 |
| | | 랫 풀다운 | | 12~15회/4세트 | 풀업 |
| 2주 | 월<br>하체·복근 | 스쿼트 | 80% | 5회/3세트 | |
| | | 데드리프트 | 85% | 5회+/1세트 | |
| | | 프론트 스쿼트 | | 8회/4세트 | 고블릿 스쿼트 |
| | | 레그 컬 | | 12회/3세트 | 러시안 컬/GHR |
| | | 레그 익스텐션 | | 12회/3세트 | 핵 스쿼트 |
| | | 케이블 크런치 | | 12회+/4세트 | 볼 크런치 |
| | 화<br>상체 | 벤치프레스 | 75% | 5회/2세트 | |
| | | | 80% | 5회/2세트 | |
| | | 바벨 로우 | | 10회/4세트 | T바 로우 |
| | | 클로즈그립 벤치프레스 | | 10회/4세트 | 덤벨 벤치프레스 |
| | | 풀업 | | 8회+/5세트 | 랫 풀다운 |
| | | 삼두 익스텐션 | | 10회/3세트 | 프레스다운 |
| | | 바벨 컬 | | 10회/3세트 | 덤벨 컬 |
| | 목<br>하체·복근 | 스쿼트 | 85% | 5회/2세트 | |
| | | | | 3회+/1세트 | |
| | | 스티프레그 데드리프트 | | 10회/4세트 | 레그 컬 |

| | | | | | |
|---|---|---|---|---|---|
| | | 레그 프레스 | | 10회/4세트 | 핵 스쿼트, V스쿼트 |
| | | 런지 | | 각12회/4세트 | 케틀벨 스모 데드리프트 |
| | | 카프 레이즈 | | 10회/3세트 | 토 프레스 |
| | | 바이시클 매뉴버 | | 10회+/4세트 | 트위스트 크런치 |
| | 금 상체 | 벤치프레스 | 85% | 5회/2세트 | |
| | | | | 3회+/1세트 | |
| | | 오버헤드 프레스 | | 10회/4세트 | 인클라인 벤치프레스 |
| | | 딥스 | | 8회+/4세트 | 클로즈그립 벤치프레스 |
| | | 바벨 로우 | | 8회/4세트 | 덤벨 로우/T바 로우 |
| | | 풀업 | | 8회+/4세트 | 랫 풀다운 |
| | | 케이블 컬 | | 12회/3세트 | 머신 컬 |
| 3주 | 월 하체·복근 | 스쿼트 | 90% | 3회/3세트 | |
| | | 루마니안 데드리프트 | | 8회/4세트 | 스티프레그 데드리프트 |
| | | 덤벨 스쿼트 | | 10회/3세트 | 트랩바 데드리프트 |
| | | 레그 익스텐션 | | 10회/3세트 | 핵 스쿼트 |
| | | 케이블 크런치 | | 12회+/4세트 | 볼 크런치 |
| | 화 상체 | 벤치프레스 | 90% | 3회/3세트 | |
| | | 바벨 로우 | | 8회/4세트 | T바 로우/시티드 로우 |
| | | 딥스 | | 8회+/4세트 | 덤벨 벤치프레스 |
| | | 풀업 | | 8회+/3세트 | 랫 풀다운 |
| | | 바벨 컬 | | 10회/3세트 | 케이블 컬 |
| | 목 하체·복근 | 스쿼트 | 95% | 2회/1세트 | |
| | | | | 1회+/1세트 | |
| | | 데드리프트 | 95% | 2회/1세트 | |
| | | | | 1회+/1세트 | |
| | | 레그 프레스 | | 12회/3세트 | V스쿼트 |

| | | | | | |
|---|---|---|---|---|---|
| | | 런지 | | 각 10회/3세트 | 케틀벨 스모 데드리프트 |
| | | 바이시클 매뉴버 | | 15회+/3세트 | 트위스트 크런치 |
| | 금 상체 | 벤치프레스 | 95% | 2회/2세트 | |
| | | | | 1회+/1세트 | |
| | | 덤벨 로우 | | 10회/4세트 | 바벨 로우/T바 로우 |
| | | 오버헤드 프레스 | 70% | 8회/4세트 | 덤벨 오버헤드 프레스 |
| | | 클로즈그립 벤치프레스 | | 10회/3세트 | 딥스 |
| | | 케이블 컬 | | 12회/3세트 | 덤벨 컬 |
| 4주 | 월 | 스쿼트 | 100% | 1회+/1세트 | |
| | | 데드리프트 | 75% | 5회/2세트 | |
| | | 런지 | | 각 10회/4세트 | 덤벨 스쿼트,<br>트랩바 데드리프트 |
| | | 힙 쓰러스트 | | 10회/3세트 | 스티프레그 데드리프트 |
| | | 카프 레이즈 | | 12회+/3세트 | 토 프레스 |
| | 수 | 벤치프레스 | 100% | 1회+/1세트 | |
| | | 덤벨 벤치프레스 | | 10회/4세트 | 딥스/인클라인 벤치프레스 |
| | | 오버헤드 프레스 | 65% | 10회/4세트 | 덤벨 오버헤드 프레스 |
| | | 사이드 래터럴 레이즈 | | 12~15회/3세트 | 업라이트 로우 |
| | | 스컬 크러셔 | | 10회/3세트 | 프레스다운 |
| | 금 | 데드리프트 | 100% | 1회+/1세트 | |
| | | 덤벨 로우 | | 10회/4세트 | T바 로우/시티드 로우 |
| | | 풀업 | | 8회+/4세트 | 랫 풀다운 |
| | | 바벨 컬 | | 10회/3세트 | 덤벨 컬/케이블 컬 |
| 5주 | | 휴식 혹은 3대 운동(70%)만 격일로<br>또는 기준 중량을 5~8% 높여 1주차로 복귀 | | | |

* 3대 운동을 제외한 운동은 같은 부위 비슷한 성격 종목으로 변경 가능

* **3대 운동의 기본 워밍업 세트**
빈 봉×8회(선택) / 40%×6회 / 50%×4회 / 60%×3회 / 70%×1~2회 (1RM 기준)
– 당일 최고중량이 1RM 85% 이상일 때 : 기본 워밍업에 75~80%×1회 추가
– 당일 최고중량이 1RM 95% 이상일 때 : 기본 워밍업에 85~90%×1회 추가

* **세트 사이 휴식 시간**
1~4회 세트는 5분 / 5회~10회 세트와 풀업, 딥스는 2~3분 / 기타 운동은 60~90초

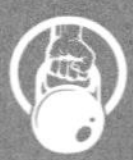

쉬어가기

## 기록하는 습관

운동에 관한 격언 중 '아무리 엉터리 프로그램이라도 없는 것보다는 낫다'는 말이 있습니다. 옳든 그르든 최소한의 기준은 있어야 자신이 발전하고 있는지 아닌지 알 수 있다는 의미입니다.

개인 트레이너 중에서도 최악의 케이스는 아무 생각 없이 들어와 '지난번에 뭐 했죠?'라고 묻고 대충 생각나는 대로 운동을 시키거나, '오늘 뭐 배우고 싶으세요?'라면서 거꾸로 묻는 사람이죠. 이쯤이면 보나마나 고객이 지난 세션에서 무슨 종목을 몇 킬로그램 들었는지도 전혀 모르고 있을 겁니다.

혼자 운동할 때는 이 모두를 스스로 챙겨야 합니다. 그래서 운동한 내용을 항상 기록하는 습관이 중요합니다. 오늘 어떤 운동을 했는지, 몇 킬로그램을 몇 번 들었는지를 기록해두면 자신의 발달 현황이나 약점을 확인할 수 있기 때문에 다음 프로그램을 구성하는 기준으로 삼을 수 있습니다. 잊기 전에 기록을 남겨야 합니다. 목표치는 중량일 수도 있고, 횟수나 시간 또는 체중일 수도 있습니다. 발전을 의미한다면 무엇이든 가능합니다. 주간 운동 기록표 양식을 첨부했으니 활용하기 바랍니다.

## 주간 운동 기록표

| | ( )요일 | ( )요일 | ( )요일 | ( )요일 | ( )요일 |
|---|---|---|---|---|---|
| 워밍업 | | | | | |
| 근력운동 1 (kg×횟수) | | | | | |
| 근력운동 2 (kg×횟수) | | | | | |
| 근력운동 3 (kg×횟수) | | | | | |
| 근력운동 4 (kg×횟수) | | | | | |
| 근력운동 5 (kg×횟수) | | | | | |
| 근력운동 6 (kg×횟수) | | | | | |
| 근력운동 7 (kg×횟수) | | | | | |
| 쿨다운 | | | | | |
| 특이사항/ 컨디션 | | | | | |

# 주


1 Sugisaki N, Wakahara T, Murata K, Miyamoto N, Kawakami Y, Kanehisa H, and Fukunaga T. Influence of Muscle Hypertrophy on the Moment Arm of the Triceps Brachii Muscle, Journal of Applied Biomechanics, 2014

2 Staron RS, Leonardi MJ. Strength and skeletal muscle adaptations in heavy resistance-trained women after detraining and re-training, Journal Appl Physiol, 1991

3 Gustavo F Pedrosa / Fernando V Lima / Brad J Schoenfeld : Partial range of motion training elicits favorable improvements in muscular adaptations when carried out at long muscle lengths, European Journal of Sport Science, 2022

4 Tamás Aján, Lazˇar Baroga. Weight lifting : Fitness for all sports, International Weightlifting Federation, 1988

5 Artur Golas / Adam Maszczyk / Przemyslaw Pietraszewski : Muscular activity patterns of female and male athletes during the flat bench press, 2018

6 Durall, C. J. Manske, R. C. & Davies, G. J. Avoiding Shoulder Injury From Resistance Training., Strength & Conditioning Journal, 2001

7 Sperandei, S, Barros, M. A, Silveira-Junior, P. C, & Oliveira, C. G. Electromyographic analysis of three different types of lat pull-down, The Journal of Strength & Conditioning Research, 2009

8 Sumiaki Maeo et al : Triceps brachii hypertrophy is substantially greater after elbow extension training performed in the overhead versus neutral arm position ,European Journal of Sport Science, 2022

9 Sumiaki Maeo / Meng Huang : Greater Hamstrings Muscle Hypertrophy but Similar Damage Protection after Training at Long versus Short Muscle Lengths , Medicine and Science in Sports and Exercise , 2020

10 Pedro Lopez et al. : Resistance Training Load Effects on Muscle Hypertrophy and Strength Gain: Systematic Review and Network Meta-analysis , Medicine and Science in Sports and Exercise ,2021

11 Schoenfeld B. et al : Effects of Resistance Training Frequency on Measures of Muscle Hypertrophy: A Systematic Review and Meta-Analysis, Sports Medicine 2016

12 파워클린, 역도 등의 파워트레이닝은 데드리프트, 스쿼트에 비해 택싱이 적어서 이 수치에 7을 적용하기도 합니다.

13 How to Design Strength Training Programs using Prilepin's Table?, Hristo Hristov, 2004. 2. 10

개정증보판
헬스의 정석 – 근력운동편

초판 1쇄 발행 2016년 6월 27일
초판 9쇄 발행 2021년 11월 19일
개정판 1쇄 발행 2023년 11월 10일
개정판 2쇄 발행 2024년 8월 20일

지은이 · 수피
펴낸이 · 심남숙
펴낸곳 · ㈜한문화멀티미디어
등록 · 1990. 11. 28. 제21-209호
주소 · 서울시 광진구 능동로 43길 3-5 동인빌딩 3층 (04915)
전화 · 영업부 2016-3500 편집부 2016-3507 팩스 543-3541
홈페이지 · http://www.hanmunhwa.com

운영이사 · 이미향 | 편집 · 강정화 최연실
기획 홍보 · 진정근 | 디자인 제작 · 이정희
경영 · 강윤정 조동희 | 회계 · 김옥희 | 영업 · 이광우

만든 사람들
책임 편집 · 최연실 강정화 | 디자인 · 오필민디자인 하현정
인쇄 · 천일문화사


ISBN 978-89-5699-455-0 03510